彭清华◎主编

U0062171

中医入门自学全书

化学工业出版社
·北京·

内容简介

本书按照中医学的课程体系分为6章，依次从中医的基本理论、病因病机、诊法、辨证、常用中药、方剂的组成运用、临床疾病的诊治等方面进行叙述。

第一章介绍中医学基本理论、基本知识和基本思维方法。第二章是中医诊断基础，介绍中医诊察病情、判断病种、辨别证候的基础理论、知识和方法。第三章是中药功效与辨识，对中药的炮制、药性、配伍等知识进行简介，并详细介绍了常用中药的特性。第四章是中医方剂，从方剂的分类、组成与变化、剂型与使用以及21类常用方剂的组成、用法、功用、方解、运用进行介绍。第五章是中医临床，对肺系、心系、肝胆、脾胃、肾系等十大系统的常见疾病从概要、诊断、治疗等方面进行阐述。第六章是针灸与推拿，从经络、腧穴、常用针刺、推拿方法等方面进行介绍。

本书严遵中医理论，立足中医临床，内容广博，分类详明，适合中医初学者阅读学习。

图书在版编目（CIP）数据

中医入门自学全书/彭清华主编． —北京：化学工业出版社，2024.7

ISBN 978-7-122-45438-6

Ⅰ．①中… Ⅱ．①彭… Ⅲ．①中医学–基本知识 Ⅳ．①R2

中国国家版本馆CIP数据核字（2024）第074166号

责任编辑：陈燕杰　　　　　　　　　　文字编辑：张晓锦
责任校对：李雨函　　　　　　　　　　装帧设计：王晓宇

出版发行：化学工业出版社
　　　　　（北京市东城区青年湖南街13号　邮政编码100011）
印　　装：河北延风印务有限公司
710mm×1000mm　1/16　印张29¾　字数547千字　2024年8月北京第1版第1次印刷

购书咨询：010-64518888　　　　　　　售后服务：010-64518899
网　　址：http://www.cip.com.cn
凡购买本书，如有缺损质量问题，本社销售中心负责调换。

定　　价：59.80元

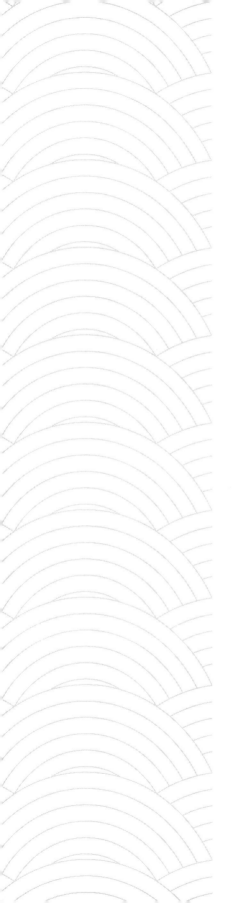

编委会名单

主　编　彭清华

副主编　邓　颖　戴宗顺　李文娟
　　　　　肖　莉　廖林丽　高　远

编　者　彭清华　邓　颖　戴宗顺
　　　　　李文娟　肖　莉　廖林丽
　　　　　高　远　田赛男　刘　培
　　　　　刘　祎　刘婷婷　刘晓清
　　　　　李　萍　李丹阳　沈　慧
　　　　　欧　晨　周亚莎　胡淑娟
　　　　　卢　帅　覃艮艳　蔡　炎
　　　　　黎冬冬　彭　俊　谢　薇
　　　　　谭　亢　颜春薇　潘　坤

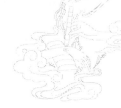

前言

    中医学是中华民族在几千年的生产生活实践以及与疾病的斗争中逐步形成，并不断丰富和发展起来的医学学科，是中华文明的瑰宝。当前，我国政府大力支持中医药事业的发展，中医学在经济社会发展中的地位和作用愈显重要。清代医家陈修园《医学从众录》云："学医始基于入门，入门正则始终皆正，入门错则始终皆错。"作为中医人，我们仍需努力推动中医学的推广，逐步实现中医知识普及和常态化，促进中医文化传播。

    本书共六章，第一章为中医基础理论，阐述中医学基本理论、基本知识和基本思维方法，使读者对中医的基础理论和基本方法有一个初步的概念。第二章为中医诊断基础，阐述中医诊察病情、判断病种、辨别证候的基础理论、知识和方法。第三章为中药功效与辨识，对中药的炮制、药性、配伍等知识进行简介，并详细介绍了常用中药的特性。第四章为中医方剂，从方剂的分类、组成与变化、剂型与使用以及21类常用方剂的组成、用法、功用、方解、运用等进行介绍。第五章为中医临床，对肺系、心系、脾胃、肝胆、肾系、儿科、妇产科、五官科、皮肤科、骨伤科这十大系统的常见疾病，从概要、诊断、治疗方面进行阐述。第六章为针灸与推拿，从经络、腧穴、常用针刺、推拿方法等方面进行介绍。

    书中内容力求科学权威，深入浅出，易学易懂，旨在让中医爱好者能在短时间内通过本书自学中医的主要知识，达到入门的水平，掌握中医的基本理论，理解中医的基本思维模式，以及应用方法。希望本书的出版能对中医药文化的传承和创新发展发挥绵薄之力，推动中医药传承创新发展。

    本书在编写过程中，力求兼具科学性、实用性和可读性，但由于编者学术水平和精力有限，书中不足之处在所难免，恳请广大读者批评指正，以便重印或再版时进一步完善。

彭清华

2024年于长沙

目录

第三章　中药功效与辨识 ················· 129

第四章 中医方剂 ·················· 171

第五章　中医临床 ·········· 237

第六章　针灸与推拿 …………………………… 388

中医基础理论

第一节　中医学的哲学基础

　　中医学是在中华传统文化的大背景下产生的，中华传统文化的核心是中国传统哲学，因此从本质上说，中医学是建立在中国传统哲学的基础之上。中医哲学的范畴主要有气、阴阳、五行，这些都经过了从哲学到医学的演变过程。"气"是中国古代哲学的重要范畴，被中国古代一些哲学家用来说明宇宙的本源。中医学采用"气"的范畴说明人体生命的本质和动力。"阴阳"和"五行"由一个实体概念转变为一个哲学范畴后，分别指事物对立统一的属性和五种基本功能属性。"阴阳五行"从《黄帝内经》开始就成为中医学最基本的概念，在中医学理论和临床上得到广泛的运用。不仅如此，随着中医学的发展，"气-阴阳-五行"还成为了中医学最基本的思维模式。这一思维模式被中医学用来说明人体生命的生成与活动、功能与结构、病机的产生与变化、疾病的诊断与治疗。

一、气一元论

　　气一元论，是研究气的内涵及其运动，并用以阐释宇宙万物的构成本原及其发展变化的古代哲学思想。

　　气是天地万物的共同本原，天地万物之间又充斥着无形之气，无形之气与有形实体进行着各种形式的交换活动，因而成为天地万物相互联系、相互作用的中介物质。

　　气是事物之间相互感应、传递信息的中介。感应，指事物之间的相互交感、相互影响、相互作用。

人体内各脏腑、经络、官窍等组织也是通过气的传递信息，相互感应而相互联系、相互影响，如"心气通于舌""肝气通于目"等。

二、阴阳学说

阴阳学说，属于中国古代哲学理论范畴，阴阳的对立统一是天地万物运动变化的根本规律。中医学以阴阳交感、对立、互根、消长、转化及自和的规律，认识和说明生命、健康和疾病。

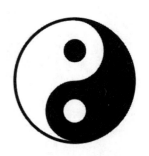

图1-1　太极图

阴阳采用"太极图"（图1-1）表示。太极是中国古代哲学术语，意为派生万物的本原。太极图以黑白两个鱼形纹组成的圆形图案，形象化表示阴阳交感、对立、互根、消长、转化的关系，体现出一切事物或现象具有辨证、运动、圆融的特征和规律。

（一）阴阳的基本概念

阴阳，指事物或事物之间相互对立的两种基本属性，既可标示一事物内部相互对立的两个方面，又可标示相互对立的两种事物或现象。

阴阳是自然界的法则和规律，世界万物运动变化的纲领和根本，贯穿事物新生消亡的始终，是事物发生、发展和变化的内在动力。应用阴阳学说分析事物和现象，凡是具有对立相反又相互关联的事物和现象或一事物内相互对立的两个方面，都可用阴阳来概括。如以天地而言，则天为阳，地为阴；以人而言，则男为阳，女为阴；以气血而言，则气为阳，血为阴。

（二）阴阳学说的基本内容

阴阳学说是以阴阳的对立统一和相互作用阐释宇宙间万物的生成、发展和变化的根本规律，其主要内容包括阴阳交感、阴阳对立、阴阳互根、阴阳消长、阴阳转化、阴阳自和等方面。

1.阴阳交感

阴阳交感是事物和现象发展变化的动力。阴和阳属性相反，两者不断相摩相荡，发生交互作用，宇宙万物才能生生不息，变化无穷。

2.阴阳对立

阴阳对立，指阴阳"一分为二"，即对立、相反的关系，是事物或现象固有的属性。阴阳学说认为，对立相反是阴阳的基本属性，宇宙间很多事物和现象都存在对立相反的两个方面。如天与地、日与月、水与火、男与女、寒与热、动与静、上与下、左与右等。

中医学将阴阳对立应用于阐释人的生命活动，"人生有形，不离阴阳"。人的形体划分阴阳：上部为阳，下部为阴；体表属阳，体内属阴；背为阳，腹为阴；四肢外侧为阳，四肢内侧为阴。以脏腑来分，五脏属里，藏精气而不泻为阴；六腑属表，传化物而不藏为阳。具有外向、弥散、推动、温煦、兴奋、升举等特性的物质及功能属阳，具有内守、凝聚、宁静、凉润、抑制、沉降等特性的物质和功能属阴。

阴阳对立的形式，通过阴阳之间的相互斗争、相互制约而发挥作用。阴可制约阳，阳能制约阴。人体正常生理活动具有兴奋和抑制的两种状态，即兴奋为阳，抑制属阴，彼此相互制约。昼则阳制约阴，人处于兴奋清醒状态；夜则阴制约阳，进入安静睡眠状态。阴阳对立相反而有昼夜寤寐的不同变化，动静相制维持人体寤和寐的正常节律，充分体现了阴阳双方的相互对立、相互制约。

阴阳对立制约的意义，在于防止阴阳的任何一方不至于亢盛为害，以维持阴阳之间的协调平衡。

3.阴阳互根

阴阳互根，指相互对立的阴阳两个方面，具有相辅相成、相互依存的关系。阴阳互根的形式，通过阴阳互藏、互为根本而发挥作用。

（1）阴阳互藏

阴阳互藏，指相互对立的阴阳双方中的任何一方都包含着另一方，即阴中有阳，阳中有阴。宇宙中的任何事物都含有阴与阳两种属性不同的成分，属阳的事物含有阴性成分，属阴的事物也寓有属阳的成分。以天地而言，天为阳，地为阴。"地气上为云，天气下为雨"，天为地气升腾所形成，阳中蕴涵有阴；地乃天气下降所形成，则阴中蕴涵有阳。以人体而言，心在上，五行属火；肾在下，五行属水。心火（阳）下降于肾，以温肾阳，使肾水（阴）不寒；肾水（阴）上济于心，以滋心阴，使心火（阳）不亢，则心肾阴阳水火协调平衡。

（2）阴阳互根

阴阳互根，指阴阳互为根本、相互依存的关系，即"阳根于阴，阴根于阳"。阳的根本在阴，阴的根本在阳，双方互为存在的前提。互为根本的阴阳双方具有相互资生、促进和助长的作用。阴精主内，阳气主外；阴精为阳气固守提供物质基础，阳气为阴精生成给予功能保障。阴阳和谐，脏腑经络功能正常，气血运行有序，形肉血气相称，则人体保持健康状态。

阴阳互藏互根的意义，在于阴阳始终处于统一体之中，每一方都以对方的存在作为自身存在的前提和条件，任何一方都不能脱离对方而单独存在。阴不可无阳，阳不可无阴，阴阳双方密不可分。

4.阴阳消长

阴阳消长，指阴阳双方不是静止不变的，而是处于不断的消减和增加的动态变化之中。消，减少、减退；长，增加、增长。古代哲学家认为，阴阳双方始终处于运动变化中，阴长阳消，阳长阴消。阴阳双方彼此消减与增加的变化在一定的范围、限度、时空之内，保持着动态平衡。正是由于阴阳的消长变化，自然万物才能维持相对、动态的平衡。

以阴阳消长之理阐释人体的生理活动。子时一阳生，平旦（清晨）阳气升发，日中阳气隆盛，随着阳气增长而阴气消减，人体的生理功能由抑制逐渐转向兴奋，即"阳长阴消"的过程；午时一阴生，日中至黄昏，阴气渐生，至夜半阴气盛，阳气随之渐减，人体的生理功能也由兴奋逐渐转向抑制，即"阴长阳消"的过程。人体在昼夜晨昏表现出周期性变化规律，即是由于阴阳之间互为消长在一定范围和限度内不断进行而维持的动态平衡。

人体生理活动中，饥饿时出现的气力不足，即是由于精（阴）不足不能化生气（阳），属阳随阴消；而补充精（阴），产生能量（阳），增加了气力，则属阳随阴长。

如果由于某种原因，导致阴阳消长平衡的运动变化失调，则属于异常状态。

5.阴阳转化

阴阳转化，指事物的阴阳属性，在一定条件下可以向其相反的方向转化，即属阳的事物可以转化为属阴的事物，属阴的事物可以转化为属阳的事物。

阴阳相互转化的形式，既可以表现为渐变的形式，又可以表现为突变的形式。如一年四季之中的寒暑交替，一天之中的昼夜转化等，即属于"渐变"的形式；夏季酷热天气的骤冷和冰雹突袭等，即属于"突变"的形式。

在疾病发展过程中，阴阳转化常表现为在一定条件下寒证与热证的相互转化。如急性热病中，患者出现高热、面红、咳喘、气粗、烦渴、脉数有力等实热性表现，属阳证；邪热极盛，正气大伤，突然出现面色苍白、四肢厥冷、精神萎靡、脉微欲绝等虚寒性表现，属阴证。热势极盛，即是促成阳转化为阴的必备条件。

6.阴阳自和

阴阳自和，指阴阳双方自动维持和自动恢复其协调稳定状态的能力和趋势。阴阳自和是阴阳的本性。阴阳自和是以"自"为核心，依靠内在自我的相互作用而实现"和"。阴阳自和的机制，在于阴阳双方彼此的交互作用。

阴阳自和所维持的动态平衡，在自然界标志着气候的正常变化，四时寒暑的正常更替，在人体标志着生命活动的稳定、有序、协调。由于人体内阴阳二气具有自身调节的能力，在疾病过程中，人体阴阳自动恢复协调是促使病势向愈的内在机制。如果阴阳动态平衡遭到破坏，又失去了自和的能力，在自然界就会出现反常现象，在人体则由生理状态进入疾病病理状态，甚至死亡。

三、五行学说

五行学说，属于中国古代哲学理论范畴。木、火、土、金、水的生克制化是宇宙间各种事物普遍联系、协调平衡的基本规律。中医学用以说明人体自身及其与外界环境的统一性，以系统的观点阐明生命、健康和疾病。

（一）五行概念的形成

五行最初的含义与"五材"有关，指木、火、土、金、水五种基本物质。木、火、土、金、水是人类日常生产和生活中最为常见和不可缺少的基本物质。五行一词，最早见于春秋时期的《尚书》。《尚书》的记载标志着五行作为哲学概念的形成。

随着人们对自然现象的观察与推理，逐渐认识到木、火、土、金、水五类物质之间存在着既"相生"又"相克"的关系。

（二）五行的基本概念

五行，即木、火、土、金、水五类物质属性及其运动变化。"五"，指由宇宙本原之气分化的构成宇宙万物的木、火、土、金、水五类物质属性；"行"，指运动变化。五行学说是以木、火、土、金、水五类物质属性及其运动规律来认识世界、解释世界和探求宇宙变化规律的世界观和方法论。古人运用五行学说，采用取象比类和推演络绎的方法，将自然与社会的各种事物或现象分为五类，并以五行之间生克制化关系来解释其发生、发展和变化的规律。

（三）五行的特性

五行的特性，是古人在长期的生活和生产实践中对木、火、土、金、水五种基本物质的直接观察和朴素认识的基础上，进行抽象而逐渐形成的理性概念，以此作为归纳各种事物或现象五行属性的基本依据。

"木曰曲直"：指树木枝条具有生长、升发、柔和，能屈能伸的特性。引申为凡具有生长、升发、条达、舒畅等类似性质或作用的事物和现象，归属于木。

"火曰炎上"：指火具有炎热、上升、光明的特性。引申为凡具有炎热、升腾、光明等类似性质或作用的事物和现象，归属于火。

"土爱稼穑"：爱，通"曰"；稼，种植谷物；穑，收获谷物。泛指人类种植和收获谷物的农事活动。引申为凡具有承载、受纳、生化等类似性质或作用的事物和现象，归属于土。

"金曰从革"：指金具有顺从变革、刚柔相济之性。引申为凡具有沉降、肃杀、收敛、变革等类似性质或作用的事物和现象，归属于金。

"水曰润下"：指水具有滋润、下行的特性。引申为凡具有滋润、下行、寒冷、闭藏等类似性质或作用的事物和现象，归属于水。

（四）五行的归类

依据五行各自的特性，对自然界的各种事物和现象进行归类，从而构建五行系统。事物和现象五行归类的方法，主要有取象比类法和推演络绎法两种。

其一，取象比类法。"取象"，即是从事物或现象的形象（形态、作用、性质）中找出最能反映本质的特有征象；"比类"，是通过比较而归类，即以五行特性为基准，与某种事物所特有的征象相比较，以确定其五行归属。事物或现象的某一特征与木的特性相类似，则归属于木；与水的特性相类似，则归属于水；其他以此类推。

其二，推演络绎法。根据已知某些事物的五行归属，联系推断其他与之相关的事物，从而确定这些事物的五行归属。如，已知肝属木，由于肝合胆、主筋、其华在爪、开窍于目、在志为怒，因此可推演络绎胆、筋、爪、目、怒，皆属于木。

（五）五行学说的基本内容

五行学说的基本内容包括两个方面：一是五行生克制化的正常规律；二是五行生克的异常变化。

1.五行生克制化

五行生克制化，是在正常状态下五行系统所具有的自我调节机制。由于五行之间存在着相生、相克与制化的关系，从而维持五行系统的平衡与稳定，促进事物的生生不息。

（1）五行相生　五行相生，指木、火、土、金、水之间存在着有序的递相资生、助长和促进的关系。五行相生次序是：木生火，火生土，土生金，金生水，水生木。在五行相生关系中，任何一行都具有"生我"和"我生"两方面的关系。以火为例，木生火，故"生我"者为木，木为火之母；火生土，故"我生"者为土，土为火之子。

（2）五行相克　五行相克，指木、火、土、金、水之间存在着有序的递相克制、制约和抑制的关系。五行相克次序是：木克土，土克水，水克火，火克金，金克木。在五行相克关系中，任何一行都具有"克我"和"我克"两方面的关系。如以木为例，由于木克土，故"我克"者为土，土为木之"所胜"；由于金克木，故"克我"者为金，金为木之"所不胜"。

（3）五行制化 制，克制；化，生化。五行制化，指五行之间逆相生化，又逆相制约，生化中有制约，制约中有生化，二者相辅相成，从而维持其相对平衡和正常的协调关系。五行制化的规律：五行中一行亢盛时，必然随之有制约，以防止亢而为害；一行相对不及时，必然随之有相生，以维持生生不息。五行制化的次序：木生火，火生土，而木又克土；火生土，土生金，而火又克金；土生金，金生水，而土又克水；金生水，水生木，而金又克木；水生木，木生火，而水又克火；如此循环往复。

2.五行生克异常

五行生克关系出现异常，包括五行母子相及与相乘相侮。五行之间异常的生克变化，主要用于阐释某些异常的气候变化和人体的病机变化。

（1）五行母子相及

五行母子相及，属于相生关系的异常变化，包括母病及子和子病及母两种情况。

① 母病及子 指五行中的某一行异常，累及其子行，导致母子两行皆异常。如肾病及肝，即属母病及子。如临床常见的水不涵木证，即先有肾水（阴）不足，不能涵养肝木，导致肝阴不足；肝肾阴虚，阴不制阳，进而导致肝阳偏亢。

② 子病及母 指五行中的某一行异常，累及其母行，终致子母两行皆异常。子病及母，既有子脏不足引起母脏亦虚的母子俱虚之证，又有子脏亢盛导致母脏亦盛的母子俱实之证。如心病及肝的病机传变，临床可见由于心血不足累及肝血亏虚，而致心肝血虚证；由于心火旺盛引动肝火，而致心肝火旺证等。

（2）五行相乘相侮

五行相乘相侮，属于相克关系的异常变化，包括相乘和相侮两种情况。

① 相乘 指五行中所不胜一行对其所胜一行的过度制约或克制。五行相乘的次序与相克相同，即木乘土，土乘水，水乘火，火乘金，金乘木。

导致五行相乘的原因有"太过"和"不及"两种情况。太过导致的相乘：五行中的所不胜一行过于亢盛，对其所胜一行进行超过正常限度的克制，引起其所胜一行的虚弱，从而导致五行之间的协调关系失常。以木克土为例，正常情况下，木能克土，土为木之所胜。若木气过于亢盛，对土克制太过，可致土的不足。这种由于木的绝对亢盛而引起的相乘，称为"木旺乘土"。不及所致的相乘：五行中所胜一行过于虚弱，难以抵御其所不胜一行正常限度的克制，使其本身更显虚弱。仍以木克土为例，若土气绝对不足，即使木处于正常水平，土仍难以承受木的克制，因而造成木乘虚侵袭，使土更加虚弱。这种由于土的不足而引起的相乘，称为"土虚木乘"。

② 相侮 指五行中所胜一行对其所不胜一行的反向制约和克制。五行相侮

的次序与相克相反，即木侮金，金侮火，火侮水，水侮土，土侮木。导致五行相侮的原因，亦有"太过"和"不及"两种情况。太过所致的相侮：五行中的所胜一行过于强盛，使原来克制它的一行不仅不能克制它，反而受到它的反向克制。如木气过于亢盛，其所不胜一行的金不仅不能克木，反而受到木的欺侮，出现"木反侮金"的逆向克制现象，这种现象称为"木亢侮金"。不及所致的相侮：五行中所不胜一行过于虚弱，不仅不能制约其所胜一行，反而受到其反向克制。如当木气过度虚弱时，则所胜一行的土会因木的衰弱而反向制约，这种现象称为"木虚土侮"。

第二节　藏象理论

藏象学说，是研究人体脏腑生理功能、病理变化规律及相互关系的学说。藏象学说旨在通过人体外部的征象来探索内脏活动规律，进而有效地指导养生防病、疾病诊治与康复，是中医学理论体系的核心内容。

一、藏象的基本概念

"藏象"二字，首见于《素问·六节藏象论》。

"藏"的意思有两层，一指藏于体内的内脏，即"藏（脏）"，近似于现代医学所说的"心脏""肾脏"等；二是指"藏气"，并非指实质性器官，而是指人体整体之气运动变化不同状态的代名词，如"心主血脉""心主神志"等。

"象"的内涵有三，一指内脏表现于外的形象，如心似倒垂莲蕊状等；二指内脏表现于外的生理、病理现象，如肝病患者，两胁肋下疼痛并同时引起小腹痛；三是指内在五个生理病理系统与外在自然环境相通应的事物与现象。就心的生理特性表现而言，有"心通于夏气""南方赤气，入通于心"等，是说心与夏气相通应，心阳在夏季最为旺盛，功能最强。

"藏象"是中医学特有的概念，与脏器的概念不同。西医的脏器概念主要基于解剖学的器官，其结构以实体性脏器为基础，对功能的认识也是从分析其器官而获得。因此，中医"藏"与西医脏器在称谓上虽大致相同，但其内涵所指有很大差异。

二、藏象学说的特点

中医学对人体的观察和认识，除割腹所见、尸体解剖外，大多是在不破坏人体正常生命活动的前提下进行的，把人置于自然时空中，通过对活体整体、动态的观察，从整体上探索人体生命活动的规律，并经过病理或临床疗效的反证或反推，从而客观地认识到人与自然、生理与神志、物质与功能、各脏腑之间等多种复杂的联系。

藏象学说的主要特点是五脏功能系统观和五脏阴阳时空观，是中医学整体观念的重要内容。

（一）五脏功能系统观

五脏功能系统观，是以五脏代表五个生理功能系统，如心系统（心-小肠-脉-舌-面-汗），肺系统（肺-大肠-皮-鼻-毛-涕），脾系统（脾-胃-肉-口-唇-涎），肝系统（肝-胆-筋-目-爪-泪），肾系统（肾-膀胱-骨髓-耳及二阴-发-唾）。五脏生理功能系统的脏腑、形体、官窍之间通过经络相互沟通联络，功能上相互配合，病理上相互影响。同时，五脏功能系统不是彼此孤立的，而是密切联系的，相互促进又相互制约，以维持整体功能的协调平衡。

五脏所藏的精气血津液是意识、思维、情志等神志活动的物质基础，故五脏对人的意识、思维、情志等神志活动具有整体调节作用，即"五神脏"。五脏功能系统以五脏为代表，既是藏精之"形脏"，又是藏神之"神脏"。"形"与"神"是生命的两大构成部分。两者相互依存、相互影响，不可分离。这种形（身）神（心）相关的生命观，是五脏功能系统观的重要体现。

（二）五脏阴阳时空观

五脏阴阳时空观，是以五行学说关于事物普遍联系的观点为指导，将自然界的时间（五时）、空间（五方）及其相关的五气、五化、五色、五味等与五脏生理功能系统联系在一起，形成人与自然相参、相应的"天地人一体"系统。

三、脏腑分类及各自的生理特点

藏象学说依据形态结构与生理功能特点，将内脏分为脏、腑和奇恒之腑三类。脏有五，即心、肺、脾、肝、肾，合称五脏（在经络学说中，心包络亦作为脏，故又称"六脏"）。腑有六，即胆、胃、小肠、大肠、膀胱、三焦，合称六腑。奇恒之腑亦有六，即脑、髓、骨、脉、胆、女子胞。

五脏内部组织相对充实，共同生理功能是化生和贮藏精气；六腑多呈中空的囊状或管腔形态，共同生理功能是受盛和传化水谷。奇恒之腑功能上贮藏精气与五脏相似，形态上中空有腔与六腑相类，似脏非脏，似腑非腑，故以"奇恒之腑"名之。

四、五脏

五脏，即心、肺、脾、肝、肾的合称。五脏的共同生理特点是化生和贮藏精气，并能藏神而称为"神脏"，又与时间、空间等环境因素密切相关。五脏虽各有所司，但彼此协调，共同维持生命活动。

（一）心

心位于胸中，两肺之间，膈膜之上，外有心包络卫护。形态尖圆，如未开之莲蕊。心在五行属火，为阳中之太阳。心系统包括：心藏神，在志为喜，在体合脉，其华在面，在窍为舌，在液为汗，与夏气相通应。心与小肠通过经络构成表里关系。心主宰人的整个生命活动，故称心为"君主之官""生之本""五脏六腑之大主"。

心的生理特性有二。一是心主通明。心脉以通畅为本，心神以清明为要。二是心火宜降。心为君主之官，故称君火。心位于人体上部，其气升已而降。君火暖炽，下行以温肾阳，使人体上部不热，下部不寒，维持心肾两脏的水火阴阳平衡协调。若心阳不能下行资助肾阳，可出现上热下寒、阴阳失调的病证。

心的生理功能有二。一是心主血脉。指心气推动血液运行于脉中，流注全身，循环不休，发挥营养和濡润作用。心主血脉包括主血和主脉两个方面。二是心主神明。指心具有主宰五脏六腑、形体官窍等生命活动和意识、思维等精神活动的功能。

（二）肺

肺位于胸腔，左右各一，覆盖于心之上。肺经肺系（指气管、支气管等）与喉、鼻相连，故称喉为肺之门户，鼻为肺之外窍。肺在五行属金，为阳中之少阴。肺系统包括：肺藏魄，在志为悲（忧），在体合皮，其华在毛，在窍为鼻，在液为涕，与自然界秋气相通应。肺与大肠构成表里关系。肺具有治理调节全身气、血、津液的作用，概括为"肺主治节"。

肺的生理特性有四。一是肺为华盖。肺位于胸腔，覆盖五脏六腑，位置最高，因而有"华盖"之称。二是肺为娇脏。指肺清虚娇嫩，易受邪袭的生理特性。三是肺气宣降。指肺气向上向外宣发与向下向内肃降的相反相成的运动。宣发与肃降运动协调，维持着肺司呼吸、主行水等功能。四是肺喜润恶燥。肺气通于秋，燥为秋令主气，内应于肺。病理上，燥邪最易耗伤肺津，导致咽干鼻燥，干咳少痰等症。

肺的生理功能有三。一是肺主气司呼吸。肺主气包括主呼吸之气和主一身之气两个方面。肺主呼吸之气是指肺具有吸入自然界清气，呼出体内浊气的生理功能。肺主一身之气是指肺主司一身之气的生成和运行的功能。二是肺主通调水道。指通过肺气宣发肃降对体内水液的输布、运行和排泄具有疏通和调节作用。三是肺朝百脉。指全身的血液，都要通过经脉而汇聚于肺，经肺的呼吸进行气体交换，而后输布于全身，即肺气助心行血的生理功能。

（三）脾

脾位于腹腔上部，横膈下方，与胃相邻。脾在五行属土，为阴中之至阴。脾系统包括：脾藏意，在志为思，在形体为四肢及肌肉，其华在唇，在窍为口，在液为涎，与长夏之气相通应。脾与胃通过经络构成表里关系。人出生后，生命过程的维持及其所需精气血津液等营养物质的生成，均依赖于脾（胃）运化所化生的水谷精微，故称脾（胃）为"后天之本""气血生化之源"。

脾的生理特性有二。一是脾气宜升。指脾气以上升为主，以升为健的气机运动特点。主要指脾主升清和升举内脏。脾主升清，指将胃肠吸收的水谷精微上输心、肺、头面，通过心、肺的作用化生气血，以营养濡润全身。升举内脏，指脾气上升能维持内脏位置的相对恒定，是防止内脏下垂的重要保证。二是脾喜燥恶湿。脾喜燥恶湿特性与脾运化水液的生理功能密切相关。

脾的生理功能有二。一是脾主运化。指脾具有将水谷化为精微，将精微物质吸收并转输全身的生理功能。主要是运化谷食（以固态食物为主）和运化水饮（以液态水饮为主）两个方面。二是脾主统血。指脾气有统摄血液运行于脉中，不使其逸出于脉外的作用。

（四）肝

肝位于腹腔，横膈之下，右胁之内。肝在五行属木，为阴中之少阳。肝系统包括：肝藏魂，在志为怒，在体合筋，其华在爪，在窍为目，在液为泪，与春气相通应。肝与胆通过经络构成表里关系。肝主疏泄而藏血，调和气血，刚柔相济，称之为"将军之官"。肝的疏泄和藏血功能正常，气血充盈，能耐受疲劳，又称肝为"罢极之本"。

肝的生理特性有三。一是肝主升发。指肝气向上升动、向外发散，生机不息之性。肝在五行属木，通于春气。春为四季之始，阳气始发，内孕生升之机。肝气升发，有启迪诸脏生长化育、调畅气机的作用。二是肝喜条达而恶抑郁。肝属木，肝气以疏通、畅达为顺，不宜抑制、郁结。肝气疏通、畅达，对全身脏腑、经络、形体的功能活动等具有重要的调节作用。同时，肝气疏通和畅达，与情志活动密切相关。三是肝为刚脏。肝具有刚强、躁急的生理特性。肝内寄相火，主升、主动，阳气用事，故称"刚脏"。肝气升动太过，易于上亢、逆乱。临床上，肝病多见因阳亢、火旺、热极、阴虚而致肝气升动太过的病理变化。

肝的生理功能有二。一是肝主疏泄。指肝具有维持全身气机疏通畅达，通而不滞，散而不郁的生理功能。二是肝主藏血。指肝具有贮藏血液、调节血量和防止出血的功能。

（五）肾

肾左右各一，位于腰部脊柱两侧。肾在五行属水，为阴中之太阴。肾系统包括：肾藏志，在志为恐，在体合骨，其华在发，在窍为耳和二阴，在液为唾，与冬气相通应。肾与膀胱通过经络构成表里关系。肾为先天之本，藏先天之精。

肾的生理特性有三。一是肾主蛰藏。肾的封藏作用，体现在人体的藏精、纳气、固摄冲任、固摄二便等方面。二是肾水宜升。肾位于人体之下部，其气当升。肾中精气中含有肾阴、肾阳两部分。肾阳鼓动肾阴，与位于人体上部的心气交感互济，维持人体阴阳水火的协调。三是肾恶燥。肾为水脏，主藏精，主津液，故喜润而恶燥。燥胜则伤津，津液枯涸，则易使肾之阴精亏耗，导致肾之病变。

肾的生理功能有三。一是肾主藏精。指肾贮存、封藏精气以主司人体的生长发育、生殖的生理功能。二是肾主水。指肾具有主持和调节人体水液代谢的功能。肾主水的作用主要体现在调节并参与津液代谢相关脏腑功能和调节尿液的生成和排泄。三是肾主纳气。指肾具有摄纳肺吸入的清气而维持正常呼吸的功能。肾气摄纳肺所吸入的自然界清气，保持吸气的深度，防止呼吸表浅。

五、六腑

六腑，是胆、胃、小肠、大肠、膀胱、三焦的合称。六腑的生理功能是"传化物"，即受盛和传化水谷。六腑的生理特点是"泻而不藏""实而不能满"。饮食物入口，通过食道入胃，经胃的腐熟，下传于小肠，经小肠的分清泌浊，其清者（精微、津液）由脾吸收，转输布散于全身，以供脏腑经络生命活动的需要；其浊者（糟粕）下达于大肠，经大肠的传导，形成大便排出体外；废液则经肾之气化而形成尿液，渗入膀胱，排出体外。

（一）胆

胆位于右胁，附于肝之短叶间。胆居六腑之首，又为奇恒之腑。足少阳胆经与足厥阴肝经相互属络而成表里关系。

胆的生理功能有二。一是贮藏和排泄胆汁。胆汁由肝之精气化生汇聚而成，贮存于胆囊，排泄进入小肠，参与饮食物的消化、吸收。二是胆主决断。胆具有对事物进行判断、做出决定的功能。

（二）胃

胃位于膈下，腹腔上部，上接食管，下通小肠，与脾以膜相连。胃又称为胃脘，分为上、中、下三部。胃的上部为上脘，包括贲门；胃的下部为下脘，包括幽门；上下脘之间的部分称为中脘。贲门上连食管，幽门下通小肠，是饮食物进出胃腑的通道。足阳明胃经与足太阴脾经相互络属而成表里关系。

胃的生理功能有二。一是主受纳水谷。指胃具有接受和容纳饮食水谷的功能。二是主腐熟水谷。指胃气将饮食物初步消化，并形成食糜。容纳于胃的饮食物，经胃气磨化和腐熟作用后，精微物质被吸收，并由脾气转输至全身；而食糜则下传于小肠做进一步的消化。

（三）小肠

小肠位于腹中，上端与胃在幽门相接，迂曲回环迭积于腹腔之中，下端与大肠在阑门相连。手太阳小肠经与手少阴心经相互属络而成表里关系。

小肠的生理功能有三。一是主受盛化物。指小肠具有接受容纳胃腐熟之食糜，并做进一步消化的功能。二是主泌别清浊。指小肠对食糜做进一步消化，并将其分为清浊两部分的生理功能。清者即精微部分，包括谷精和津液，由小肠吸收，经脾气转输至全身，灌溉四傍；浊者即食物残渣和水液，食物残渣经阑门传送到大肠而形成粪便，水液经三焦下渗膀胱而形成尿液。三是主液。指小肠在吸收谷精的同时，吸收大量津液的生理功能。

（四）大肠

大肠位于腹腔之中，其上口在阑门处与小肠相接，回环腹腔，其下端连肛门。手阳明大肠经与手太阴肺经相互属络而成表里关系。

大肠的生理功能有二。一是主传导糟粕。指大肠接受由小肠下移的食物残渣，吸收水分，形成糟粕，经肛门排泄粪便的功能。二是主津。指大肠接受食物残渣，吸收水分的功能。由于大肠参与体内的津液代谢，故称"大肠主津"。

（五）膀胱

膀胱，又称尿脬、净腑、水腑，位于下腹部，与肾相连，下有尿道，开口于前阴。足太阳膀胱经与足少阴肾经相互属络而成表里关系。

膀胱的生理功能有二。一是主贮藏尿液。人体的津液通过肺、脾、肾等脏腑的作用，布散全身脏腑形体官窍，发挥其滋养濡润作用，其代谢后的浊液，则下归于膀胱。尿液是津液代谢的产物，贮藏于膀胱。二是主排泄尿液。膀胱中尿液的排泄，由肾气及膀胱的气化作用调节。肾的气化作用正常，则膀胱开合有度，尿液可及时地从溺窍排出体外。

（六）三焦

三焦首见于《黄帝内经》，属六腑之一。《难经》明确提出三焦部位划分，并称其"有名而无形"。清代医家吴鞠通创立"三焦辨证"，指导外感温热病的辨证论治。

三焦有六腑之三焦、部位之三焦、辨证之三焦之分。

1.六腑之三焦

六腑之三焦，是分布于胸腹腔的一个大腑，脏腑之中唯三焦最大，无与匹配，故有"孤府"之称。手少阳三焦经与手厥阴心包经相互属络而成表里关系。

三焦的生理功能有两个。一是运行津液。三焦是全身津液上下输布运行的通道。二是通行元气。三焦是一身之气上下运行的通道。肾精化生的元气，通过三焦输布到五脏，充沛于全身，以激发、推动各个脏腑组织的功能活动。

2.部位之三焦

（1）上焦　横膈以上的部位，包括心、肺两脏，以及头面部，归属于上焦。也有人将上肢归属于上焦。"上焦如雾"是对心肺输布营养至周身的作用形象化的描写与概括，指上焦宣发卫气，输布水谷精微、血和津液的作用，就像雾露之灌溉。

（2）中焦　横膈以下、脐以上的部位，包括脾胃、小肠、肝胆等脏腑，归属于中焦。"中焦如沤"是对脾胃、肝胆等脏腑的消化饮食物的作用形象化的描写与概括，指中焦消化饮食物的作用，就像发酵酿造之过程。

（3）下焦　脐以下的部位为下焦，包括肾、大肠、膀胱、女子胞、精室等脏腑，归属于下焦。也有人将下肢归属于下焦。"下焦如渎"是对大肠、肾和膀胱排泄糟粕和尿液的作用和形式的描写与概括，指肾、膀胱、大肠等脏腑排泄二便的功能，就像沟渠之通导。

3.辨证之三焦

辨证三焦，指三焦作为温病的辨证纲领。三焦辨证，为温病发生发展过程中由浅及深的三个不同病变阶段。

六、奇恒之腑

奇恒之腑，是脑、髓、骨、脉、胆、女子胞的总称。奇恒之腑形态似腑，多为中空的管腔或囊状器官；功能似脏，主藏精气而不泻。因其似脏非脏、似腑非腑，异于常态，故以"奇恒"名之。除胆为六腑之外，其余皆无表里配合，也无五行配属，但与奇经八脉有关。

七、脏腑之间的关系

藏象学说以五脏为中心，以精气血津液为物质基础，通过经络系统，将脏、腑、奇恒之腑沟通联系成有机整体。脏腑之间的关系主要有：脏与脏之间的关系，腑与腑之间的关系，脏与腑之间的关系，脏与奇恒之腑之间的关系。

（一）脏与脏之间的关系

1. 心与肺

心肺同居上焦，心主血，肺主气，心与肺的关系主要体现在气与血的关系。具体表现为以下两个方面。一是心主一身之血，肺主一身之气，两者相互协调，保证气血的正常运行，维持机体各脏腑组织的生理功能。二是心主血脉，肺朝百脉，助心行血，使血液正常运行，使肺司呼吸的功能正常发挥。

2. 心与脾

心与脾的关系，主要表现在血液生成与运行方面的相互为用、相互协同。

（1）血液生成　脾主运化，为气血生化之源，水谷精微经脾转输至心肺，贯注于心脉而化赤为血。心主血脉，心血养脾以维持其运化功能。

（2）血液运行　血液在脉中正常运行，既有赖于心气的推动，又依靠脾气的统摄，心主行血与脾主统血相反相成、协调平衡，维持着血液的正常运行。

3. 心与肝

心与肝的关系，主要表现在血液运行和精神情志两方面。

（1）血液运行　心主血脉，推动血行，则肝有所藏。肝藏血，调节血量，防止出血；肝主疏泄，调畅气机，促进血行，使心主血脉功能正常。两者共同维持血液的正常运行。

（2）精神情志　心藏神，主精神活动；肝主疏泄，调畅情志。两者协调，维持正常的精神情志活动。

4. 心与肾

心与肾的关系，主要表现为水火既济、精神互用、君相安位。

（1）水火既济　心位于上，五行属火，升已而降；肾居于下，五行属水，降已而升。心火下降，以资肾阳，温煦肾水（肾阴），使肾水不寒；肾水上济，以滋心阴，制约心阳，使心火不亢；心与肾的阴阳水火升降互济，维持了两脏之间生理功能的协调平衡，称为"心肾相交"，即"水火既济"。

（2）精神互用　心藏神，肾藏精。精能化气生神，为气、神之基；神能统精驭气，为精、气之主。故积精可以全神，神全可以统驭精气。

（3）君相安位　心为君火，肾为相火（命火）。君火在上，如日照当空，为一身之主宰；相火在下，为神明之臣辅。命火秘藏，禀命守位，则心阳充足；心阳充盛，则相火潜藏守位。君火相火，各安其位，则心肾上下交济。

5.肺与脾

肺与脾的关系，主要表现在气的生成与津液代谢两个方面。

（1）气的生成　肺主呼吸，吸入自然界清气；脾主运化水谷，化生水谷精气。清气与水谷精气合为宗气，宗气与元气合为一身之气。后天之气的盛衰，主要取决于宗气的生成。

（2）津液代谢　肺气宣降主行水，使津液正常输布与排泄；脾主运化水饮，上输于肺，或脾气散精，使津液正常生成与输布。肺脾两脏协调配合，相互为用，是保证津液正常输布与排泄的重要环节。

6.肺与肝

肺与肝的关系，主要体现在调节人体气机升降方面。

肝主疏泄，调畅气机，肝气以升发为宜；肺主气，调节气机，肺气以肃降为顺。肝升肺降，一升一降，升降协调，对全身气机调畅、气血调和，起着重要的调节作用。

7.肺与肾

肺与肾的关系，主要表现在呼吸运动、津液代谢、阴阳互资三个方面。

（1）呼吸运动　肺司呼吸，肾主纳气。肺气肃降，吸入清气，下纳于肾；肾纳清气，以维持呼吸深度。

（2）津液代谢　肺为水之上源，通调水道，宣发津液外出腠理为汗，肃降水液下行至肾。肾为主水之脏，升清降浊，清者上达于肺，浊者下输膀胱。肺肾两脏，相辅相成，共同完成津液的输布与排泄。

（3）阴阳互资　肺与肾母子相生，阴液互资，称为"金水相生"。金能生水，肺金为肾水之母，肺阴充足，下输于肾，使肾阴充盈；水能润金，肾阴为一身阴液的根本，肺阴依赖肾阴滋养而充盛。

8.肝与脾

肝与脾的关系，主要表现在疏泄与运化的相互为用、藏血与统血的相互协调。

（1）疏泄与运化互用　肝主疏泄，调畅气机，协调脾胃升降，并泌泄胆汁，促进脾胃运化功能；脾气健运，水谷精微充足，气血生化有源，肝得以濡养而使肝气冲和条达，有利于疏泄功能的发挥。

（2）藏血与统血协调　肝主疏泄，调畅气机，促进血行；肝藏血，调节血量，防止出血，有助于脾统血。脾气健运，为气血生化之源；脾统血，防止血液逸出脉外，则肝有所藏。肝脾相互协作，共同维持血液的正常运行。

9.肝与肾

肝与肾之间的关系非常密切，故称"肝肾同源"即"乙癸同源"（以天干配五行，肝属乙木，肾属癸水），主要表现在精血同源、藏泄互用、阴阳互滋互制三个方面。

（1）精血同源　肝藏血，肾藏精，精血同源于水谷精微，且能相互转化资生，故曰"精血同源"。

（2）藏泄互用　肝主疏泄，肾主封藏，二者之间存在着相互制约、相互为用的关系。疏泄与封藏相反相成，从而调节女子的排卵、月经来潮和男子的排精功能。

（3）阴阳互滋互制　肾阴是一身之阴的根本，肾阴充盛滋养肝阴；肝阴充足能补充肾阴。肝肾之阴充盈，可防止肝阳过亢，保持肝肾阴阳协调平衡。肾阳资助肝阳，温煦肝脉，可防肝脉寒滞。肝肾阴阳之间互制互用维持了肝肾之间的协调平衡。

10.脾与肾

脾与肾的关系，主要表现在先天后天相互资生和津液代谢两个方面。

（1）先天后天相互资生　脾与肾之间存在先天促后天，后天养先天的关系。肾藏精，元气根于肾，是生命活动的原动力。元气盛则脾气健旺，运化水谷精微。脾化生后天之精，不断输送于肾，充养先天之精使之生化不息。

（2）津液代谢　肾主水，主持调节全身津液代谢，肾之气化促进脾气运化水液；脾主运化，输布津液，防止水湿停聚。脾肾协调，与其他相关脏腑共同维持水液代谢的平衡。

（二）腑与腑之间的关系

胆、胃、小肠、大肠、膀胱、三焦之间的关系，主要体现于对饮食物的消化、吸收和排泄过程中的相互联系与密切配合。

饮食入胃，经胃腐熟而形成食糜，下传小肠。小肠受盛，并在胆汁的参与下，泌别清浊，其清者（水谷精微）由脾转输以养周身；其浊者，水液经三焦渗入膀胱，膀胱贮藏尿液，及时排泄；食物残渣下传大肠，经燥化吸收水液，形成粪便，由胃气下降和大肠传导通过肛门排泄。

（三）脏与腑之间的关系

脏与腑的关系，是脏腑阴阳表里配合关系。脏属阴主里而腑属阳主表，一脏一腑，一阴一阳，一表一里，相互配合，组成心与小肠、肺与大肠、脾与胃、肝与胆、肾与膀胱等脏腑表里关系。

1.心与小肠

心与小肠通过经脉相互属络构成表里关系。

生理上：心主血脉，心阳温煦，心血濡养，有助于小肠化物等功能；小肠化物，泌别清浊，清者经脾上输心肺，化赤为血，以养心脉。

病变上：心经实火，可移热于小肠，引起尿少、尿赤涩刺痛、尿血等小肠实热的症状。反之，小肠有热，亦可循经上熏于心，可见心烦、舌赤糜烂等症状。

2.肺与大肠

肺与大肠通过经脉的相互属络构成表里关系。

生理上：肺气清肃下降，能促进大肠的传导，有利于糟粕的排泄；大肠传导正常，糟粕下行，亦有利于肺气的肃降。

病变上：肺气壅塞，失于肃降，可引起腑气不通，肠燥便秘。若大肠实热，传导不畅，腑气阻滞，也可影响到肺的宣降，出现胸满咳喘。

3.脾与胃

脾与胃同居中焦，通过经脉的相互属络构成表里关系，同为气血生化之源，后天之本。脾与胃在生理上的关系，主要包括水谷纳运协调、气机升降相因、阴阳燥湿相济三个方面。

（1）水谷纳运协调　胃主受纳腐熟水谷，是脾主运化的前提；脾主运化精微并转输，有利于胃的受纳。两者密切合作，纳运协调，维持着饮食物的不断受纳、消化以及精微的不断吸收与转输过程。

（2）气机升降相因　脾胃居于中焦，脾气主升，胃气主降，两者相反而相成。脾气升则肾气、肝气皆升，胃气降则心气、肺气皆降，是为脏腑气机上下升降的枢纽。脾气上升，将运化吸收的水谷精微向上输布，有助于胃气的通降；胃气通降，将受纳之水谷、食糜通降下行，也有助于脾气的升运。脾胃之气升降相因，既保证了饮食纳运的正常进行，又维护着内脏位置的相对恒定。

（3）阴阳燥湿相济　脾为阴脏，主运化水饮，喜燥而恶湿；胃为阳腑，主通降下行，喜润而恶燥。脾易生湿，得胃阳以制之，使脾不至于湿；胃易生燥，得脾阴以制之，使胃不至于燥。脾胃阴阳燥湿相济，是保证两者纳运、升降协调的必要条件。

4.肝与胆

肝与胆通过经脉的相互属络构成表里关系。肝与胆的关系，主要表现在同司疏泄、共主勇怯两个方面。

（1）同司疏泄　肝主疏泄，分泌胆汁；胆附于肝，藏泄胆汁。两者协调合作，疏利胆汁于小肠，帮助脾胃消化饮食物。肝气疏泄正常，促进胆汁的分泌和排泄；而胆汁排泄无阻，又有利于肝气疏泄的正常发挥。

（2）共主勇怯　"肝者，将军之官，谋虑出焉。胆者，中正之官，决断出焉。"胆主决断与人的勇怯有关，而决断又基于肝之谋虑，肝胆相互配合，情志活动正常，处事果断。

5.肾与膀胱

肾与膀胱通过经脉的相互属络构成表里关系。

生理上：肾为主水之脏，生成尿液，开窍于二阴；膀胱主贮藏尿液，自前阴排出；肾与膀胱相互协作，共同完成尿液的生成、贮存与排泄。

病变上：若肾气虚弱，蒸化无力，或固摄无权，可影响膀胱的贮尿排尿，而见尿少、癃闭或尿失禁。膀胱湿热，或膀胱失约，也可影响到肾气的蒸化和固摄，出现尿液及其排泄异常。

（四）五脏与奇恒之腑之间的关系

五脏与奇恒之腑具有相同的生理功能特点，即"藏精气而不泻"。因此，五脏与奇恒之腑在生理上存在着相互资助、相互为用的关系，在病变上也相互影响。

第三节　精气血津液

精、气、血、津液是构成和维持人体生命活动的基本物质。精、气、血、津液既是脏腑功能活动的产物，又是脏腑功能活动的物质基础。

一、精

中医学关于精的理论，是研究人体之精的概念、生成、贮藏、施泄与生理功能的学说。

（一）人体之精的基本概念

人体之精有广义和狭义之分，广义之精包括精气血津液等一切精微物质；狭义之精专指生殖之精。中医学认为，精是构成和维持人体生命活动的最基本物质，对于人体生命活动具有重要意义。

（二）人体之精的生成、贮藏和施泄

1.精的生成

人体之精来源于先天之精与后天之精。

先天之精是生命的本原物质，禀受于父母，是构成人体胚胎和繁衍后代的基本物质。古人通过对生殖现象的观察和体验，认识到男女生殖之精的结合能产生新的生命体。父母生殖之精相合，不仅孕育了生命，还转化为子代的先天之精。

后天之精与先天之精相对而言，是人出生后，从吸入的自然界清气及饮食物中吸取的营养精华以及脏腑气化所生成的精微物质。自然界清气和饮食水谷是后天化生精微物质的基础，后天生命的维持需要不断地从自然界摄取清气和饮食水谷。其中，由饮食水谷所化生的精微物质又称为"水谷之精"。

人体之精，以先天之精为本，需要后天之精的不断充养。先、后天之精相互促进，人体之精才能充盛盈满。若先天之精或后天之精亏虚，则可导致发育迟缓、早衰、生殖功能低下及营养不良等病证。

2. 精的贮藏

人体之精贮藏于脏腑、形体、官窍之中。肾藏先天之精，在胎儿时期即贮藏于各脏腑之中。后天之精则经由肺、脾等输送到各脏腑，化为各脏腑之精，并将部分输送于肾中，以充养先天之精。各脏所藏之精，是其功能活动的物质基础。

3. 精的施泄

精的施泄主要有两种形式：一是分藏于各脏腑，以濡养脏腑，并化气以推动和调节其功能活动；二是生殖之精的施泄以繁衍生命。

肾所藏先天之精化生元气，元气以三焦为通道，布散到全身各脏腑，推动和激发其功能活动，为生命活动的原动力。因此，肾精亏虚可影响全身脏腑的生理功能。

后天之精经由肺、脾等输送到各脏腑，成为脏腑之精。脏腑之精与血、津液等物质相互化生，以多种形式促进脏腑生理功能的发挥。精布散于全身，不仅是构成人体的基本物质，而且是人体各脏腑生理活动不可缺少的物质基础。脏腑之精亏虚则难以维持其自身的生理功能。

生殖之精，以先天之精为主体，在后天之精的资助下化生。人体生长发育至女子"二七"、男子"二八"，随着肾精的不断充盛，肾气充沛，天癸按时而至。肾精的一部分在天癸的作用下，化为生殖之精以施泄。

（三）人体之精的功能

1.繁衍生命　父母将生命物质通过生殖之精遗传给子代。生殖之精承载着生命遗传物质，是新生命的"先天之精"。因此，精是生命的本原。

2.濡养作用　精能濡养和滋润脏腑、形体、官窍。先天之精与后天之精充盛，脏腑之精充盈，则人体各种生理功能得以正常发挥。

3.化血作用　精能化血，是血液生成的来源之一。肾藏精，精生髓，髓化血。故精足则血旺，精亏则血虚。

4.化气作用　精可化气。先天之精化生元气，水谷之精化生水谷之气，肺则吸入自然界清气，三者合而成一身之气。因此，精是气的化生本原。

5.化神作用　精与神的关系，即物质与精神的关系。精能化神，是神的物质基础。神对精的生成和施泄又具有促进和调控作用。

6.御邪作用　精具有保卫机体、抵御外邪入侵的功能。精足则正气盛，抗邪力强，不易受外邪侵袭。精虚则正气不足，抗邪力弱，易受外邪侵袭；或无力祛邪，致使邪气潜伏于体内，在一定条件下发病。

（四）人体之精的分类

精，按其来源，可分为先天之精和后天之精；按其部位，可分为各脏腑之精；按其功能，可分为生殖之精和营养之精。

1.先天之精　先天之精来源于父母的生殖之精，是构成胚胎的原始物质，是生命产生的本原。

2.后天之精　后天之精来源于自然界吸入的清气、摄取的水谷精微，与肺主气、脾胃受纳运化等脏腑功能密切相关，是维持后天生命活动的重要物质。

3.生殖之精　生殖之精来源于肾精，由肾所藏的先天之精在后天之精的充养和天癸的促发下形成，具有繁衍后代的功能。

4.脏腑之精　脏腑之精是指脏腑所藏的具有濡养、滋润作用的精华物质。各脏腑之精都由先天之精与后天之精相融合而成。脏腑不同，其精的存在形式及生理功能也有所不同。此外，脏腑之精不仅濡养脏腑，而且化生脏腑之气，推动和调节脏腑的生理功能。

二、气

中医学关于气的理论，是研究人体之气的概念、生成、运动、变化与生理功能的学说。

（一）人体之气的基本概念

气是人体内活力很强、运动不息的极细微物质，是构成和维持人体生命活动的基本物质。中医学关于气的理论，深受中国古代哲学气一元论的影响。其所论之"气"主要为人体之气，以及和自然界相关联的气，在研究对象和范围上与古代哲学气一元论有着显著的区别。在中医学术语中，气在不同语境下有着不同的含义。如六气是指风、寒、暑、湿、燥、火六种正常的气候变化，邪气是指各种致病因素的统称。

（二）人体之气的生成

人体之气，来源于父母的先天之气、饮食物的水谷精气及自然界清气，通过肾、脾胃和肺等脏腑生理功能的综合作用而生成。

1.物质基础

来源于父母的先天之精化生为先天之气，先天之气是人体之气的根本和生命活动的原动力。

来源于饮食物的水谷精气和自然界清气结合而形成后天之气。饮食水谷化生水谷精气，水谷精气布散全身，成为人体之气的重要部分。吸入体内的自然界清气，是生成人体之气的重要物质。

2.相关脏腑

人体之气的生成有赖于全身各脏腑的综合作用，与肾、脾胃和肺的关系最为密切。

（1）肾为生气之根　肾藏先天之精，先天之精化生的先天之气是人体之气的根本。

（2）脾胃为生气之源　脾主运化，胃主受纳，共同完成对饮食水谷的消化与吸收。饮食水谷在脾胃运化、受纳、腐熟作用下化生水谷之精，水谷之精化生水谷之气，水谷之气布散全身，成为人体之气的主要来源，故称脾胃为"生气之源"。

（3）肺为生气之主　一方面，肺主呼吸之气，通过吸清呼浊，将自然界清气不断地吸入体内，同时不断地呼出体内的浊气，保证了体内之气的生成与排出。另一方面，肺将吸入的自然界清气与脾气上输的水谷之气相结合，生成宗气。宗气积于胸中，走息道以行呼吸，贯心脉以行气血，并下蓄丹田以资元气。

总之，先天之气的生成与肾的关系密切，后天之气的生成与脾胃、肺的关系密切，诸脏腑的功能协调统一，密切配合，则人体之气充足旺盛。

（三）人体之气的运动与变化

人体之气是运动不息的，生命过程即是气的运动及其所产生的各种变化的过程。

1.气机

（1）气机的概念　气的运动称为气机。人体之气不断运动，流行全身，内至五脏六腑，外达筋骨皮毛，推动人体的各种生理活动。

（2）气运动的基本形式与意义　人体之气的运动形式，主要有升、降、出、入四种。升，指气自下而上的运动；降，指气自上而下的运动；出，指气由内向外的运动；入，指气自外向内的运动。气的正常运动，称为"气机调畅"，包括升降出入运动的平衡协调和畅通无阻的状态。气的升降出入运动是人体生命活动的根本，一旦停息就意味着生命活动的终止。

（3）脏腑之气的运动规律　脏腑之气的运动规律，体现了脏腑的生理活动特性，也表现了脏腑之气运动的不同趋势。心肺在上，其气宜降；肝肾在下，其气宜升；脾胃属土，居中央，脾气升而胃气降，斡旋四脏之气的升降运动。脾气升则肝、肾之气升，胃气降则心、肺之气降，故称"脾胃"为脏腑气机升降的枢纽。

（4）气运动失常的表现形式　气的运动阻滞，升降出入运动之间平衡失调，称为"气机失调"。气的运动形式的多样性，使得气机失调也有多种表现。例如气的运行受阻而不畅通，称为"气机不畅"；受阻较甚，局部阻滞不通，称为"气滞"；气的上升太过或下降不及，称为"气逆"；气的上升不及或下降太过，称为"气陷"；气的外出太过而不能内守，称为"气脱"；气不能外达而郁结闭塞于内，称为"气闭"。

2.气化

（1）气化的概念　气的运动所产生的各种变化称为气化。具体表现为精、气、血、津液等生命物质的生成及其相互转化的过程。气化与气机既有区别又密切相关。气化强调气的变化，基本形式是生命物质的新陈代谢；气机强调气的运动，基本形式是脏腑之气的升降出入。气化以气机为前提和依据，气化过程由气的升降出入运动所产生和维持。

（2）气化的形式　如精化为气，气化为精；精与血同源互化，津液与血同源互化；机体呼出的浊气，汗液、尿液的生成和排泄，粪便的排泄等，都属于气化的具体表现。气化过程的有序进行，是脏腑生理活动相互协调的结果。

（四）人体之气的功能

1. 推动作用

气的推动作用是指气的激发、兴奋和促进等作用。主要体现在四个方面：① 激发和促进人体的生长发育与生殖功能。② 激发和促进各脏腑经络的生理功能。③ 激发和促进精、血、津液的生成与运行。④ 激发和兴奋精神活动。

若气的推动作用减弱，则会影响人体的生长发育，或出现早衰；也可使脏腑经络生理功能减退，出现精血、津液生成不足，或运行迟缓，输布、排泄障碍等病机变化。

2. 温煦作用

气的温煦作用是指阳气温煦机体的作用。主要体现在三个方面：① 温煦机体，维持相对恒定的体温。② 温煦脏腑、经络、形体、官窍，维持其正常生理活动。③ 温煦精、血、津液，维持其正常运行、输布与排泄，即所谓血"得温而行，得寒而凝"。

若气的温煦作用失常，可出现体温低下、畏寒、脏腑功能减弱、血和津液运行迟滞等寒象，所以有"气不足便是寒"的说法。

3. 防御作用

气的防御作用是指气卫护肌肤、抗御邪气的作用。气的防御作用，一方面，可以抵御外邪的入侵；另一方面，可以祛邪外出。气的防御功能正常，则邪气不易侵入；即便侵入，也不易发病；即使发病，也易于痊愈。若气的防御功能减弱，则机体抵御邪气的能力也下降。

4. 固摄作用

气的固摄作用是指气对体内液态物质的固护、统摄和控制，防止其无故丢失的作用。主要体现在三个方面：① 固摄血液，防止其逸出脉外。② 固摄汗液、尿液、胃液、肠液等，防止其丢失。③ 固摄精液，防止其妄泄。

若气的固摄作用减弱，则可导致体内液态物质的丢失。如气不摄血，可导致各种出血；气不摄津，可导致自汗、多尿、流涎、泛吐清水、泄下滑脱等症。

5. 中介作用

气的中介作用是指气感应传导信息，从而维系机体整体联系的作用。气弥漫于周身，是感应传递信息的载体，是彼此相互联系的中介。外在信息传递于内脏，内脏信息反映于体表，以及内脏之间各种信息的相互传递，都以人体之气作为信息的载体来感应和传导。

（五）人体之气的分类

人体之气，因其生成来源、分布部位及功能特点不同而有各自不同的名称。

1.元气

元气，又称为"原气"，是人体最根本、最重要的气，是生命活动的原动力。

（1）生成与分布　元气由肾中先天之精化生，根于命门。元气以先天精气为基础，赖后天精气的充养。元气充盛与否，不仅与先天之精有关，而且与后天之精是否充盛也有关。元气以三焦为通路循行于周身，内而五脏六腑，外而肌肤腠理，无处不到。

（2）生理功能　元气的生理功能主要有两个方面：一是推动和调节人体的生长发育和生殖功能；二是推动和调节各脏腑、经络、形体、官窍的生理活动。

2.宗气

宗气，指由呼吸清气与水谷精气所化生而聚于胸中之气。宗气在胸中积聚之处，称为"气海"，又名"膻中""虚里"。

（1）生成与分布

宗气的生成有两个来源：一是脾胃运化的水谷之精所化生的水谷精气，二是肺从自然界中吸入的清气，两者结合生成宗气。宗气属于后天之气的范畴。

宗气积于胸中，其分布途径有三：一是上出于肺，循喉咙而走息道，推动呼吸；二是贯注心脉，推动血行；三是沿三焦向下运行于脐下丹田，注入腹股沟部位足阳明胃经的气街，再下行于足。

（2）生理功能

宗气的生理功能有三个方面：一是上走息道，行呼吸。凡呼吸、语言、发声皆与宗气有关。宗气充盛，则呼吸徐缓均匀、语言清晰、声音洪亮。反之，则呼吸短促微弱、语言不清、发声低微。二是贯心脉，行气血。凡血液的运行、心搏的力量与节律等皆与宗气有关。宗气充盛，则脉搏和缓有力、节律一致。反之，则脉来躁急、节律不规则或微弱无力。三是资先天元气。宗气自上而下分布，蓄积于脐下丹田，以资先天元气。

3.营气

营气，指由饮食水谷所化生的精气，行于脉中，具有化生血液、营养全身的功能。因其富有营养，在脉中营运不休，故称为营气。营气行于脉中，是血液的重要组成部分，与血关系密切，故多"营血"并称。营气与卫气从性质、功能和分布进行比较，则营属阴，卫属阳。故营气又称"营阴"，卫气又称"卫阳"。

（1）生成与分布　营气来源于脾胃运化的水谷精微，由水谷精微中的精华部分，即最富营养的部分所化生。营气行于脉中，循脉运行全身，内入脏腑，外达肢节，终而复始，周而不休。

（2）生理功能　有两个方面：一是注于脉中，化为血液；二是循脉流注全身，为脏腑、经络等提供营养物质。

4.卫气

卫气，指由饮食水谷所化生的悍气，行于脉外。因其具有卫护人体，避免外邪入侵的作用，故称为卫气。

（1）生成与分布　卫气来源于脾胃运化的水谷精微，由水谷精微中的慓悍部分，即最具活力部分所化生。卫气行于脉外，不受脉道约束，外而皮肤肌腠，内而胸腹脏腑，布散全身。

（2）生理功能　卫气的生理功能有三个方面。一是防御外邪。卫气行于肌表，构成抵御外邪入侵的一道防线，使外邪不能侵袭机体。二是温养全身。卫气充足，温养机体，人体体温则相对恒定。卫气虚亏，温养功能减弱，则易受风寒湿等邪气侵袭而出现寒性病变。三是调节腠理。卫气司汗孔开合，调节汗液排泄，能维持体温的相对恒定，调和气血，从而维持机体内外环境的阴阳平衡。

此外，卫气循行与睡眠也有关系。卫气行于体内，人便入睡；卫气行于体表，人便醒寤。若卫气循行异常，则可导致寤寐异常。

5.脏腑之气

脏腑之气是人体之气的组成部分，脏腑之气推动和激发脏腑的生理活动。一身之气分布到某一脏腑，即成为某一脏腑之气。脏腑之气分为脏气、腑气；脏气又可进一步分为心气、肺气、脾气、肝气、肾气等。

6.经络之气

经络之气是人体之气的组成部分，经络之气推动和激发经络的生理活动。一身之气分布到某一经络，即成为某一经络之气。经络之气分为经气、络气；经气又可进一步分为手太阴肺经之气、足太阴脾经之气等。

三、血

中医学关于血的理论，是研究血液的生成、运行与生理功能的学说。

（一）血的基本概念

血，即血液，是指行于脉中，循环流注于全身，具有营养和滋润作用的红色液态物质。脉，是血液运行的管道，故称为"血府"。血必须在脉中正常运行，才能发挥其生理功能。若因某些原因，血液在脉中运行迟缓涩滞，停滞不行则成瘀血。若因外伤等原因，血液逸出脉外而形成的出血，则称为"离经之血"。

（二）血的生成

水谷精微和肾精是血液化生的基础物质，在脾胃、心肺、肾等脏腑的共同作用下，化生为血液。

1. 物质基础

（1）由水谷之精化生的营气和津液是血液的主要构成部分。

（2）肾所藏之精是生成血液的原始物质。肾精化生血液，主要是通过骨髓和肝脏的作用实现的。肾藏精，精生髓，髓充于骨，可化为血。肾精输于肝，在肝的作用下，化以为血。

2. 相关脏腑

（1）脾胃　脾胃是血液生化之源。脾胃运化的水谷精微所产生的营气和津液，是血液的主要构成部分。

（2）肾肝　肾藏精，精生髓，髓化血。肾精充足，则血液生化有源。若肾精不足，可致血液生成亏少。此外，肝藏血，精血同源，与血液的化生密切相关。

（3）心肺　脾胃运化的水谷精微，由脾气上输于心脉，在心气的作用下变化成红色血液。水谷精微上注于肺脉，与肺吸入的清气相融合，化生血液。心肺共同参与血液的生成。

（三）血的运行

血液的正常运行受多种因素影响，同时也是多个脏腑共同作用的结果。

1. 影响血液运行的因素

（1）气的推动、温煦和固摄作用　气的推动作用，是血液运行的动力；气的温煦作用，对血液运行具有重要作用，所谓血"得温而行，得寒而凝"；气的固摄作用，使血液行于脉中而不逸出脉外。

（2）脉道通畅　血行脉中，脉为血府。脉道完好无损和通畅无阻，是血液正常运行的重要因素。

（3）血液的清浊状态　血液的清浊状态也会影响血的运行。若血液中痰浊较甚，或血液稠浊，可致血行不畅而瘀滞。

2. 相关脏腑

血液的正常运行，与心、肺、肝、脾等脏密切相关。

（1）心　心主血脉，心气是推动血液运行的动力，在血液循环中起着主导作用。心气充沛，则血行有力。

（2）肺　肺朝百脉，主治节，能辅心行血。肺气宣发肃降，调节全身气机，通过气的升降出入运动而推动血液运行至全身。宗气贯心脉而行气血的功能，也体现了肺在血行中的推动作用。

（3）肝　肝主疏泄，调畅气机，是保证血行正常的又一重要环节。肝藏血、调节血量，可根据人体各部位的生理需要，在肝气疏泄功能的协调下，调节脉道中循环的血量，维持血液循环的正常运行。

（4）脾　脾主统血，脾气健旺则能固摄血液在脉中正常运行，防止血逸脉外。同时，肝藏血的生理功能也可以防止血逸脉外，避免出血的发生。

（四）血的功能

1.濡养作用　血具有营养和滋润全身的生理功能。血液充盈，濡养功能正常，则面色红润，肌肉壮实，皮肤和毛发润泽，感觉灵敏，运动自如。若血液亏虚，或濡养功能减弱，则可出现脏腑功能低下，面色萎黄，肌肉瘦削，皮肤干涩，毛发不荣，肢体麻木或运动无力等。

2.化神作用　血是机体精神活动的主要物质基础。血液充盛，则精神充沛，神志清晰，感觉灵敏，思维敏捷。反之，血液亏耗，血行异常，则可出现不同程度的精神情志方面的病证，如神疲、失眠、健忘，甚至神志恍惚、谵妄等。

四、津液

中医学关于津液的理论，是研究津液的概念、生成、输布、排泄与生理功能的学说。

（一）津液的基本概念

津液，是津和液的合称，指人体的正常水液，包括脏腑、形体、官窍的内在液体及其正常的分泌物。

津和液在性状、分布、功能上有所不同。具体如下：

津：质地较清稀，流动性较大，布散于体表皮肤、肌肉和孔窍，并能渗入血脉，起滋润作用。

液：质地较浓稠，流动性较小，灌注于骨节、脏腑、脑、髓等，起濡养作用。

津和液虽有一定的区别，但二者同源于饮食水谷，生成于脾胃，并可相互渗透补充，所以津液常并称，不作严格区分。

（二）津液的生成、输布和排泄

津液的生成、输布和排泄是多个脏腑相互协调配合的结果。

1.津液的生成

津液来源于饮食水谷，在脾胃运化及相关脏腑的共同参与下生成。

胃主受纳腐熟，吸收饮食水谷的部分精微，包括津液。小肠主液，泌别清浊，吸收肠中较多的津液。大肠主津，吸收食物残渣中的津液。胃、小肠、大肠所吸收的津液，在脾的运化功能下，通过脾气的转输作用布散到全身。因此，津液的生成，主要与脾、胃、小肠、大肠等脏腑有关。

2.津液的输布

津液的输布主要依靠脾、肺、肾、肝和三焦等脏腑生理功能的协调配合来完成。

（1）脾气散精以输布津液 脾输布津液主要有两条途径。一是将津液上输于肺，通过肺气的宣发肃降运动，使津液输布于全身，从而灌溉脏腑、形体和官窍。二是直接将津液向四周布散到全身。若脾失健运，脾气输布津液障碍，导致津液停聚，或为水湿、痰饮，或为水肿胀满等。

（2）肺通调水道而行水 肺为水之上源，肺气宣发，将津液输布至人体上部和体表；肺气肃降，将津液输布至肾和膀胱以及人体下部。若肺气宣发、肃降失常，津液输布障碍而停聚，可致痰饮、水肿。

（3）肾主水 肾气及肾阴肾阳对胃"游溢精气"、脾气散精、肺气行水、三焦决渎及小肠泌别清浊等作用具有推动和调节作用，维持其正常发挥输布津液的功能。同时，肾本身也是津液输布的一个重要环节。津液通过肺气肃降向下输送到肾，经过肾的气化作用，化为尿液排出体外。若肾气虚亏，或肾阴肾阳失调，可致津液输布失常。

（4）肝调畅气机以行水 肝主疏泄，调畅气机，气行则津布。若肝失疏泄，气机郁结，可影响津液的正常输布，导致津液停滞，产生痰饮、水肿等。

（5）三焦调节水液代谢 三焦水道通利，津液得以正常输布。若三焦水道不利，也可导致津液停聚，发为多种病证。

3.津液的排泄

津液的排泄主要通过排出尿液和汗液来完成。此外，呼气和粪便也会带走部分津液。与津液的排泄相关的脏主要有肾、肺、脾，由于尿液是津液排泄的最主要途径，因此肾的生理功能在津液排泄中最为重要。

（1）尿液 下输到膀胱的津液经肾的气化作用生成尿液，尿液贮存于膀胱，通过肾气的推动与调节，得以正常排泄。

（2）汗液 肺气宣发，将津液外输体表皮毛，化为汗液由汗孔排出体外。

（3）粪便　大肠排出粪便，也随糟粕带走部分津液，但正常情况下粪便中所含津液的量很少。若脾胃运化及大肠吸收失常，水谷中的精微物质与糟粕俱下，则粪便稀薄，这不但不能吸收饮食水谷中的精华，甚至连胃肠中的津液也会丢失，引起体内津液的损耗，发生伤津或脱液的病变。

（4）呼气　肺在呼气时随之带走部分津液，也是津液排泄的一个途径。

（三）津液的功能

1.滋润濡养　津的性状较清稀，以滋润作用为主，布散于体表能滋润皮毛肌肉，输注于孔窍能滋润口、鼻、耳、目等官窍。液的性状较为稠厚，以濡养作用为主，灌注濡养脏腑，充养骨髓、脊髓、脑髓，流注骨节，使关节滑利，屈伸自如。若津液不足，可使皮毛、肌肉、孔窍、关节、脏腑失去滋润而出现一系列干燥的病变。

2.充养血脉　津液可渗入血脉，化生血液，起到濡养和滑利血脉的作用。津液和血液都源于水谷精气，两者相互滋生、转化、影响，故有"津血同源"之说。

五、精气血津液之间的关系

（一）气与血的关系

气与血是人体的生命物质，它们同源于脾胃化生的水谷精微和肾中精气，具有互根互用的关系。二者相对来说，气属阳，无形而主动，具有推动、温煦、固摄、气化等作用；血属阴，有形而主静，具有滋润、濡养等作用。

气与血的关系，可以概括为"气为血之帅""血为气之母"。

1.气为血之帅

气为血之帅，指气对血具有化生、推动、统摄等作用，具体表现为气能生血、气能行血、气能摄血。

（1）气能生血　是指气参与并促进血液的生成。营气直接参与血液的生成，是血液的主要构成成分。脾胃、肾肝、心肺等脏腑的气化功能，促进饮食水谷转化为营气、津液并化赤为血，是血液生成的动力。

（2）气能行血　是指气具有推动血液在脉中正常运行的作用。气行则血行，血液必须依赖于气的推动才能运行不息，流布周身。血液运行主要依赖于心气、肺气的推动和肝气的疏泄。

（3）气能摄血　是指气具有统摄血液在脉中正常运行而不逸出脉外的作用，主要体现在脾气统血的生理功能之中。脾气健旺，统摄有力，则血行于脉中而不逸出脉外。若脾气虚弱，统摄无力，血逸脉外，则可出现吐血、咳血、尿血、便血、崩漏等多种出血病证，称为"脾不统血"或"气不摄血"。

2.血为气之母

血为气之母，指血为气的物质基础，血能化气，并作为气运行的载体，具体表现为血能养气，血能载气。

（1）血能养气　是指血对气具有濡养作用。气的生成离不开血液的化生和濡养。血液循环流布周身，不断地为一身之气提供营养，维持其充足旺盛状态。血足则气旺，血少则气衰。

（2）血能载气　是指血液是气的载体。气存于血中，依附于血液而不致散失，赖血之运载而布于周身。临床上大出血的患者，气无所依，导致涣散不收、漂浮无根的气脱病变，称为"气随血脱"。此时，治宜益气固脱，止血补血。

（二）气与津液的关系

气与津液同源于饮食水谷，皆以三焦为通道运行周身。二者相对而言，气属阳，津液属阴，其关系类似于气与血的关系。

1.气对津液的作用

（1）气能生津　是指通过气化作用促进和激发津液的生成。津液来源于饮食水谷，在脾胃运化及相关脏腑的共同参与下生成。气化作用旺盛，吸收津液功能强健，则人体津液充盛。

（2）气能行津　是指气具有推动津液输布和排泄的作用。津液的输布、排泄离不开气的推动作用，以及脏腑之气有序的升降出入运动。

（3）气能摄津　是指气具有固摄津液，防止津液无故流失的作用。如卫气调节腠理而固摄汗液，脾肾之气固摄唾涎，肾和膀胱之气固摄尿液等。

2.津液对气的作用

（1）津能化气　是指津液在输布过程中，受到各脏腑阳气的蒸腾温化，可以化生为气。津足则气旺，津亏则气少。

（2）津能载气　是指津液是气的载休之一。在血脉之外，气的运行须依附于津液。津液丢失，必会导致气的损耗。如暑热病证，不仅伤津耗液，而且气亦随汗液外泄，可见少气懒言、倦怠乏力等"气随津泄"的症状。

（三）精血津液之间的关系

精、血、津液同为液态物质，皆由饮食水谷所化生，均具有濡养、化气和化神等作用，因此，精、血、津液之间存在着相互滋生和相互转化的关系。

1.精血同源

精能化血，血能养精，精与血之间具有相互滋生、相互转化的关系，称为

"精血同源"。

（1）精可化血　水谷之精和肾精是血液化生的物质基础。脾运化吸收的水谷之精，其精华部分化为营气，与津液入于脉中，化赤为血；肾藏精，精生髓，髓化血，精髓为化血之源。

（2）血以养精　血液充养脏腑可化生脏腑之精；血液滋养于肾，使肾精充实。故血液充盈则精足，血液虚少则精亏。

2.津血同源

津液和血皆为液态物质，与气相对而言，皆属于阴，均由水谷精微所化生，均具有营养和滋润的作用，二者可以相互滋生、相互转化，称为"津血同源"。

（1）津能生血　津液是血液的重要组成部分，脉外之津液进入脉中，化赤为血。若大汗、剧烈吐泻，或严重烧伤，导致脉外津液不足，则血中之津液渗出于脉外，以补充脉外津液，从而出现血脉空虚、津枯血燥等病变。所谓"夺汗者无血"，对于大汗、剧烈吐泻等津液耗伤者，慎用破血逐瘀之剂，或放血疗法，以防进一步耗伤血液。

（2）血可化津　血液由营气和津液构成。血行脉中，血中之津液可渗出脉外而为脉外之津液。所谓"夺血者无汗"，若失血过多，脉中血少，脉外津液进入脉中以维持血量，可引起脉外津液不足，故失血患者，除出现面白、舌淡等血虚症状外，多见口渴、尿少等津液亏虚的症状。故对于失血者应慎用发汗的方法，以防进一步耗伤津液。

第四节　病因

凡能导致疾病发生的原因，即称为病因。病因又称为病源、病邪等。病因学说，是研究各种病因的概念、形成、性质、致病特点及其所致病证临床表现的理论，是中医学理论体系的重要组成部分。

根据病因的来源、形成、致病途径及致病特点，分为外感病因、内伤病因、病理产物性病因、其他病因四类。

一、外感病因

（一）六淫

六淫为外感病因之一。当自然界气候异常变化，或人体抗病能力下降时，风、寒、暑、湿、燥、火则成为六淫邪气而伤害人体，导致外感病的发生。

1.六淫的概念及共同致病特点

六淫，即风、寒、暑、湿、燥、火（热）六种外感病邪的统称。在正常情况下，风、寒、暑、湿、燥、火是自然界六种不同的气候变化，称为"六气"。人类长期生活在六气交互更替的环境中，对其产生了一定的适应能力，一般不会致病。当自然界气候变化异常，超过了人体的适应能力，或人体的正气不足，抗病能力下降，不能适应自然界气候变化而导致发病时，六气则成为致病因素。此时，伤人致病的六气便称之为"六淫"。淫，有太过和浸淫之意。由于六淫是致病的邪气，所以又称其为"六邪"。

2.六淫的性质和致病特点

风、寒、暑、湿、燥、火各自的性质和致病特征，主要是运用取象比类的思维方法，即以自然界之气象、物候与人体病变过程中的临床表现相比类，经过反复临床实践的验证，不断推演、归纳、总结出来的。

（1）风邪

凡致病具有善动不居、轻扬开泄等特点的外邪，称为风邪。风邪为病，春季多见，但终岁常在，四季皆有。风邪伤人多从皮毛而入，引起外风病证。风邪是导致外感病极为重要的致病因素，故称风为"六淫之首""百病之长"。

风邪的性质和致病特点如下：

① 风为阳邪，轻扬开泄，易袭阳位。风邪具有轻扬、发散、透泄、向上、向外的特性，故为阳邪。风性开泄，指其伤人易使腠理不固而汗出、恶风。风邪侵袭，常伤及人体阳部（头面、咽喉、肌表等），临床可见头痛、咽痒咳嗽、面目浮肿等症状。

② 风性善行而数变。"善行"，指风性善动不居，游移不定，故其致病具有病位游移、行无定处的特征。如由风寒湿三气引起的痹证，若风邪偏盛，可见游走性关节疼痛，痛无定处，称为"行痹"或"风痹"。"数变"，指风邪致病变幻无常，发病迅速。如因风而发的隐疹（荨麻疹）表现为皮肤风团，时隐时现，瘙痒时作，发无定处，此起彼伏等症状。以风邪为先导的外感病，一般发病急，传变也较快。

③ 风性主动。"主动"，指风邪致病具有动摇不定的特征。如感受外风而面部肌肉颤动，或口眼㖞斜，为风中经络。

④ 风为百病之长。风为百病之长，一是指风邪常兼他邪合而伤人，为外邪致病的先导。因风邪四季皆有，其性善动，常与寒、湿、暑、燥、热诸邪合而伤人，从而形成外感风寒、风湿、风热、风燥等证。二是指风邪袭人致病最多。风邪终岁常在，其发病机会多；风邪伤人表里内外均可伤及，可发生多种病证。

（2）寒邪

凡致病具有寒冷、凝结、收引等特点的外邪，称为寒邪。寒邪袭人所致病证，称为外寒病证。寒客肌表，郁遏卫阳者，称为"伤寒"；寒邪直中于里，伤及脏腑阳气者，称为"中寒"。

寒邪的性质和致病特点如下：

① 寒为阴邪，易伤阳气。寒为阴气盛的表现，故称为阴邪。寒邪伤人后，机体的阳气奋起抵抗。阳气本可制阴祛寒，若寒邪过盛，则阳气不仅不足以祛除寒邪，反为寒邪所伤，即"阴盛则阳病"。所以，感受寒邪，最易损伤人体阳气。

② 寒性凝滞。凝滞，即凝结阻滞。寒性凝滞，指寒邪伤人，易使人体气血津液凝结、经脉阻滞。人体经脉气血运行不畅，甚至凝结阻滞不通，不通则痛，故疼痛是寒邪致病的重要临床表现。因寒而痛，一是有明显的受寒原因；二是疼痛特点是得温则减，遇寒增剧。

③ 寒性收引。收引，即收缩牵引。寒性收引，指寒邪侵袭人体，可使气机收敛，腠理、经络、筋脉收缩而挛急。如寒客血脉，则气血凝滞，血脉挛缩，可见头身疼痛、脉紧等症。

（3）暑邪

凡致病具有炎热、升散、兼湿特性的外邪，称为暑邪。暑是夏季的主气，暑邪致病，发病于夏至之后，立秋之前，有明显的季节性。同时，暑邪致病，有伤暑和中暑之分：起病缓，病情轻者为"伤暑"；发病急，病情重者为"中暑"。

暑邪的性质和致病特点如下：

① 暑为阳邪，其性炎热。暑为盛夏火热之气所化，火热属阳，故暑邪为阳邪。暑邪伤人多表现为一系列阳热症状，如高热、心烦、面赤等。

② 暑性升散，易扰心神，伤津耗气。"升"，即升发、向上。暑为阳邪，其性升发，故易上扰心神或侵犯头目。"散"，指暑邪侵犯人体，可致腠理开泄而多汗。汗出过多，不仅伤津，而且耗气。故临床上，不仅出现口渴喜饮、尿赤短少等津液不足的症状，还常见气短、乏力等症。

③ 暑多挟湿。暑季气候炎热，且常多雨而潮湿，热蒸湿动，水气弥漫，故暑邪致病，多挟湿邪为患。其临床表现除发热、烦渴等暑热症状外，常兼见身热不扬、汗出不畅、四肢困重、大便溏泄不爽等湿滞症状。

（4）湿邪

凡致病具有重浊、黏滞、趋下特性的外邪，称为湿邪。湿邪为病，长夏居多，但四季均可发生。湿邪伤人所致的病证，称为外湿病证。外湿病证，多由气候潮湿、涉水淋雨、居处潮湿、水中作业等环境中感受湿邪所致。

湿邪的性质和致病特点如下：

① 湿为阴邪，易伤阳气，易阻气机。湿与水同类，故属阴邪。阴邪伤人，

机体阳气与之相抗争，故湿邪侵袭，易伤阳气。同时，湿邪伤人常留滞于脏腑经络，阻遏气机，使脏腑气机升降失常，经络阻滞不畅。如湿阻中焦，脾胃气机升降失常，纳运失司，则出现脘痞腹胀、食欲减退等症。

② 湿性重浊。"重"，即沉重、附着。湿邪致病，常出现以沉重感及附着难移为特征的临床表现，如头身困重、四肢酸楚沉重并且附着难移等。若湿邪外袭肌表，困遏清阳，清阳不升，则头重如裹。"浊"，即秽浊。湿邪为患，易出现分泌物和排泄物秽浊不清的特征。如湿浊在上，则面垢、眵多。

③ 湿性黏滞。"黏"，即黏腻不爽；"滞"，即停滞。湿邪致病，其黏腻停滞的特性主要表现在两个方面。一是症状的黏滞性。湿邪为患，易呈现分泌物和排泄物黏滞不爽的特征，如湿热痢疾的大便排泄不爽，及汗出而黏、口黏、舌苔厚滑黏腻等。二是病程的缠绵性。因湿性黏滞，易阻气机，气不行则湿不化，胶着难解，故湿邪为病，起病隐缓，病程较长，反复发作，或缠绵难愈。

④ 湿性趋下，易袭阴位。湿邪类水属阴而有趋下之势，故湿邪为病，多伤及人体下部。如水肿、湿疹、脚气等病，以下肢较为多见。

（5）燥邪

凡致病具有干燥、收敛等特性的外邪，称为燥邪。燥为秋季的主气，燥邪伤人，多自口鼻而入，首犯肺卫，发为外燥病证。外燥有温燥、凉燥之分：初秋，尚有夏末之余热，久晴无雨，秋阳以曝，燥与热合，侵犯人体，发为温燥；深秋，近冬之寒气与燥相合，侵犯人体，发为凉燥。

燥邪的性质和致病特点如下：

① 燥性干涩，易伤津液。燥邪为干涩之病邪，侵犯人体，最易损伤津液，出现各种干燥、涩滞的症状，如口鼻干燥、咽干口渴、皮肤干涩等症。

② 燥易伤肺。肺为娇脏，喜润恶燥。肺主气司呼吸，直接与自然界大气相通，且外合皮毛，开窍于鼻。而燥邪多自口鼻而入，最易损伤肺津，从而影响肺气之宣降，甚或燥伤肺络，出现干咳少痰，或痰黏难咯，或痰中带血，甚则喘息胸痛等症。

（6）火（热）邪

凡致病具有炎热、升腾等特性的外邪，称为火热之邪。火热旺于夏季，但火热之邪，伤人致病，一年四季均可发生。火与热异名同类，本质皆为阳盛，都是外感六淫邪气，致病也基本相同。火邪与热邪的主要区别是：热邪致病，临床多表现为全身性弥漫性发热征象；火邪致病，临床多表现为某些局部症状，如肌肤局部红、肿、热、痛，或口舌生疮，或目赤肿痛等。

火热之邪的性质和致病特点如下：

① 火热为阳邪，其性炎上。火热之性燔灼、升腾，故为阳邪。阳邪伤人，致人体阳气偏亢，"阳胜则热"，故发为实热性病证，临床可见高热、烦渴、汗

出、脉洪数等症。火性炎上，火热之邪易侵害人体上部，故火热病证，多发生在人体上部，尤以头面部为多见。如目赤肿痛、咽喉肿痛、口舌生疮糜烂等。

② 火热易扰心神。热与心相通应，故火热之邪入于营血，易影响心神，轻者心神不宁而心烦、失眠；重者可扰乱心神，出现狂躁不安，甚或神昏、谵语等症。

③ 火热易伤津耗气。火热之邪伤人，一方面迫津外泄，使气随津泄而致津亏气耗；另一方面则直接消灼煎熬津液，耗伤人体阴气。故火热之邪致病，临床表现除热象显著外，常伴有口渴喜冷饮、咽干舌燥、小便短赤、大便秘结等津伤阴亏的征象。若阳热太盛，津液大量丢失，临床上可兼见倦怠乏力、少气懒言等气虚症状，重则出现全身津气脱失的虚脱证。

④ 火热易生风动血。"生风"，指火热之邪侵犯人体，燔灼津液，劫伤肝阴，筋脉失去濡养，易引起"热极生风"的病证。临床可出现高热神昏、四肢抽搐、两目上视等症。"动血"，指火热邪气入于血脉，易迫血妄行。轻则加速血行而脉数，重则灼伤脉络，迫血妄行，引起各种出血证，如吐血、衄血、便血、尿血等。

⑤ 火邪易致疮痈。火邪入于血分，可聚于局部，腐蚀血肉，发为痈肿疮疡。

(二) 疠气

疠气是一类具有强烈传染性和致病性的外感病邪的统称。当自然环境急剧变化之时，疠气易于产生和流行，其伤人则发为疫疠病。疫疠病，又称为疫病、瘟病或瘟疫。

疠气是有别于六淫的一类外感病邪。在中医文献中，疠气又称为"疫毒""疫气""异气""戾气""毒气""乖戾之气"等。疠气可通过空气传染，多从口鼻侵犯人体而致病，也可随饮食污染、蚊虫叮咬、虫兽咬伤、皮肤接触、性接触、血液传播等途径感染而发病。

1.疠气的性质和致病特点

（1）传染性强，易于流行

疠气最主要的致病特点是具有强烈的传染性、流行性。疠气可通过空气、食物、接触等多种途径在人群中传播。因此，有无疠气接触史是诊断疫疠病的重要依据。疠气发病，既可大面积流行，也可散在发生。

（2）发病急骤，病情危笃

疠气多属热毒之邪，其性暴戾，其伤人致病具有发病急骤、来势凶猛、变化多端、病情险恶的特点，常见发热、扰神、动血、生风、剧烈吐泻等危重症状。

（3）一气一病，症状相似

不同疠气致病，具有一定的特异选择性，从而在不同的脏腑产生相应的病证。疠气种类不同，所致之病各异。每一种疠气所致之疫疠病，均有各自的临床特点和传变规律，所谓"一气致一病"。同一种疠气对机体致病部位具有定位性，即某种疠气可专门侵犯某脏腑、经络或某一部位而发病，故患同一疫疠病的人群，大都症状相似。

2.影响疠气产生的因素

影响疠气产生的因素是多种的，主要因素有气候因素、环境因素、预防措施和社会因素。

（1）气候因素　自然气候的反常变化，如久旱、酷热、洪涝等，均可孳生疠气而导致疫疠病的发生。

（2）环境因素　环境卫生不良，如水源污染、空气污染等，均可孳生疠气。食物污染、饮食不当也可引起疫疠病发生。地震等地质灾害也易形成疠气的流行。

（3）预防措施不当　由于疠气具有强烈的传染性，人触之者皆可发病。若预防隔离不当，也可造成疫疠病发生或流行。

（4）社会因素　社会因素对疫疠病发生和流行有一定的影响。若因战乱，或社会动荡不安，或工作环境恶劣，或生活极度贫困等，则易致疫病发生和流行。若国家安定，且注意卫生防疫工作，采取一系列积极、有效的防疫和治疗措施，疫疠即能得到有效的控制。

二、内伤病因

内伤病因是指由于人的情志、饮食、劳逸等异常，导致气血津液失调、脏腑功能失常的致病因素。内伤病因在邪气来源、侵入途径、致病特点等方面均与外感病因有明显差异，主要包括七情内伤、饮食失宜、劳逸失度等。

（一）七情内伤

七情内伤，是由于七情过激引起脏腑气机失调而导致疾病发生的常见致病因素。七情内伤致病，因其直接损伤内脏，可导致或诱发多种情志病。

1.七情内伤的基本概念

七情，指喜、怒、忧、思、悲、恐、惊七种正常的情志活动，一般情况下不会导致疾病。如果人的情志异常强烈持久，偏激过甚，超越了人体的生理和心理适应能力，或人体正气虚弱，脏腑精气虚衰，对情志刺激的调节适应能力低下，七情就会导致疾病发生或成为疾病发生的诱因，称为"七情内伤"。

2.七情内伤的致病特点

七情能否致病，与情志本身反应强度、方式、持续时间有关，还与个体的心理素质、心理特征、生理状态密切相关。七情内伤的主要致病特点有四个方面。

（1）直接伤及内脏

七情伤人，其对内脏的影响体现在四个方面。其一，首先影响心神。七情过激伤人发病，首先作用于心神，产生异常的情志反应和精神状态。其二，损伤相应之脏。过喜则伤心、过怒则伤肝、过度思虑则伤脾、过度悲忧则伤肺、过恐则伤肾。其三，易伤心肝脾。心藏神，为五脏六腑之大主，因此各种情志活动的产生，都受心神的统帅。同时，各种环境因素作用于人体，能影响脏腑精气及其功能，也可影响心神，从而产生相应的情志活动。肝藏血而主疏泄，调畅气机，促进和调节气血运行，因而肝在调节情志活动，保持心情舒畅上，发挥着重要作用。脾为气血生化之源，藏营而舍意，在志为思，思虑、记忆等精神活动皆与脾密切相关。其四，易损潜病之脏腑。潜病，指病变已经存在但尚无明显临床表现的病证。七情内伤不仅易损伤心肝脾三脏，而且还极易损伤潜病之脏腑。如曾患胸痹、真心痛等病证的患者，虽临床症状已经消失，但遇有情志刺激，最易首先出现原病证的临床症状。

（2）影响脏腑气机

脏腑之气的运动变化，在情志活动产生和生命活动中发挥着重要作用。情志致病首伤心神，随之影响脏腑气机，导致脏腑气机升降失常而出现相应的临床表现。

① 怒则气上：指过怒导致肝气疏泄太过，气机上逆，甚则血随气逆、并走于上的病机变化。

② 喜则气缓：指过度喜乐伤心，导致心气涣散不收，重者心气暴脱、神不守舍的病机变化。

③ 思则气结：指过度思虑伤脾，导致脾气结滞、运化失司的病机变化。

④ 悲则气消：指过度悲忧伤肺，导致肺气耗伤、肺失宣降的病机变化。

⑤ 恐则气下：指过度恐惧伤肾，致使肾气不固、气陷于下的病机变化。

⑥ 惊则气乱：指猝然受惊伤及心肾，导致心神不定、气机逆乱、肾气不固的病机变化。

（3）多发为情志病

情志病，指发病与情志刺激有关，具有异常情志表现的病证。情志病包括：① 因情志刺激而发的病证，如郁证、癫、狂等；② 因情志刺激而诱发的病证，如胸痹、真心痛等；③ 其他原因所致但具有情志异常表现的病证，如消渴、癥积等，大都有异常的情志表现。

（4）影响病情变化

七情变化对病情具有两方面的影响。一是有利于疾病康复。情绪积极乐观，七情反应适当，精神保持愉悦恬淡，有利于病情的好转乃至痊愈。二是加重病情。情绪消沉，悲观失望，或七情异常波动，不能及时调和，可使病情加重或恶化。

（二）饮食失宜

由饮食失宜引起的内伤疾病常称为"饮食内伤"。饮食失宜主要包括饮食不节、饮食不洁、饮食偏嗜三种情况。

1.饮食不节

饮食不节，指饮食不能节制，明显低于或超过本人适度的饮食量，以致内伤脾胃。

（1）过饥　过饥，指摄食不足，如饥而不得食，或过度节食，或因脾胃功能虚弱而纳少，或因七情内伤而不思饮食，或不能按时饮食等。

（2）过饱　过饱，指饮食过量超过脾胃的承受能力，如暴饮暴食，或中气虚弱而强食，以致脾胃难于消化转输而引起疾病。

2.饮食不洁

饮食不洁，指食用不干净，或陈腐变质，甚至有毒的食物而导致疾病发生。饮食不洁而致病变以胃肠病为主。

3.饮食偏嗜

饮食偏嗜，指特别喜好某种性味的食物，或长期偏食某些食物而导致某些疾病的发生。

（三）劳逸失度

劳逸结合、动静相兼是保障人体健康的重要条件。长时间过于劳累或过于安逸，都不利于健康，可导致脏腑经络及精气血津液神的失常而引起疾病的发生。

1.过劳

过劳，即过度劳累，也称劳倦所伤。包括劳力过度、劳神过度和房劳过度三种。

（1）劳力过度　劳力过度，又称"形劳"，指较长时间的过度用力，劳伤形体，积劳成疾，或病后体虚，勉强劳作而致病。

（2）劳神过度　劳神过度，又称"心劳"，指长期用脑过度，思虑劳神而积劳成疾。

（3）房劳过度　房劳过度，又称"肾劳"，指房事太过，或手淫恶习，或妇女早孕多育等，耗伤肾精、肾气而致病。

2.过逸

过逸，指过度安逸。人体每天需要适当的运动，阳气才能振奋，气血才能流畅。通过动以养形，静以养神，从而达到动静结合、阴平阳秘。若较长时间少动安闲，或者卧床过久，或者长期用脑过少等，可使人体脏腑、经络及精气血津液神失调而引起内伤疾病。

三、病理产物性病因

病理产物性病因是继发于其他病变过程而产生的病理产物，这些病理产物形成之后，又可作为致病因素作用于人体，干扰机体的正常功能，不仅可以加重原有病情，还可引起新的病变发生，又称"继发性病因"。主要包括痰饮、瘀血、结石。

（一）痰饮

1.痰饮的基本概念

痰饮是人体水液代谢障碍所形成的病理产物，属继发性病因，较稠浊者称为痰，较清稀者称为饮。

痰可分为有形之痰和无形之痰。① 有形之痰，指视之可见，闻之有声，或触之可及之痰，如咳嗽吐痰、喉中痰鸣等。② 无形之痰，指只见其征象，不见其形质之痰，如眩晕、癫狂等，虽然无有形质可见，但用祛痰药治疗有效。

饮则多留积于人体的局部或肌肤，并因其所停留的部位不同而名称各异。如有"痰饮""悬饮""溢饮""支饮"等的区别。

2.痰饮的形成

痰饮的形成，或因外感六淫，或因七情内伤，或因饮食失宜等，导致脏腑功能失调，气化不利，水液代谢障碍，水液停聚于体内。如外感湿邪，留滞体内；七情内伤，气郁水停；恣食肥甘厚味，湿浊内生等。同时，由于肺、脾、肾、肝及三焦等对水液代谢具有重要作用，故痰饮的形成，与肺、脾、肾、肝及三焦的功能失常密切相关。

3.痰饮的致病特点

痰饮一旦产生，可随一身之气流窜全身，外而肌肤、筋骨、经络，内而脏腑，全身各处，无处不到，从而产生各种纷繁复杂的病变。

（1）阻滞气血运行　痰饮为实邪，可随气流行全身，或停滞于经脉，或留滞于脏腑，阻滞气机，阻碍气血运行。

（2）影响水液代谢　痰饮本为水液代谢失常产生的病理产物，但痰饮一旦形成后，可作为一种继发性病因反作用于人体，进一步影响肺、脾、肾、三焦等脏腑的功能活动，从而影响水液代谢。如痰湿困脾，可致水湿不运。

（3）易蒙蔽心神　痰饮为浊物实邪，而心神性清净。痰浊为病，随气上逆，尤易蒙蔽清窍，扰乱心神，使心神活动失常，出现头晕目眩、精神不振等症；或者痰浊上犯，与风、火相合，蒙蔽心窍，扰乱神明，以至出现神昏谵妄，或引起癫、狂、痫等病。

（4）致病广泛，变幻多端　痰饮随气流行，内而五脏六腑，外而四肢百骸、肌肤腠理，无处不到，可停滞而引发多种疾病，因而其致病异常广泛。

（二）瘀血

1.瘀血的基本概念

瘀血是体内血液停积而形成的病理产物，属继发性病因，包括体内瘀积的离经之血，以及因血液运行不畅，停滞于经脉或脏腑组织内的血液。瘀血既是疾病过程中形成的病理产物，同时又是具有致病作用的“死血”。在中医文献中，瘀血又称“恶血”“衃血”“蓄血”“败血”“污血”等。

2.瘀血的形成

凡能影响血液正常运行，引起血液运行不畅，或导致血离经脉而瘀积的内外因素，均可导致瘀血的形成。

（1）血出致瘀　各种外伤，如跌仆损伤、金刃所伤、手术创伤等，致使脉管破损而出血成为离经之血。或因脾不统血、肝不藏血等原因而致出血，以及妇女经行不畅、流产等。如果所出之血未能排出体外或及时消散，留积于体内则成瘀血。

（2）气滞致瘀　气行则血行，气滞则血瘀。若情志郁结，气机不畅，或痰饮等积滞体内，阻遏脉络，都会造成血液运行不畅，形成瘀血。

（3）因虚致瘀　气虚则运血无力，阳虚则脉道失于温通，阴虚则脉道失于柔润，皆可引起血液运行涩滞。

（4）血寒致瘀　血得热则行，得寒则凝。若外感寒邪，入于血脉，或阴寒内盛，血脉挛缩，则血液凝涩而运行不畅，导致血液在体内某些部位瘀积不散，形成瘀血。

（5）血热致瘀　外感火热邪气，或体内阳盛化火，入舍于血，血热互结，煎灼血中津液，使血液黏稠而运行不畅；或因热灼脉络，迫血妄行导致出血，以致血液壅滞于体内局部而不散，形成瘀血。

（6）津亏致瘀　津液是血液的组成部分，剧烈吐泻、烧伤等使津液大量丢失时，由于津液亏虚，血液黏稠，运行涩滞，亦可导致瘀血。

（7）痰饮致瘀　痰饮停滞，阻滞气机，妨碍血行。

3.瘀血的致病特点

（1）易于阻滞气机　血为气母，血能载气养气。瘀血一旦形成，必然影响和加重气机郁滞，所谓"血瘀必兼气滞"。又因气为血帅，气机郁滞，又可引起局部或全身的血液运行不畅。因而导致血瘀气滞、气滞血瘀的恶性循环。

（2）影响血脉运行　瘀血为血液运行失常的病理产物，但瘀血形成之后，无论瘀滞于脉内、脉外，均可影响心、肝等脏腑组织的功能，导致局部或全身的血液运行失常。如瘀血阻滞于心，导致心脉痹阻，气血运行不畅，可见胸痹心痛。

（3）影响新血生成　瘀血是病理性产物，已失去对机体的正常濡养滋润作用。瘀血阻滞体内，日久不散，会严重影响气血运行，导致脏腑失于濡养，功能失常，进而影响新血生成。久瘀之人，常出现肌肤甲错、毛发不荣等失于濡养的临床表现。

（4）病位固定，病证繁多　瘀血一旦停滞于某脏腑组织，多难于及时消散，故其致病具有病位相对固定的特征。如局部刺痛、固定不移，肿块形成而久不消散等。

（三）结石

1.结石的基本概念

结石，指体内某些部位形成并停滞为病的砂石样病理产物或结块。常见的结石有泥沙样结石、圆形或不规则形状的结石、结块样结石等，且大小不一。一般来说，结石小者，易于排出；结石较大者，难于排出，多留滞而致病。

2.结石的形成

（1）饮食不当　饮食偏嗜，喜食肥甘厚味，影响脾胃运化，蕴生湿热，内结于胆，久则可形成胆结石。湿热下注，蕴结于下焦，导致肾的气化失司，日久可形成肾结石或膀胱结石。空腹食入过多的未熟柿子、黑枣等，可影响胃的受纳和通降，形成胃结石。

（2）情志内伤　若情志不遂，肝气郁结，疏泄失司，可导致胆气不利，胆汁淤积，排泄受阻，日久形成胆结石。

（3）服药不当　长期过量服用某些药物，致使脏腑功能失调，或药物代谢产物沉积于局部，从而形成肾或膀胱结石。

（4）体质差异　由于先天禀赋及后天因素引起的体质差异，导致对某些物质的代谢异常，从而易于在体内形成结石。

3.结石的致病特点

结石致病，由于致病因素、形成部位不同，临床表现差异很大。但气机不畅是各种结石的基本病机，疼痛是各种结石的共同症状。

（1）多发于肝、胆、肾、膀胱等脏腑　肝主疏泄，关系着胆汁的生成和排泄；肾气的蒸腾气化，影响尿液的生成和排泄，故肝肾功能失调易生成结石。胆、膀胱为管腔性器官，结石易于停留。故结石为病，以肝胆、肾、膀胱结石最为常见。

（2）病程较长，病情轻重不一　结石多为湿热内蕴，日渐煎熬而成，大多数结石的形成过程缓慢。由于结石的大小不等，停留部位不一，故临床表现差异很大。一般来说，结石小，有的甚至无任何症状；结石过大，或梗塞在较狭窄的部位，则发作频繁，症状明显，疼痛剧烈。

（3）阻滞气机，损伤脉络　结石为有形实邪，停留于体内，必会阻滞气机，影响气血津液运行，引起局部胀痛、水液停聚等。结石嵌滞局部，损伤脉络，可引起出血。如肾结石、膀胱结石导致的尿血。

四、其他病因

除上述病因之外的致病因素，统称为其他病因，主要有外伤、诸虫、毒邪、药邪、医过、先天因素等。

（一）外伤

外伤，指跌仆、利器等外力击撞，以及虫兽咬伤、烫伤、烧伤、冻伤等而导致皮肤、肌肉、筋骨和内脏损伤。外伤致病，多有明确的外伤史。常见的外伤类型，根据其损伤性质可分为外力损伤、烧烫伤、冻伤、虫兽所伤等。

（二）诸虫

诸虫即寄生虫，人体常见的寄生虫有蛔虫、蛲虫、绦虫、钩虫、血吸虫等。这些寄生虫寄居于人体内，不仅消耗人体的营养物质，还可以造成各种损害，导致疾病发生。不同的寄生虫，致病特点各有不同。

（三）毒邪

毒邪，简称"毒"，泛指一切强烈、严重损害机体结构和功能的致病因素。毒的概念在中医学中应用非常广，病因、病机、病证、药物等，都与之有关。

（四）药邪

药邪，指因药物炮制或使用不当而引起发病的一类致病因素。药物既可治病，也可致病。如果药物炮制不当，或医师不熟悉药物的性味、用量、配伍禁忌而使用不当，或患者不遵医嘱而误服某些药物等，均可引起疾病发生。

（五）医过

医过，也称为"医源性致病因素"，指因医护人员的过失，导致病情加重或变生他疾的一类致病因素。医源性因素涉及面广，医护人员接触患者整个过程中的言行举止，都有可能产生正反两方面的效应。

（六）先天病因

先天病因，指个体出生时受于父母的病因，包括父母的遗传性病因和母体在胎儿孕育期及分娩异常所形成的病因。先天病因一般分为胎弱、胎毒两个方面。胎弱，指胎儿禀受父母的精血不足或异常，以致畸形，或发育障碍。胎毒，有广义和狭义之分。广义胎毒，指妊娠早期，其母感受邪气或误用药物、误食伤胎之物，导致遗毒于胎，出生后渐见某些疾病。狭义胎毒，指某些传染病，在胎儿期由亲代传给子代。

第五节　病机

病机，即疾病发生、发展、变化的机制，包括病性、病位、病势、传变及预后等。病机是用中医理论分析疾病现象，从而得出对疾病内在本质、规律性的认识。清晰分辨病机是认识疾病本质的关键，也是进行正确诊断和恰当治疗的重要前提。

一、发病

发病，是研究疾病发生基本机制的理论。

（一）发病的基本原理

发病，是正邪相争的结果。正气不足是疾病发生的内在根据；邪气是发病的重要条件；正邪相搏胜负，决定发病与否，并影响着病证的性质和疾病的发展与转归。

1. 正气不足是疾病发生的内在因素

（1）正气的基本概念　正气是与邪气相对而言，即人体正常功能活动的统称，包括人体正常生理功能及所产生的各种维护健康的能力，包括自我调节能力、适应环境能力、抗邪防病能力和康复自愈能力等。

（2）正气的作用　正气的作用主要有四。其一，抵御外邪。其二，祛除病邪。其三，修复调节。对邪气侵入而导致的人体阴阳失调、脏腑受损、精血津液亏耗及生理功能失常，正气有自行调节、修复、补充的作用。其四，维持脏腑经络功能的协调。正气充足，可促进脏腑经络之气的运行正常，从而推动和调节各脏腑经络的功能，使之正常发挥。同时，推动和调节全身精血津液的运行输布，使之畅达。

（3）正气与发病　正气的强弱是决定发病与否的关键因素和内在根据。邪气能够侵袭人体而致病，是由于正气虚弱。

2. 邪气是发病的重要条件

（1）邪气的基本概念　邪气与正气相对而言，是各种致病因素的总称，简称"邪"，包括存在于外界或由人体内产生的各种致病因素。如六淫、疠气、七情内伤、饮食失宜、痰饮、瘀血、结石、外伤等。

（2）邪气的作用　邪气侵犯人体，对机体的损害作用主要有三。其一，导致生理功能失常。其二，造成脏腑形质损害。其三，改变个体的体质特征，影响其对疾病的易罹倾向。

（3）邪气与发病　邪气是疾病发生的原因，它可以影响发病的性质、类型、特点，影响病情和病位，在某些情况下甚至主导疾病的发生。

3. 邪正相搏的胜负与发病

邪正相搏，即邪正斗争。邪正斗争贯穿于疾病的始终，不仅关系着疾病的发生，而且影响着病证的性质和疾病的发展与转归。

（二）影响发病的主要因素

影响发病的因素很多，除正气与邪气对发病的直接影响外，环境因素、体质因素、精神状态均与发病密切相关。

如精神状态好，情志舒畅，气机条达，气血调和，脏腑功能旺盛，则正气强盛，邪气难以入侵，或虽受邪也易祛除。反之，若情志不畅，气机逆乱，气血失调，脏腑功能失常可致疾病发生。

（三）发病类型

发病类型，是邪正相争结果的反映，主要有感邪即发、徐发、伏而后发、继发、复发等类型。

1.感邪即发

感邪即发，又称为卒发、顿发，指机体感受病邪后，随即发病。常见于外感六淫、部分疠气、中毒、外伤及虫兽伤、情志过激等所致的疾病。

2.徐发

徐发，徐缓而病的发病类型。徐发与致病因素的种类、性质及体质因素等密切相关。徐发多见于内伤邪气致病，如思虑过度、房事不节、忧愁不解等，常可引起机体渐进性病变，不断积累，而逐渐出现临床症状。

3.伏而后发

伏而后发，指感邪之后，邪藏体内，逾时而发的发病类型。这种发病形式多见于外感病和某些外伤病。如感受温热邪气所形成的"伏气温病""伏暑"。外伤所致的肌肤破损，经过一段时间后发为破伤风、狂犬病，也属于伏而后发。

4.继发

继发，指在原发疾病未愈的基础上继而发生新的疾病。继发病必以原发病为前提，二者联系密切。如肝阳上亢所致的中风。

5.复发

复发，指疾病已愈，在病因或诱因的作用下，再次发病。引起疾病复发的机制是余邪未尽，正虚未复，同时还有诱因的作用。诱因可使余邪复盛，正气更虚，从而使疾病复发。由复发引起的疾病，称为"复病"。

二、基本病机

基本病机，指机体对于致病因素侵袭所产生的最基本的病变反应，是病机变化的一般规律。临床上不同致病因素虽然引起的病机变化不同，但存在着某些共同的规律，这些规律就是基本病机。基本病机主要包括邪正盛衰、阴阳失调和精气血津液失常。

（一）邪正盛衰

邪正盛衰，指在疾病的发生、发展过程中，机体正气的抗病能力与致病邪气之间相互斗争所发生的盛衰变化。邪气侵犯人体后，一方面邪气对机体的正气起着损害作用；另一方面正气也对邪气产生抗御和祛除作用。从一定意义上说，疾病的过程就是邪正双方相互斗争及其盛衰变化的过程。

1.邪正盛衰与虚实变化

（1）虚实病机

虚和实是相比较而言的一对病机概念。

实，指邪气盛，是以邪气亢盛为矛盾主要方面的病机变化。发病后，邪气的致病力强，而正气的抗病能力未衰，能积极与邪气抗争，故正邪斗争激烈，反应明显，临床上表现为一系列病变反应比较剧烈的、亢盛有余的证候，称为实证。实证常见于外感六淫和疠气所致的外感病证的初期和中期，或由于水湿痰饮、食积、气滞、瘀血等引起的内伤病证。实证较多见于体质比较壮实的患者。

虚，指正气不足，是以正气虚损为矛盾主要方面的病机变化。机体的精气血津液不足或脏腑经络等生理功能减弱，抗病能力低下，因而机体的正气与邪气的斗争，难以出现较剧烈的反应，临床上表现一系列虚弱、衰退和不足的证候，称为虚证。虚证，多见于素体虚弱，精气不充；或外感病的后期，以及各种慢性病证日久，耗伤人体的精气血津液等。虚证较多见于体质比较虚弱的患者。

（2）虚实错杂

虚实错杂，指在疾病过程中，邪盛和正虚同时存在的病机变化。临床上，由于邪气亢盛，或疾病失治、误治，导致病邪久留，损伤人体正气；或因体虚受邪，正气无力祛邪外出；或本已正虚，又兼内生水湿、痰饮、瘀血等病理产物凝结阻滞，皆可形成正虚邪实的虚实错杂病变。

虚实错杂又有虚中夹实和实中夹虚两种情况。虚中夹实是指以正虚为主，又兼有实邪为患的病机变化。实中夹虚是指以邪实为主，又兼有正气虚损的病机变化。

（3）虚实转化

虚实转化，指在疾病过程中，由于邪气伤正，或正虚而邪气积聚，发生病机性质由实转虚，或因虚致实的变化。

由实转虚，指病证本来以邪气盛为矛盾主要方面的实性病变，转化为以正气虚损为矛盾主要方面的虚性病变的过程。如实热证大量耗伤阴液，可转化为虚热证。

因虚致实，指本来以正气虚损为矛盾主要方面的虚性病变，转变为邪气盛较为突出的病变过程。如气虚证日久导致血瘀，转化为气虚血瘀证。因虚致实的病变过程中，由于正虚始终存在，其转化结果只是邪实暂时居于突出地位，为实中夹虚证，而非真正的实证。

（4）虚实真假

虚实真假，指在某些特殊情况下，疾病的临床症状可出现与其病机的虚实本质不符的假象，主要有真实假虚和真虚假实两种情况。

真实假虚，指病机的本质为"实"，但表现出"虚"的临床假象。一般是由于邪气亢盛，结聚体内，阻滞经络，气血不能外达所致。真实假虚，又称为

"大实有羸状"。

真虚假实，指病机的本质为"虚"，但表现出"实"的临床假象。一般是由于正气虚弱，脏腑经络气血不足，功能减退，气化无力所致。真虚假实，又称为"至虚有盛候"。

2.邪正盛衰与疾病转归

在疾病的发生、发展过程中，由于邪正双方的斗争，其力量对比在不断地发生消长盛衰的变化，这种变化对疾病转归起着决定性的作用。一般而言，正胜邪退，疾病趋向于好转和痊愈；邪胜正衰，则疾病趋向于恶化，甚则导致死亡；若邪正双方势均力敌，则疾病趋向迁延或慢性化。

（二）阴阳失调

阴阳失调，指在疾病的发生发展过程中，由于各种致病因素的影响，导致机体的阴阳双方失去相对的平衡协调而出现的阴阳偏胜、偏衰、互损、格拒、转化、亡失等一系列病机变化。

1.阴阳偏胜

阴阳偏胜，指人体阴阳双方中的某一方过于亢盛，导致以邪气亢盛为主的病机变化，属"邪气盛则实"的实性病机。病邪侵袭人体，多同气相求，阳邪侵犯人体可导致机体阳偏盛，阴邪侵犯人体可导致机体阴偏盛。阴阳偏盛，导致机体的寒热变化。

（1）阳偏胜　阳偏胜，即是阳盛，指机体在疾病过程中所出现的阳邪偏盛、功能亢奋、机体反应性增强而产生热象的病机变化。阳盛的病机特点为阳盛而阴未虚，临床表现以实热证为主，可见身热、面赤、舌红苔黄、脉数等症；若阳盛伤及阴液，则兼有口渴、小便短少等表现，即所谓"阳盛则热""阳盛则阴病"。

（2）阴偏胜　阴偏胜，即是阴盛，指机体在疾病过程中所出现的阴邪偏盛、功能抑制、机体反应性减弱而产生寒象的病机变化。阴盛的病机特点为阴盛而阳未虚，临床表现以实寒证为主，可见恶寒、喜暖、口淡不渴等症；若阴盛伤及阳气，可兼有脘腹冷痛、溲清、便溏等表现，即所谓"阴盛则寒""阴盛则阳病"。

2.阴阳偏衰

阴阳偏衰，指人体阴阳二气中某一方虚衰不足的病机变化，属于"精气夺则虚"的虚性病机。

（1）阳偏衰　阳偏衰，即阳虚，指机体阳气虚损，温煦、推动、气化等功能减退，出现虚寒内生的病机变化。阳虚的病机特点为机体阳气不足，阳不制阴，阴相对偏亢，临床表现为虚寒证，可见畏寒肢冷、小便清长、大便溏薄等症，即所谓"阳虚则阴盛""阳虚则寒"。

（2）阴偏衰　阴偏衰，即阴虚，指机体阴液不足，凉润、宁静、抑制等功能减退，阴不制阳，出现虚热内生的病机变化。阴虚的病机特点为阴液不足，阴不制阳，阳气相对偏盛，临床表现为虚热证，可见五心烦热、骨蒸潮热、盗汗等症，即所谓"阴虚则阳亢""阴虚则热"。

3.阴阳互损

阴阳互损，指在阴或阳任何一方虚损的前提下，病变发展影响到相对的另一方，形成阴阳两虚的病机变化。阴阳互损是以阴阳偏衰为基础，以阴阳互根互用关系失常为原理，以损及肾之阴阳失调为条件，所表现出的病机变化。

（1）阴损及阳　阴损及阳，指由于阴气亏损，累及阳气生化不足，或阳气无所依附而耗散，从而在阴虚的基础上又出现阳虚，形成以阴虚为主的阴阳两虚的病机变化。

（2）阳损及阴　阳损及阴，指由于阳气虚损，无阳则阴无以生，从而在阳虚的基础上又导致阴虚，形成以阳虚为主的阴阳两虚的病机变化。

4.阴阳格拒

阴阳格拒，指在阴阳偏盛的基础上，由阴阳双方相互排斥而出现寒热真假的病机变化，包括阴盛格阳和阳盛格阴两方面。

（1）阴盛格阳　阴盛格阳，指阳气极虚，导致阴寒之气偏盛，壅闭于里，逼迫阳气浮越于外，而出现内真寒外假热的病机变化，临床表现为真寒假热证。阳气极虚，寒盛于内是疾病的本质；逼迫阳气浮越于体表，反见身热、烦躁、口渴等为假热之象。

（2）阳盛格阴　阳盛格阴，指阳气偏盛至极，壅遏于内，排斥阴气于外，而出现内真热外假寒的病机变化，临床表现为真热假寒证。热盛于内是疾病的本质，可见壮热、面红、气粗、舌红、脉数大有力等症；排斥阴气于外，可在原有热盛于内的基础上，又出现四肢厥冷等假寒之象。

5.阴阳转化

阴阳转化，指阴阳之间在"极"或"重"的条件下，证候性质向相反方面转化的病机过程，包括由阴转阳和由阳转阴两方面。

（1）由阴转阳　由阴转阳，指阴偏盛的寒证，转化为阳偏盛的热证的病机过程。临床表现为由寒化热的病性转化。由阴转阳的形成，发生于阳盛或阴虚阳亢的体质，或邪侵属阳的脏腑经络，在此条件下，寒证从阳化热；或失治误治伤阴，邪从热化。

（2）由阳转阴　由阳转阴，指阳偏盛的热证，转化为阴偏盛的寒证的病机过程。临床表现为由热化寒的病性转化。由阳转阴的形成，多发生于阳虚阴盛体质，或邪侵属阴的脏腑或经络，在此条件下，热证从阴化寒；或失治误治伤阳，邪从寒化。

6.阴阳亡失

阴阳亡失，指机体的阴气或阳气突然大量地亡失，导致生命垂危的病机变化，包括亡阴和亡阳。

（1）亡阳　亡阳，指机体的阳气发生突然大量脱失，导致全身功能严重衰竭的病机变化。临床可见冷汗淋漓、心悸气喘、面色苍白、四肢逆冷、脉微欲绝等生命垂危的症状。

（2）亡阴　亡阴，指机体阴气发生突然大量消耗或丢失，导致全身功能严重衰竭的病机变化。临床可见手足虽温、大汗不止、烦躁不安、体倦无力、脉数疾躁动等危重征象。

亡阴和亡阳，在病机和临床征象等方面，虽然有所不同，但由于机体的阴和阳存在着互根互用的关系，阴亡则阳无所依附而散越，阳亡则阴无以化生而耗竭，故亡阴可以迅速导致亡阳，亡阳也可继而出现亡阴，最终导致"阴阳离决，精气乃绝"，生命活动终止而死亡。

（三）精气血失常

精气血失常，指在疾病过程中，由于邪正盛衰，或脏腑功能失调，导致精气血不足或运行失常以及相互关系失调的病机变化。

1.精的失常

精的失常，主要包括精虚和精的施泄失常。

（1）精虚　精虚，指肾精（主要为先天之精）和水谷之精不足，及其功能减退所产生的病机变化。肾精亏虚及水谷之精不足，皆可导致五脏六腑之精不足的病机变化，其临床表现复杂，随病变所在的脏腑而不同。精虚以肾精亏虚和水谷之精化生不足最为重要。

（2）精的施泄失常　精的施泄失常，可出现失精或精瘀的病机变化。失精是指生殖之精和水谷精微大量丢失的病机变化。精瘀是指男子精滞精道，排精障碍的病机变化。

2.气的失常

气的失常，主要包括两个方面：一是气的生化不足或耗散太过，形成气虚的病机变化；二是气的某些功能障碍及气的运动失常，出现气滞、气逆、气陷、气闭、气脱等气机失调的病机变化。

（1）气虚　气虚，指·身之气不足，而表现出相应功能减退的病机变化。

常见的临床表现有：精神萎靡、倦怠乏力、少气懒言、自汗、易于感冒、面白、舌淡、脉虚等。

（2）气机失调

气机失调，指气的升降出入失常而引起的气滞、气逆、气陷、气闭、气脱等病机变化。

① 气滞：指气的运行不畅，郁滞不通的病机变化。

② 气逆：指气升之太过，或降之不及，以脏腑之气逆上为特征的病机变化。

③ 气陷：指气的上升不足，或下降太过，以气虚升举无力而下陷为特征的病机变化。

④ 气闭：指气闭阻于内，不能外出，以致清窍闭塞，出现昏厥的病机变化。

⑤ 气脱：指气不内守，大量向外脱失，以致机体功能突然衰竭的病机变化。

3.血的失常

血的失常，一是因血液的生成不足或耗损过多，导致血的濡养功能减弱而引起的血虚；二是血液运行失常而出现的病机变化。

（1）血虚　血虚，指血液不足，血的濡养功能减退的病机变化。血虚的形成有三：其一，失血过多；其二，生成不足；其三，消耗太过。

（2）血行失常

血行失常，指血液运行失常出现的病机变化，主要有血寒、血热、血瘀、出血。

① 血寒：指血脉受寒，血流滞缓，乃至停止不行的病机变化。

② 血热：指热入血脉，血行加速，脉络扩张，或灼伤血脉，迫血妄行的病机变化。

③ 血瘀：指血液循行迟缓，运行不畅，甚至血液停滞的病机变化。

④ 出血：指血液逸出血脉的病机变化。

4.精气血关系失调

精、气、血三者，相互依存，相互转化，关系密切，病机亦可相互影响。临床常见的精与气血关系失调有：精气两虚、精血不足、气滞精瘀、血瘀精阻。气与血关系失调有：气滞血瘀、气虚血瘀、气不摄血、气随血脱、气血两虚等病机变化。

（1）精与气血关系的失调

① 精气两虚：指精亏和气虚同时并见的病机变化。肾藏精，元气根于肾。久病或年老体弱之人，肾精亏损，气无生化之源，使精伤及气；气虚日久，生化无力，又可加重肾精亏虚，使气伤及精，最终导致精气两虚之证。

② 精血不足：指精亏和血虚同时并见的病机变化。肝肾同源，精血互生互化，多种疾病伤及肝肾，或肝肾疾病相互影响，皆可导致肝肾精血不足之证。

③ 气滞精瘀、血瘀精阻：指气滞或血瘀与精道阻滞并见的病机变化。气机失调，疏泄失司及瘀血内阻，皆可导致精道瘀阻而形成气滞精瘀或血瘀精阻的病机变化，而且二者可互为因果，同时并存。

（2）气与血关系的失调

① 气滞血瘀：指气机郁滞，导致血行障碍；或血行不畅，使气的运行受阻，出现气滞和血瘀同时并存的病机变化。气滞可导致血瘀，血瘀必兼气滞。气滞血瘀多与肝失疏泄相关，血瘀气滞多与心血瘀阻而累及肺气宣降有关。

② 气虚血瘀：指气虚无力推动血行而致血瘀的病机变化。气虚血瘀见于心气不足，行血无力之人；亦见于年老体弱之人。

③ 气不摄血：指由于气虚不足，统摄血液的生理功能减弱，血不循经，逸出脉外，而导致各种出血的病机变化。气不摄血多由于久病伤脾，气虚失于统摄血液所致。

④ 气随血脱：指在大量出血的同时，气也随着血液的流失而急剧散脱，从而形成气血并脱的病机变化。气随血脱多由于各种大失血所致。较常见的有外伤失血、呕血、便血、妇女崩漏、产后大出血等。

⑤ 气血两虚：指气虚和血虚同时存在的病机变化。

（四）津液失常

津液失常，指津液生成不足，或输布、排泄障碍的病机变化。

1.津液不足

津液不足，指津液在数量上的亏少，进而导致内在脏腑，外在孔窍、皮毛，失去濡养，而产生一系列干燥枯涩的病机变化。津液不足的形成，原因有三：一是热邪、燥邪伤津，二是丢失过多，三是生成不足。

2.津液输布排泄障碍

津液的输布障碍，指津液得不到正常的转输和布散，导致津液在体内环流迟缓，或在体内某一局部滞留。津液的排泄障碍，指津液转化为汗液和尿液的功能减退，导致水液贮留体内，外溢于肌肤而为水肿。津液的输布和排泄障碍，常相互影响，互为因果，最终都是导致津液在体内停滞，形成湿浊困阻、痰饮凝聚、水液贮留等病变。

3.津液与气血关系失调

气、血、津液皆为生命物质，生理密切相关，故在病理上气滞、血瘀、津停三者之间常互为因果，可出现水停气阻、气随津脱、津枯血燥、津亏血瘀、血瘀水停等病机变化。

（1）水停气阻　水停气阻是指津液代谢障碍，水湿痰饮停留，导致气机阻滞的病机变化。

（2）气随津脱　气随津脱是指津液大量丢失，气失其依附而随津液外泄，出现气与津液脱失的病机变化。

（3）津枯血燥　津枯血燥是指津液亏乏枯竭，导致血燥虚热内生或血燥生风的病机变化。

（4）津亏血瘀　津亏血瘀是指津液耗损，导致血行瘀滞不畅的病机变化。

（5）血瘀水停　血瘀水停是指血脉瘀阻，导致津液输布障碍而水液停聚的病机变化。

三、内生五邪

内生五邪，又称为"内生五气"，指在疾病过程中，由于脏腑阴阳失调和气血津液等生理功能异常，产生内风、内寒、内湿、内燥、内火的病机变化。因病起于内，又与风、寒、湿、燥、火外邪所致病证的临床表现类似，为予以区别，故分别称为"内风""内寒""内湿""内燥""内火"。

（一）风气内动

风气内动，即"内风"，与外风相对而言，指脏腑阴阳气血失调，体内阳气亢逆而致风动之征的病机变化。由于内风与肝的关系较为密切，故又称"肝风内动"或"肝风"。

风气内动的病机，主要有肝阳化风、热极生风、阴虚风动、血虚生风等。热极生风为实风，阴虚风动、血虚生风为虚风，肝阳化风属本虚标实之证。

1.肝阳化风

肝阳化风，指肝阳偏亢，或肝肾阴亏、阴不制阳，致肝阳亢逆无制而动风的病机变化。多由于情志所伤，肝郁化火；或年老肝肾阴亏；或操劳过度等，耗伤肝肾之阴，导致阴虚阳亢，风气内动。

2.热极生风

热极生风，又称热甚动风，指邪热炽盛，燔灼津液，劫伤肝阴，筋脉失常而动风的病机变化。多由于火热亢盛，煎灼津液，致使筋脉失常，动而生风。

3.阴虚风动

阴虚风动，指阴气衰竭，宁静、抑制功能减退而动风的病机变化。多由于阴气和津液大量亏损，阴虚阳亢，抑制能力减弱，加之筋脉失养，致虚风内动。

4.血虚生风

血虚生风，指血液虚少，筋脉失养而动风的病机变化。多由于生血不足或失血过多；或久病耗伤营血，肝血不足，筋脉失养；或血不荣络，致虚风内动。

（二）寒从中生

寒从中生，又称为"内寒"，指机体阳气虚衰，温煦气化功能减退，虚寒内生，或阴寒之气弥漫的病机变化。寒从中生，多由于先天禀赋不足，阳气素虚；或久病伤阳；或外感寒邪，过食生冷，损伤阳气，以致阳气虚衰。

（三）湿浊内生

湿浊内生，又称为"内湿"，指由于脾气运化水液功能障碍而引起湿浊蓄积停滞的病机变化。由于内生之湿多因脾虚，故又称为"脾虚生湿"。内湿的形成，多因过食肥甘厚腻，恣食生冷，内伤脾胃，导致脾失健运不能为胃行其津液；或素体肥胖，喜静少动，致气机不利，津液输布障碍，聚而成湿所致。因此，脾的运化失职是湿浊内生的关键。

（四）津伤化燥

津伤化燥，又称为"内燥"，与外燥相对而言，指体内津液耗伤而干燥少津的病机变化。多因久病伤津耗液，或大汗、大吐、大下，或亡血失精导致津液亏少，以及热性病过程中的热盛伤津等所致。

（五）火热内生

火热内生，又称为"内火""内热"，与外火相对而言，指脏腑阴阳失调，导致火热内扰的病机变化。火热内生，多由于阳盛有余，或阴虚火旺，或五志化火；或邪郁化火。火热内生有虚实之分，阳盛化火、邪郁化火、五志化火多为实火；阴虚火旺则为虚火。

1.阳盛化火

病理性的阳邪亢盛称为"壮火"，又称为"气有余便是火"。阳邪亢盛，功能亢奋，可见壮热、面赤、烦躁、大汗、舌红、脉数等一派热象。同时，阳盛则阴病，阳热盛极，伤阴耗津，兼见口渴、尿少、便秘等症。

2.邪郁化火

邪郁化火，有两方面的内容。其一，外感六淫之邪，在疾病过程中，皆可郁滞而从阳化热化火。其二，病理产物郁积（如痰饮、瘀血、结石等）和食积、虫积等，亦能郁而化火。

3.五志过极化火

五志过极化火，又称为"五志之火"。指由于情志刺激，影响脏腑精气阴阳的协调平衡，导致气机郁结或亢逆，气郁日久化火。

4.阴虚火旺

阴虚火旺，又称为阴虚之火，属虚火。多由于阴液大伤，阴虚阳亢，虚热虚火内生。

第二章

中医诊断基础

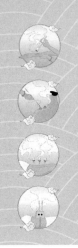

第一节　望诊

　　望诊，是医师对人体全身和局部的一切可见征象以及排出物等进行有目的观察，以了解患者健康或者疾病状态。《难经·六十一难》言："望而知之谓之神……望而知之者，望见其五色，以知其病。"自古以来"望、闻、问、切"就是中医临床诊断的主要方法，而将望诊居"四诊"之首，强调了其在中医诊断中地位之重要性。清代名医林之翰在《四诊抉微·凡例》中亦言："四诊为岐黄之首务，而望尤为切紧。"由此可见望诊在中医临床中的重要性。

　　望诊分为整体望诊、局部望诊两大部分。眼睛所能探查的部分都在望诊的观察范围内，包括患者的神色、形态、皮肤、二便等，特别要观察舌象及二便的变化。

一、整体望诊

　　整体望诊是通过观察患者全身的神、色、形、态变化来了解疾病情况。

（一）望神

　　通过观察患者的精神状态以及身体功能来了解患者病情（表2-1）。

表2-1　望神临床表现及对应状态评估

状态	具体临床表现	患者状态评估
得神	神志清晰，两目灵活，面色红润含蓄，肌肉不削等	健康态或轻病状态

状态	具体临床表现	患者状态评估
少神	精神不振，两目晦暗乏神，面色少华，肌肉松软等	轻病或疾病恢复期 素体虚弱
失神	精亏神衰：精神萎靡，瞳神呆滞，面色无华，形体羸瘦，循衣摸床，撮空理线等 邪盛扰神：神昏谵语，舌謇肢厥，呼吸气粗，卒倒神昏等	精亏神衰：精气大伤，脏腑功能严重受损 邪盛扰神：邪陷心包，内扰神明；肝风夹痰，蒙蔽清窍
假神	本已神昏，突然神识似清；本目光晦暗，突然浮光暴露；本面色晦暗，突然颧红如妆；本不言语，突然言语不休；久不能食，突然索食，即人们常说的"回光返照"	脏腑精气极度衰竭，正气将脱，阴阳即将离决，病危状态

（二）望色

通过观察患者的面部光泽及颜色以评估患者病情。

1.常色

中医讲究"以常达变"，即通过了解人体健康状态的正常表现，才能对照评估什么是人体疾病状态下的异常改变。常色即为正常生理状态下的面部色泽，中医学将面部常色归纳总结为八个字：明亮润泽、隐然含蓄。常色又有主色、客色之分（表2-2）。

表2-2　常色及客色

常色	定义
主色	生来所有，一生基本不变的肤色
客色	因季节、气候、昼夜等外界因素变动而变化的肤色

2.病色

病色，顾名思义，是疾病状态下患者面部颜色与光泽特征，分为青、赤、红、白、黑五种（表2-3）。

表2-3　五种病色及其相关病证

病色	相关病证
青色	肝病、血瘀、气滞、疼痛（剧痛）、寒证（寒盛）、惊风（青色集中在小儿眉间、鼻柱、唇间）

病色	相关病证
赤色	热证、戴阳证
黄色	脾虚、湿证
白色	寒证、失血、夺气、气/血虚、阳虚
黑色	疼痛、寒证、水饮、肾虚、血瘀（肌肤甲错/黧黑）

（三）望形体

通过观察患者身体的强弱胖瘦、体型、躯干四肢、皮肉筋骨等特征，评估患者的健康状态（表2-4）。

表2-4　形体特征及其临床意义

形体特征		临床意义
肥胖	胖而能食	形气有余
	肥而食少	形盛气虚
消瘦	形瘦食多	中焦火炽
	形瘦食少	中气虚弱
	形瘦	阴虚内热
	久病骨瘦如柴	脏腑精气衰竭

（四）望姿态

通过观察患者身形姿态、运动情况、反应速度等评估患者的健康状态（表2-5）。

表2-5　姿态特征及其临床意义

形体特征		临床意义
坐形	坐而仰首	痰饮停肺；肺气壅滞→哮病、肺胀
	坐而喜俯，少气懒言	气虚体弱
	但卧不能坐，坐则晕眩，不耐久坐	肝阳化风；气血俱虚、夺气脱血
	但坐不得卧，卧则咳逆	肺气壅滞，气逆于上；心阳不足，水气凌心

形体特征		临床意义
坐形	坐卧不宁	烦躁；腹满胀痛
	坐时以手抱头，头倾不能昂，凝神直视	精神衰败
卧式	卧时向内，喜静懒动，身重不能转侧	阴证；寒证；虚证
	卧时向外，躁动不安，身轻自能转侧	阳证；热证；实证
	卧时蜷卧缩足，喜加衣被	虚寒证
	卧时仰卧伸足，掀去衣被	实热证
立姿	立则失稳，如坐舟车，不能自持，常并见于眩晕	肝风内动；气血亏虚
	不耐久立，立则常欲倚物支撑	气血虚衰
	坐立时常以手扪心，闭目蹙额	心虚怔忡
	立时以手护腹，俯身前倾	腹痛
行态	行走时身体震动不定	肝风内动；筋骨虚损
	行走时止步不前，以手护心，不敢行动	真心痛
	以手护腰，弯腰曲背，转摇不便，行动艰难	腰腿病
异常动作	手足蠕动	脾胃气虚，气血生化不足，筋脉失养；阴虚动风
	手足拘急	寒邪凝滞；气血亏虚，筋脉失养
	四肢抽搐	惊风；痫病
	角弓反张	肝风内动；热极生风；小儿惊风；破伤风；马钱子中毒等
	循衣摸床、撮空理线	病重失神
	舞蹈病状	先天禀赋不足；气血不足，风湿内侵
	猝然跌倒	伴半身不遂，口眼㖞斜者→中风
		口吐涎沫，四肢抽搐，醒后如常者→痫病
		四肢厥冷，呼吸自续→厥证

二、局部望诊

局部望诊包含望头面、躯体、四肢及皮肤四大部分（如图2-1所示）。

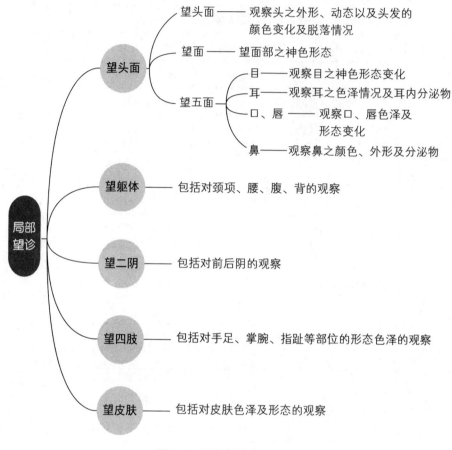

图2-1　局部望诊主要内容

三、望舌

舌诊是中医诊察疾病的重要手段，望舌主要分为望舌质及望舌苔两大部分。

（一）正常舌象——"淡红舌，薄白苔"

要判断异常舌象，首先必须知道什么是正常的舌象表现，中医将正常舌象概括为六个字："淡红舌、薄白苔"，即舌体颜色淡红，舌苔淡白而润泽。当然还包括舌体柔软、运动灵活自如，舌苔颗粒均匀、干湿适中，不黏不腻等对舌体形态及舌苔质地的评估。

（二）望舌质

舌质，又称为舌体，是舌的肌肉和脉络等组织。望舌质又分为望神、色、形、态四方面。

1.望舌神

舌神主要表现在舌质的荣润和灵动方面。观察舌神，关键在于辨舌之荣枯（图2-2）。

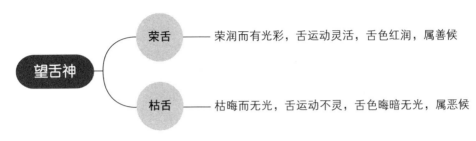

望舌神

荣舌——荣润而有光彩，舌运动灵活，舌色红润，属善候

枯舌——枯晦而无光，舌运动不灵，舌色晦暗无光，属恶候

图2-2　望舌神

2.望舌色

（1）淡红舌

舌色白里透红，不深不浅，颜色适中（图2-3）。

临床意义：此乃气血上荣之表现，说明心气充足，阳气布化，故为正常舌色。

（2）淡白舌

舌色较淡红舌浅淡，白多红少，甚至全无血色（图2-4）。

临床意义：见于虚寒或气血双亏。

望舌色彩色图

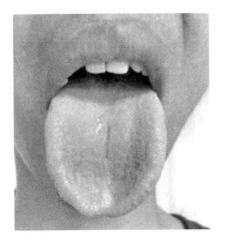

图2-3　淡红舌

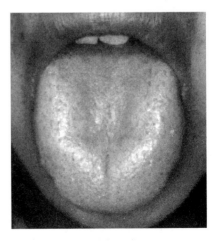

图2-4　淡白舌

（3）红舌

舌色鲜红，较淡红舌为深，称为红舌（图2-5）。

临床意义：见于热证，或为实热证，或为虚热证。

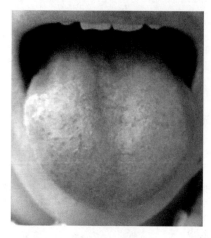

图2-5　红舌

（4）绛舌

绛为深红色，较红舌颜色更深浓之舌，称为绛舌（图2-6）。

临床意义：有外感与内伤之分。在外感病为热入营血，内伤杂病为阴虚火旺。

（5）青紫舌

淡紫、绛紫、青紫，或红绛中泛青紫色，或全舌呈均匀之紫色，皆谓紫舌。舌色如皮肤暴露之"青筋"，或全无红色，称为青紫舌（图2-7）。

临床意义：见于气血瘀滞。

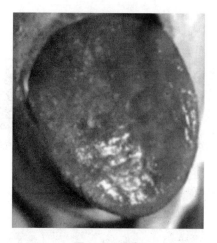

图2-6　绛舌

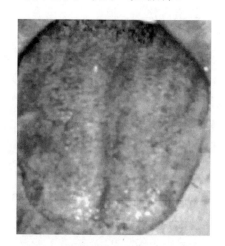

图2-7　青紫舌

3.望舌形（表2-6）

表2-6　主要舌形及其临床意义

舌形		临床意义
苍老舌	粗糙色暗	主实证
娇嫩舌	细腻色淡	主虚证

舌形		临床意义
胖大舌	胖大	水湿、痰饮内停→胖大舌→舌大而厚，伸舌满口
		舌淡胖大→脾肾阳虚→津液输布障碍→水湿内停
		舌红胖大→脾胃湿热、痰热相搏→湿热痰饮上泛
	肿胀	湿热、热毒上壅→肿胀舌→舌体肿大满口，甚则不能闭口，伸出则难以缩回
		舌胖青紫肿胀→酒毒上泛、先天性舌血管瘤
		舌肿胀色红绛→心脾热盛、邪热夹酒毒上壅、中毒→血液瘀滞
瘦薄舌		气血两虚；阴虚火旺
点刺舌		脏腑热极；血分热盛
裂纹舌		邪热炽盛；阴液亏虚；血虚不润；脾虚湿侵
齿痕舌		脾虚；水湿内盛

4. 望舌态（表2-7）

表2-7　主要舌态及其临床意义

舌态	临床表现	临床意义
痿软舌	伸缩无力	气血俱虚；伤阴
强硬舌	舌体强硬	热入心包；高热伤津；风痰阻络；中风先兆
歪斜舌	舌体向一边歪斜	中风先兆；中风；暗痱
颤动舌	舌出现不自主地颤抖	阴虚阳亢；肝风内动
吐弄舌	吐外不内收	心脾有热；正气已绝；神识痴呆
短缩舌	舌体紧缩不能伸长	寒凝经脉；痰湿内蕴；热盛伤津；气血俱虚

（三）望舌苔

1. 望苔质（图2-8）

（1）厚、薄苔

苔质的厚薄，以见底和不见底为标准。透过苔质能见到舌体，称之薄苔，否则为厚苔。舌苔薄，病情一般较轻；舌苔厚，表明病情较为严重。在疾病发展过程中，舌苔由薄变厚，表明病邪入里，病情由轻变重；若舌苔由厚变薄，表明病邪外透，病情好转。

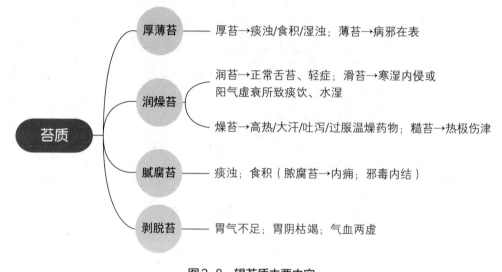

苔质

- **厚薄苔** —— 厚苔→痰浊/食积/湿浊；薄苔→病邪在表
- **润燥苔** —— 润苔→正常舌苔、轻症；滑苔→寒湿内侵或阳气虚衰所致痰饮、水湿
  —— 燥苔→高热/大汗/吐泻/过服温燥药物；糙苔→热极伤津
- **腻腐苔** —— 痰浊；食积（脓腐苔→内痈；邪毒内结）
- **剥脱苔** —— 胃气不足；胃阴枯竭；气血两虚

图2-8 望苔质主要内容

（2）润、燥苔

舌苔润滑多津液，为津液未损伤，称为润苔。舌苔干燥缺少津液，称为燥苔。舌苔干燥而色黄者，为胃热炽盛，损伤津液。舌苔干燥而色黑，为热极阴伤。若舌苔干燥色黑而且有刺，则属热极津液枯竭。

（3）腐、腻苔

苔质颗粒细小致密，中厚边薄，刮之难去者，称为腻苔。苔质颗粒较大，疏松而厚，形状似豆腐渣堆积于舌面，刮之易去者，称为腐苔。腻苔常见于湿浊、痰饮、食积、湿温等。腐苔为食积肠胃、痰浊内蕴及溃疡之证。

（4）剥落苔

舌上原本有苔，若局部或全部消失者，称为剥落苔。如果苔全部脱落，表明胃阴枯竭，大伤胃气。若舌苔剥落不全，剥落处光滑无苔，称为花剥苔，表明胃的气阴两伤。如果舌苔剥落处不光滑，有类似新生颗粒，称为类剥苔，表明患者血气不连续。另外，舌苔从有到无，为胃的气阴不足，正气渐衰；如果舌苔从无而逐渐变薄白苔，表明病情好转。

（5）有根、无根苔

舌苔紧贴舌面，刮之不去，称为有根苔。若舌苔好似涂在舌面上，刮之易落，称之无根苔。有根苔表明患者有胃气，常见于实证、热证；无根苔表明胃气已衰，见于虚证、寒证。如果有根兼薄苔，属于正常苔，表明正气未伤；若无根苔薄或厚，刮之即去，不再生成新苔，表明正气衰败。

（6）全、偏苔

舌苔布满整个舌，称全苔。舌苔仅布于舌的某一部分，称偏苔。全苔代表湿痰阻中之证。如果仅是舌尖部分有苔，是病邪入里却未深入，但胃气却受伤。若舌尖部分无苔，而其余地方有苔，代表肠胃有积滞或有痰饮。舌苔偏于左侧或右侧，表明病邪半表半里，亦可有肝胆湿热；舌中央无苔、舌边缘厚苔而中央薄苔，为阴虚、胃气损伤或血虚之证。

2.望苔色（图2-9）

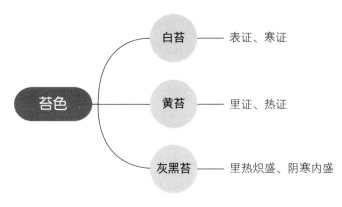

图2-9　望苔色主要内容

（1）黄苔

一般主里证、热证。由于热邪熏灼，所以苔现黄色。淡黄热轻，深黄热重，焦黄热结。

（2）白苔

一般常见于表证、寒证。由于外感邪气尚未传里，舌苔往往无明显变化，仍为正常之薄白苔。若舌淡苔白而湿润，常是里寒证或寒湿证。

（3）黑苔

黑苔多由焦黄苔或灰苔发展而来，一般来讲，所主病证无论寒热，多属危重。苔色越黑，病情越重。

（4）灰苔

灰苔即浅黑色。常由白苔晦暗转化而来，也可与黄苔同时并见。主里证，常见于里热证，也见于寒湿证。

四、望排出物

望排出物是观察患者的分泌物和排泄物，如痰涎、呕吐物、二便、涕唾、汗、泪、带下等。这里重点介绍痰涎、呕吐和二便的望诊，审察其色、质、形、量等变化，以了解有关脏腑的病变及邪气性质。一般排出物色泽清白，质地稀，多为寒证、虚证；色泽黄赤，质地黏稠，形态秽浊不洁，多属热证、实证；如色泽发黑，夹有块物者，多为瘀证。

（一）望痰

痰涎是机体水液代谢障碍的病理产物，其形成主要与脾肺两脏功能失常关系密切，故古人说："脾为生痰之源，肺为贮痰之器。"但是与他脏也有关系。临床上分为有形之痰与无形之痰两类，这里所指的是咳唾而出的有形之痰涎（表2-8）。

表2-8　痰的类型及临床意义

临床表现	临床意义
色白清稀	寒痰→寒邪阻肺、脾阳不足
色黄黏稠，甚则结块	热痰→邪热犯肺
痰少质黏，难咯咳	燥痰→燥邪犯肺、肺阴虚津亏内热
痰白质滑量多，易咯出	湿痰→脾失健运
色白，泡沫样	风痰→风邪犯肺
痰中带血，色鲜红	寒凝经脉；痰湿内蕴；热盛伤津；气血俱虚
咯吐腥臭脓血痰	咯血→肺痨；肺癌→肺阴亏虚、肝火犯肺、痰热、毒邪壅阻

（二）望涎唾

涎为脾之液，由口腔分泌，具有濡润口腔、协助进食和促进消化的作用。涎为口津，是唾液中较稀的黏液。唾为肾之液，亦关乎胃，是从口腔吐出的较稠的泡沫状黏液。望涎唾主要诊察脾与胃的病变（表2-9）。

表2-9　涎唾类型及其临床意义

临床表现	临床意义
涎清量多	脾胃阳虚
时吐黏涎	脾胃湿热
小儿口角流涎，涎渍颐下	滞颐→脾气虚；胃热虫积
睡中流涎	胃热；宿食内停；痰热内蕴
时时吐唾	胃中虚冷，肾阳不足，水液上泛；胃有宿食；湿邪留滞

（三）望涕

涕是鼻腔分泌的黏液，涕为肺之液。流涕多因六淫侵袭、肺失宣肃，或热邪熏蒸、气血腐败成涕，或气虚阳亏、津液失固所致。可见于多种鼻腔、鼻窦病变。（表2-10）

表2-10　鼻涕类型及其临床意义

临床表现	临床意义
新病鼻塞，流清涕	外感风寒
新病鼻塞，流浊涕	外感风热
鼻渊	湿热蕴阻
鼻衄	胃热；宿食内停；痰热内蕴

（四）望呕吐物

胃中之物上逆自口而出为呕吐物。胃气以降为顺，若胃气上逆，使胃内容物随之反上出口，则成呕吐。由于致呕的原因不同，故呕吐物的性状及伴随症状亦因之而异（表2-11）。

表2-11　呕吐类型及其临床意义

临床表现	临床意义
呕吐物清稀，无酸臭	寒呕→脾胃阳虚；寒邪犯胃
呕吐物秽浊，酸臭味	热呕→邪热犯胃
呕吐清涎，胃有振水声，口干不饮	痰饮→脾失健运，水湿内停
吐未消化食物，气味酸腐	伤食→暴饮暴食，食积不化
呕吐黄绿苦水	肝胆湿热；肝胆郁热
吐血，色暗红或紫暗有块，夹食物残渣	胃有积热；肝火犯胃；胃腑血瘀

五、望二便

（一）望大便

望大便，主要是察大便的颜色及便质、便量。

大便色黄，呈条状，干湿适中，便后舒适者，是正常大便。大便清稀，完谷不化，或如鸭溏者，多属寒泻。如大便色黄稀清如糜有恶臭者，属热泻。大便色白，多属脾虚或黄疸。

大便燥结者，多属实热证。大便干结如羊屎，排出困难，或多日不便而不甚痛苦者为阴血亏虚。大便如黏冻而夹有脓血且兼腹痛，里急后重者，是痢疾。便黑如柏油，是胃络出血。小儿便绿，多为消化不良的征象。大便下血，有两种情况，如先血后便，血色鲜红的，是近血多见于痔疮出血；若先便后血，血色褐暗的，是远血，多见于胃肠病。

（二）望小便

观察小便要注意颜色、尿质和尿量的变化。

正常小便颜色淡黄，清净不浊，尿后有舒适感。如小便清长量多，伴有形寒肢冷，多属寒证。小便短赤量少，灼热疼痛，多属热证。尿混浊如膏脂或有滑腻之物，多是膏淋；尿有砂石，小便困难而痛，为石淋。尿中带血，为尿血，多属下焦热盛，热伤血络；尿血，伴有排尿困难而灼热刺痛者，是血淋。尿混浊如米泔水，形体日瘦多为脾肾虚损。

第二节　闻诊

中医的闻诊包括两个方面的内容，一是声音，二是气味，而不是仅局限于"用鼻子去嗅"。也就是说，中医的"闻诊"是指医者通过听觉或者嗅觉，去辨识病者的各种异常声音和气味，以此来分析病情。

一、听声音

所谓听声音，就是医者倾听患者说话时气息的高低强弱、清浊缓急等变化，以及咳嗽、呕吐、呃逆、嗳气等声响的异常，以此来辨别寒热虚实。

（一）正常声音

在判断异常声音前，得知道哪些属于正常声音。健康的声音应该是发声自然、音调和畅、刚柔相济的，即使有年龄、性别、体质强弱等差异，但这个基本特征是不会变的。当然，男子声低浊、女子声高清、幼儿声音尖利清脆、老人声音浑厚低沉，这些都是客观存在的。

（二）病变声音

病变声音，指疾病反映于声音上的变化。一般来说，在正常生理变化范围之外以及个体差异以外的声音，均属病变声音。

1.发声异常

在患病时，若语声高亢洪亮，多言而躁动，多属实证、热证。若感受风、寒、湿诸邪，声音常兼重浊。若语声低微无力，少言而沉静，多属虚证、寒证或邪去正伤之证（表2-12）。

表2-12　发声异常表现及其临床意义

临床表现	临床意义
音哑（语声嘶哑）	表证、轻症
失音（语而无声）	金实不鸣→新病→外感风寒/风热；痰湿壅肺 金破不鸣→久病→阴虚火旺；精气不足，津亏肺损
语声重浊	外感风寒；湿浊阻滞→肺气不宣，鼻窍不利

2.语言异常

"言为心声"，故语言异常多属心的病变。一般来说，沉默寡言者多属虚证、寒证；烦躁多言者，多属实证、热证。语声低微，时断时续者，多属虚证；语声高亢有力者多属实证（表2-13）。

表2-13　语言异常表现及其临床意义

语言异常	临床表现	临床意义	
谵语	神识不清/语无伦次/声高有力	邪热（外感热病/温邪/痰热/阳明腑实）亢盛，内扰神明	
狂言	语无伦次/狂叫骂詈	气郁化火/痰火内郁	
郑声	神识不清/语音重复/断续/模糊/低弱	久病脏气衰竭/心神散乱	
夺气	气断不续/欲言不能	宗气大虚	
独语	自言自语/见人语止	虚	心气虚弱→神气不足→郁证
		实	气郁/痰阻→蒙蔽心神→癫证
错语	语言错乱且错后自知	虚	心气虚弱→神气不足
		实	痰/气/瘀血→阻碍心窍
言謇	神志清楚/吐字困难/不清/舌强	舌强语謇→风痰阻络→中风先兆；中风后遗症	

3.呼吸异常与咳嗽

呼吸异常与咳嗽是肺病常见的症状。肺主呼吸，肺功能正常则呼吸均匀，不出现咳嗽、咯痰等症状。当外邪侵袭或其他脏腑病变影响于肺，就会使肺气不利而出现呼吸异常和咳嗽（表2-14）。

表2-14　呼吸异常表现及临床意义

呼吸异常	临床表现	临床意义
喘	呼吸困难，短促急迫张口抬肩，鼻翼煽动，难以平卧	实喘→风寒袭肺或痰热壅肺、痰饮停肺，肺失清肃，肺气上逆或水气凌心射肺→病势急，呼吸深长，息粗声高，呼出为快，脉实有力
		虚喘→肺气不足，肺肾亏虚，气失摄纳→病势缓慢，呼吸短浅，细微声低，深吸为快，动则喘甚，脉虚无力
哮	呼吸急促似喘，喉间有哮鸣音，时发时止，缠绵难愈	复感外邪而发；久居寒湿之地；过食酸、咸、生冷
气短	呼吸短促不相接，似喘而不抬肩，喉中无痰鸣音	虚→声低息微，神疲形瘦→体质虚弱；元气亏损；肺气虚弱
		实→呼吸声粗，胸腹胀满→痰饮；胃肠积滞；气滞；瘀阻
咳（有声无痰）嗽（有痰无声）	声重沉闷	寒痰停肺；湿浊阻肺
	声轻低微	（久病）肺气虚损
	咳声重浊，痰白清稀，鼻塞不通	风寒袭肺
	咳声响亮，痰稠色黄，不易咯出	热邪犯肺
	咳声清脆、无痰/痰少而黏	燥邪犯肺；阴虚肺燥
	咳嗽痰多，易于咯	痰浊阻肺
	阵发性，痉挛性，咳后鸡鸣样回声	风邪痰热互结→百日咳（顿咳）
	声如犬吠，声音嘶哑	素体肺肾阴虚→疫毒攻喉→白喉（传染病）

4.呕吐、嗳气、呃逆

呕吐、嗳气与呃逆均属胃气上逆所致，因病邪影响的部位不同，而见呕吐、嗳气与呃逆等不同表现。

（1）呕吐

呕吐又可分呕、吐、干呕。有声有物称为呕；有物无声称为吐，如吐酸水、吐苦水等；干呕是指欲吐而无物有声，或仅呕出少量涎沫。临床统称为呕吐。

由于导致胃气上逆的原因不同，故呕吐的声响形态亦有区别，从而可辨病证的寒、热、虚、实。如吐势徐缓，声音微弱者，多属虚寒呕吐；而吐势较急，声音响亮者，多为实热呕吐。虚证呕吐多因脾胃阳虚和胃阴不足所致。实证呕吐多是邪气犯胃、浊气上逆所致。多见于食滞胃脘、外邪犯胃、痰饮内阻、肝气犯胃等证（表2-15）。

表2-15　呕吐类型及其临床意义

临床表现	临床意义
吐势徐缓，声弱，呕吐物清稀，无味	脾胃阳虚
吐势较猛，声厉，呕吐黏稠黄水，或酸或苦	邪热犯胃
呕吐呈喷射状	热扰神明；头颅外伤；脑髓有病
呕吐酸腐食糜	伤食（暴饮暴食；过食肥甘）
朝食暮吐，暮食朝吐	胃反→脾胃阳虚
口干欲饮，饮后即吐	水逆→饮邪停胃（胃气上逆）

（2）嗳气

嗳气俗称"打饱嗝"，是气从胃中上逆出咽喉时发出的声音。饱食之后，偶有嗳气不属病态。嗳气亦当分虚实。虚证嗳气，其声多低弱无力。多因脾胃虚弱所致。实证嗳气，其声多高亢有力，嗳后腹满得减。多为食滞胃脘，肝气犯胃、寒邪客胃而致。

（3）呃逆

呃逆俗称"打咯忒"，是胃气上逆，从咽部冲出，发出的一种不由自主的冲击声，为胃气上逆，横膈拘挛所致。呃逆临床需分虚、实、寒、热。一般呃声高亢，音响有力的多属实、属热；呃声低沉，气弱无力的多属虚、属寒。实证往往发病较急，多因寒邪直中脾胃或肝火犯胃所致。虚证多因脾肾阳衰或胃阴不足所致。正常人在刚进食后，或遇风寒，或进食过快均可见呃逆，往往是暂时的，大多能自愈（表2-16）。

表2-16　呃逆临床表现及意义

临床表现	临床意义
喉中呃呃作响（哕）	新病呃逆，声亢有力→（寒热）邪客于胃
	久病呃逆，声低无力，呃呃不止→胃气衰败

5.太息

太息又称"叹息"，是指患者自觉胸中憋闷而长嘘气，嘘后胸中略舒的一种表现。是因气机不畅所致。以肝郁和气虚多见。

二、嗅气味

嗅气味，主要是嗅患者病体、排出物、病室等的异常气味。以了解病情，判断疾病的寒热虚实。

（一）病体气味

1.口臭

口臭是指患者张口时，口中发出臭秽之气。多见于口腔本身的病变或胃肠有热之人。

口腔疾病致口臭的，可见于牙疳、龋齿或口腔不洁等。胃肠有热致口臭的，多见胃火上炎，宿食内停或脾胃湿热之证（表2-17）。

表2-17　口臭临床表现及意义

临床表现	临床意义
酸腐	食积胃肠
口臭	胃热；便秘；消化不良；口腔不洁；龋齿
腐臭	溃腐脓疡
臭秽难闻	牙疳

2.汗气

因引起出汗的原因不同，汗液的气味也不同。外感六淫邪气，如风邪袭表，或卫阳不足，肌表不固，汗出多无气味。气分实热壅盛，或久病阴虚火旺之人，汗出量多而有酸腐之气。痹证若风湿之邪久羁肌表化热，也可汗出色黄而带有特殊的臭气。阴水病患者若出汗伴有"尿臊气"则是病情转危的险候。

（二）排出物气味

排出物的气味，患者也能自觉。因此，对于排出物如痰涎、大小便、妇人经带等的异常气味，通过问诊，可以得知。一般而言，湿热或热邪致病，其排出物多混浊而有臭秽、难闻的气味；寒邪或寒湿邪气致病，其排出物多清稀而无特殊气味。

呕吐物气味臭秽，多因胃热炽盛。若呕吐物气味酸腐，呈完谷不化之状，则为宿食内停。

呕吐物腥臭，夹有脓血，可见于胃痈。若呕吐物为清稀痰涎，无臭气或腥气为脾胃有寒。

嗳气酸腐，多因胃脘热盛或宿食停滞于胃而化热。嗳气无臭多因肝气犯胃或寒邪客胃所致。

小便臊臭，其色黄混浊，属实热证。若小便清长，微有腥臊或无特殊气味，属虚证、寒证。

大便恶臭，黄色稀便或赤白脓血，为大肠湿热内盛。小儿大便酸臭，伴有不消化食物，为食积内停。大便溏泻，其气腥者为脾胃虚寒。

第三节　问诊

问诊，问诊是中医诊断疾病、进行辨证的主要方法之一。是医者通过询问患者或陪诊者，了解疾病的发生、发展、治疗经过、现在症状和其他与疾病有关的情况，以诊察疾病的方法。问诊内容主要包括：一般项目、主诉和病史、现在症状等。

中医对问诊，很早就有一个提纲歌诀《十问歌》，即："一问寒热二问汗，三问头身四问便，五问饮食六问胸，七聋八渴须当辨，九问旧病十问因，再问服药参机变，妇女必须问经产，小儿要问麻疹病。"《十问歌》内容言简意赅，可作为问诊参考。但在实际问诊中，还必须根据患者的具体病情灵活而有重点地询问，不能千篇一律地机械套问。本章节重点对问寒热、问汗、问疼痛、问饮食口味以及问二便等方面进行概述，以帮助初学者们更好地探查身体健康状况，并对疾病进展进行评估。

一、问寒热

中医认为，有一分寒热，便有一分表证。寒热是辨别患者病邪性质和机体阴阳盛衰的重要依据。"问寒热"指询问患者是否感觉怕冷或发热。"寒"可分为：遇风觉冷，谓之恶风；自觉怕冷，多加衣被或近火取暖不能缓解，谓之恶寒；若加衣被或近火取暖能缓解，称为畏寒。"热"包括体温升高，及体温正常而自觉全身、局部发热。寒热的产生，主要决定于病邪的性质和机体的阴阳盛衰，是机体正邪相交的表现。

但寒不热：患者感觉寒冷，而不发热，属于阳气不足的虚寒证。

但热不寒：患者发热，不感觉冷或反而怕热，为里热证。若高热伴见口渴喜冷饮、出汗、大便秘结为实热证。若午后低热，伴有手足心发热、夜间出汗、两颧发红者为里虚热证。

恶寒发热：患者自觉怕冷而体温升高。表示外感病的初起。

寒热往来：寒与热交替出现。寒热往来定时者，为疟疾。寒热往来不定时者，伴两胁胀痛、口苦为肝胆病。

二、问汗

阳加于阴谓之汗。汗反映人体阴阳和表里两方面变化，"问汗"主要诊察患者是否出汗及出汗部位、时间、多少等。

汗是人体汗腺分泌的体液，中医认为，汗的形成是"阳加于阴"的结果，即汗是人体阳气蒸腾体内的津液，并使其从汗孔中排出的结果。所以通过问汗，可以了解人体汗孔开合的功能状况，以及体内阳气、津液的充足程度，从而更好地判断疾病的本质。

无汗：外感寒邪，发热、怕寒、头痛无汗者为表实证。

出汗：外感风邪，发热、怕风汗出者，为表虚证。

自汗：白天稍活动即出汗，常伴疲劳乏力、气短畏寒，阳气虚损所致，多为内伤病。

盗汗：指夜间睡着后出汗，伴有发热、颧红、心烦、失眠多梦、口干舌燥，为阴虚内热所致，为内伤病。

三、问疼痛

疼痛是临床上最常见的一种自觉症状。患病肌体的各个部位皆可发生。疼痛有性质虚实之分。实性疼痛多因感受外邪、气滞血瘀，或积食、结石等阻滞脏腑经脉，气血运行不畅所致，即所谓"不通则痛"。虚性疼痛多因阳气亏虚，精血不足，脏腑经脉失养所致，即所谓"不荣则痛"。另一方面，疼痛还有部位之分，询问疼痛的部位，还可以判断疾病的位置及相应经络脏腑的变化情况。

（一）疼痛的性质

1.冷痛

属寒证。

2.灼痛

属热证。

3.走窜痛

属气滞证；或风胜行痹证。

4.固定痛

属血瘀证；或寒湿、湿热阻滞或热壅血瘀所致。

5.胀痛

属气滞证。但头目胀痛，则多因肝阳上亢或肝火上炎所致。

6.刺痛

属血瘀证。

7.重痛

属湿证。但头部重痛，亦可因肝阳上亢，气血上壅所致。

8.酸痛

属湿证。亦可因肾虚骨髓失养，或剧烈运动后肌肉疲劳引起。

9.绞痛

因有形实邪（如瘀血、蛔虫、结石等）闭阻气机，或寒邪凝滞气机所致，属实证、寒证。

10.空痛

属虚证。

11.隐痛

属虚证。

各种疼痛性质及其临床意义见表2-18。

表2-18　疼痛类型及其临床意义

疼痛性质	临床意义
胀痛	气滞疼痛（头目胀痛属肝火上炎/肝阳上亢）
刺痛	瘀血疼痛
冷痛	寒邪阻滞；阳气亏虚
灼痛	火邪窜络；阴虚火旺
重痛	湿邪困阻气机
酸痛	湿邪；肾虚；运动过度；气虚亏虚
绞痛	有形实邪，阻碍气机；寒邪凝滞气机
空痛	气血亏虚，精髓不足（头部/小腹）
隐痛	疼痛不剧，连绵不止→阳气精血不足
走窜痛	气滞；行痹（风邪偏盛）
固定痛	血瘀；寒湿、湿热痹痛
掣痛（牵掣痛）	经脉失养；寒邪凝滞
闷痛	痰浊、痰瘀内阻→气机不畅

（二）疼痛的部位

1.头痛

头的某一部位或整个头部疼痛的症状。

（1）部位　前额部疼痛连及眉棱骨者，为阳明经头痛。头部两侧疼痛者，为少阳经头痛。后头枕部疼痛连及项部者，为太阳经头痛。颠顶痛者，为厥阴经头痛。

（2）病程　病程短、头痛剧烈、痛无休止者，为外感所致，属实证。病程长、头痛较缓、时痛时止者，为内伤头痛，多属虚证；亦有因肝阳上亢、痰浊上扰、瘀血阻滞所致者，属实证或虚实夹杂证。

2.胸痛

胸的某一部位疼痛的症状。多为心、肺、胃的病变。胸前"虚里"部位作痛，或心痛彻背，掣及左肩、左臂者，病在心。胸膺作痛，伴咳嗽者，病在肺。胸痛伴恶心，呕吐，消化不良，病在胃。

3.胁痛

胁的一侧或两侧疼痛的症状。与肝胆病变有密切关系，如肝郁气滞、肝胆湿热、肝胆火盛以及悬饮等病证。

4.胃脘痛

上腹部、剑突下、胃所在部位疼痛的症状。与胃的病证相关。进食后疼痛加剧者，为实证，可因寒、热、食积、气滞和瘀血等致胃失和降所致。进食后疼痛缓解者，为虚证，因胃阴虚，或胃阳不足致胃失所养所致。

5.腹痛

剑突下至耻骨毛际以上（胃脘所在部位除外）的整个腹部或局部疼痛的症状。大腹痛，指脐以上部位疼痛，为脾胃及肝胆病变。脐腹痛，指脐周围部位疼痛，为小肠和脾的病变。小腹痛，指脐下正中部位至耻骨毛际以上的部位疼痛，为肾、大小肠、膀胱、女子胞宫的病变。少腹痛，指小腹两侧部位疼痛，为肝经不畅或大肠的病变。

四、问饮食口味

（一）口渴与饮水

1.口渴多饮

多因津液耗伤，脏腑、组织、官窍失其润养所致，属燥证、热证。大渴喜冷饮，伴壮热、大汗出者，属里热证。口渴咽干，夜间尤甚，伴颧红盗汗、五心烦热者，属阴虚火旺证。口渴多饮，伴多尿、多食易饥、体渐消瘦者，为消渴病，由肺燥津伤，消烁肺胃肾之气阴所致。

2.渴不多饮

口渴而不多饮，伴身热不扬、身重脘闷、苔黄腻者，属湿热证。口渴饮水不多，伴身热夜甚、心烦不寐、舌红绛者，属热入营血证。口渴喜热饮，饮水不多，或水入即吐，属痰饮内停证。口干，但欲漱水不欲咽，兼舌紫暗或有紫斑者，属瘀血内阻证。

（二）食欲与食量

1.食欲减退

新病食欲减退，一般是邪气影响脾胃功能，正气抗邪的保护性反应。

久病食欲减退，食后腹胀，面黄肢倦，属脾胃虚弱证。食少纳呆，伴脘闷腹胀、身重、苔腻，属湿盛困脾证。纳呆少食，嗳腐食臭，脘腹胀闷者，为饮食不节，停滞胃腑所致，属食滞胃肠证。

2.厌食

厌食或称恶食，指厌恶食物，甚至恶闻食味的症状。厌食，兼嗳气酸腐、脘腹胀闷者，属食滞胃肠证。厌食油腻，伴胁肋灼热胀痛者，为湿热壅滞肝胆，肝失疏泄，脾失健运所致，属肝胆湿热证。孕妇若有厌食反应，多因妊娠后冲脉之气上逆，影响胃之和降，其轻者多属妊娠早期的生理现象，但严重者可影响胎儿或并发多种疾病。

3.消谷善饥

食欲过于旺盛，进食量多，但食后不久即感饥饿的症状。消谷善饥，兼口干渴、形体消瘦、大便秘结者，属胃火炽盛证。消欲善饥，形体反见消瘦，伴多饮、多尿者，属消渴病。

4.饥不欲食

虽有饥饿感，但不想进食，或勉强进食，量亦很少的症状。因胃阴不足，虚火内扰所致，属胃阴虚证。此外，蛔虫内扰，亦可见饥而不欲食的症状。

（三）口味

1.**口淡**　属脾胃虚弱或寒湿困脾证。

2.**口甜**　属脾胃湿热证。

3.**口黏腻**　属湿证、痰饮证或食滞胃肠证。

4.**口酸**　属食滞胃肠证；或属肝胃不和证。

5.**口涩**　属燥证、热证。

6.**口苦** 见于心火上炎或肝胆火旺，属热证。

7.**口咸** 肾虚，或寒水上泛，属肾虚、寒证。

饮食口味异常表现及其临床意义见表2-19。

表2-19 饮食口味异常表现及其临床意义

饮食口味	异常表现	临床意义
饮水	口不渴	寒证；湿证
	口渴多饮	燥邪伤津；里热炽盛；素体阴虚，消渴；汗吐下太过
	渴不多饮	阴虚火旺；风热表证；热入营分；湿热证；痰饮内停证（水入即吐/水逆）；血瘀证（但欲漱水不欲咽）
食欲	减退	脾胃亏虚；湿邪困阻脾胃；外感疾病
	厌食	食滞；湿热蕴脾；肝胆湿热
	消谷善饥	胃热炽盛；胃强脾弱；消渴
	饥不欲食	胃阴虚
口味	口淡（口淡无味）	脾胃（阳气）虚弱；寒湿内阻
	口甜（自觉甜味）	湿热蕴脾；脾虚
	口黏腻	湿浊困阻中焦（痰湿内盛；湿热中阻；食积化热）
	口酸	伤食；肝胃郁热（肝胃不和）
	口苦	心火上炎；肝火上炎；胆气上逆
	口涩（舌燥）	燥热伤津；脏腑热盛
	口咸	肾病；寒水上泛

五、问二便

（一）大便

1.便次异常

（1）便秘 便秘，兼见腹胀满拒按、壮热、舌红者，属肠热腑实证。便干，兼咽干、少苔者，属阴虚证。便秘，兼畏寒喜热者，属阳虚寒凝证。有便意，但临厕努挣难出，或大便难解，便后乏力者，因气虚传送无力所致，属脾肺气虚证。

（2）泄泻 腹痛泄泻，泻后痛减，便臭如败卵，兼嗳腐酸臭者，因饮食所伤，属伤食证。泻下急迫，泻而不爽，色黄糜秽臭，伴肛门灼热者，系感受湿热之邪所致，属大肠湿热证。腹痛作泄，泻后痛减，与情志有关者，属肝郁脾虚证。五更腹痛泄泻，泻后则安者，属脾肾阳虚证。便溏，兼纳少、腹胀者，属脾气虚证。

2.便质异常

（1）完谷不化　指大便中含有较多未消化食物的症状。病久体弱见之，多为脾肾阳虚；新起者，多为食滞胃肠。

（2）溏结不调　指大便时干时稀的症状，属肝郁脾虚证。若大便先干后溏，属脾虚证。

（3）脓血便　多见于痢疾和肠癌，常因湿热疫毒等邪，积滞交阻肠道，肠络受损所致，属肠道湿热证。

（4）便血　指血自肛门排出，血随便出，或便血杂下，或便黑如柏油状，或单纯便血的症状。血附在大便表面或于排便前后滴出，血色鲜红者，称"近血"，病在大肠、肛门，因风火湿热为病，属热证、实证，病较轻浅。便血血色暗红或紫黑，或色黑如柏油状者，称"远血"，病在小肠和胃脘，由饮食劳倦，损伤脏气，脏腑阴阳失调所致，病情深重，虚证居多。

3.排便感异常

（1）肛门灼热　指排便时自觉肛门有灼热的症状。因大肠湿热下注，或大肠郁热下迫直肠所致。

（2）里急后重　指排便前腹痛，急迫欲便，便时窘迫而排出不畅，肛门重坠，便意频频的症状。因湿热内阻，肠道气滞所致。

（3）肛门气坠　指肛门有下坠感觉，甚则脱肛的症状。属脾虚气陷证。

（二）小便

1.尿次异常

（1）小便频数　新病小便频数，短赤而急迫者，因湿热蕴结膀胱所致，属实证。久病小便频数，量多色清，夜间明显者，由肾阳不足，肾气不固，膀胱失约所致，属虚证。

（2）癃闭　小便不畅，点滴而出者为癃；小便不通，点滴不出者为闭。合称为癃闭。久病或年老，因肾阳气虚，气化不利所致者，属虚证；因湿热下注，或瘀血、结石、败精阻滞，膀胱气化失司，尿路阻塞而成者，属实证。

2.尿量异常

（1）尿量增多　小便清长、量多者，因阳虚不能蒸化水液，水津直趋膀胱所致，属虚证、寒证。多尿、多饮而形体消瘦者，为消渴病。

（2）尿量减少　小便短少而赤者，因热盛津伤所致，属热证。小便量少，伴身体浮肿者，由脏腑功能失常，气化不利，水湿内停所致，属虚证或虚实夹杂证。

3.排尿感异常

（1）尿道涩痛　是湿热下注所致的淋证。

（2）尿后余沥　因肾气虚弱所致，常见于老年或久病体衰者。

（3）小便失禁　指小便不能随意控制而自行溢出的症状。属肾气不固证。

（4）遗尿　俗称尿床，指成人或3岁以上小儿常于睡中不自主地排尿的症状。属肾气不固证。

第四节　切诊

切诊，包括切脉和按诊两个部分。切脉又称脉诊，是通过切按患者的脉搏来了解病情，为切诊中最主要的内容，所以习惯上切诊多指脉诊。

但实际上自古以来切诊也包括对病体的肌肤、手足、胸腹及其他部位的触摸按压等按诊的内容。将检查内容，如脉象的变化、胸腹的痞块、皮肤的肿胀、手足的温凉、疼痛的部位等与其他三诊互相参照，从而作出诊断。

名医王叔和就曾说过"心中易了，指下难明"虽然了解把脉的原理，但实际把脉之后，手指的感觉却很难去肯定。要想把脉功夫精巧，需要长期磨炼。

一、脉诊方法

（一）脉诊定位

中医脉诊以手腕桡动脉为主要部位，称为寸口诊法，搭脉时先将中指至于桡骨茎突处定为"关"，靠近大拇指部分定为"寸"，关的下面定为"尺"，然后用手指感受"寸、关、尺"三个部位的脉象（图2-10）。

（二）诊脉手法

1.选指

医者在诊脉时用左手诊患者的右手，用右手诊患者的左手，三指指端平齐，手指略呈弓形倾斜，与受诊者体表约呈45°角为宜，这样的角度可以使指目紧贴于脉搏搏动处以便于诊脉。

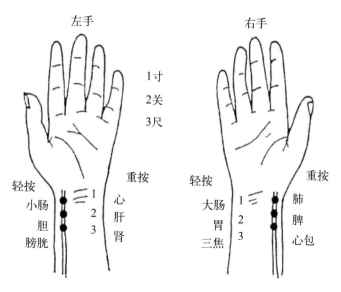

图2-10　脉诊定位

2.布指

下指时，先以中指按在桡骨茎突内侧动脉处，称为中指定关，然后用食指按在关前定寸，用无名指按在关后定尺，布指疏密适当。

3.运指

运指方法共可概括为7种。

（1）举法

指医师用较轻的力量按在皮肤上察脉的方法，又称为"浮取""轻取"。

（2）按法

指医师用较重的力量按至筋骨体察脉的方法，又称为"沉取""重取"。

（3）寻法

有两层意思。其一，寻即寻找，指医师手指用力可轻可重，左右推按，仔细体察脉象，寻找脉搏跳动最明显的部位。其二，是指用力不轻不重，按至肌肉取脉的方法，即"中取为寻"。

（4）循法

指用指目沿着脉道的轴上下移动来取脉的一种方法，主要是体察脉搏的长短。

（5）推法

指指目对准脉脊后，顺应脉搏的动势，左右内外推动以体察脉象快慢、力量、趋势的一种方法。

（6）总按

即三指同时用大小相等的指力诊脉的方法。

（7）单按

用单个手指诊察一部脉象的方法。主要用于分别了解寸、关、尺各部脉象的位、数、形、势等变化特征。

二、脉象归类

名医扁鹊是第一个开始强调把脉的医师，西晋时代王叔和将扁鹊的脉诊方式进一步发扬光大，他写的《脉经》整理了容易辨识掌握的脉象。到了明代李时珍又加以补充，他写的《频湖脉学》记载了27种脉象，之后再经过历代医家不断的补充发展总结出28种比较典型的脉象，作为脉诊的依据。

现代诊脉，基本都是以这28种脉象为基准的，再加上健康的平脉，一共29种。其中浮脉、沉脉、迟脉、数脉、虚脉、实脉为纲领脉，同时也是比较容易掌握的6种，这里重点介绍这6种纲领脉及其对应的临床意义。

1.平脉

平脉是指正常人的脉象。平脉形态是三部有脉，一息四至，相当于每分钟72～80次，不浮不沉、不大不小、从容和缓、柔和有力、节律一致。平脉有胃、神、根三个特点。

（1）胃

胃为水谷之海，后天之本，是人体营卫气血之源，人之死生，决定于胃气的有无。因此脉象以有胃气为本。健康人的脉象不浮不沉、不快不慢、从容和缓、节律一致，就被称为有胃气。即使是病脉，不论浮沉迟数，但有和缓之象，便是有胃气。

（2）神

脉贵有神，心主血脉而藏神，脉为血之府，血气充盈，心神便健旺，脉象自然有神，脉神的形态是柔和有力的。即使微弱的脉，微弱之中不至于完全无力的，也被称为有神。

（3）根

肾为先天之本，是人体脏腑组织功能活动的原动力，肾气足，反映于脉象必有根，尺脉沉取应指有力，就是有根的脉象形态，若病中肾气犹存，先天之本未绝，尺脉沉取尚可见，便还有生机。

平脉脉象特点及其临床意义见表2-20。

表2-20 平脉脉象特点及其临床意义

脉象特点	临床表现及意义
有胃	[形]→从容；徐和；软滑→脾胃功能盛衰及气血盈亏
有神	[律]→柔和有力，节律整齐→脏腑功能和精气之盛衰
有根	[力]→尺脉有力，沉取不绝→肾气盛衰

2.浮脉

浮脉，指轻取即得，举之泛泛而有余，如水上漂木的脉象，重按稍减而不空。《脉经》云："举之有余，按之不足。"按之感觉无力的属表虚证，按之感觉有力的为表实证，浮脉主要主表证。多见于虚阳浮越证，为浮大无力的脉象。也可见于某些急性热病初期以及外感风寒或风热（表2-21）。

表2-21 浮脉主要类型及其临床意义

脉象	临床表现及意义
浮脉	举之有余，按之不足
	表证（浮而有力表实，浮而无力表虚）
	虚阳浮越
洪脉	脉体宽大，充实有力，来盛去衰
	阳明热甚；元气大伤，邪盛正衰
濡脉	浮细无力而软
	虚证；湿证
散脉	浮散无根，稍按则无，至数不齐
	元气离散；脏腑精气衰败
芤脉	浮大中空，如按葱管
	失血；伤阴
革脉	浮而搏指，中空外坚，如按鼓皮
	亡血；失精；半产；崩漏

3.沉脉

沉脉指的是脉位低沉，轻取感觉不到，重按才能感应到的脉象。对于该脉象的记载可见于《脉经》："沉脉举之不足，按之有余。"如果患者出现该类脉像，可能存在的是里证。因病邪郁于里，气血内困，则脉沉而有力，为里实证；若脏腑虚弱，气血不充，脉气鼓动乏力，则脉沉而无力，为里虚证（表2-22）。

表2-22　沉脉主要类型及其临床意义

脉象	临床表现及意义
沉脉	举之不足，按之有余
	里证（沉而有力为里实，沉而无力为里虚）
伏脉	重按推筋着骨始得
	邪闭；痛极；厥证；里证
牢脉	沉而实大弦长
	阴寒内盛；疝气；癥瘕积聚
弱脉	沉细无力而软
	阳气虚衰；气血两虚

4. 迟脉

迟脉的脉象主要表现为一次呼吸内脉搏跳动不足四次，来去均比较缓慢。迟脉是一种与数脉的症状相反的脉象。迟脉是指每一息脉跳动不足四次，主要是每分钟脉搏在60次以下。迟脉多见于寒证，如果脉象迟而有力，可能是冷积，如果脉象无力则为阳虚证。可对应现代病名窦性心动过缓、房室传导阻滞等（表2-23）。

表2-23　迟脉主要类型及其临床意义

脉象	临床表现及意义
迟脉	一息不足四至
	寒证（迟而有力为冷积，迟而无力为虚寒）
	邪热结聚之里实热证
缓脉	一息四至，来去缓怠
	湿病；脾胃虚弱
结脉	迟而时一止，止无定数
	阴盛气结；寒痰血瘀；气血虚衰
涩脉	形细而行迟，往来艰涩不畅，脉势不匀
	精伤血少；气滞/血瘀/痰食

5. 数脉

数脉，脉来急速，一息五至以上。《脉经》："数脉来去促急"。数脉主热证。因邪热鼓动，血行加速，脉数而有力为实热内盛；若久病阴虚，虚热内生，血行加速，脉数而无力，为虚热证（表2-24）。

表2-24 数脉主要类型及其临床意义

脉象	临床表现及意义
数脉	一息五六至
	热证；里虚证
疾脉	脉来急疾，一息七八至
	阳极阴竭，元气欲脱
促脉	数而时一止，止无定数
	阳盛实热；气血痰食停滞；脏气衰败
动脉	脉短如豆，滑数有力
	疼痛；惊恐

6. 虚脉

虚脉作为无力脉的代表，体现了短脉、微脉、细脉、濡脉、散脉、弱脉等脉力不足的特点。临床上，虚脉与浮脉兼见，主气虚或卫气不固；与涩脉兼见，主血虚；与迟脉兼见，主阳虚；与数脉兼见，主阴虚。治疗原则以益气养阴，复脉。阳虚者予以参附汤或四逆汤之类，阴虚者予以生脉散加味，血虚者补血，气虚者补气（表2-25）。

表2-25 虚脉主要类型及其临床意义

脉象	临床表现及意义
虚脉	举按无力，应指松软
	气血两虚
微脉	极细极软，按之欲绝，似有似无
	气血大虚；阳气衰微
细脉	脉细如线，应指明显
	气血俱虚；湿证
代脉	迟而中止，止有定数
	脏气衰微；疼痛；惊恐；跌仆损伤
短脉	首尾俱短，不及本部
	气郁（短而有力主气郁）
	气虚（短而无力主气虚）

7.实脉

实脉是属于中医一类有力脉象的总称，实脉大而长，微强，按之隐指幅幅然。是寸、关、尺三部脉象浮、中、沉都可能出现的，指下充盈、有力的脉象。患者会出现邪气亢盛而正气充足，正邪相搏，气血充盈脉道，搏动有力，实脉为阳火郁成，发狂言语混乱，频繁呕吐。寸实应知面热风，咽疼舌强气填胸，当关脾热中宫满，尺实腰肠痛不通（表2-26）。

表2-26　实脉主要类型及其临床意义

脉象	临床表现及意义
实脉	举按充实有力
	实证；常人
滑脉	往来流利，应指圆滑，如盘走珠
	痰湿；食积；实热；青壮年；孕妇
弦脉	端直以长，如按琴弦
	肝胆病；疼痛；痰饮；胃气衰败；老年健康者
紧脉	绷急弹指，状如牵绳转索
	实寒证；疼痛；食积
长脉	首尾端直，超过本位
	阳证；热证；实证；常人
大脉	脉体宽大，但无脉来汹涌之势
	常人；病进

第五节　辨证

"证"是中医学特有的诊断概念。在中医学的历史上及现代文献中，对于"证"的概念和使用不太统一，有以症状为证，如"痛证""厥证"；或称病为证，如"痹证""淋证"；亦有证与证候混称。

当代中医学对于"证"的约定：证是对疾病过程中所处一定（当前）阶段的病位、病性等所做的病理性概括，是指机体对致病因素做出的反应状态，是对疾病当前本质所做的结论。"辨证"是在中医学理论的指导下，对患者的各种临床资料进行分析、综合，从而对疾病当前的病位与病性等本质做出判断，并概括为完整证名的诊断思维过程。

一、证的基本概念

证是中医的一个特有名词，是对人体在特定阶段的病理性概括。中医对人体健康的认识是阴阳自和、无病无证的状态，即"平人"应该是"阴平阳秘"，而阴阳出现偏颇，阴阳自和能力下降，甚至阴阳失衡，则为病理状态，即出现"证"。人体一旦患病，局部的病变便可影响全身，因此，病理状态是可以通过四诊采集人体局部信息的变化反映出来的。

在中医学中，辨证与辨病，都是认识疾病的思维过程，但"病"与"证"是密切相关的不同概念。证是对疾病当前阶段的病位、病性等所做的结论，着眼于疾病某一阶段机体反应状态的病理变化，强调横向认识病情。辨证的目的是从疾病当前阶段的表现中判断病变的位置与性质，抓住当前的主要矛盾，从而来确立治法，据法处方以治疗疾病。

辨病是对疾病全过程的特点与发展变化规律所做的概括，其目的是从疾病全过程、特征上认识疾病的本质，把握疾病的基本矛盾。注重贯穿于整个疾病的基本病理变化，即从疾病发生、发展全过程纵向地把握病情，从而为治疗提供依据。辨病的过程实际上就是诊断疾病的过程，通过四诊来采集有关信息，做相应的物理和生化方面的检查，然后分析综合有关疾病的材料，进行疾病诊断的思维和实践过程。疾病的诊断确定后，就要根据"病"来采用不同的方法进行治疗，某些病可用具有特异性治疗作用的中药单方或复方治疗，如：疟疾可用常山治之。但以一方一药治疗一种疾病，并非中医学治病方法的主流。

由于"病"与"证"对疾病本质反应的侧重面有所不同，所以中医学强调"辨病"与"辨证"相结合，有利于对疾病本质的全面认识。

什么是证候呢？证是特定阶段的病理状态的概括，证候是证的外候。也就是证的外在表现。比如说表寒证的证候就是恶寒重发热轻、头身痛、脉浮紧等。恶寒重发热轻，是单个症状，也可能是某一个证候的一种外在表现。当恶寒重发热轻、头痛身痛、脉浮紧，这些症状和体征组合起来的时候，就共同成为表寒证的证候特征。

什么是证型呢？是证的类型，临床上较为常见的典型、证名规范或约定俗成的证。一种病可能会表现出几个典型的证，例如感冒，可能有一个证型是表寒证，一个是表热证，这些就是感冒的不同证型。

二、证的基本特征

证的基本特征具有稳定性、模糊性、兼杂性、动态性、整体性（立体性）。

1. 稳定性

证的稳定性是说证的定义、内涵、外延、证候、病因病机，都是相对固定、相对稳定的。例如表寒证的证候是恶寒重发热轻、头身痛、脉浮紧等。这些基本特点是稳定的，根据证候诊断为表寒证。湿证的特点是便溏、舌胖大、苔滑腻等，因此，证是相对稳定的，正因为证是相对稳定的，我们才能有辨证依据。

2. 模糊性

证是相对模糊的，中医辨证是非线性复杂系统思维，难以像西医那样是线性思维。例如：临床疾病的中医辨证分型的特点，常是1个主症加1～3个次症，这体现中医的模糊性。它是通过对大量的临床信息，包括四诊资料等分析，最后得出辨证结论，因此具有模糊性和非线性。

3. 兼杂性

证是相兼错杂的。临床上单纯的证是极为少见的，因为人有一个基本的状态，包括其体质特点，每个人感受的邪气又不相同，因此证是兼杂的。除了极个别情况，单纯的证非常少见。例如慢性胃炎的患者或者胃溃疡患者，疾病本质可能是脾胃虚寒证，但是当下感冒了，感受了邪气，就可能就会出现表证，甚至是表热证，这就是第三个特点，具有兼杂性。

4. 动态性

证是动态变化的，例如慢性胃炎，今天可能是脾胃湿热证，但是随着病程进展，可能会损伤脾胃之气，就会兼有脾胃气虚。脾胃气虚不能运化，就会出现湿邪留恋，或者湿蕴而化热，湿热互结，这就是动态性的特点，是不断变化的。今天或许是表寒证，开始出现怕冷、流清鼻涕、全身痛，过了几天了就变成发热、咳嗽痰黄，这就是从表证变成里证，体现动态性。

5. 整体性（立体性）

现在有很多辨证方法，例如有八纲辨证、六经辨证、卫气营血辨证、三焦辨证、脏腑辨证、证素辨证等。这些辨证方法都是在不同年代总结出来的，因为形成年代不同，所以它们之间存在着一定交叉，由于它们是从不同的角度来进行辨证，所以它也是整体的、立体的。例如，一位感冒患者，如果用八纲辨证，或许是表热证或者是表寒证；如果用伤寒的六经辨证，可能是太阳病；如果用卫气营血辨证，可能是卫分证；如果用三焦辨证，可能是上焦病证；如果用脏腑辨证，可能是风寒犯肺证或者风热犯肺证。因此，只是认识的角度不同，证具有整体性（立体性）。

第六节　八纲辨证

八纲是指表、里、寒、热、虚、实、阴、阳八个纲领。表、里是辨别病位的深浅；寒、热、虚、实是辨别疾病的性质；阴、阳是区分疾病类别、归纳病证的总纲，并可蕴含表、里、寒、热、虚、实六纲。

八纲辨证是指运用八纲对四诊所收集的各种病情资料，进行分析、归纳，从而辨别疾病现阶段病变部位深浅、疾病性质寒热、邪正斗争盛衰和病证类别阴阳的方法。通过八纲辨证，可找出疾病的关键所在，掌握其要领，确定其类型，推断其趋势，为临床治疗指出方向。因此，八纲辨证是分析疾病共性一种辨证方法，是其他辨证方法的基础。

一、表里辨证

表、里是辨别病变部位外内、浅深的纲领。表与里是相对的，如皮肤与筋骨相对而言，皮肤属表，筋骨属里；脏与腑相对而言，腑属表，脏属里；经络与脏腑相对而言，经络属表，脏腑属里；经络中三阳经与三阴经相对而言，三阳经属表，三阴经属里等。

一般而言，皮毛、肌腠在外，属表；血脉、骨髓、脏腑在内，属里。但是临床辨证时，一般把外邪侵犯肌表，病位浅者，称为表证；病在脏腑，病位深者，称为里证。表、里证的辨别主要以临床表现为依据，不能把表、里简单地理解为固定的解剖部位。辨别表、里对外感疾病的诊断和治疗具有特别重要的意义。这是由于内伤杂病一般属于里证范畴，主要应辨别"里"所在的脏腑具体病位，而外感病则往往具有由表入里、由浅而深、由轻而重的发展传变过程。因此，表里辨证是对外感病发展阶段性的基本认识，可以说明病情的轻重浅深及病变趋势，从而把握疾病演变的规律，取得诊疗的主动性。

（一）表证

1.定义

表证是指六淫、疫疠等邪气，经皮毛、口鼻侵入机体的初期阶段，正气抗邪于肌表，以新起恶寒发热为主要表现的证。

2.证候表现

新起恶风寒，或恶寒发热，头身疼痛，喷嚏，鼻塞，流涕，咽喉痒痛，微有咳嗽、气喘，舌淡红，苔薄，脉浮。

（二）里证

1.定义

里证是指病变部位在内，脏腑、气血、骨髓等受病，以脏腑受损或功能失调症状为主要表现的证。

2.证候表现

里证的范围极为广泛，其表现多种多样，概而言之，凡非表证的特定证，一般都属里证的范畴。其表现特征是无新起恶寒发热并见，以脏腑症状为主要表现。

(三) 半表半里证

1.定义 半表半里证是指病变既非完全在表，又未完全入里，病位处于表里进退变化之中，以寒热往来等为主要表现的证。

2.证候表现 寒热往来，胸胁苦满，心烦喜呕，默默不欲饮食，口苦，咽干，目眩，脉弦。

(四) 表证、半表半里证与里证的辨别

表证、半表半里证与里证的辨别主要以审察寒热症状特点、脏腑症状是否突出及舌象、脉象等的变化为鉴别要点。此外，尚可参考起病的缓急、病情的轻重及病程的长短等（表2-27）。

表2-27　表证、半表半里证与里证的鉴别要点

鉴别要点	表证	半表半里证	里证
寒热	恶寒发热	寒热往来	但热不寒或但寒不热
脏腑症状	不明显	胸胁苦满等	明显
舌象	变化不明显	变化不明显	多有变化
脉象	浮脉	弦脉	沉脉或其他脉象

二、寒热辨证

寒、热是辨别疾病性质的两个纲领。病邪有阳邪与阴邪之分，正气有阳气与阴液之别。阳邪致病导致机体阳气偏盛而阴液受伤，或是阴液亏损而阳气偏亢，均可表现为热证；阴邪致病导致机体阴气偏盛而阳气受损，或是阳气虚衰而阴寒内盛，均可表现为寒证。

寒象、热象与寒证、热证既有区别，又有联系。如恶寒、发热等可被称为寒象或热象，是疾病的表现征象，而寒证或热证是对疾病本质所做的判断。一般情况下，疾病的本质和表现的征象是相符的，热证见热象，寒证见寒象。但某些特殊情况下，出现寒象或热象时，疾病的本质不一定就是寒证或热证。因此，寒热辨证，不能孤立地根据个别寒热症状作判断，而是应在综合四诊资料的基础上进行分析、辨识。辨清寒证与热证，是确定"寒者热之，热者寒之"

治疗法则的依据，对于认识疾病的性质和指导治疗有重要意义。

（一）寒证

1.定义　寒证是指感受寒邪，或阳虚阴盛，导致机体功能活动受抑制而表现出具有"冷、凉"等症状特点的证。由于阴盛或阳虚都可表现为寒证，故寒证有实寒证与虚寒证之分。

2.证候表现　恶寒，或畏寒喜暖，肢冷蜷卧，局部冷痛，口淡不渴，痰、涕、涎液清稀，小便清长，大便溏薄，面色白，舌质淡，苔白而润，脉紧或迟等。

（二）热证

1.定义　热证是指感受热邪，或脏腑阳气亢盛，或阴虚阳亢，导致机体功能活动亢进而表现出具有"温、热"等症状特点的证。由于阳盛或阴虚都可表现为热证，故热证有实热证、虚热证之分。

2.证候表现　发热，恶热喜冷，口渴欲饮，面赤，烦躁不宁，痰涕黄稠，小便短黄，大便干结，舌红少津，苔黄燥，脉数等。

（三）寒证与热证的鉴别

寒证与热证，是机体阴阳偏盛偏衰的反映，寒证的临床表现以"冷、白、稀、润、静"等为特点，热证的临床表现以"热、红（黄）、稠、干、动"等为特点。临床上在鉴别寒证与热证时，应对疾病的全部表现进行综合观察，尤其是应以恶寒发热、对寒热的喜恶、四肢的温凉、口渴与否、面色的赤白及二便、舌象、脉象等作为鉴别要点（表2-28）。

表2-28　寒证与热证的鉴别要点

鉴别要点	寒证	热证
寒热喜恶	恶寒喜温	恶热喜凉
四肢	冷	热
口渴	不渴	渴喜冷饮
面色	白	红
大便	稀溏	干结
小便	清长	短黄
舌象	舌淡苔白润	舌红苔黄燥
脉象	迟或紧	数

三、虚实辨证

虚、实是辨别邪正盛衰的两个纲领。实主要指邪气盛实，虚主要指正气不足，所以实与虚主要反映病变过程中人体正气的强弱和致病邪气的盛衰。由于邪正斗争是疾病过程中的主要矛盾，阴阳盛衰及其所形成的寒、热证，亦存在着虚实之分。所以，分析疾病过程中邪正的虚实关系，是辨证的基本要求，因而《素问·调经论》有"百病之生，皆有虚实"之说。通过虚实辨证，可以了解病体的邪正盛衰，为治疗提供依据。实证宜攻，虚证宜补，虚实辨证准确，攻补方能适宜，才能免犯实实虚虚之误。

（一）虚证

1.定义 虚证是指人体阴阳、气血、津液、精髓等正气亏虚，以"不足、松弛、衰退"为主要症状特征的证。其基本病理为正气亏虚、邪气不著。

2.证候表现 由于人体阴阳、气血、津液、精髓等受损程度的不同及所影响脏腑的差异，虚证的表现也各不相同。因此，虚证的典型证候难以概括。

（二）实证

1.定义 实证是指人体感受外邪，或疾病过程中阴阳气血失调，体内病理产物蓄积，以"有余、亢盛、停聚"为主要症状特征的证。其基本病理为邪气盛实、正气不虚。

2.证候表现 由于感邪性质与病理产物的不同，以及病邪侵袭、停积部位的差别，实证的表现也各不相同，同样难以全面概括。

（三）虚证与实证的鉴别

虚证与实证主要可从病程、体质、症状及舌脉的特点等方面加以鉴别（表2-29）。

表2-29　虚证与实证的鉴别要点

鉴别要点	虚证	实证
病程	较长（久病）	较短（新病）
体质	多虚弱	多壮实
精神	多萎靡	多亢奋
声息	声低息微	声高气粗
疼痛	喜按	拒按

鉴别要点	虚证	实证
胸腹胀满	按之不痛，胀满时减	按之疼痛，胀满不减
发热	多为潮热、微热	多为高热
恶寒	畏寒，添衣近火得温可减	恶寒，添衣近火得温不减
舌象	舌质嫩，苔少或无	舌质老，苔厚
脉象	无力	有力

四、阴阳辨证

阴、阳是归类病证类别的两个纲领。阴、阳分别代表事物相互对立的两个方面，它无所不指，也无所定指，故病证的性质及临床表现，一般都可用阴阳进行概括或归类。

阴证与阳证的划分不是绝对的，是相对而言的。例如，与表证相对而言，里证属于阴证，但里证又有寒热、虚实之分，相对于里寒证与里虚证而言，里热证与里实证则又归于阳证的范畴。因此，临床上在对具体病证归类时会存在阴中有阳、阳中有阴的情况。

第七节　病性辨证

病性辨证是在中医学理论指导下，对四诊所得的临床资料进行综合分析，从而确定病性的辨证方法。

病性是指疾病当前病理变化的本质属性，是对疾病一定阶段整体反应状态的概括。由于病性是导致疾病当前证候发生的本质性原因，因而也有称病性为"病因"，即"审症求因"。这里的"因"既包括导致疾病发生的原始病因，也包括气、血、精、津、阴、阳等正气的虚损及气血、脏腑等功能失常所导致的各种病理产物的阻滞。具体来说，即根据传统的病因辨证、气血津液辨证、阴阳虚损辨证等得出反映病变性质的基础证，如风淫证、气虚证、血瘀证、痰证、阴虚证等，是临床施治的重要依据。

病性辨证包括六淫辨证、阴阳虚损辨证、气血辨证及津液辨证等。

一、六淫辨证

六淫是风、寒、暑、湿、燥、火六种病邪的统称。六淫辨证，是根据六淫的性质和致病特点，对四诊所收集的各种病情资料进行分析、归纳，辨别疾病当前病理本质是否存在着六淫病证的辨证方法。

六淫病证的发生，多与季节气候和居处环境有关，如春季多风病，夏季多暑病，长夏多湿病，秋季多燥病，冬季多寒病。久居湿地易患湿病，高温环境作业又常有燥热为病等。由于六淫病证的发生是因外邪侵入而致，各病证既可单独存在，又可相互兼夹，还可在一定条件下发生转化。

（一）风淫证

1.定义 风淫证是指风邪侵袭人体肤表、经络等，导致卫外功能失常，表现出符合"风"性特征的证。

2.证候表现 恶风，微发热，汗出，苔薄白，脉浮缓；或有鼻塞、流清涕、喷嚏，或伴咽喉痒痛、咳嗽；或突起风团，皮肤瘙痒，瘾疹；或突发肌肤麻木，口眼喎斜；或肌肉僵直、痉挛、抽搐；或肢体关节游走作痛；或新起面睑、肢体浮肿等。

3.辨证要点 恶风、微热、汗出、脉浮缓；或突起风团、瘙痒、麻木，肢体关节游走疼痛，面睑浮肿等为主要表现。

（二）寒淫证

1.定义 寒淫证是指寒邪侵袭机体，阳气被遏，以恶寒、无汗、局部冷痛、脉紧等为主要表现的证。

2.证候表现 恶寒重，或伴发热，无汗，头身疼痛，鼻塞，流清涕，脉浮紧；或见咳嗽，哮喘，咯稀白痰；或为脘腹疼痛、肠鸣腹泻、呕吐；或为四肢厥冷，局部拘急冷痛；口不渴或渴喜热饮，小便清长，面色苍白，舌苔白，脉弦紧或沉迟有力。

3.辨证要点 恶寒肢冷、无汗、局部冷痛、苔白、脉紧或沉迟有力等为主要表现。

（三）暑淫证

1.定义 暑淫证是指感受暑热之邪，耗气伤津，以发热、汗出、口渴、疲乏等为主要表现的证。

2.证候表现 发热恶热，心烦汗出，口渴喜饮，气短神疲，肢体困倦，小便短黄，舌红，苔白或黄，脉虚数；或发热，胸闷脘痞，腹痛，呕恶，无汗，苔黄腻，脉濡数；或发热，猝然昏倒，汗出不止，气急；甚至昏迷、抽搐，舌绛干燥，脉细数等。

3.辨证要点　夏季感受暑热之邪的病史，发热、汗出、口渴、疲乏、尿黄等为主要表现。

（四）湿淫证

1.定义　湿淫证是指感受外界湿邪，阻遏人体气机与清阳，以头身困重、肢体倦怠、关节酸痛重着等为主要表现的证。

2.证候表现　头重如裹，肢体困重，倦怠嗜睡，或伴恶寒发热，或肢体关节、肌肉酸痛，或为局部渗漏湿液，或皮肤湿疹、瘙痒；胸闷脘痞，口腻不渴，纳呆恶心，腹胀腹痛，大便稀溏，小便混浊；妇女可见带下量多；面色晦垢，舌苔滑腻，脉濡、缓或细。

3.辨证要点　身体困重、酸楚、痞闷、腻浊，脉濡缓等为证候特点。

（五）燥淫证

1.定义　燥淫证是指外感燥邪，耗伤津液，以口鼻、咽喉、皮肤干燥等为主要表现的证。

2.证候表现　口唇、鼻腔、咽喉干燥，皮肤干燥甚至皲裂、脱屑，口渴欲饮，舌苔干燥，大便干燥，小便短黄，或见干咳少痰，痰黏难咯等。属于温燥者常兼见发热微恶风寒，有汗，咽喉疼痛，舌边尖红，脉浮数；属于凉燥者常兼有恶寒发热，无汗，头痛，脉浮紧。

3.辨证要点　时值秋季或处于气候干燥的环境，具有干燥不润的证候特点。

（六）火淫证

1.定义　火淫证是指外感温热火邪，阳热内盛，以发热、口渴、面红、便秘、尿黄、舌红、苔黄、脉数等为主要表现的证。

2.证候表现　发热微恶寒，头痛，咽喉疼痛，鼻塞流浊涕，舌边尖红，苔薄黄，脉浮数；壮热喜冷，面红目赤，渴喜冷饮，汗多，烦躁或神昏谵语，吐血、衄血，痈肿疮疡，小便短赤，大便秘结，舌质红或绛，苔黄而干或灰黑干燥，脉洪滑数。

3.辨证要点　新病突起，病势较剧，以发热、口渴、便秘、尿黄、出血、舌红苔黄、脉数为主要表现。

二、阴阳虚损辨证

阴阳虚损辨证，是根据阴阳的生理与病理特点，对四诊所收集的各种病情资料进行分析、归纳，辨别疾病当前病理本质是否存在着阴阳虚损病证的辨证方法。

阴阳虚损辨证主要内容包括阳虚证、阴虚证、亡阳证、亡阴证。作为阴阳病性的辨证，还应包括阴盛证和阳盛证，但由于"阴盛则寒，阳盛则热"，故其具体内容参见八纲辨证中的寒证、热证和六淫辨证中的寒淫证、火淫证。这里以"阳虚证"为例。

阳虚证

1.定义 阳虚证是指人体阳气亏损，其温养、推动、气化等功能减退，以畏寒肢冷为主要表现的虚寒证。

2.证候表现 畏寒，肢冷，口淡不渴，或喜热饮，或自汗，小便清长或尿少浮肿，大便稀薄，面色白，舌淡胖嫩，苔白滑，脉沉迟无力。可兼有神疲、乏力、气短等气虚表现。

3.辨证要点 畏寒肢冷、小便清长、面色白，常与气虚症状共见。

三、气血辨证

气血辨证是根据气血的生理功能、病理特点，对四诊所收集的各种病情资料进行分析、归纳，以辨别疾病当前病理本质是否存在着气血病证的辨证方法。

气血是构成人体和维持人体生命活动的基本物质，其生成与运行有赖于脏腑生理功能的正常，而脏腑功能活动也依赖于气血的推动与荣养。因此，当脏腑功能失调时，就必然影响气血的生成、敷布与运行，从而产生气血的病变；反之，气血的病变也会导致脏腑功能的失常。两者在生理上相互依存，相互促进，在病理上相互影响。故气血辨证与脏腑辨证必须互相结合，互为补充。

气血辨证主要内容包括气病辨证、血病辨证、气血同病辨证。

（一）气病辨证

气病范围较为广泛，《素问·举痛论》说："百病生于气也。"这里的"气"，主要是指人体的气机而言。因为脏腑能正常发挥功能，有赖于人体气机和畅通达，升降出入有序。所以，当气失调和，百病乃变化而生。气病以气的功能减退、气机失调为基本病机，其常见证型有气虚证、气陷证、气不固证、气脱证、气滞证、气逆证、气闭证等。

1.气虚证

（1）定义 气虚证是指机体元气不足，脏腑组织功能减退，以神疲乏力、少气懒言、脉虚等为主要表现的证。

（2）证候表现　神疲乏力，少气懒言，气短，头晕目眩，自汗，动则诸症加剧，舌质淡嫩，脉虚。

（3）辨证要点　神疲乏力、少气懒言、脉虚、动则诸症加剧为主要表现。

2.气陷证

（1）定义　气陷证是指气虚升举无力而反下陷，以自觉气坠，或内脏下垂为主要表现的证。

（2）证候表现　头晕眼花，神疲气短，腹部坠胀，或久泄久痢，或见内脏下垂、脱肛、阴挺等，舌质淡嫩，脉虚。

（3）辨证要点　气坠、脏器下垂与气虚症状共见。

3.气不固证

（1）定义　气不固证是指气虚失其固摄之职，以自汗，或二便、经血、精液、胎元等不固为主要表现的证。

（2）证候表现　气短，疲乏，面白，舌淡嫩，脉虚，或自汗不止；或流涎不止；或遗尿，余溺不尽，小便失禁；或大便滑脱失禁；或各种出血；或妇女月经过多，崩漏；或滑胎，小产；或男子遗精、滑精、早泄等。

（3）辨证要点　自汗，或出血，或二便失禁，或津液、精液、胎元等不固与气虚症状共见。

4.气脱证

（1）定义　气脱证是指元气亏虚已极而欲脱，以气息微弱、汗出不止、脉微等为主要表现的危重证。

（2）证候表现　呼吸微弱而不规则，汗出不止，口开目合，手撒身软，神识朦胧，面色苍白，口唇青紫，二便失禁，舌质淡白，舌苔白润，脉微。

（3）辨证要点　气息微弱、汗出不止、脉微与气虚症状共见。

5.气滞证

（1）定义　气滞证是指人体某一部位，或某一脏腑、经络的气机阻滞，运行不畅，以胀闷、疼痛、脉弦为主要表现的证。气滞证又称气郁证、气结证。

（2）证候表现　胸胁脘腹等处胀闷疼痛，症状时轻时重，部位不固定，胀痛常随情绪变化而增减，或随嗳气、矢气、太息等减轻，脉象多弦，舌象无明显变化。

（3）辨证要点　胀闷、胀痛、窜痛、脉弦为主要表现。

6.气逆证

（1）定义　气逆证是指气机升降失常，逆而向上，以咳喘、呕恶、头痛眩晕等为主要表现的证。

（2）证候表现　咳嗽，喘促；或呃逆，嗳气，恶心，呕吐；或头痛，眩晕，甚至昏厥、呕血。

（3）辨证要点　咳喘、呕吐呃逆、头痛眩晕与气滞症状共见。

7.气闭证

（1）定义　气闭证是指邪气阻闭神机或脏器、官窍，以致气机逆乱，闭塞不通，以突发神昏晕厥、绞痛等为主要表现的证。

（2）证候表现　突发神昏、晕厥；或脏器绞痛，或二便闭塞，呼吸气粗、声高，脉沉实有力等症。

（3）辨证要点　突发神昏晕厥，或脏器绞痛，或二便闭塞为主要表现。

（二）血病辨证

血病的主要病理变化为血液不足，或血行障碍，其常见证型有血虚证、血脱证、血瘀证、血热证与血寒证。

1.血虚证

（1）定义　血虚证是指血液亏虚，不能濡养脏腑、经络、组织，以面、睑、唇、舌色淡白，脉细为主要表现的证。

（2）证候表现　面色淡白或萎黄，眼睑、口唇、爪甲色淡，头晕眼花，心悸，失眠多梦，健忘，肢体麻木，妇女经血量少色淡、愆期甚或闭经，舌淡苔白，脉细无力。

（3）辨证要点　面、睑、唇、舌色淡白，脉细等为主要表现。

2.血脱证

（1）定义　血脱证是指突然大量出血或长期反复出血，致使血液亡脱，以面色苍白、心悸、脉微或芤为主要表现的证，又称脱血证。

（2）证候表现　面色苍白，头晕，眼花，心悸，舌淡或枯白，脉微或芤，且与血虚症状共见。

（3）辨证要点　有血液严重耗失的病史，面色苍白、心悸、脉微或芤等表现共见。

3.血瘀证

（1）定义　血瘀证是指瘀血内阻，以疼痛、肿块、出血、瘀血色脉征为主要表现的证。

（2）证候表现　有疼痛、肿块、出血、瘀血色脉征等表现。其疼痛特点为痛如针刺、痛处拒按、固定不移、常在夜间痛甚。肿块在体表者，色呈青紫，在腹内者触之坚硬，推之不移。出血的特点是出血反复不止，色紫暗或夹有血块。瘀血色脉征主要有面色黧黑，或唇甲青紫，或肌肤甲错，或皮肤出现丝状红缕，或皮下紫斑，或腹露青筋，舌质紫暗、紫斑、紫点，或舌下络脉曲张，脉涩或结、代等。

（3）辨证要点　疼痛、肿块、出血与肤色、舌色青紫等表现共见。

4.血热证

（1）定义　血热证是指火热炽盛，热迫血分，以出血与实热症状为主要表现的证。

（2）证候表现　咳血、吐血、衄血、尿血、便血、崩漏，女子月经量多或月经先期，血色鲜红，质地黏稠，舌红绛，脉弦数。

（3）辨证要点　出血与实热症状共见。

5.血寒证

（1）定义　血寒证是指寒邪客于血脉，凝滞气机，血行不畅，以拘急冷痛、形寒、肤色紫暗为主要表现的实寒证。

（2）证候表现　手足或局部冷痛、肤色紫暗发凉，形寒肢冷，得温则减；或少腹拘急冷痛；或为痛经，或月经愆期，经色紫暗，夹有血块；舌淡紫，苔白润或滑，脉沉迟或弦紧或涩。

（3）辨证要点　拘急冷痛、形寒、肤色紫暗、妇女痛经或月经愆期与实寒症状共见。

（三）气血同病辨证

气与血在生理上具有相互依存、相互资生、相互为用的关系，即所谓气为血之帅，血为气之母。气与血在病理上则相互影响，气病可影响血，血病也可波及气。既见气病，又见血病的状态即为气血同病。因此，气血同病辨证是根据气与血关系的特点，分析辨认气血病证的辨证方法。

临床常见的气血同病证型有气血两虚证、气虚血瘀证、气不摄血证、气随血脱证和气滞血瘀证。其病机特点是：二者互为因果，兼并为患，即气滞可导致血瘀，血瘀可导致气滞；气虚可导致血虚、血瘀和失血，而血虚、血瘀和失血也可演变为气虚，失血甚至可致气脱。

1.气血两虚证

（1）定义　气血两虚证是指气血不能互相化生，以气虚和血虚症状相兼为主要表现的证。

（2）证候表现　神疲乏力，少气懒言，自汗，面色淡白或萎黄，口唇、眼睑、爪甲颜色淡白，头晕目眩，心悸失眠，形体消瘦，肢体麻木，月经量少色淡，愆期甚或闭经，舌质淡白，脉弱或虚。

（3）辨证要点　气虚证与血虚证的症状共见。

2.气虚血瘀证

（1）定义　气虚血瘀证是指由于气虚运血无力而致血行瘀滞，以气虚和血瘀症状相兼为主要表现的证。

（2）证候表现　面色淡白或面色暗滞，倦怠乏力，少气懒言，胸胁或其他部位疼痛如刺，痛处固定不移、拒按，舌淡暗或淡紫或有紫斑、紫点，脉涩。

（3）辨证要点　气虚证与血瘀证的症状共见。

3.气不摄血证

（1）定义　气不摄血证是指气虚不能统摄血液而致出血，以气虚及出血症状为主要表现的证。

（2）证候表现　鼻衄、齿衄、皮下紫斑、吐血、便血、尿血、月经过多、崩漏等各种出血，面色淡白无华，神疲乏力，少气懒言，心悸失眠，舌淡白，脉弱。

（3）辨证要点　出血与气虚证的症状共见。

4.气随血脱证

（1）定义　气随血脱证是指大量失血时引发气随之暴脱，以大出血及气脱症状为主要表现的证。

（2）证候表现　大量出血时，突然面色苍白，气少息微，大汗淋漓，手足厥冷，甚至晕厥，或舌淡，脉微或芤或散。

（3）辨证要点　大量失血，随即出现气少息微、大汗淋漓、脉微等症。

5.气滞血瘀证

（1）定义　气滞血瘀证是指由于气滞导致血行瘀阻，或血瘀导致气行阻滞，出现以气滞和血瘀症状相兼为主要表现的证。

（2）证候表现　局部（胸胁、脘腹）胀闷走窜疼痛，甚或刺痛，疼痛固定、拒按；或有肿块坚硬，局部青紫肿胀；或有情志抑郁，急躁易怒；或有面色紫暗，皮肤青筋暴露；妇女可见经行不畅，经色紫暗或夹血块，经闭或痛经；舌质紫暗或有紫斑、紫点，脉弦或涩。

（3）辨证要点　气滞证与血瘀证的症状共见。

四、津液辨证

津液辨证是指根据津液的生理和病理特点，对四诊所收集的各种病情资料进行分析、归纳，辨别疾病当前病理本质是否存在津液病证的辨证方法。

津液病主要以津液亏虚和津液输布与运行障碍为主，常见证型有津液亏虚证、痰证、饮证、水停证等。

（一）津液亏虚证

1.定义　津液亏虚证是指机体津液亏少，形体、脏腑、官窍失却滋润濡养和充盈，以口渴欲饮、尿少便干、官窍及皮肤干燥等为主要表现的证。

2.证候表现　口、鼻、唇、舌、咽喉、皮肤干燥，或皮肤枯瘪而缺乏弹性，眼球深陷，口渴欲饮，小便短少而黄，大便干结难解，舌红少津，脉细数无力等。

3.辨证要点　以口渴、尿少、便干，口、鼻、唇、舌、皮肤干燥等为主要表现。

（二）痰证

1.定义　痰证是指痰浊停聚或流窜于脏腑、组织之间，临床以痰多、胸闷、呕恶、眩晕、体胖、包块等为主要表现的证。

2.证候表现　咳嗽痰多，痰质黏稠，胸脘痞闷，恶心纳呆，呕吐痰涎，头晕目眩，形体肥胖，或神昏而喉间痰鸣，或神志错乱而为癫、狂、痴、痫，或肢体麻木、半身不遂，或某些部位出现圆滑柔韧的包块等，舌苔腻，脉滑。

3.辨证要点　咳吐痰多、胸闷、呕恶、眩晕、体胖、局部圆韧包块、苔腻、脉滑等为主要表现。

（三）饮证

1.定义　饮证是指饮邪停聚于腔隙或胃肠，以胸闷脘痞、呕吐清水、咳吐清稀痰涎、肋间饱满等为主要表现的证。

2.证候表现　脘腹痞胀，水声辘辘，泛吐清水；肋间饱满，支撑胀痛；胸闷，心悸，息促不得卧；身体、肢节疼重；咳嗽痰多，质稀色白，甚则喉间哮鸣；头目眩晕；舌苔白滑，脉弦或滑。

3.辨证要点　胸闷脘痞、呕吐清水、咳吐清稀痰涎、肋间饱满、苔滑、脉弦等为主要表现。

（四）水停证

1.定义　水停证是指体内水液停聚，以肢体浮肿、小便不利，或腹大胀满、舌质淡胖等为主要表现的证。

2.证候表现　头面、肢体，甚或全身浮肿，按之凹陷不起，或为腹水而见腹部膨隆、叩之音浊，小便短少不利，周身困重，舌淡胖，苔白滑，脉濡或缓。

3.辨证要点　肢体浮肿、小便不利、腹胀如鼓、周身困重、舌胖苔滑等为主要表现。

第八节　病位辨证

病位辨证，是根据各个病位的临床表现特征，对四诊所收集的临床资料进行综合分析，辨别病证部位的辨证方法。辨病位的同时须结合辨病性，形成完整的证名诊断。因此，"病位辨证"实际是以病位为纲，病位、病性相结合的辨证方法。

病位辨证的内容主要包括六经辨证、卫气营血辨证和三焦辨证。病位分为空间性病位和时间性病位，六经辨证、卫气营血辨证和三焦辨证等辨别的病位既是空间性病位，又是时间性病位。

一、六经辨证

六经辨证是东汉张仲景在《素问·热论》六经分证理论的基础上，根据外感病的发生发展、证候特点和传变规律总结而创立的辨证方法，为中医临床辨证的首创，在中医学发展史上起到重要作用。六经指太阳、阳明、少阳、太阴、少阴、厥阴，是以六经所系经络、脏腑的生理病理为基础，将外感病过程中所出现的各种证，综合归纳为太阳病证、阳明病证、少阳病证、太阴病证、少阴病证、厥阴病证六类，从病变部位、疾病性质、病势进退、邪正斗争、体质因素等多方面阐述疾病的发生、发展与变化，是对疾病演变过程中各个不同阶段的发病规律、病变特点和病变本质的概括。其临床应用不限于外感时病，也可用于内伤杂病。

（一）太阳病证

太阳病证是指外感病初期所表现的证。太阳主一身之表，抗御外邪侵袭，为人体的藩篱，外邪侵袭人体，大多从太阳而入，因此首先表现出太阳病证。

邪犯太阳，随其浅深而证有经腑之分。正邪抗争于肤表浅层所表现的证，为太阳经证；若太阳经证不愈，病邪循经入腑，乃成太阳腑证。

1.太阳经证

太阳经证指六淫之邪侵袭人体肌表，正邪相争，营卫失和所表现的证。太阳经证为外感病的初起阶段。

其证候表现为恶寒，头项强痛，脉浮。外邪侵袭肌表，卫阳被郁，肌表失于温煦，故见恶寒；太阳经脉循行于头项背部，寒邪凝滞经脉，经气不利，故头项强痛；正邪抗争于表，脉气鼓动向外，故脉亦应之为浮。

恶寒，头项强痛，脉浮为太阳病的主症主脉，不论病程长短，但见有此脉症，即可辨为太阳病。

由于感受病邪的不同和体质的差异，太阳经证又有太阳中风证与太阳伤寒证之分。

（1）太阳中风证

① 定义：太阳中风证指以风邪为主的风寒之邪侵袭太阳经脉，致使卫强营

弱所表现的证。临床又称外感表虚证。

② 证候表现：发热，恶风，头痛，自汗出，脉浮缓；或见鼻鸣，干呕。

③ 辨证要点：发热，恶风，汗出，脉浮缓。

（2）太阳伤寒证

① 定义：太阳伤寒证指以寒邪为主的风寒之邪侵袭太阳经脉，使卫阳被遏，营阴郁滞所表现的证。临床又称伤寒表实证。

② 证候表现：恶寒，发热，头项强痛，肢体疼痛，无汗而喘，脉浮紧。

③ 辨证要点：恶寒，无汗，头身疼痛，脉浮紧。

2.太阳腑证

太阳腑证指太阳经证不解，病邪循经内传太阳之腑所表现的证。因其病位、病机和证候表现不同，临床又分为太阳蓄水证和太阳蓄血证。

（1）太阳蓄水证

① 定义：太阳蓄水证指太阳经证不解，邪气内传足太阳膀胱腑，邪与水结，膀胱气化失司，水液停蓄所表现的证。

② 证候表现：发热，恶寒，小腹满，小便不利，口渴，或水入则吐，脉浮或浮数。

③ 辨证要点：小腹满、小便不利与太阳经证症状共见。

（2）太阳蓄血证

① 定义：太阳蓄血证指太阳经证未解，邪热内传，邪热与瘀血互结于少腹所表现的证。

② 证候表现：少腹急结或硬满，小便自利，发狂，善忘，大便色黑如漆，脉沉涩或沉结。

③ 辨证要点：少腹急硬，小便自利，便黑。

（二）阳明病证

阳明病证是指外感病发展过程中，病邪内传阳明而致，多系阳热亢盛，胃肠燥热所表现的证。其特点是阳热炽盛，属里实热证，为邪正斗争的极期阶段。故将其主要病机简要概括为"胃家实"。

由于其邪热内实的病机不同，临床又分为阳明经证和阳明腑证。

1.阳明经证

（1）定义　阳明经证指邪热亢盛，充斥阳明之经，弥漫于全身，而肠中糟粕尚未结成燥屎所表现的证。

（2）证候表现　身大热，汗出，口渴引饮，或心烦躁扰，气粗似喘，面赤，苔黄燥，脉洪大。

（3）辨证要点　壮热，汗出，口渴，脉洪大。

2.阳明腑证

（1）定义　阳明腑证指邪热内炽阳明之腑，并与肠中糟粕相搏，燥屎内结，阻滞肠道所表现的证。

（2）证候表现　日晡潮热，手足濈然汗出，脐腹胀满硬痛而拒按，大便秘结不通，甚则谵语、狂乱、不得眠，舌苔黄厚干燥，或起芒刺，甚至苔焦黑燥裂，脉沉迟而实或滑数。

（3）辨证要点　潮热汗出，腹满硬痛，大便秘结，苔黄燥，脉沉实。

（三）少阳病证

1.定义　少阳病证是指邪犯少阳，正邪分争，枢机不利，胆火内郁，经气不畅所表现的证。从其病证看，少阳病虽属热证、实证，但相对而言，亦多表现有正气相对不足的一面。

2.证候表现　寒热往来，口苦，咽干，目眩，胸胁苦满，默默不欲饮食，心烦喜呕，脉弦。

3.辨证要点　寒热往来，胸胁苦满，口苦，咽干，目眩，脉弦。

（四）太阴病证

1.定义　太阴病证是指脾阳虚弱，邪从寒化，寒湿内生所表现的证。脾属太阴，为三阴之屏障，病邪内入三阴，太阴首当其冲，故太阴病证为三阴病证之初期阶段，以脾虚寒湿为病变特点。

2.证候表现　腹满而吐，食不下，口不渴，自利，时腹自痛，四肢欠温，脉沉缓而弱。

3.辨证要点　腹满时痛、自利、口不渴与虚寒症状共见。

（五）少阴病证

少阴病证是指伤寒六经病变的后期阶段出现心肾亏虚，全身性阴阳衰惫所表现的证。少阴经属心、肾，为水火之脏，人身之根本。病至少阴，已属疾病后期的危重阶段。

由于人体阴阳有偏盛偏衰的不同，病邪从阴化寒则为少阴寒化证，从阳化热则为少阴热化证。

1.少阴寒化证

（1）定义　少阴寒化证指病邪深入少阴，心肾阳气虚衰，从阴化寒，阴寒独盛所表现的虚寒证。

（2）证候表现　无热恶寒，但欲寐，四肢厥冷，下利清谷，呕不能食，或食入即吐，脉微细，甚或欲绝，或见身热反不恶寒，甚则面赤。

（3）辨证要点　无热恶寒，四肢厥冷，下利清谷，脉微细。

2.少阴热化证

（1）定义　少阴热化证指病邪深入少阴，心肾阴虚，从阳化热所表现的虚热证。

（2）证候表现　心烦不得眠，口燥咽干，或咽痛，舌尖红少苔，脉细数。

（3）辨证要点　心烦失眠，口燥咽干，舌尖红，脉细数。

（六）厥阴病证

1.定义　厥阴病证是指疾病发展传变到较后阶段，所出现的阴阳对峙、寒热交错、厥热胜复所表现的证。

2.证候表现　消渴，气上撞心，心中疼热，饥而不欲食，食则吐蛔。

3.辨证要点　消渴，心中疼热，饥而不欲食。

二、卫气营血辨证

卫气营血辨证是由清代医家叶天士创立的辨治外感温热病的辨证方法。温热病是由温热病邪所引起的热象偏重，并具有一定季节性和传染性的外感疾病。叶氏将外感温热病发展过程中所反映的不同的病理阶段，分为卫分证、气分证、营分证、血分证四类，用以阐明温热病变发展过程中，病位的浅深、病情的轻重和传变的规律，并指导治疗。

温热病邪从口鼻而入，首先犯肺，由卫及气，由气入营，由营入血，病邪步步深入，病情逐渐深重。卫分主表，邪在肺与皮毛，为外感温热病的初起阶段；气分主里，病在胸、膈、胃、肠、胆等脏腑，为邪正斗争的亢盛期；营分为邪入营分，热灼营阴，扰神窜络，病情深重；血分为邪热深入血分，血热亢盛，耗血动血，瘀热内阻，为病变的后期，病情更为严重。其是在六经辨证的基础上发展起来的，是外感温病的辨证纲领，它弥补了六经辨证的不足，丰富了中医学对外感病的辨证方法和内容。

（一）卫分证

1.定义 卫分证是指温热病邪侵袭肌表，卫气功能失常所表现的证。常见于外感温热病的初起阶段。

2.证候表现 发热，微恶风寒，头痛，口干微渴，舌边尖红，苔薄黄，脉浮数。或伴有咳嗽，咽喉肿痛。

3.辨证要点 发热、微恶风寒、舌边尖红、脉浮数等为主要表现。

（二）气分证

1.定义 气分证是指温热病邪内传脏腑，正盛邪炽，阳热亢盛所表现的里实热证。

2.证候表现 发热，不恶寒，反恶热，汗出，口渴，尿黄，舌红苔黄，脉数有力。或见咳。

3.辨证要点 发热不恶寒，反恶热，汗出，口渴，舌红苔黄，脉数有力。

（三）营分证

1.定义 营分证是指温病邪热内陷，营阴受损，心神被扰所表现的证。营分证是温热病发展过程中较为深重的阶段。

2.证候表现 身热夜甚，口不甚渴或不渴，心烦不寐，甚或神昏谵语，斑疹隐隐，舌质红绛无苔，脉细数。

3.辨证要点 身热夜甚、心烦、舌红绛、脉细数等为主要表现。

（四）血分证

血分证是指温病邪热深入阴血，导致动血、动风、耗阴所表现的一类证。血分证是温热病发展过程中最为深重的阶段。

血分证病变主要累及心、肝、肾三脏，根据病理改变及受损脏腑的不同，血分证可分为血分实热证和血分虚热证。

1.血分实热证

（1）定义 血分实热证指温热病邪深入血分，闭扰心神，迫血妄行，或燔灼肝经所表现的证。本证多为血分证的前期阶段。

（2）证候表现 身热夜甚，躁扰不宁，甚者神昏谵语，舌质深绛，脉弦数；或见斑疹显露、喘，胸痛，咯痰黄稠；或见心烦懊侬，坐卧不安；或见日晡潮热，便秘腹胀，痛而拒按，甚或谵语、狂乱，苔黄干燥甚则焦黑起刺，脉沉实；或见口苦咽干，胸胁满痛，心烦，干呕，脉弦数。

（3）辨证要点 身热夜甚、躁扰神昏、舌质深绛、脉弦数与出血或动风症状共见。

2.血分虚热证

（1）定义　血分虚热证指血热久羁，耗伤肝肾之阴，以持续低热，并见机体失养，或虚风内动等所表现的证。本证多为血分证的后期阶段。

（2）证候表现　持续低热，暮热早凉，五心烦热，或见口干咽燥，形体干瘦，神疲耳聋，舌干少苔，脉虚细，或见手足蠕动。

（3）辨证要点　低热持续不退与形体干瘦，或手足蠕动、瘛疭等症状共见。

三、三焦辨证

三焦辨证是清代著名医家吴鞠通吸取前人特别是吴有性、叶桂的学术经验，根据《黄帝内经》《难经》有关三焦的概念，创立的诊治温热病的辨证方法。其依据《黄帝内经》及先贤对三焦所属部位的论述，结合六经辨证及卫气营血辨证，以临床温热病的传变特点及规律为核心总结而成。将外感温热病的各种证分别纳入上焦病证、中焦病证、下焦病证，着重阐明了三焦所属脏腑在温热病过程中的病理变化、临床表现、证候特点及其传变规律。

从三焦证来看，上焦病证包括手太阴肺和手厥阴心包的病变，而手太阴肺经证为温病的初起阶段，病情轻浅；手厥阴心包经证为肺经温热邪气内陷心包之证。中焦病证包括足阳明胃、足太阴脾及手阳明大肠的病变，足阳明胃主燥，易从燥化，为里热燥实证；足太阴脾主湿，为湿温病证。中焦病证为温病的中期阶段，病情较重。下焦病证主要包括足少阴肾和足厥阴肝的病变，属温病的末期阶段，为肝肾阴虚之证，病情深重。

（一）上焦病证

1.定义　上焦病证是指温热之邪侵袭手太阴肺和手厥阴心包所表现的证。

2.证候表现　发热，微恶风寒，微汗出，头痛，咳嗽，鼻塞，口渴，舌边尖红，脉浮数；或但热不寒，多汗，烦躁口渴，咳嗽，气喘，苔黄，脉数；甚则高热，神昏，谵语，舌謇，肢厥，舌质红绛。

3.辨证要点　邪犯肺卫，以发热、微恶风寒、舌边尖红、脉浮数为主要表现；邪热壅肺，以但热不寒、咳喘、苔黄、脉数为主要表现；邪陷心包，以高热、神昏、肢厥、舌质红绛为主要表现。

（二）中焦病证

1.定义　中焦病证是指温热之邪侵犯中焦脾胃，从燥化或从湿化所表现的证。

2.证候表现　身热气粗，面红目赤，腹满便秘，渴欲饮冷，口燥咽干，唇裂舌焦，小便短赤，大便干结，苔黄燥或焦黑，甚则神昏谵语，脉沉实有力；或身热不扬，头身困重，胸脘痞闷，泛恶欲呕，小便不利，大便不爽或溏泄，舌苔黄腻，脉细而濡数。

3.辨证要点　阳明燥热，以身热、腹满、便秘、苔黄燥、脉沉实等为主要表现；太阴湿热，以身热不扬、脘痞欲呕、头身困重、苔黄腻、脉濡数等为主要表现。

（三）下焦病证

1.定义　下焦病证是指温热之邪犯及下焦，以劫夺肝肾之阴为主所表现的证。

2.证候表现　身热，手足心热甚于手足背，颧红，口舌干燥，神倦，耳聋，舌红少苔，脉虚大；或见手足蠕动，或瘛疭，心中憺憺大动，神倦，脉虚，舌绛苔少，甚或时时欲脱。

3.辨证要点　肾阴亏虚，以身热颧红、神倦耳聋等与阴虚症状共见；肝阴亏虚，以手足蠕动、瘛疭、舌绛苔少、脉虚等与阴虚症状共见。

第九节　脏腑辨证

《黄帝内经》对脏腑辨证从理论进行阐述，明确了各脏腑的生理基础及病变范围。张仲景所著《金匮要略》将脏腑病机制论运用于临床，奠定脏腑辨证的基础。

脏腑辨证是根据脏腑的生理功能及病理特点，对四诊所收集的各种病情资料进行分析，辨别疾病所在的脏腑部位及病性的一种辨证方法。脏腑辨证是中医辨证体系中的重要内容，是临床诊断的基本方法，也是内、外、妇、儿各科辨证的基础，具有广泛的适用性。

一、心与小肠病辨证

心居胸中，为君主之官，主血脉，又主神志，为五脏六腑之大主，其华在面，开窍于舌，在体为脉，其经脉循肩臂内侧后缘，下络小肠，与小肠相表里。小肠具有受盛化物和泌别清浊的功能。

心病的主要病理为主血脉和藏神的功能失常，常见症状为心悸，怔忡，心痛，心烦，失眠，健忘，精神错乱，神志昏迷，以及某些舌体病变等。小肠病变主要反映在泌别清浊功能和气机的失常，常见症状为腹胀，腹痛，肠鸣，腹泻或小便赤涩疼痛，小便混浊等。

心病的常见证型中，虚证多见心血虚证、心阴虚证、心气虚证、心阳虚证及心阳虚脱证；实证多见心火亢盛证、心脉痹阻证、痰蒙心神证、痰火扰神证及瘀阻脑络证。小肠实证有小肠实热证，虚证有小肠虚寒证，这里主要介绍小肠实热证。

（一）心血虚证

1.定义　心血虚证是指血液亏虚，心失濡养，以心悸、失眠、多梦及血虚症状为主要表现的证。

2.证候表现　心悸，失眠，多梦，健忘，头晕眼花，面色淡白或萎黄，唇舌色淡，脉细无力。

3.辨证要点　心悸、失眠、多梦与血虚症状共见。

（二）心阴虚证

1.定义　心阴虚证是指阴液亏损，心失滋养，虚热内扰，以心悸、心烦、失眠及阴虚症状为主要表现的证。

2.证候表现　心悸，心烦，失眠，多梦，口燥咽干，形体消瘦，两颧潮红，或手足心热，潮热盗汗，舌红少苔乏津，脉细数。

3.辨证要点　心悸、心烦、失眠与虚热症状共见。

心血虚证与心阴虚证均可见心悸、失眠、多梦等症，但心血虚证以面色淡白，唇舌色淡等"色白"血虚表现为特征；心阴虚证以口燥咽干，形体消瘦，两颧潮红，手足心热，潮热盗汗等"色红"及阴虚内热之象为特征。

（三）心气虚证

1.定义　心气虚证是指心气不足，鼓动无力，以心悸怔忡及气虚症状为主要表现的证。

2.证候表现　心悸怔忡，气短胸闷，精神疲倦，或有自汗，动则诸症加剧，面色淡白，舌淡，脉虚。

3.辨证要点　心悸怔忡与气虚症状共见。

（四）心阳虚证

1.定义　心阳虚证是指心阳虚衰，温运失司，虚寒内生，以心悸怔忡，或心胸疼痛及阳虚症状为主要表现的证。

2.证候表现　心悸怔忡，胸闷气短，或心胸疼痛，畏寒肢冷，自汗，神疲乏力，面色白，或面唇青紫，舌质淡胖或紫暗，苔白滑，脉弱或结、代。

3.辨证要点　心悸怔忡，或心胸疼痛与阳虚症状共见。

（五）心阳虚脱证

1.定义　心阳虚脱证是指心阳衰极，阳气欲脱，以心悸、胸痛、冷汗肢厥、脉微欲绝为主要表现的证。

2.证候表现　在心阳虚症状的基础上，突然冷汗淋漓，四肢厥冷，面色苍白，呼吸微弱，或心悸，心胸剧痛，神志模糊或昏迷，唇舌青紫，脉微欲绝。

3.辨证要点　心悸胸痛、神志模糊或昏迷与亡阳症状共见。

心气虚证、心阳虚证和心阳虚脱证有密切联系，可以出现在疾病过程中的轻重不同阶段。临床辨证应掌握，心气虚证以心悸怔忡为主症，同时出现心脏及全身功能活动衰弱的症状，如气短、胸闷、神疲、自汗等，且动则诸症加剧；心阳虚证在心气虚证的基础上出现虚寒症状，以畏寒肢冷为特征，且心悸加重，或出现心胸疼痛、面唇青紫等表现；心阳虚脱证，是在心阳虚的基础上出现亡阳症状，以冷汗肢厥，或心胸剧痛、神志模糊或昏迷为特征。

（六）心火亢盛证

1.定义　心火亢盛证是指心火内炽，扰神迫血，火热上炎下移，以心烦失眠、舌赤生疮、吐衄、尿赤及火热症状为主要表现的证。

2.证候表现　心烦失眠，或狂躁谵语，神识不清；或舌上生疮，溃烂疼痛；或吐血，衄血；或小便短赤，灼热涩痛。伴见发热口渴，便秘尿黄，面红舌赤，苔黄脉数。

3.辨证要点　心烦失眠、舌赤生疮、吐衄、尿赤与实热症状共见。

（七）心脉痹阻证

1.定义　心脉痹阻证是指瘀血、痰浊、阴寒、气滞等因素阻痹心脉，以心悸怔忡、心胸憋闷疼痛为主要表现的证。

2.证候表现　心悸怔忡，心胸憋闷疼痛，痛引肩背内臂，时作时止，或以刺痛为主，舌质晦暗，或有青紫斑点，脉细、涩、结、代；或以心胸憋闷为主，体胖痰多，身重困倦，舌苔白腻，脉沉滑或沉涩；或以遇寒痛剧为主，得温痛减，形寒肢冷，舌淡苔白，脉沉迟或沉紧；或以胀痛为主，与情志变化有关，喜太息，舌淡红，脉弦。

3.辨证要点　心悸怔忡、心胸憋闷疼痛与血瘀、痰阻、寒凝或气滞症状共见。

（八）痰蒙心神证

1.定义 痰蒙心神证是指痰浊内盛，蒙蔽心神，以神志抑郁、错乱、痴呆、昏迷及痰浊症状为主要表现的证。痰蒙心神证又称痰迷心窍证。

2.证候表现 神情痴呆，意识模糊，甚则昏不知人；或精神抑郁，表情淡漠，喃喃独语，举止失常；或突然昏仆，不省人事，口吐涎沫，喉有痰声，并见面色晦暗，胸闷呕恶，舌苔白腻，脉滑等症。

3.辨证要点 神志抑郁、错乱、痴呆、昏迷与痰浊症状共见。

（九）痰火扰神证

1.定义 痰火扰神证是指火热痰浊交结，扰乱心神，以狂躁、神昏及痰热症状为主要表现的证。痰火扰神证又称痰火扰心（闭窍）证。

2.证候表现 烦躁不宁，失眠多梦，甚或神昏谵语，胸闷气粗，咯吐黄痰，喉间痰鸣，发热口渴，面红目赤；或狂躁妄动，打人毁物，不避亲疏，胡言乱语，哭笑无常；舌红，苔黄腻，脉滑数。

3.辨证要点 烦躁不宁、失眠多梦、狂躁、神昏谵语与痰热症状共见。

痰蒙心神证需与痰火扰神证相鉴别。两证均可由情志所伤引起，皆与痰有关，均可出现神志、意识的异常。但痰蒙心神证为痰浊蒙蔽心神，其症以意识模糊、抑郁、错乱、痴呆为主，兼见苔腻、脉滑等痰浊内盛的症状，无明显火热证表现；痰火扰神证则既有痰，又有火，其症以狂躁、谵语等动而多躁的表现为主，除了苔腻、脉滑等痰浊内盛的表现以外，还兼见舌红苔黄、脉数等火热症状。

（十）瘀阻脑络证

1.定义 瘀阻脑络证是指瘀血阻滞脑络，以头痛、头晕及血瘀症状为主要表现的证。

2.证候表现 头晕不已，头痛如刺，痛处固定，经久不愈，健忘，失眠，心悸，或头部外伤后昏不知人，面色晦暗，舌质紫暗或有紫斑、紫点，脉细涩。

3.辨证要点 头痛、头晕与血瘀症状共见。

（十一）小肠实热证

1.定义 小肠实热证是指心火下移小肠，热迫膀胱，气化失司，以小便赤涩疼痛、心烦、舌疮及实热症状为主要表现的证。

2.证候表现 小便短赤，灼热涩痛，尿血，心烦口渴，口舌生疮，脐腹胀痛，舌红，苔黄，脉数。

3.辨证要点 小便赤涩疼痛、心烦、舌疮与实热症状共见。

二、肺与大肠病辨证

肺居胸中，上通喉咙，开窍于鼻，外合皮毛，肺为娇脏，为脏腑之华盖。其经脉下络大肠，与大肠相表里。肺的主要生理功能有主气、司呼吸，主宣发、肃降，通调水道，朝百脉，主治节等。大肠具有传化糟粕的功能，称为"传导之官"。

肺病的主要病理为宣发、肃降功能失常，常见症状为咳嗽、气喘、咯痰、胸闷胸痛、咽喉疼痛、声音嘶哑、喷嚏、鼻塞、流涕等。其中以咳、喘、痰为特征表现。大肠病的主要病理为传导功能失常，常见症状有便秘、泄泻等。

肺病证型有虚实之分。虚证有肺气虚证和肺阴虚证；实证有风寒犯肺证、风热犯肺证、燥邪犯肺证、肺热炽盛证、痰热壅肺证、寒痰阻肺证、饮停胸胁证、风水相搏证等。大肠病常见证型亦有虚实之分。虚证有肠燥津亏证、肠虚滑泻证；实证有大肠湿热证、肠热腑实证、虫积肠道证等。

（一）肺气虚证

1.定义　肺气虚证是指肺气虚弱，宣肃、卫外功能减退，以咳嗽、气喘、自汗、易于感冒及气虚症状为主要表现的证。

2.证候表现　咳喘无力，咯痰清稀，少气懒言，语声低怯，动则尤甚；神疲体倦，面色淡白，自汗，恶风，易于感冒；舌淡苔白，脉弱。

3.辨证要点　咳、喘、痰稀与气虚症状共见。

（二）肺阴虚证

1.定义　肺阴虚证是指肺阴亏虚，虚热内生，肺失滋润，清肃失司，以干咳无痰，或痰少而黏及阴虚症状为主要表现的证。

2.证候表现　干咳无痰，或痰少而黏，甚或痰中带血，声音嘶哑，形体消瘦，口干咽燥，五心烦热，潮热盗汗，两颧潮红，舌红少津，脉细数。

3.辨证要点　干咳无痰、痰少而黏与阴虚症状共见。

（三）风寒犯肺证

1.定义　风寒犯肺证是指由于风寒侵袭，肺卫失宣，以咳嗽及风寒表证症状为主要表现的证。

2.证候表现　咳嗽，痰稀色白，恶寒发热，鼻塞流清涕，头身疼痛，无汗，苔薄白，脉浮紧。

3.辨证要点　咳嗽、痰稀色白与风寒表证症状共见。

风寒犯肺证须与风寒表证鉴别。风寒犯肺证病位在肺卫，偏重于肺，症状以咳嗽为主，或兼见表证；风寒表证病位主要在表，症状以恶寒发热为主，或兼有咳嗽，一般咳嗽较轻。

（四）风热犯肺证

1.定义 风热犯肺证是指由于风热侵犯，肺卫失宣，以咳嗽及风热表证症状为主要表现的证。

2.证候表现 咳嗽，痰稠色黄，发热微恶风寒，鼻塞流浊涕，口干微渴，咽喉肿痛，舌尖红，苔薄黄，脉浮数。

3.辨证要点 咳嗽、痰黄稠与风热表证的症状共见。

风热犯肺证须与风热表证鉴别。风热犯肺证病位在肺卫，主要在肺，症状以咳嗽为主，或兼见表证；风热表证病位主要在表，症状以发热恶寒为主，或兼有咳嗽，一般咳嗽较轻。

（五）燥邪犯肺证

1.定义 燥邪犯肺证是指燥邪侵犯，肺失清润，肺卫失宣，以干咳无痰，或痰少而黏及口鼻干燥症状为主要表现的证。

2.证候表现 干咳无痰，或痰少而黏，难以咯出，甚则胸痛，痰中带血，或咯血，口、唇、舌、鼻、咽干燥，或见鼻衄，发热恶风寒，少汗或无汗，苔薄干，脉浮数或浮紧。

3.辨证要点 干咳无痰，或痰少而黏与燥淫证症状共见。

燥邪犯肺证与肺阴虚证均以干咳、痰少难咯为主症，均可兼见口、舌、咽干燥等津液亏少的表现。但前者属外感新病，病程短，多发于秋季，或干燥环境，以燥邪伤津，不能滋润肺系的症状较为突出，可兼见恶寒发热、脉浮等表证；后者属内伤久病，病程长，无季节性，兼症以虚热内扰的表现为主，无表证。

（六）肺热炽盛证

1.定义 肺热炽盛证是指热邪壅肺，肺失清肃，以咳嗽、气喘及里实热症状为主要表现的证。肺热炽盛证又称热邪壅肺证。

2.证候表现 咳嗽，气喘，胸痛，气息灼热，咽喉红肿疼痛，发热，口渴，大便秘结，小便短赤，舌红苔黄，脉数。

3.辨证要点 咳嗽、气喘、胸痛与里实热症状共见。

肺热炽盛证须与风热犯肺证鉴别。两证均属肺热实证，表现以咳嗽为主，伴见发热。但前者以咳喘并重，发热明显，兼有里实热证；后者咳喘发热尚轻，兼有表证。

（七）痰热壅肺证

1.定义 痰热壅肺证是指痰热交结，壅滞于肺，肺失清肃，以咳喘、痰黄稠及痰热症状为主要表现的证。

2.证候表现 咳嗽，气喘息粗，胸闷，或喉中痰鸣，咯痰黄稠量多，或咳吐脓血腥臭痰，胸痛，发热，口渴，小便短赤，大便秘结，舌红苔黄腻，脉滑数。

3.辨证要点 咳嗽、气喘息粗与痰热症状共见。

（八）寒痰阻肺证

1.定义 寒痰阻肺证是指寒痰交阻于肺，肺失宣降，以咳嗽气喘、痰多色白及寒证症状为主要表现的证。寒痰阻肺证又名寒饮停肺证、痰浊阻肺证。

2.证候表现 咳嗽气喘，痰多色白，或喉中哮鸣，胸闷，形寒肢冷，舌淡苔白腻或白滑，脉濡缓或滑。

3.辨证要点 咳嗽、气喘与寒痰症状共见。

（九）饮停胸胁证

1.定义 饮停胸胁证是指水饮停于胸胁，阻滞气机，以胸廓饱满、胸胁胀闷或痛及饮停症状为主要表现的证。属痰饮病之"悬饮"。

2.证候表现 胸廓饱满，胸胁部胀闷或痛，呼吸、咳嗽或转侧时牵引作痛，或伴头晕目眩，舌苔白滑，脉沉弦。

3.辨证要点 胸廓饱满、胸胁胀闷或痛与饮停症状共见。

（十）风水搏肺证

1.定义 风水搏肺证是指由于风邪袭肺，宣降失常，通调水道失职，水湿泛溢肌肤，以突起头面浮肿及卫表症状为主要表现的证。

2.证候表现 浮肿始自眼睑、头面，继及全身，上半身肿甚，来势迅速，皮薄光亮，小便短少，或见恶寒重发热轻，无汗，苔薄白，脉浮紧；或见发热重恶寒轻，咽喉肿痛，苔薄黄，脉浮数。

3.辨证要点 骤起面、睑浮肿与卫表症状共见。

（十一）大肠湿热证

1.定义 大肠湿热证是指湿热壅阻肠道气机，大肠传导失常，以腹痛、泄泻及湿热症状为主要表现的证。大肠湿热证又称肠道湿热证。

2.证候表现 腹痛，腹泻，肛门灼热，或暴注下泻，色黄味臭；或下痢赤白脓血，里急后重，口渴，小便短赤，或伴恶寒发热，或但热不寒；舌红苔黄腻，脉滑数或濡数。

3.辨证要点 腹痛、泄泻与湿热症状共见。

（十二）肠热腑实证

1.定义 肠热腑实证是指邪热入里，与肠中糟粕相搏，以腹满硬痛、便秘及里热炽盛症状为主要表现的证。肠热腑实证即六经辨证中的阳明腑实证。

2.证候表现 腹部硬满疼痛、拒按，大便秘结，或热结旁流，气味恶臭，壮热，或日晡潮热，汗出口渴，甚则神昏谵语、狂乱，小便短黄，舌质红，苔黄厚而燥，或焦黑起刺，脉沉数有力，或沉迟有力。

3.辨证要点 腹满硬痛、便秘与里热炽盛症状共见。

（十三）肠燥津亏证

1.定义 肠燥津亏证是指津液亏损，肠失濡润，传导失职，以大便燥结难下及津亏症状为主要表现的证。肠燥津亏证又名大肠津亏证。

2.证候表现 大便干燥，状如羊屎，数日一行，腹胀作痛，或见左少腹包块，口干，或口臭，或头晕，舌红少津，苔黄燥，脉细涩。

3.辨证要点 大便燥结难下与津亏症状共见。

肠热腑实证须与肠燥津亏证鉴别。两证均可见大便秘结。后者为大肠阴津亏虚，肠失濡润，传导失职而致便秘，伴见津亏失润的症状，无腹胀、满、坚、实之征；而前者属燥热内结肠道，燥屎内结，腑气不通而见便秘，腹部硬满疼痛、拒按，兼有里热炽盛的症状。

（十四）肠虚滑泻证

1.定义 肠虚滑泻证是指大肠阳气虚衰不能固摄，以大便滑脱不禁及阳虚症状为主要表现的证。肠虚滑泻证又称大肠虚寒证。

2.证候表现 下利无度，或大便失禁，甚则脱肛，腹痛隐隐，喜温喜按，畏寒神疲，舌淡苔白滑，脉弱。

3.辨证要点 大便失禁与阳虚症状共见。

（十五）虫积肠道证

1.定义 虫积肠道证是指蛔虫等寄居肠道，阻滞气机，噬耗营养，以腹痛、面黄体瘦、大便排虫及气滞症状为主要表现的证。

2.证候表现 胃脘嘈杂，时作腹痛，或嗜食异物，大便排虫，或突发腹痛，按之有条索状物，甚至剧痛，呕吐蛔虫，面黄体瘦，睡中磨牙，鼻痒，或面部出现白斑，唇内有白色粟粒样凸起颗粒，白睛见蓝斑。

3.辨证要点 腹痛、面黄体瘦、大便排虫或与气滞症状共见。

三、脾与胃病辨证

脾与胃同居中焦，通过经脉相互络属而互为表里。脾在体合肉，主四肢，开窍于口，其华在唇。脾主运化、消化水谷并转输精微和水液，脾主升清，上输精微并升举内脏，脾喜燥恶湿；胃主受纳、腐熟水谷，胃主通降、以降为和，胃喜润恶燥。脾胃阴阳相合，燥湿相济，升降相因，纳运相助，共同完成饮食物的消化吸收及精微的输布过程，化生气血，以营养全身，故称脾胃为"气血生化之源""后天之本"。

脾病主要病理为运化、升清、统血功能的失常，其常见的症状有腹胀、便溏、食欲不振、浮肿、内脏下垂、慢性出血等。胃病主要病理为受纳、和降、腐熟功能障碍，其常见的症状有胃脘胀满或疼痛、嗳气、恶心、呕吐、呃逆等。

脾病和胃病常见证型均有虚、实之分。脾病虚证多见脾气虚证、脾虚气陷证、脾阳虚证、脾不统血证；脾病实证有湿热蕴脾证、寒湿困脾证。胃病虚证多见胃气虚证、胃阳虚证、胃阴虚证；胃病实证有寒滞胃脘证、胃热炽盛证、食滞胃脘证。

（一）脾气虚证

1.定义　脾气虚证是指脾气不足，运化失职，以纳少、腹胀、便溏及气虚症状为主要表现的证。

2.证候表现　不欲食或纳少，腹胀，食后胀甚，便溏，神疲乏力，少气懒言，肢体倦怠，或浮肿，或消瘦，或肥胖，面色萎黄，舌淡苔白，脉缓或弱。

3.辨证要点　纳少、腹胀、便溏与气虚症状共见。

（二）脾虚气陷证

1.定义　脾虚气陷证是指脾气虚弱，升举无力而反下陷，以眩晕、泄泻、脘腹重坠、内脏下垂及气虚症状为主要表现的证。脾虚气陷证又名中气下陷证。

2.证候表现　眩晕，久泄，脘腹重坠作胀，食后益甚，或小便混浊如米泔，或便意频数，肛门重坠，甚或内脏下垂，或脱肛、子宫下垂，神疲乏力，气短懒言，面白无华，纳少，舌淡苔白，脉缓或弱。

3.辨证要点　眩晕、泄泻、脘腹重坠、内脏下垂与气虚症状共见。

（三）脾阳虚证

1.定义　脾阳虚证是指脾阳虚衰，失于温运，阴寒内生，以纳少、腹胀、腹痛、便溏及阳虚症状为主要表现的证。

2.证候表现　腹痛绵绵，喜温喜按，纳少，腹胀，大便清稀或完谷不化，畏寒肢冷，或肢体浮肿，或白带清稀量多，或小便短少，舌质淡胖或有齿痕，舌苔白滑，脉沉迟无力。

3. 辨证要点 腹胀、腹痛、大便清稀与阳虚症状共见。

（四）脾不统血证

1. 定义 脾不统血证是指脾气虚弱，统血失常，血溢脉外，以各种出血及脾气虚症状为主要表现的证。脾不统血证又名气不摄血证。

2. 证候表现 各种出血，如呕血、便血、尿血、肌衄、鼻衄、齿衄，妇女月经过多、崩漏等，伴见食少，便溏，神疲乏力，气短懒言，面色萎黄，舌淡苔白，脉细弱。

3. 辨证要点 各种出血与脾气虚症状共见。

（五）湿热蕴脾证

1. 定义 湿热蕴脾证是指湿热内蕴，脾失健运，以腹胀、纳呆、便溏及湿热症状为主要表现的证。

2. 证候表现 脘腹胀闷，纳呆，恶心欲呕，口苦口黏，渴不多饮，便溏不爽，小便短黄，肢体困重，或身热不扬，汗出热不解，或见面目发黄、色鲜明，或皮肤瘙痒，舌质红，苔黄腻，脉濡数。

3. 辨证要点 腹胀、纳呆、便溏与湿热症状共见。

（六）寒湿困脾证

1. 定义 寒湿困脾证是指寒湿内盛，困阻脾阳，运化失职，以脘腹痞闷、纳呆、便溏、身重与寒湿症状为主要表现的证。

2. 证候表现 脘腹痞闷，腹痛便溏，口腻纳呆，泛恶欲呕，头身困重，面色晦黄，或身目发黄，黄色晦暗如烟熏，或妇女白带量多，或肢体浮肿，小便短少，舌淡胖，苔白腻，脉濡缓或沉细。

3. 辨证要点 脘腹痞闷、纳呆、腹胀、便溏、身重与寒湿症状共见。

（七）胃气虚证

1. 定义 胃气虚证是指胃气虚弱，胃失和降，以纳少、胃脘痞满、隐痛及气虚症状为主要表现的证。

2. 证候表现 纳少，胃脘痞满，隐痛喜按，嗳气，面色萎黄，神疲乏力，少气懒言，舌质淡，苔薄白，脉弱。

3. 辨证要点 胃脘痞满、隐痛喜按、纳少与气虚症状共见。

（八）胃阳虚证

1.定义 胃阳虚证是指胃阳不足，胃失温养，以胃脘冷痛及阳虚症状为主要表现的证。

2.证候表现 胃脘冷痛，绵绵不已，喜温喜按，食后缓解，泛吐清水或夹有不消化食物，纳少脘痞，口淡不渴，倦怠乏力，畏寒肢冷，舌淡胖嫩，脉沉迟无力。

3.辨证要点 胃脘冷痛与阳虚症状共见。

（九）胃阴虚证

1.定义 胃阴虚证是指胃阴亏虚，胃失濡润、和降，以胃脘隐隐灼痛、饥不欲食及阴虚症状为主要表现的证。

2.证候表现 胃脘隐隐灼痛，嘈杂不舒，饥不欲食，干呕，呃逆，口燥咽干，大便干结，小便短少，舌红少苔，脉细数。

3.辨证要点 胃脘隐隐灼痛、饥不欲食与阴虚症状共见。

（十）寒滞胃脘证

1.定义 寒滞胃脘证是指寒邪犯胃，阻滞气机，以胃脘冷痛、恶心呕吐及实寒症状为主要表现的证。

2.证候表现 胃脘冷痛剧烈，得温痛减，遇寒加重，恶心呕吐，吐后痛缓，或口泛清水，口淡不渴，恶寒肢冷，面白或青，舌淡苔白润，脉弦紧或沉紧。

3.辨证要点 胃脘冷痛、恶心呕吐与实寒症状共见。

（十一）胃热炽盛证

1.定义 胃热炽盛证是指火热壅滞于胃，胃失和降，以胃脘灼痛、消谷善饥及实热症状为主要表现的证。

2.证候表现 胃脘灼痛、拒按，消谷善饥，口气臭秽，齿龈红肿疼痛，甚则化脓、溃烂，或见齿衄，渴喜冷饮，大便秘结，小便短黄，舌红苔黄，脉滑数。

3.辨证要点 胃脘灼痛、消谷善饥与实热症状共见。

（十二）食滞胃脘证

1.定义 食滞胃脘证是指饮食停积胃脘，以胃脘胀满疼痛、拒按、嗳腐吞酸、泻下臭秽及气滞症状为主要表现的证。

2.证候表现 胃脘胀满疼痛、拒按，厌恶食物，嗳腐吞酸，或呕吐酸馊食物，吐后胀痛得减，或腹胀腹痛，泻下不爽，肠鸣，矢气臭如败卵，大便酸腐臭秽，舌苔厚腻，脉滑。

3.辨证要点 胃脘胀满疼痛、嗳腐吞酸，或呕吐酸馊食物，或泻下酸腐臭秽与气滞症状共见。

四、肝与胆病辨证

肝位于右胁，胆附于肝，肝胆互为表里。肝开窍于目，在体合筋，其华在爪。足厥阴肝经绕阴器，循少腹，布胁肋，络胆，系目，交颠顶。肝主疏泄，调畅气机，使气血畅达，助脾运化，疏泄胆汁，助食物的消化吸收，调节精神情志，有助于女子调经、男子泄精；肝又主藏血，具有贮藏血液和调节血量的功能。胆能贮藏和排泄胆汁，并主决断。

肝病的主要病理为疏泄与藏血功能失常，常见症状有胸胁、少腹胀痛或窜痛，情志抑郁或易怒，头晕胀痛，肢体震颤，手足抽搐，以及目部症状，月经不调，阴部症状等。胆病的主要病理为贮藏和排泄胆汁功能失常，常见症状有胆怯易惊、惊悸不宁、口苦、黄疸等。

肝病常见证型可有虚、实和虚实夹杂之分。实证多见肝郁气滞证、肝火炽盛证、肝经湿热证、寒凝肝脉证；虚证多见肝血虚证、肝阴虚证；虚实夹杂证多见肝阳上亢证、肝风内动证。胆病的常见证型有胆郁痰扰证。

（一）肝血虚证

1.定义 肝血虚证是指肝血不足，机体失养，以眩晕、视力减退、肢体麻木及血虚症状为主要表现的证。

2.证候表现 头晕目眩，视力减退，或夜盲，爪甲不荣，肢体麻木，失眠多梦，妇女月经量少、色淡，甚则闭经，面唇淡白，舌淡，脉细。

3.辨证要点 眩晕、视力减退、肢体麻木与血虚症状共见。

（二）肝阴虚证

1.定义 肝阴虚证是指肝阴不足，虚热内生，以眩晕、目涩、胁痛及虚热症状为主要表现的证。

2.证候表现 头晕眼花，两目干涩，视物不清，胁肋隐隐灼痛，口燥咽干，五心烦热，两颧潮红，潮热盗汗，舌红少苔，脉弦细数。

3.辨证要点 眩晕、目涩、胁肋隐痛与阴虚症状共见。

肝血虚证须与肝阴虚证相鉴别。两证皆有头晕目眩、视力减退等头目失养的症状。但前者为血虚，常见爪甲不荣，肢体麻木，经少闭经，舌淡，脉细，且无热象；后者为阴虚，虚热表现明显，常见胁肋灼痛，眼干涩，潮热，颧红，五心烦热等症。

（三）肝郁气滞证

1.定义 肝郁气滞证是指肝失疏泄，气机郁滞，以情志抑郁，胸胁、少腹胀痛及气滞症状为主要表现的证。肝郁气滞证又名肝气郁结证。

2.证候表现 胸胁、少腹胀满疼痛，走窜不定，情志抑郁，善太息，妇女可见乳房胀痛、月经不调、痛经、闭经，苔薄白，脉弦。

3.辨证要点 情志抑郁，胸胁、少腹胀痛，脉弦与气滞症状共见。

（四）肝火炽盛证

1.定义 肝火炽盛证是指火热炽盛，内扰于肝，气火上逆，以头痛、胁痛、烦躁、耳鸣及实热症状为主要表现的证。肝火炽盛证又名肝火上炎证。

2.证候表现 头目胀痛，眩晕，面红目赤，口苦口干，急躁易怒，失眠多梦，耳鸣耳聋，或耳痛流脓，或胁肋灼痛，或吐血、衄血，大便秘结，小便短黄，舌红苔黄，脉弦数。

3.辨证要点 头目胀痛、胁痛、烦躁、耳鸣等与实热症状共见。

（五）肝阳上亢证

1.定义 肝阳上亢证是指肝肾阴亏，阴不制阳，阳亢于上，以眩晕耳鸣、头目胀痛、头重脚轻、腰膝酸软等上盛下虚症状为主要表现的证。

2.证候表现 眩晕耳鸣，头目胀痛，面红目赤，急躁易怒，失眠多梦，腰膝酸软，头重脚轻，舌红少津，脉弦或弦细数。

3.辨证要点 头目胀痛、眩晕耳鸣、急躁易怒、头重脚轻、腰膝酸软等上盛下虚症状共见。

肝阳上亢证须与肝火炽盛证鉴别。两证在病机与症状上二者都有类似之处，均有阳热亢逆的病理变化，故皆有头面部的阳热症状，如头晕胀痛，面红目赤，耳聋耳鸣等，并伴见急躁易怒，失眠多梦等神志不安的症状。二者的不同点是，肝火炽盛证是肝经火盛，气火上逆，病程较短，病势较急，病性纯属实证，故以口苦口渴，便干尿黄，耳痛流脓，两胁灼痛，舌红苔黄，脉弦数为特点；肝阳上亢证则是肝肾阴虚，肝阳偏亢，病程较长，病势略缓，属上盛下虚，虚实夹杂，故以腰膝酸软，头重脚轻，舌红少津，脉弦细数为临床特点。

（六）肝风内动证

肝风内动证是指因阳亢、火热、阴虚、血亏等所致，出现以眩晕、麻木、抽搐、震颤等以"动摇"症状为主要表现的一类证。肝风内动证属内风证。根据病因病机、临床表现的不同，临床常见有肝阳化风、热极生风、阴虚动风、血虚生风四证。

1.肝阳化风证

（1）定义　肝阳化风证指阴虚阳亢，肝阳升发无制，引动肝风，以眩晕头痛、肢麻震颤、喝僻不遂为主要表现的证。

（2）证候表现　眩晕欲仆，头摇而痛，言语謇涩，手足震颤，肢体麻木，步履不正；或猝然昏倒，不省人事，口眼喝斜，半身不遂，喉中痰鸣；舌红苔腻，脉弦。

（3）辨证要点　眩晕欲仆、肢麻震颤、口眼喝斜、半身不遂等为主要表现。

2.热极生风证

（1）定义　热极生风证指邪热亢盛，燔灼筋脉，引动肝风，以高热、神昏、抽搐与实热症状为主要表现的证。

（2）证候表现　高热神昏，躁动谵语，颈项强直，四肢抽搐，角弓反张，牙关紧闭，舌质红绛，苔黄燥，脉弦数。

（3）辨证要点　高热、神昏、抽搐与实热症状共见。

3.阴虚动风证

（1）定义　阴虚动风证指肝阴亏虚，筋脉失养，虚风内动，以手足震颤或蠕动及虚热症状为主要表现的证。

（2）证候表现　手足震颤或蠕动，眩晕耳鸣，两目干涩，视物模糊，五心烦热，潮热盗汗，舌红少苔，脉弦细数。

（3）辨证要点　手足震颤或蠕动与阴虚症状共见。

4.血虚生风证

（1）定义　血虚生风证指血液亏虚，筋脉失养，虚风内动，以手足颤动、肢体麻木及血虚症状为主要表现的证。

（2）证候表现　手足震颤，头晕眼花，夜盲，失眠多梦，肢体麻木，肌肉眴动，皮肤瘙痒，爪甲不荣，面唇淡白，舌淡苔白，脉细或弱。

（3）辨证要点　手足颤动、肢体麻木与血虚症状共见。

肝阳化风证、热极生风证、阴虚动风证、血虚生风证鉴别。肝阳化风证有轻重之分，轻者眩晕欲仆，头痛肢颤，语言謇涩，步履不正，甚者突然昏倒，舌强语謇，口眼喝斜，半身不遂，喉中痰鸣等为辨证要点；热极生风证以高热神昏，手足抽搐，颈项强直，两目上视及实热表现为辨证要点；阴虚动风证是以手足蠕动与阴虚症状共见为辨证要点；血虚生风证是以手足震颤，肌肉眴动，肢体麻木与血虚症状共见为辨证要点。

（七）寒凝肝脉证

1.定义　寒凝肝脉证是指寒邪侵袭，凝滞肝经，以少腹、前阴、颠顶冷痛及实寒症状为主要表现的证。

2.证候表现 少腹冷痛，阴囊收缩，睾丸抽痛，或颠顶冷痛，遇寒痛甚，得温痛减，恶寒肢冷，舌苔白，脉沉弦或沉紧。

3.辨证要点 少腹、前阴、颠顶冷痛与实寒症状共见。

（八）胆郁痰扰证

1.定义 胆郁痰扰证是指痰热内扰，胆气不宁，以胆怯易惊、心烦失眠及痰热症状为主要表现的证。

2.证候表现 惊悸失眠，胆怯易惊，烦躁不安，犹豫不决，口苦呕恶，胸胁闷胀，眩晕耳鸣，舌红苔黄腻，脉弦数。

3.辨证要点 惊悸失眠、胆怯易惊与痰热症状共见。

五、肾与膀胱病辨证

肾位于腰部，左右各一，肾开窍于耳及二阴，在体为骨，生髓充脑，其华在发。肾主藏精，主生长、发育与生殖，又主水，主纳气。肾内寄元阴元阳，为脏腑阴阳之根本，故称先天之本。膀胱位于小腹中央，与肾直接相通，又有经脉相互络属，故为表里。膀胱有贮尿和排尿的功能。

肾病的主要病理为生长、发育迟缓，生殖功能障碍，水液代谢失常等。肾病的常见症状有腰膝酸软或疼痛，眩晕耳鸣，发育迟缓，智力低下，发白早脱，牙齿动摇，男子阳痿遗精、精少不育，女子经少经闭、不孕，以及水肿，二便异常，呼多吸少等。膀胱病的主要病理为贮尿、排尿功能失常，常见症状为小便频急涩痛，尿闭及遗尿，小便失禁等。

肾病的常见证型以虚证为多，可见肾阳虚证、肾虚水泛证、肾阴虚证、肾精不足证、肾气不固证、肾不纳气证等。膀胱病的常见证型为膀胱湿热证。

（一）肾阳虚证

1.定义 肾阳虚证是指肾阳亏虚，机体失其温煦，以腰膝酸冷、性欲减退、夜尿多及阳虚症状为主要表现的证。

2.证候表现 腰膝酸软冷痛，畏寒肢冷，下肢尤甚，面色白或黧黑，神疲乏力；或见性欲冷淡，男子阳痿、滑精、早泄，女子宫寒不孕、白带清稀量多；或尿频清长，夜尿多，舌淡苔白，脉沉细无力，尺部尤甚。

3.辨证要点 腰膝冷痛、性欲减退、夜尿多与虚寒症状共见。

（二）肾虚水泛证

1.定义 肾虚水泛证是指肾的阳气亏虚，气化无权，水液泛溢，以浮肿下肢为甚、尿少及肾阳虚症状为主要表现的证。

2.证候表现 全身浮肿，腰以下为甚，按之没指，小便短少，腰膝酸软冷痛，畏寒肢冷，腹部胀满，或心悸气短，咳喘痰鸣，舌淡胖苔白滑，脉沉迟无力。

3.辨证要点 浮肿以腰以下为甚、小便不利与肾阳虚症状共见。

肾阳虚证须与肾虚水泛证鉴别。两证均为虚寒证，但前者偏重于脏腑功能衰退，性功能减弱；后者偏重于气化无权而以浮肿、尿少为主症。

（三）肾阴虚证

1.定义 肾阴虚证是指肾阴亏损，失于滋养，虚热内扰，以腰酸而痛、遗精、经少、头晕耳鸣及阴虚症状为主要表现的证。

2.证候表现 腰膝酸软而痛，眩晕耳鸣，失眠多梦，形体消瘦，潮热盗汗，五心烦热，咽干颧红，男子阳强易举，遗精早泄，女子经少经闭，或见崩漏，舌红少苔或无苔，脉细数。

3.辨证要点 腰酸耳鸣、男子遗精、女子月经失调与阴虚症状共见。

（四）肾精不足证

1.定义 肾精不足证是指肾精亏损，脑与骨、髓失充，以生长发育迟缓、生育功能低下、成人早衰等为主要表现的证。

2.证候表现 小儿发育迟缓，身材矮小，囟门迟闭，骨骼痿软，智力低下；性欲减退，男子精少不育，女子经闭不孕；发脱齿摇，耳聋，耳鸣如蝉，腰膝酸软，足痿无力，健忘恍惚，神情呆钝，动作迟钝；舌淡苔白，脉弱。

3.辨证要点 小儿生长发育迟缓、成人生育功能低下、早衰为主要表现。

肾阴虚证须与肾精不足证鉴别。两证皆属肾的虚证，均可见腰膝酸软、头晕耳鸣等症。但前者有阴虚内热的表现，性欲偏亢，梦遗，经少；后者主要为生长发育迟缓，早衰，生育功能低下，无虚热表现。

（五）肾气不固证

1.定义 肾气不固证是指肾气亏虚，失于封藏、固摄，以腰膝酸软，小便、精液、经带、胎气不固及肾虚症状为主要表现的证。

2.证候表现 腰膝酸软，神疲乏力，耳鸣耳聋；小便频数清长，夜尿频多，或遗尿，或尿后余沥不尽，或尿失禁；男子滑精、早泄，女子月经淋漓不尽，带下清稀量多，或胎动易滑；舌质淡，舌苔白，脉弱。

3.辨证要点 腰膝酸软、小便频数清长、滑精、滑胎、带下量多清稀与肾气虚症状共见。

（六）肾不纳气证

1.定义　肾不纳气证是指肾气亏虚，纳气无权，以久病咳喘、呼多吸少、动则尤甚及肾虚症状为主要表现的证。肾不纳气证又称肺肾气虚证。

2.证候表现　久病咳喘，呼多吸少，气不接续，动则喘甚，腰膝酸软，或自汗神疲，声音低怯，舌淡苔白，脉沉弱；或喘息加剧，冷汗淋漓，肢冷面青，脉浮大无根；或气短息促，颧红心烦，口燥咽干，舌红少苔，脉细数。

3.辨证要点　久病咳喘、呼多吸少、动则尤甚与肾气虚症状共见。

（七）膀胱湿热证

1.定义　膀胱湿热证是指湿热侵袭，蕴结膀胱，以小便频急、灼涩疼痛及湿热症状为主要表现的证。

2.证候表现　尿频，尿急，尿道灼痛，小便短黄或混浊，或尿血，或尿中见砂石，小腹胀痛，或腰、腹掣痛，或伴发热，舌红苔黄腻，脉滑数。

3.辨证要点　尿频、尿急、尿道灼痛、尿短黄与湿热症状共见。

六、脏腑兼病辨证

人体是一个以五脏为中心，通过经络连接六腑、四肢百骸、五官九窍、皮肉筋骨脉等构成的有机整体。五脏之间有生克乘侮关系，脏腑之间有互为表里的关系。在进行辨证时，一定要从整体观念出发，不仅考虑一脏一腑的病理变化，还需注意脏腑间的联系和影响。

在疾病发生发展过程中，同时出现两个或两个以上脏腑的证候，称为脏腑兼证。脏腑兼证并非单一脏腑证的简单相加，需要从脏腑之间的各种生理病理及经络的联系出发，弄清彼此存在的先后、因果、主次、并列等相互关系。脏腑兼证在临床上甚为多见，这里仅介绍临床常见的证型。

（一）心肾不交证

1.定义　心肾不交证是指心肾水火既济失调，以心烦、失眠、梦遗、耳鸣、腰膝酸软等为主要表现的证。

2.证候表现　心烦，心悸，失眠，多梦，头晕，耳鸣，腰膝酸软，梦遗，口燥咽干，五心烦热，潮热盗汗，便结尿黄，舌红少苔，脉细数；或阳痿，腰膝冷痛，脉沉细无力等。

3.辨证要点　心烦、失眠、腰膝酸软、耳鸣、梦遗与虚热或虚寒症状共见。

（二）心肾阳虚证

1.定义 心肾阳虚证是指心与肾的阳气虚衰，温煦失职，以心悸、腰膝酸冷、浮肿及阳虚症状等为主要表现的证。其浮肿明显者，可称为水气凌心证。

2.证候表现 心悸怔忡，腰膝酸冷，肢体浮肿，小便不利，形寒肢冷，神疲乏力，精神萎靡或嗜睡，唇甲青紫，舌胖，淡暗或青紫，苔白滑，脉弱。

3.辨证要点 心悸怔忡、腰膝酸冷、肢体浮肿与虚寒症状共见。

（三）心肺气虚证

1.定义 心肺气虚证是指心肺两脏气虚，功能减退，以心悸、咳嗽、气喘及气虚症状为主要表现的证。

2.证候表现 心悸胸闷，咳嗽，气喘，气短，动则尤甚，咯痰清稀，神疲乏力，声低懒言，自汗，面色淡白，舌淡苔白，甚者可见口唇青紫，脉弱或脉结、代。

3.辨证要点 心悸、胸闷、咳嗽、气喘与气虚症状共见。

（四）心脾两虚证

1.定义 心脾两虚证是指脾气亏虚，心血不足，以心悸怔忡、失眠多梦、食少、腹胀、便溏及气血两虚症状为主要表现的证。

2.证候表现 心悸怔忡，失眠多梦，食欲不振，腹胀便溏，面色萎黄，眩晕耳鸣，神疲乏力，或见各种慢性出血，血色淡，舌淡嫩，脉弱。

3.辨证要点 心悸怔忡、失眠多梦、食少便溏、慢性出血与气血两虚症状共见。

（五）心肝血虚证

1.定义 心肝血虚证是指血液亏少，心肝失养，以心悸、多梦、眩晕、爪甲不荣、肢麻及血虚症状为主要表现的证。

2.证候表现 心悸怔忡，失眠多梦，健忘，眩晕，视物模糊，雀盲，爪甲不荣，肢体麻木，甚则震颤、拘挛，面白无华，妇女月经量少色淡，甚则闭经，舌淡苔白，脉细。

3.辨证要点 心悸、失眠、眩晕、爪甲不荣、肢麻等与血虚症状共见。

心脾两虚证须与心肝血虚证鉴别。两证均有心血不足，心神失养的表现，见心悸、失眠多梦等症。不同点在于，前者兼脾虚失运，血不归经的表现，常见食少、腹胀、便溏、慢性出血等症；后者兼肝血不足，两目、爪甲、筋脉失于濡养，或血虚生风的表现，常见眩晕、肢麻、视物模糊、爪甲不荣等症。

（六）脾肺气虚证

1.定义 脾肺气虚证是指脾肺两脏气虚，以咳嗽、气喘、食少、腹胀、便溏及气虚症状为主要表现的证。

2.证候表现 久咳不止，气短而喘，咳声低微，咯痰清稀，食欲不振，腹胀便溏，面白无华，神疲乏力，声低懒言，或见面浮肢肿，舌淡苔白滑，脉弱。

3.辨证要点 咳嗽气喘、痰液清稀、食少便溏与气虚症状共见。

心肺气虚证须与脾肺气虚证鉴别。两证均可见肺气亏虚、宣降失常的表现，见咳嗽气喘、气短、咯痰清稀等症状。不同点在于，心肺气虚证兼见心气不足的表现，常见心悸怔忡、胸闷等症状；脾肺气虚证兼见脾虚失运的表现，常见食少、腹胀、便溏等症状。

（七）肺肾阴虚证

1.定义 肺肾阴虚证是指肺肾阴液亏虚，虚热内扰，以干咳、少痰、腰酸、遗精及阴虚症状为主要表现的证。

2.证候表现 咳嗽痰少，或痰中带血，或声音嘶哑，腰膝酸软，形体消瘦，口燥咽干，骨蒸潮热，盗汗，颧红，男子遗精，女子经少或崩漏，舌红少苔，脉细数。

3.辨证要点 干咳少痰、腰酸、遗精与虚热症状共见。

（八）肝火犯肺证

1.定义 肝火犯肺证是指肝火炽盛，上逆犯肺，肺失清肃，以胸胁灼痛、急躁易怒、咳嗽阵作或咳血及实热症状为主要表现的证。

2.证候表现 胸胁灼痛，急躁易怒，头胀头晕，咳嗽阵作，痰黄黏稠，甚则咳血，烦热口苦，面红目赤，舌红苔薄黄，脉弦数。

3.辨证要点 胸胁灼痛、急躁易怒、咳嗽阵作或咳血与实热症状共见。

（九）肝胃不和证

1.定义 肝胃不和证是指肝气郁结，横逆犯胃，胃失和降，以脘胁胀痛、嗳气、吞酸、情绪抑郁及气滞症状为主要表现的证。

2.证候表现 胃脘、胁肋胀痛或窜痛，胃脘痞满，呃逆，嗳气，吞酸，饮食减少，情绪抑郁，善太息，或烦躁易怒，舌淡红，苔薄白或薄黄，脉弦。

3.辨证要点 脘胁胀痛、嗳气、吞酸、情志抑郁与气滞症状共见。

（十）肝郁脾虚证

1.定义 肝郁脾虚证是指肝失疏泄，脾失健运，以胸胁胀痛、腹胀、便溏、情志抑郁症状为主要表现的证。

2.证候表现 胸胁胀满窜痛，腹胀纳呆，腹痛欲泻，泻后痛减，或便溏不爽，肠鸣矢气，兼见善太息，情志抑郁，或急躁易怒，舌苔白，脉弦或缓。

3.辨证要点 胸胁胀痛、腹胀、便溏与情志抑郁症状共见。

肝胃不和证须与肝郁脾虚证鉴别。两证均有肝郁气滞表现，见胸胁胀满疼痛、善太息，情志抑郁或烦躁易怒。肝胃不和证兼胃失和降的表现，见胃脘胀痛、痞满、嗳气、呃逆等症；肝郁脾虚证兼脾失健运的表现，常见食少、腹胀、便溏等症。

（十一）肝胆湿热证

1.定义 肝胆湿热证是指湿热内蕴肝胆，肝胆疏泄失常，以身目发黄、胁肋胀痛及湿热症状为主要表现的证。以阴痒、带下黄臭及湿热症状为主要表现者，称为肝经湿热（下注）证。

2.证候表现 胁肋胀痛，纳呆腹胀，泛恶欲呕，口苦厌油，身目发黄，大便不调，小便短黄；或寒热往来，舌红，苔黄腻，脉弦滑数；或阴部潮湿、瘙痒、湿疹，阴器肿痛，带下黄臭等。

3.辨证要点 肝胆湿热以胁肋胀痛、身目发黄等与湿热症状共见；肝经湿热以阴部瘙痒、带下黄臭等与湿热症状共见。

肝胆湿热证须与湿热蕴脾证鉴别。两证均可见湿热内阻的表现，常见发热、纳呆、恶心、黄疸、苔黄腻等症状。不同点在于，前者病位在肝胆，故胁肋胀痛明显，或见阴痒等肝经湿热症状；后者病位在脾，常见脾失健运的表现，如腹胀、便溏不爽等症状，而无胁肋胀痛。

（十二）肝肾阴虚证

1.定义 肝肾阴虚证是指肝肾两脏阴液亏虚，虚热内扰，以腰酸胁痛、两目干涩、眩晕、耳鸣、遗精及阴虚症状为主要表现的证。

2.证候表现 头晕目眩，胸胁隐痛，两目干涩，耳鸣健忘，腰膝酸软，失眠多梦，口燥咽干，五心烦热，或低热颧红，男子遗精，女子月经量少，舌红少苔，脉细数。

3.辨证要点 胸胁隐痛、腰膝酸软、眩晕耳鸣、两目干涩与虚热症状共见。

（十三）脾肾阳虚证

1.定义 脾肾阳虚证是指脾肾阳气亏虚，温化失职，虚寒内生，以久泄久痢、浮肿、腰腹冷痛及阳虚症状为主要表现的证。

2.证候表现 腰膝、下腹冷痛，久泄久痢，或五更泄泻，完谷不化，便质清冷，或全身浮肿，小便不利，形寒肢冷，面色㿠白，舌淡胖，苔白滑，脉沉迟无力。

3.辨证要点 腰腹冷痛、久泄久痢、五更泄泻与虚寒症状共见。

脾肾阳虚证须与心肾阳虚证鉴别。两证均可见肾阳虚衰、水湿内停的表现，常见形寒肢冷、腰膝酸软、浮肿、小便不利、舌淡胖、苔白滑等症状。不同点在于，前者兼脾阳亏虚，运化无权表现，常见久泄久痢、便质清冷等症状；后者兼心阳虚衰，血行不畅的表现，常见心悸怔忡、唇甲紫暗等症状。

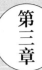

第三章

中药功效与辨识

第一节　炮制与性味

　　中药的炮制，又称"炮炙""修治""修事"，是指中药在应用或制成各种剂型前，依照辨证施治用药的需要和药材自身性质，以及调剂、制剂的不同要求，而进行必要的加工处理的过程。由于中药材大都是生药，其中不少药物必须经过一定的炮制处理，才符合临床用药的需要。按照不同的药性和治疗要求又有多种炮制方法，同时有毒之品必须经过炮制后才能确保用药安全。有些药材的炮制还要加用适宜的辅料，并且注意操作技术和掌握火候，中药炮制是否得当对保障药效、用药安全、便于制剂和调剂都有十分重要的意义。

一、中药炮制

1.中药炮制的目的

中药炮制的目的大致可以归纳为八个方面。

（1）纯净药材，保证质量，分拣药物。

（2）切制饮片，便于调剂制剂。

（3）干燥药材，利于贮藏。

（4）矫正特殊气味、臭气，便于服用。

（5）降低毒副作用，保证安全用药。

（6）增强药物功能，提高临床疗效。

（7）改变药物性能，扩大应用范围

（8）引药入经，便于定向用药。

2.中药炮制的方法

中药炮制方法一般分为以下五类：

（1）修治　修治包括纯净、粉碎、切制药材三道工序，为进一步加工贮存、调剂、制剂和临床用药做好准备。

（2）水制　用水或其他液体辅料处理药材的方法称为水制法。其目的主要是清洁药物、除去杂质、软化药物、便于切制、降低毒性及调整药性等。常见的水制方法有漂洗、闷润、浸泡、喷洒、水飞等。

（3）火制　火制是将药物经火加热处理的方法。根据加热的温度、时间和方法的不同，可分为炒、炙、煅、煨等。

（4）水火共制　这类炮制方法既要用水又要用火，有些药物还必须加入其他辅料进行炮制。包括煮、蒸、炖、淬等方法。

（5）其他制法　其他制法包括制霜、发酵、发芽、精制、药拌等。

二、中药的性味

四性五味又称四气五味。四气，就是寒热温凉四种不同的药性，又称四性。四气之中寓有阴阳含义，寒凉属阴，温热属阳。所谓五味，是指药物有酸、苦、甘、辛、咸不同的药味。

1.四气

寒凉药分别具有清热泻火、凉血解毒、滋阴除蒸、泻热通便、清热利尿等作用，主要用于实热烦渴、温毒发斑、血热吐衄、火毒疮疡等一系列阳热证。

温热药分别具有温里散寒、暖肝散结、补火助阳、温阳利水等作用，主要用于中寒腹痛、寒疝作痛、阳痿不举、宫冷不孕等一系列阴寒证。

寒凉药用于治阳热证，温热药用于治阴寒证，这是临床必须遵循的用药原则。

2.五味

（1）辛　"能散能行"，即具有发散、行气、行血的作用。一般来讲，解表药、行气药、活血药多具有辛味。因此辛味药多用于治表证及气血阻滞之证。如紫苏叶发散风寒、木香行气止痛、川芎活血化瘀等。

（2）甘　"能补能和能缓"，即具有补益、和中、调和药性和缓急止痛的作用。一般来讲，滋养补虚、消食和胃、调和药性及缓解疼痛的药物多具有甘味。甘味药多用于治正气虚弱、食积不化、脘腹挛急疼痛及调和药性、中毒解救等几个方面。如人参大补元气、熟地黄滋补精血、甘草调和药性并解药食中毒等。

（3）酸　"能收能涩"，即具有收敛、固涩的作用。一般固表止汗、敛肺止咳、涩肠止泻、固精缩尿、固崩止带的药物多具有酸味。酸味药多用治自汗盗汗、肺虚久咳、久泻久痢等滑脱不禁的病证。如五味子固表止汗，乌梅敛肺止咳等。此外，部分酸味药具有生津的作用，也可用于治津亏口渴，如乌梅、酸枣仁等。

（4）苦 "能泄、能燥、能坚"，即具有清泄火热、泄降气逆、通泄大便、燥湿、坚阴（泻火存阴）等作用。一般来讲，清热泻火、下气平喘、降逆止呕、通利大便等药物多具有苦味。苦味药多用于治火热证、喘咳、呕恶、便秘等证。如黄芩、栀子清热泻火，苦杏仁、葶苈子降气平喘，半夏、陈皮降逆止呕等。

（5）咸 "能下、能软"，即具有泻下通便、软坚散结的作用。一般来讲，泻下通便及软化坚硬、消散结块的药物多具有咸味。咸味药多用于治大便燥结、痰核、瘿瘤、癥瘕痞块等证。如芒硝泻热通便，海藻、牡蛎消散瘿瘤，鳖甲软坚消癥等。

（6）淡 "能渗、能利"，即具有利水渗湿的作用，故有些利水渗湿的药物具有淡味。淡味药多用于治水肿、脚气浮肿、小便不利之证。如薏苡仁、通草、灯心草、茯苓、猪苓、泽泻等。

（7）涩 与酸味药的作用相似，具有收敛、固涩的作用。多用于治自汗盗汗、久泻久痢、遗尿尿频、遗精滑精、崩带不止等滑脱不禁的病证。如莲子固精止带，海螵蛸收敛止血等。

第二节 配伍与禁忌

一、中药的配伍

按照病情的不同需要和中药的药性功用特点，有选择地将两种或两种以上的中药配合在一起应用，称作中药的配伍。

前人将单味药的应用同药与药之间的配伍关系，总结为七个方面，称为中药的"七情"。它包括单行、相须、相使、相畏、相杀、相恶、相反七个方面。

1.单行

单行是单用一味中药来治疗某种病情单一的疾病。如独参汤，即重用人参一味药，治疗大失血等所引起元气虚脱的危重病证。

2.相须

相须是两种性能功效类似的中药配合应用，可以增强原有药物的功效。如麻黄配桂枝，能增强发汗解表、祛风散寒的作用；相须构成了复方用药的配伍核心，是中药配伍应用的主要形式之一。

3.相使

相使是在性能功效方面有某些共性，或性能功效虽不相同，但是治疗目的一致的中药配合应用，其中以一种中药为主，另一种中药为辅，两药合用，辅药可以提高主药的功效。如黄芪配茯苓治脾虚水肿，黄芪为健脾益气、利尿消肿的主药，茯苓淡渗利湿，可增强黄芪补气利水的作用。

4.相畏

相畏是一种中药的毒性或副作用能被另一种中药降低或消除。如半夏畏生姜，即生姜可以抑制半夏的毒副作用。

5.相杀

相杀是一种中药能够降低或消除另一种中药的毒性或副作用。如金钱草杀雷公藤毒，绿豆杀巴豆毒等。

6.相恶

相恶即两药合用，一种中药能使另一种中药原有功效降低，甚至丧失。如人参恶莱菔子，莱菔子能削弱人参的补气作用。

7.相反

相反是两种中药同用能产生或增强毒性或副作用。如甘草反甘遂，贝母反乌头等，详见用药禁忌"十八反""十九畏"中若干药物。

二、中药的用药禁忌

中药的用药禁忌主要包括配伍禁忌、证候用药禁忌、妊娠用药禁忌和服药时的饮食禁忌四个方面。

1.配伍禁忌

所谓配伍禁忌，就是指某些中药合用会产生或增强剧烈的毒副作用或降低、破坏药效，因而应该避免配合应用，即《神农本草经》所谓："勿用相恶、相反者。"目前医药界共同认可的中药配伍禁忌有"十八反"和"十九畏"。

"十八反歌诀"最早见于金·张子和《儒门事亲》："本草明言十八反，半蒌贝蔹及攻乌，藻戟遂芫俱战草，诸参辛芍叛藜芦。"十八反是指乌头（包括川乌、草乌、附子）反浙贝母、川贝母、平贝母、伊贝母、湖北贝母、瓜蒌、瓜蒌皮、瓜蒌子、天花粉、半夏、白及、白蔹；甘草反甘遂、京大戟、红大戟、海藻、芫花；藜芦反人参、西洋参、党参、丹参、玄参、南沙参、北沙参、苦参、细辛、白芍、赤芍。

"十九畏歌诀"首见于明·刘纯《医经小学》："硫黄原是火中精，朴硝一见便相争，水银莫与砒霜见，狼毒最怕密陀僧，巴豆性烈最为上，偏与牵牛不顺情，丁香莫与郁金见，牙硝难合京三棱，川乌、草乌不顺犀，人参最怕五灵脂，官桂善能调冷气，若逢石脂便相欺，大凡修合看顺逆，炮爁炙煿莫相依。"十九畏是指：硫黄畏朴硝（芒硝），水银畏砒霜，狼毒畏密陀僧，巴豆畏牵牛子，丁香畏郁金，川乌、草乌畏犀角，牙硝（芒硝）畏三棱，官桂（肉桂）畏赤石脂，人参畏五灵脂。

2.证候用药禁忌

由于药物的药性不同，其作用各有专长和一定的适应范围，因此对于某类或某种病证，应当避免使用某类或某种药物，称证候用药禁忌。

由于药物皆有偏性，或寒或热，或补或泻，或升或降，或润或燥等，因而任何一种中药，对于特定的证候，都是有宜也有忌。临床用之得当，可以其偏性纠正疾病所表现出来的病理偏向；若使用不当，则其偏性可能会反助病势，加重病情或导致新的病理偏向。因此，凡药不对证，药物功效不为病情所需，而有可能导致病情加重、恶化或产生新的疾病，原则上都属于临床用药禁忌的范围。

如麻黄辛温，功能发汗解表、散风寒，又能宣肺平喘、利尿，故只适宜于外感风寒表实无汗或肺气不宣的喘咳，而对表虚自汗及阴虚盗汗、肺肾虚喘者则应禁止使用。一般而言，除了药性极为平和者无须禁忌外，大多中药都有证候使用禁忌。

3.妊娠用药禁忌

妊娠用药禁忌是指妇女妊娠期间治疗用药的禁忌。妊娠禁忌药专指妇女妊娠期除中断妊娠、引产外，不能使用的药物。

在传统的妊娠用药禁忌理由中，能损害胎元、引起堕胎是早期妊娠禁忌的主要理由。随着对妊娠禁忌药的认识逐渐深入，对妊娠用药禁忌理由的认识也逐步加深。归纳起来，主要包括：① 对母体不利；② 对胎儿不利；③ 对产程不利；④ 对小儿不利。

妊娠禁用药是指毒性强的药、作用峻猛的药以及堕胎作用较强的药，如巴豆、牵牛子、大戟、商陆、麝香等。妊娠慎用药主要包括活血化瘀药、行气药、攻下导滞药、药性辛热的温里药以及性质滑利之品，如桃仁、红花、牛膝、枳实等。

4.服药饮食禁忌

服药时的饮食禁忌是指服药期间对某些食物的禁忌，又简称食忌，也就是通常所说的忌口。

服药时饮食禁忌的理由，前人也有不少论述，归纳起来包括：避免影响疗效、诱发原有病证或导致新病、产生不良反应。在服药期间，一般应忌食生冷、油腻、腥膻、有刺激性的食物。根据病情的不同，饮食禁忌也有区别。

第三节　剂量与用法

一、中药的剂量

中药剂量是指临床应用中药时的分量，也称为用量。它主要是指每味中药的成人一日量。

古代中药的计量单位有重量（如斤、两、钱、分、厘等）、数量（如片、条、枚、支、角、只等）、度量（如尺、寸等）、容量（如斗、升、合、勺等）。

中药剂量的使用应采取科学、谨慎的态度。确定中药的剂量，应考虑如下几方面：

1.药物性质与剂量的关系

毒性大的药或作用峻烈的药物，应严格控制剂量，开始时用量宜轻，逐渐加量，一旦病情好转后，应当立即减量或停服，中病即止，防止过量或蓄积中毒；无毒的药用量变化幅度可稍大。

2.剂型、配伍、用药目的与剂量的关系

在一般情况下，同样的药物入汤剂比入丸散剂的用量要大些。单味药使用比入复方中应用剂量要大些；在复方配伍使用时，主要药物比辅助药物用量要大些。

3.年龄、体质、病情、性别、职业、生活习惯与剂量的关系

由于年龄、体质的不同，对药物耐受程度不同，则药物用量也就有了差别。一般老年人、小儿、妇女产后及体质虚弱的患者，都要减少用量，成人及平素体质壮实的患者用量宜重。

4.地区、季节、居处环境与剂量的关系

在确定药物剂量时，应考虑到地区、季节、气候及居处的自然环境等方面的因素，做到"因时制宜""因地制宜"。

二、中药的用法

中药的用法是指中药的应用方法，其内容较为广泛，本教材主要介绍中药的给药途径、应用形式、汤剂煎煮方法和服药方法。

1. 给药途径

给药途径是影响药物疗效的因素之一。中药的传统给药途径，除口服和皮肤给药两种主要途径外，还有吸入、舌下给药、黏膜表面给药、直肠给药等多种途径。20世纪30年代后，中药的给药途径又增添了皮下注射、肌内注射、穴位注射和静脉注射等。

2. 应用形式

口服包括汤剂、丸剂、散剂、滋膏剂、露剂等；供皮肤用的有软膏剂、硬膏剂、散剂、丹剂、涂擦剂、浸洗剂、熏剂等；供体腔使用的有栓剂、药条、钉剂等。20世纪30年代研制出了中药注射剂，以后又发展了胶囊剂、颗粒剂、气雾剂、膜剂等剂型。

3. 汤剂煎煮法

汤剂是中药最为常用的剂型之一，汤剂的制作对煎具、用水、火候、煮法都有一定的要求。

（1）煎药用具　以砂锅、瓦罐为好，搪瓷罐次之，忌用铜、铁、铝等金属锅具。

（2）煎药用水　以水质洁净新鲜（符合饮用水标准）为好。

（3）煎药火候　有文火、武火之分。文火，是指使温度上升及水液蒸发缓慢的火候；而武火，又称急火，是指使温度上升及水液蒸发迅速的火候。

（4）煎煮方法　先将药材浸泡30～60分钟，煎煮两次，两次煎液去渣滤净混合后分2次服用。一般来讲，解表药、清热药宜武火煎煮，时间宜短，煮沸后煎3～5分钟即可；补益药需用文火慢煎，时间宜长，煮沸后再续煎30～60分钟。某些药物因质地不同，煎法比较特殊，处方上需加以注明，归纳起来包括有先煎、后下、包煎、另煎、烊化、泡服、冲服、煎汤代水等不同煎煮法。

4. 服药法

（1）服药时间　汤剂一般每日1剂，煎2次分服，2次间隔时间为4～6小时。

（2）服药方法

① 汤剂：一般宜温服。但解表药要偏热服，服后还须温覆，盖好衣被，或进热粥，以助汗出；寒证用热药宜热服，热证用寒药宜冷服。

② 丸剂：颗粒较小者，可直接用温开水送服；大蜜丸者，可以分成小粒吞服；若水丸质硬者，可用开水溶化后服。

③ 散剂、粉剂：可用蜂蜜加以调和送服，或装入胶囊中吞服，避免直接吞服，刺激咽喉。

④ 膏剂：宜用开水冲服，避免直接倒入口中吞咽，黏喉而引起呕吐。

⑤ 颗粒剂、糖浆剂：颗粒剂宜用开水冲服；糖浆剂可以直接吞服。

第四节 解表药

凡以发散表邪为主要功效，常用以治疗表证的药物，称解表药，又叫发表药。根据解表药的药性及功效主治差异，可分为发散风寒药和发散风热药两类。也称辛温解表药与辛凉解表药。

一、发散风寒药

麻黄 辛、微苦，温。归肺、膀胱经。发汗解表，宣肺平喘，利水消肿。

应用 ① 风寒感冒。② 胸闷喘咳。③ 风水浮肿。

用法用量 煎服，2～10g。本品发汗解表宜生用，且不宜久煎。注意：本品表虚自汗、阴虚盗汗、肺肾虚喘、失眠及高血压患者均当慎用。运动员禁用。

桂枝 辛、甘，温。归心、肺、膀胱经。发汗解肌，温通经脉，助阳化气，平冲降逆。

应用 ① 风寒感冒。② 脘腹冷痛、经闭痛经、关节痹痛等寒凝血滞诸痛证。③ 痰饮，水肿。④ 心悸，奔豚。

用法用量 煎服，3～10g。注意：本品凡外感热病、阴虚火旺、血热妄行等证，均当忌用。孕妇及月经过多者慎用。

紫苏叶 辛，温。归肺、脾经。解表散寒，行气和胃。

应用 ① 风寒感冒，咳嗽呕恶。② 脾胃气滞，妊娠呕吐。③ 鱼蟹中毒。

用法用量 煎服，5～10g，不宜久煎。

生姜 辛，微温。归肺、脾、胃经。解表散寒，温中止呕，化痰止咳，解鱼蟹毒。

应用 ① 风寒感冒。② 脾胃寒证。③ 胃寒呕吐。④ 寒痰咳嗽。⑤ 鱼蟹中毒。

用法用量 煎服，3～10g。注意：本品助火伤阴，故热盛及阴虚内热者忌服。

香薷 辛，微温。归肺、胃经。发汗解表，化湿和中。

应用 ① 外感风寒，内伤暑湿，恶寒发热，头痛无汗，腹痛吐泻。② 水肿，小便不利。

用法用量 煎服，3～10g。用于发表，量不宜过大，且不宜久煎；用于利水消肿，量宜稍大，且须浓煎。注意：本品辛温发汗之力较强，表虚有汗及暑热证当忌用。

荆芥 辛，微温。归肺、肝经。解表散风，透疹，消疮。

应用 ① 感冒，头痛。② 麻疹不透，风疹瘙痒。③ 疮疡初起。

用法用量 煎服，5～10g，不宜久煎。

防风 辛、甘，微温。归膀胱、肝、脾经。祛风解表，胜湿止痛，止痉。

应用 ① 感冒，头痛。② 风湿痹痛。③ 风疹瘙痒。④ 破伤风。

用法用量 煎服，5～10g。注意：本品药性偏温，阴血亏虚及热盛动风者不宜使用。

羌活 辛、苦，温。归膀胱、肾经。解表散寒，祛风除湿，止痛。

应用 ① 风寒感冒，头痛项强。② 风寒湿痹，肩背酸痛。

用法用量 煎服，3～10g。注意：本品辛香温燥之性较烈，故阴血亏虚者慎用。用量过多，易致呕吐，脾胃虚弱者不宜服。

白芷 辛，温。归肺、胃、大肠经。解表散寒，祛风止痛，宣通鼻窍，燥湿止带，消肿排脓。

应用 ① 风寒感冒。② 头痛，眉棱骨痛，牙痛。③ 鼻衄，鼻渊，鼻塞流涕。④ 带下。⑤ 疮疡肿痛。

用法用量 煎服，3～10g；外用适量。注意：本品辛香温燥，阴虚血热者忌服。

细辛 辛，温。归心、肺、肾经。解表散寒，祛风止痛，通窍，温肺化饮。

应用 ① 风寒感冒。② 头痛，牙痛，风湿痹痛。③ 鼻衄，鼻渊，鼻塞流涕。④ 痰饮咳喘。

用法用量 煎服，1～3g；散剂每次服0.5～1g。外用适量。注意：本品气虚多汗、阴虚阳亢头痛、阴虚燥咳或肺热咳嗽者忌用。不宜与藜芦同用。用量不宜过大。

藁本 辛，温。归膀胱经。祛风散寒，除湿止痛。

应用 ① 风寒感冒，巅顶疼痛。② 风寒湿痹。

用法用量 煎服，3～10g。注意：本品辛温香燥，凡阴血亏虚、肝阳上亢、火热内盛之头痛者忌服。

辛夷 辛，温。归肺、胃经。散风寒，通鼻窍。

应用 ① 风寒感冒，头痛鼻塞。② 鼻渊，鼻衄，鼻塞流涕。

用法用量 煎服，3～10g；本品有毛，刺激咽喉，内服时宜包煎。注意：本品阴虚火旺者忌服。

二、发散风热药

薄荷 辛，凉。归肺、肝经。疏散风热，清利头目，利咽，透疹，疏肝行气。

应用 ① 风热感冒，温病初起。② 风热上攻，头痛眩晕，目赤多泪，喉痹，咽喉肿痛，口舌生疮。③ 麻疹不透，风疹瘙痒。④ 肝郁气滞，胸胁胀闷。

用法用量 煎服，3～6g；宜后下。薄荷叶长于发汗解表，薄荷梗偏于理气和中。注意：本品芳香辛散，发汗耗气，故体虚多汗者不宜使用。

牛蒡子 辛、苦，寒。归肺、胃经。疏散风热，宣肺透疹，解毒利咽。

应用 ① 风热感冒，温病初起，咳嗽痰多。② 麻疹不透，风疹瘙痒。③ 痈肿疮毒，丹毒，痄腮，咽喉肿痛。

用法用量 煎服，6～12g。炒用可使其苦寒及滑肠之性略减。注意：本品性寒，滑肠通便，气虚便溏者慎用。

蝉蜕 甘，寒。归肺、肝经。疏散风热，利咽，透疹，明目退翳，解痉。

应用 ① 风热感冒，温病初起，咽痛音哑。② 麻疹不透，风疹瘙痒。③ 目赤翳障。④ 惊风抽搐，破伤风。

用法用量 煎服，3～6g。孕妇慎用本品。

桑叶 甘、苦，寒。归肺、肝经。疏散风热，清肺润燥，平抑肝阳，清肝明目。

应用 ① 风热感冒，温病初起。② 肺热咳嗽，燥热咳嗽。③ 肝阳上亢，头痛眩晕。④ 目赤肿痛，目暗昏花。⑤ 凉血止血。

用法用量 煎服，5～10g。桑叶蜜炙能增强润肺止咳的作用，故肺燥咳嗽宜蜜制用。

菊花 甘、苦，微寒。归肺、肝经。疏散风热，平肝明目，清热解毒。

应用 ① 风热感冒，温病初起。② 肝阳上亢，头痛眩晕。③ 目赤肿痛，眼目昏花。④ 疮痈肿毒。

用法用量 煎服，5～10g。黄菊花偏于疏散风热，白菊花偏于平肝、清肝明目。

蔓荆子 辛、苦，微寒。归膀胱、肝、胃经。疏散风热，清利头目。

应用 ① 风热感冒头痛。② 目赤多泪，目暗不明，齿龈肿痛。③ 头晕目眩。

用法用量 煎服，5～10g。

柴胡 辛、苦，微寒。归肝、胆、肺经。疏散退热，疏肝解郁，升举阳气。

应用 ① 感冒发热，寒热往来。② 肝郁气滞，胸胁胀痛，月经不调。③ 子宫脱垂，脱肛。

用法用量 煎服，3～10g。疏散退热宜生用；疏肝解郁宜醋炙，升举阳气可生用或酒炙。注意：阴虚阳亢，肝风内动，阴虚火旺及气机上逆者忌用或慎用。大叶柴胡干燥根茎，表面密生环节，有毒，不可当柴胡用。

升麻 辛、微甘，微寒。归肺、脾、胃、大肠经。发表透疹，清热解毒，升举阳气。

应用　①风热感冒，发热头痛。②麻疹不透。③齿痛，口疮，咽喉肿痛，阳毒发斑。④气虚下陷，胃下垂，久泻脱肛，子宫脱垂，肾下垂，崩漏下血。

用法用量　煎服，3～10g。发表透疹、清热解毒宜生用，升阳举陷宜蜜炙用。注意：麻疹已透、阴虚火旺，以及阴虚阳亢者均当忌用。

葛根　甘、辛，凉。归脾、胃、肺经。解肌退热，生津止渴，透疹，升阳止泻，通经活络，解酒毒。

应用　①外感发热头痛，项背强痛。②热病口渴，消渴。③麻疹不透。④热痢，泄泻。⑤中风偏瘫，胸痹心痛，眩晕头痛。⑥酒毒伤中。

用法用量　煎服，10～15g。解肌退热、生津止渴、透疹、通经活络、解酒毒宜生用，升阳止泻宜煨用。

第五节　清热药

凡以清解里热为主要功效，常用以治疗里热证的药物，称为清热药。清热药通过清热泻火、清热燥湿、清热解毒、清热凉血及清虚热等不同作用，使里热得以清解。

一、清热泻火药

石膏　甘、辛，大寒。归肺、胃经。生用：清热泻火，除烦止渴。煅用：收湿，生肌，敛疮，止血。

应用　①外感热病，高热烦渴。②肺热喘咳。③胃火亢盛，头痛牙痛。④溃疡不敛，湿疹瘙痒，水火烫伤，外伤出血。

用法用量　生石膏煎服，15～60g，宜打碎先煎。煅石膏外用适量，研末撒敷患处。注意：脾胃虚寒及阴虚内热者忌用。

知母　苦、甘，寒。归肺、胃、肾经。清热泻火，滋阴润燥。

应用　①外感热病，高热烦渴。②肺热燥咳。③骨蒸潮热。④内热消渴。⑤阴虚肠燥便秘。

用法用量　煎服，6～12g。本品清热泻火宜生用，滋阴降火宜盐水炙用。注意：本品性寒质润，能滑肠通便，故脾虚便溏者慎用。

芦根　甘，寒。归肺、胃经。清热泻火，生津止渴，除烦，止呕，利尿。

应用　①热病烦渴。②肺热咳嗽，肺痈吐脓。③胃热呕哕。④热淋涩痛。

用法用量 煎服，15～30g；鲜品用量加倍，或捣汁用。注意：脾胃虚寒者慎用。

天花粉 甘、微苦，微寒。归肺、胃经。清热泻火，生津止渴，消肿排脓。

应用 ① 热病烦渴。② 肺热燥咳。③ 内热消渴。④ 疮疡肿毒。

用法用量 煎服，10～15g。注意：孕妇慎用。不宜与川乌、制川乌、草乌、制草乌、附子同用。

淡竹叶 甘、淡，寒。归心、胃、小肠经。清热泻火，除烦止渴，利尿通淋。

应用 ① 热病烦渴。② 口舌生疮，小便短赤涩痛。

用法用量 煎服，6～10g。注意：阴虚火旺、骨蒸潮热者不宜使用。

栀子 苦，寒。归心、肺、三焦经。泻火除烦，清热利湿，凉血解毒；外用消肿止痛。

应用 ① 热病心烦。② 湿热黄疸。③ 淋证涩痛。④ 血热吐衄。⑤ 目赤肿痛。⑥ 火毒疮疡。⑦ 扭挫伤痛。

用法用量 煎服，6～10g。外用生品适量，研末调敷。注意：本品苦寒伤胃，脾虚便溏者慎用。

夏枯草 辛、苦，寒。归肝、胆经。清肝泻火，明目，散结消肿。

应用 ① 目赤肿痛，目珠夜痛，头痛眩晕。② 瘿瘤，瘰疬。③ 乳痈，乳癖，乳房胀痛。

用法用量 煎服，9～15g。注意：脾胃虚弱者慎用。

决明子 甘、苦、咸，微寒。归肝、大肠经。清肝明目，润肠通便。

应用 ① 目赤涩痛，羞明多泪，目暗不明。② 头痛眩晕。③ 肠燥便秘。

用法用量 煎服，9～15g。用于润肠通便，不宜久煎。注意：气虚便溏者不宜用。

密蒙花 甘，微寒。归肝经。清热泻火，养肝明目，退翳。

应用 ① 目赤肿痛，羞明多泪，目生翳膜。② 肝虚目暗，视物昏花。

用法用量 煎服，3～9g。

二、清热燥湿药

黄芩 苦，寒。归肺、胆、脾、大肠、小肠经。清热燥湿，泻火解毒，止血，安胎。

应用 ① 湿温，暑湿，胸闷呕恶，湿热痞满，泻痢，黄疸。② 肺热咳嗽，高热烦渴。③ 痈肿疮毒。④ 血热吐衄。⑤ 胎动不安。

用法用量　煎服，3～10g。注意：本品苦寒伤胃，脾胃虚寒者不宜使用。

黄连　苦，寒。归心、脾、胃、肝、胆、大肠经。清热燥湿，泻火解毒。

应用　①湿热痞满，呕吐，泻痢。②高热神昏，心火亢盛，心烦不寐，心悸不宁。③血热吐衄。④胃热呕吐吞酸，消渴，胃火牙痛。⑤痈肿疔疮，目赤肿痛，口舌生疮。⑥湿疹湿疮，耳道流脓。

用法用量　煎服，2～5g。外用适量。注意：本品大苦大寒，过量久服易伤脾胃，脾胃虚寒者忌用。苦燥易伤阴津，阴虚津伤者慎用。

黄柏　苦，寒。归肾、膀胱经。清热燥湿，泻火除蒸，解毒疗疮。

应用　①湿热泻痢，黄疸尿赤，带下阴痒，热淋涩痛，脚气痿躄。②骨蒸劳热，盗汗，遗精。③疮疡肿毒，湿疹湿疮。

用法用量　煎服，3～12g；外用适量。注意：本品苦寒伤胃，脾胃虚寒者忌用。

龙胆　苦，寒。归肝、胆经。清热燥湿，泻肝胆火。

应用　①湿热黄疸，阴肿阴痒，带下，湿疹瘙痒。②肝火头痛，目赤肿痛，耳鸣耳聋，胁痛口苦，强中，惊风抽搐。

用法用量　煎服，3～6g。注意：脾胃虚寒者忌用，阴虚津伤者慎用。

秦皮　苦、涩，寒。归肝、胆、大肠经。清热燥湿，收涩止痢，止带，明目。

应用　①湿热泻痢，赤白带下。②肝热目赤肿痛，目生翳膜。

用法用量　煎服，6～12g；外用适量，煎洗患处。注意：脾胃虚寒者忌用。

苦参　苦，寒。归心、肝、胃、大肠、膀胱经。清热燥湿，杀虫，利尿。

应用　①湿热泻痢，便血，黄疸尿闭，赤白带下，阴肿阴痒。②湿疹，湿疮，皮肤瘙痒，疥癣麻风，滴虫性阴道炎。

用法用量　煎服，4.5～9g；外用适量，煎汤洗患处。注意：脾胃虚寒及阴虚津伤者忌用或慎用。不宜与藜芦同用。

白鲜皮　苦，寒。归脾、胃、膀胱经。清热燥湿，祛风解毒。

应用　①湿热疮毒，黄水淋漓，湿疹，风疹，疥癣疮癞。②黄疸尿赤，风湿热痹。

用法用量　煎服，5～10g；外用适量，煎汤洗或研粉敷。注意：脾胃虚寒者慎用。

三、清热解毒药

金银花　甘，寒。归肺、心、胃经。清热解毒，疏散风热。

应用　①痈肿疔疮，喉痹，丹毒。②风热感冒，温病发热。③热毒血痢。

用法用量　煎服，6～15g。注意：脾胃虚寒及气虚疮疡脓清者忌用。

连翘　苦，微寒。归肺、心、小肠经。清热解毒，消肿散结，疏散风热。

应用　① 痈疽，瘰疬，乳痈，丹毒。② 风热感冒，温病初起，热入营血，高热烦渴，神昏发斑。③ 热淋涩痛。

用法用量　煎服，6～15g。注意：脾胃虚寒及气虚脓清者不宜用。

穿心莲　苦，寒。归心、肺、大肠、膀胱经。清热解毒，凉血，消肿。

应用　① 风热感冒，温病初起。② 咽喉肿痛，口舌生疮。③ 顿咳劳嗽，肺痈吐脓。④ 痈肿疮疡，蛇虫咬伤。⑤ 湿热泻痢，热淋涩痛，湿疹瘙痒。

用法用量　煎服，6～9g；或作丸剂、片剂；外用适量。注意：不宜多服久服；脾胃虚寒者不宜用。

大青叶　苦，寒。归心、胃经。清热解毒，凉血消斑。

应用　① 温病高热，神昏，发斑发疹。② 痄腮，喉痹，口疮，丹毒，痈肿。

用法用量　煎服，9～15g；外用适量。注意：脾胃虚寒者忌用。

板蓝根　苦，寒。归心、胃经。清热解毒，凉血利咽。

应用　① 温疫时毒，发热咽痛。② 温毒发斑，痄腮，烂喉丹痧，大头瘟疫，丹毒，痈肿。

用法用量　煎服，9～15g。注意：体虚而无实火热毒者忌服，脾胃虚寒者慎用。

青黛　咸，寒。归肝经。清热解毒，凉血消斑，泻火定惊。

应用　① 温毒发斑，血热吐衄。② 喉痹，口疮，痄腮，火毒疮疡。③ 肝火犯肺，咳嗽胸痛，痰中带血。④ 小儿惊痫。

用法用量　1～3g，宜入丸散用；外用适量。注意：胃寒者慎用。

绵马贯众　苦，微寒；有小毒。归肝、胃经。清热解毒，驱虫。

应用　① 时疫感冒，风热头痛，温毒发斑。② 痄腮，疮疡肿毒。③ 虫积腹痛。④ 血热出血。

用法用量　煎服，4.5～9g。注意：本品有小毒，用量不宜过大。服用本品时忌油腻。脾胃虚寒者及孕妇慎用。

蒲公英　苦、甘，寒。归肝、胃经。清热解毒，消肿散结，利湿通淋。

应用　① 痈肿疔疮，乳痈，肺痈，肠痈，瘰疬。② 湿热黄疸，热淋涩痛。

用法用量　煎服，10～15g。外用鲜品适量，捣敷；或煎汤熏洗患处。注意：用量过大可致缓泻。

紫花地丁　苦、辛，寒。归心、肝经。清热解毒，凉血消肿。

应用　① 疔疮肿毒，痈疽发背，丹毒，乳痈，肠痈。② 毒蛇咬伤。

用法用量　煎服，15～30g。外用鲜品适量，捣烂敷患处。注意：体质虚寒者忌服。

鱼腥草　辛，微寒。归肺经。清热解毒，消痈排脓，利尿通淋。

应用　① 肺痈吐脓，痰热喘咳。② 疮痈肿毒。③ 热淋，热痢。

用法用量　煎服，15～25g，不宜久煎；鲜品用量加倍，水煎或捣汁服。外用适量，捣敷或煎汤熏洗患处。注意：虚寒证及阴性疮疡忌服。

大血藤　苦，平。归大肠、肝经。清热解毒，活血，祛风止痛。

应用　① 肠痈腹痛，热毒疮疡。② 血滞经闭痛经，跌仆肿痛。③ 风湿痹痛。

用法用量　煎服，9～15g；外用适量。注意：孕妇慎用。

射干　苦，寒。归肺经。清热解毒，消痰，利咽。

应用　① 热毒痰火郁结，咽喉肿痛。② 痰涎壅盛，咳嗽气喘。

用法用量　煎服，3～10g。注意：本品苦寒，脾虚便溏者不宜使用。孕妇慎用。

马勃　辛，平。归肺经。清肺利咽，止血。

应用　① 风热郁肺，咽痛音哑，咳嗽。② 外治鼻衄，创伤出血。

用法用量　煎服，2～6g。外用适量，敷患处。注意：风寒袭肺之咳嗽、失音者不宜使用。

白头翁　苦，寒。归胃、大肠经。清热解毒，凉血止痢。

应用　① 热毒血痢。② 阴痒带下。

用法用量　煎服，9～15g。注意：虚寒泻痢者忌服本品。

四、清热凉血药

生地黄　甘，寒。归心、肝、肾经。清热凉血，养阴生津。

应用　① 热入营血，温毒发斑。② 血热出血。③ 热病伤阴，舌绛烦渴，内热消渴。④ 阴虚发热，骨蒸劳热。⑤ 津伤便秘。

用法用量　煎服，10～15g。注意：脾虚湿滞，腹满便溏者不宜使用本品。

玄参　甘、苦、咸，微寒。归肺、胃、肾经。清热凉血，滋阴降火，解毒散结。

应用　① 热入营血，温毒发斑。② 热病伤阴，舌绛烦渴，津伤便秘，骨蒸劳嗽。③ 目赤肿痛，咽喉肿痛，白喉，瘰疬，痈肿疮毒。

用法用量　煎服，9～15g。注意：脾胃虚寒，食少便溏者不宜服用。不宜与藜芦同用。

牡丹皮　苦、辛，微寒。归心、肝、肾经。清热凉血，活血化瘀。

应用　① 热入营血，温毒发斑，血热吐衄。② 温邪伤阴，阴虚发热，夜热早凉，无汗骨蒸。③ 血滞经闭痛经，跌仆伤痛。④ 痈肿疮毒。

用法用量 煎服，6～12g。清热凉血宜生用，活血化瘀宜酒炙用，止血宜炒炭用。注意：血虚有寒、月经过多者不宜使用。孕妇慎用。

赤芍 苦、微寒。归肝经。清热凉血，散瘀止痛。

应用 ① 热入营血，温毒发斑，血热吐衄。② 目赤肿痛，痈肿疮疡。③ 肝郁胁痛，经闭痛经，癥瘕腹痛，跌仆损伤。

用法用量 煎服，6～12g。注意：血寒经闭者不宜使用。孕妇慎用。不宜与藜芦同用。

紫草 甘、咸，寒。归心、肝经。清热凉血，活血解毒，透疹消斑。

应用 ① 血热毒盛，斑疹紫黑，麻疹不透。② 疮疡，湿疹，水火烫伤。

用法用量 煎服，5～10g。外用适量，熬膏或用植物油浸泡涂擦。注意：本品性寒而滑利，有轻泻作用，故脾虚便溏者忌服。

五、清虚热药

青蒿 苦、辛，寒。归肝、胆经。清虚热，除骨蒸，解暑热，截疟，退黄。

应用 ① 温邪伤阴，夜热早凉。② 阴虚发热，骨蒸劳热。③ 外感暑热，发热烦渴。④ 疟疾寒热。⑤ 湿热黄疸。

用法用量 煎服，6～12g，后下。或鲜用绞汁。注意：本品苦寒，脾胃虚弱，肠滑泄泻者忌用。

地骨皮 甘，寒。归肺、肝、肾经。凉血除蒸，清肺降火。

应用 ① 阴虚潮热，骨蒸盗汗。② 肺热咳嗽。③ 咳血，衄血。④ 内热消渴。

用法用量 煎服，9～15g。注意：本品性寒，外感风寒发热或脾虚便溏者不宜用。

第六节　泻下药

凡能引起腹泻，或润滑大肠，以泻下通便为主要功效，常用以治疗里实积滞证的药物，称为泻下药。根据泻下药作用强弱的不同，可分为攻下药、润下药及峻下逐水药。

一、攻下药

大黄 苦，寒。归脾、胃、大肠、肝、心包经。泻下攻积，清热泻火，凉血解毒，逐瘀通经，利湿退黄。

应用　① 实热积滞便秘。② 血热吐衄，目赤咽肿，牙龈肿痛。③ 痈肿疔疮，肠痈腹痛。④ 瘀血经闭，产后瘀阻，跌打损伤。⑤ 湿热痢疾，黄疸尿赤，淋证，水肿。⑥ 烧烫伤。

用法用量　煎服，3～15g。用于泻下不宜久煎。外用适量，研末敷于患处。注意：孕妇及月经期、哺乳期慎用。又本品苦寒，易伤胃气，脾胃虚弱者亦应慎用。

芒硝　咸、苦，寒。归胃、大肠经。泻下通便，润燥软坚，清火消肿。

应用　① 实热积滞，腹满胀痛，大便燥结。② 肠痈腹痛。③ 乳痈，痔疮肿痛，咽痛口疮，目赤肿痛。

用法用量　6～12g，一般不入煎剂，待汤剂煎好后，溶入汤液中服用。外用适量。注意：孕妇、哺乳期慎用；不宜与硫黄、三棱同用。

番泻叶　甘、苦，寒。归大肠经。泻热行滞，通便，利水。

应用　① 实热积滞，便秘腹痛。② 水肿胀满。

用法用量　煎服，2～6g，后下，或开水泡服。注意：孕妇及哺乳期、月经期慎用。剂量过大，可导致恶心、呕吐、腹痛等副作用。

二、润下药

火麻仁　甘，平。归脾、胃、大肠经。润肠通便。

应用　血虚津亏，肠燥便秘。

用法用量　煎服，10～15g。

郁李仁　辛、苦、甘，平。归脾、大肠、小肠经。润肠通便，下气利水。

应用　① 津枯肠燥，食积气滞，腹胀便秘。② 水肿，脚气浮肿，小便不利。

用法用量　煎服，6～10g。注意：孕妇慎用。

松子仁　甘，温。归大肠、肺、肝经。润肠通便，润肺止咳。

应用　① 肠燥便秘。② 肺燥干咳。

用法用量　煎服，5～10g。注意：脾虚便溏、痰湿壅盛者不宜使用。

三、峻下逐水药

甘遂　苦，寒；有毒。归肺、肾、大肠经。泻水逐饮，消肿散结。

应用　① 水肿胀满，胸腹积水，痰饮积聚，气逆咳喘，二便不利。② 风痰癫痫。③ 痈肿疮毒。

用法用量　0.5～1.5g。炮制（醋炙减低毒性）后多入丸散用。外用适量，生用。注意：孕妇及虚弱者禁用。不宜与甘草同用。

牵牛子　苦，寒；有毒。归肺、肾、大肠经。泻水通便，消痰涤饮，杀虫攻积。

应用　① 水肿胀满，二便不通。② 痰饮积聚，气逆喘咳。③ 虫积腹痛。

用法用量　煎服，3～6g。入丸散服，每次1.5～3g。注意：孕妇禁用。不宜与巴豆、巴豆霜同用。

第七节　祛风湿药

凡以祛除风湿之邪为主，常用以治疗风湿痹证的药物，称为祛风湿药。祛风湿药根据其药性和功效的不同，分为祛风寒湿药、祛风湿热药、祛风湿强筋骨药三类。分别适用于风寒湿痹、风湿热痹及痹证日久筋骨无力者。

一、祛风寒湿药

独活　辛、苦，微温。归肾、膀胱经。祛风除湿，通痹止痛。
应用　① 风寒湿痹，腰膝疼痛。② 风寒挟湿头痛。③ 少阴伏风头痛。
用法用量　煎服，3～10g。外用适量。

威灵仙　辛、咸，温。归膀胱经。祛风湿，通经络，止痛，消骨鲠。
应用　① 风湿痹痛，肢体麻木，筋脉拘挛，屈伸不利。② 骨鲠咽喉。此外，本品通络止痛之功，还可用治跌打伤痛。
用法用量　煎服，6～10g。消骨鲠可用30～50g。注意：本品辛散走窜，气血虚弱者慎服。

川乌　辛、苦，热。归心、肝、肾、脾经。生川乌有大毒，制川乌有毒。祛风除湿，温经止痛。
应用　① 风寒湿痹，关节疼痛。② 心腹冷痛，寒疝作痛。③ 跌仆伤痛，麻醉止痛。
用法用量　制川乌煎服，1.5～3g，宜先煎、久煎。生品宜外用，适量。注意：生品内服宜慎，孕妇禁用。制川乌孕妇慎用。

蕲蛇　甘、咸，温；有毒。归肝经。祛风，通络，止痉。
应用　① 风湿顽痹，麻木拘挛。② 中风口眼㖞斜，半身不遂。③ 小儿惊风，破伤风，抽搐痉挛。④ 麻风，疥癣。
用法用量　煎服，3～9g；研末吞服，一次1～1.5g，一日2～3次。或酒浸、熬膏，或入丸、散服。注意：血虚生风者慎服。

乌梢蛇 甘，平。归肝经。祛风，通络，止痉。

应用 ① 风湿顽痹，麻木拘挛。② 中风口眼㖞斜，半身不遂。③ 小儿惊风，破伤风，痉挛抽搐。④ 麻风，疥癣。

用法用量 煎服，6～12g；研末，每次2～3g；或入丸剂、酒浸服。外用适量。注意：血虚生风者慎服。

木瓜 酸，温。归肝、脾经。舒筋活络，和胃化湿。

应用 ① 湿痹拘挛，腰膝关节酸重疼痛。② 脚气水肿。③ 暑湿吐泻，转筋挛痛。

用法用量 煎服，6～9g。注意：胃酸过多者不宜服用。

二、祛风湿热药

秦艽 辛、苦，平。归胃、肝、胆经。祛风湿，清湿热，止痹痛，退虚热。

应用 ① 风湿痹证，筋脉拘挛，骨节酸痛。② 中风半身不遂。③ 湿热黄疸。④ 骨蒸潮热，小儿疳积发热。

用法用量 煎服，3～10g。

防己 苦，寒。归膀胱、肺经。祛风止痛，利水消肿。

应用 ① 风湿痹痛。② 水肿脚气，小便不利。③ 湿疹疮毒。

用法用量 煎服，5～10g。注意：本品苦寒易伤胃气，胃纳不佳及阴虚体弱者慎服。

雷公藤 苦、辛，寒；有大毒。归肝、肾经。祛风除湿，活血通络，消肿止痛，杀虫解毒。

应用 ① 风湿顽痹。② 麻风病，顽癣，湿疹，疥疮。

用法用量 煎服，10～25g，文火煎1～2小时。外用适量，研粉或捣烂敷；或制成酊剂、软膏涂擦。注意：本品有大毒，内服宜慎。外敷不可超过半小时，否则起疱。孕妇禁服。

三、祛风湿强筋骨药

五加皮 辛、苦，温。归肝、肾经。祛风除湿，补益肝肾，强筋壮骨，利水消肿。

应用 ① 风湿痹病。② 筋骨痿软，小儿行迟，体虚乏力。③ 水肿，脚气肿痛。

用法用量 煎服，5～10g；或酒浸、入丸散服。

桑寄生 苦、甘，平。归肝、肾经。祛风湿，补肝肾，强筋骨，安胎元。

应用 ① 风湿痹痛，腰膝酸软，筋骨无力。② 崩漏经多，妊娠漏血，胎动不安。③ 头晕目眩。

用法用量 煎服，9～15g。

第八节 化湿药

凡气味芳香，性偏温燥，以化湿运脾为主要作用，常用于治湿阻中焦证的药物，称为化湿药。化湿药主要适用于湿浊内阻，脾为湿困，此外部分药物亦可用于湿温、暑湿证。

广藿香 辛，微温。归脾、胃、肺经。芳香化浊，和中止呕，发表解暑。

应用 ① 湿浊中阻，脘腹痞闷。② 呕吐。③ 暑湿表证，湿温初起，发热倦怠，胸闷不舒；寒湿闭暑，腹痛吐泻。④ 鼻渊头痛。

用法用量 煎服，3～10g。

佩兰 辛，平。归脾、胃、肺经。芳香化湿，醒脾开胃，发表解暑。

应用 ① 湿浊中阻，脘痞呕恶。② 脾经湿热，口中甜腻，口臭，多涎。③ 暑湿表证，湿温初起，发热倦怠，胸闷不舒。

用法用量 煎服，3～10g。

苍术 辛、苦，温。归脾、胃、肝经。燥湿健脾，祛风散寒，明目。

应用 ① 湿阻中焦，脘腹胀满，泄泻，水肿。② 风湿痹痛，脚气痿躄。③ 风寒感冒。④ 夜盲，眼目昏涩。

用法用量 煎服，3～9g。

厚朴 苦、辛，温。归脾、胃、肺、大肠经。燥湿消痰，下气除满。

应用 ① 湿滞伤中，脘痞吐泻。② 食积气滞，腹胀便秘。③ 痰饮喘咳。

用法用量 煎服，3～10g。注意：本品辛苦温燥，易耗气伤津，故气虚津亏者及孕妇当慎用。

砂仁 辛，温。归脾、胃、肾经。化湿开胃，温中止泻，理气安胎。

应用 ① 湿浊中阻，脾胃气滞，脘痞不饥。② 脾胃虚寒，呕吐泄泻。③ 妊娠恶阻，胎动不安。

用法用量 煎服，3～6g，后下。注意：阴虚血燥者慎用。

豆蔻 辛，温。归肺、脾、胃经。化湿行气，温中止呕，开胃消食。

应用 ① 湿浊中阻，脾胃气滞，不思饮食，胸腹胀痛，食积不消。② 湿温初起，胸闷不饥。③ 寒湿呕逆。

用法用量　煎服，3 ～ 6g，后下。注意：阴虚血燥者慎用。

第九节　利水渗湿药

凡以通利水道、渗泄水湿为主要功效，常用以治疗水湿内停病证的药物，称利水渗湿药。根据利水渗湿药药性及功效主治差异，分为利水消肿药、利尿通淋药和利湿退黄药三类。

一、利水消肿药

茯苓　甘、淡，平。归心、肺、脾、肾经。利水渗湿，健脾，宁心。

应用　① 水肿尿少。② 痰饮眩悸。③ 脾虚食少，便溏泄泻。④ 心神不安，惊悸失眠。

用法用量　煎服，10 ～ 15g。

薏苡仁　甘、淡，凉。归脾、胃、肺经。利水渗湿，健脾止泻，除痹，排脓，解毒散结。

应用　① 水肿，脚气，小便不利。② 脾虚泄泻。③ 湿痹拘挛。④ 肺痈，肠痈。⑤ 赘疣，癌肿。

用法用量　煎服，9 ～ 30g；清利湿热宜生用，健脾止泻宜炒用。孕妇慎用。

猪苓　甘、淡，平。归肾、膀胱经。利水渗湿。

应用　水肿，小便不利，泄泻，淋浊，带下。本品甘淡渗泄，利水渗湿作用较强。

用法用量　煎服，6 ～ 12g。

泽泻　甘、淡，寒。归肾、膀胱经。利水渗湿，泄热，化浊降脂。

应用　① 水肿胀满，小便不利，泄泻尿少，痰饮眩晕。② 热淋涩痛，遗精。③ 高脂血症。

用法用量　煎服，6 ～ 10g。

二、利尿通淋药

车前子　甘，寒。归肝、肾、肺、小肠经。清热利尿通淋，渗湿止泻，明目，祛痰。

应用　① 热淋涩痛，水肿胀满。② 暑湿泄泻。③ 目赤肿痛，目暗昏花。④ 痰热咳嗽。

用法用量　煎服，9 ～ 15g，宜包煎。孕妇及肾虚精滑者慎用。

滑石　甘、淡，寒。归膀胱、肺、胃经。利尿通淋，清热解暑；外用祛湿敛疮。

应用　① 热淋，石淋，尿热涩痛。② 暑湿烦渴，湿温初起。③ 湿热水泻。④ 湿疮，湿疹，痱子。

用法用量　煎服，10 ～ 20g；滑石块先煎，滑石粉包煎。外用适量。注意：脾虚、热病伤津及孕妇慎用。

木通　苦，寒。归心、小肠、膀胱经。利尿通淋，清心除烦，通经下乳。

应用　① 淋证，水肿。② 心烦尿赤，口舌生疮。③ 经闭乳少，湿热痹痛。

用法用量　煎服，3 ～ 6g。注意：孕妇慎用。不宜长期或大量服用。

通草　甘、淡，微寒。归肺、胃经。清热利尿，通气下乳。

应用　① 湿热淋证，水肿尿少。② 产后乳汁不下。

用法用量　煎服，3 ～ 5g。孕妇慎用。

海金沙　甘、咸，寒。归膀胱、小肠经。清热利湿，通淋止痛。

应用　热淋，石淋，血淋，膏淋，尿道涩痛。

用法用量　煎服，6 ～ 15g，包煎。

三、利湿退黄药

茵陈　苦、辛，微寒。归脾、胃、肝、胆经。清利湿热，利胆退黄。

应用　① 黄疸尿少。② 湿温暑湿。③ 湿疮瘙痒。

用法用量　煎服，6 ～ 15g。外用适量，煎汤熏洗。注意：蓄血发黄者及血虚萎黄者慎用。

金钱草　甘、咸，微寒。归肝、胆、肾、膀胱经。利湿退黄，利尿通淋，解毒消肿。

应用　① 湿热黄疸，胆胀胁痛。② 石淋，热淋，小便涩痛。③ 痈肿疔疮，毒蛇咬伤。

用法用量　煎服，15 ～ 60g。

虎杖　微苦，微寒。归肝、胆、肺经。利湿退黄，清热解毒，散瘀止痛，化痰止咳。

应用　① 湿热黄疸，淋浊，带下。② 痈肿疮毒，水火烫伤，毒蛇咬伤。③ 经闭，癥瘕，风湿痹痛，跌打损伤。④ 肺热咳嗽。

用法用量 煎服，9～15g；外用适量，制成煎液或油膏涂敷。注意：孕妇慎用。

第十节　温里药

凡以温里祛寒为主要功效，常用以治疗里寒证的药物，称温里药，又名祛寒药。

附子 辛、甘，大热；有毒。归心、肾、脾经。回阳救逆，补火助阳，散寒止痛。

应用 ① 亡阳虚脱，肢冷脉微。② 肾阳虚衰，阳痿宫冷，虚寒吐泻，脘腹冷痛，阴寒水肿，心阳不足，胸痹冷痛，阳虚外感。③ 寒湿痹痛。

用法用量 煎服，3～15g；先煎，久煎，口尝至无麻辣感为度。注意：本品辛热燥烈，孕妇慎用，阴虚阳亢者忌用。生品须经炮制。若内服过量，或炮制、煎煮方法不当，可引起中毒。

干姜 辛，热。归脾、胃、肾、心、肺经。温中散寒，回阳通脉，温肺化饮。

应用 ① 脾胃寒证，脘腹冷痛，呕吐泄泻。② 亡阳证，肢冷脉微。③ 寒饮喘咳。

用法用量 煎服，3～10g。注意：本品辛热燥烈，阴虚内热、血热妄行者忌用。

肉桂 辛、甘，大热。归肾、脾、心、肝经。补火助阳，散寒止痛，温通经脉，引火归原。

应用 ① 肾阳不足，命门火衰，阳痿宫冷，腰膝冷痛。② 心腹冷痛，虚寒吐泻，寒疝腹痛。③ 冲任虚寒、寒凝血滞之痛经经闭，寒湿痹痛，阴疽，流注。④ 肾虚作喘，虚阳上浮，眩晕目赤。

用法用量 煎服，1～5g，宜后下或焗服；研末冲服，每次1～2g。注意：阴虚火旺，里有实热，有出血倾向者及孕妇慎用。不宜与赤石脂同用。

吴茱萸 辛、苦，热；有小毒。归肝、脾、胃、肾经。散寒止痛，降逆止呕，助阳止泻。

应用 ① 寒滞肝脉，厥阴头痛，经行腹痛，寒疝腹痛，寒湿脚气。② 脘腹胀痛，呕吐吞酸。③ 脾肾阳虚，五更泄泻。

用法用量 煎服，2～5g。外用适量。注意：本品辛热燥烈，易耗气动火，故不宜多用、久服。阴虚有热者忌用。孕妇慎用。

丁香 辛，温。归脾、胃、肺、肾经。温中降逆，补肾助阳。

应用 ① 脾胃虚寒，呃逆呕吐，食少吐泻。② 心腹冷痛。③ 肾虚阳痿，宫冷不孕。

用法用量 煎服，1～3g，或研末外敷。注意：不宜与郁金同用。

高良姜 辛，热。归脾、胃经。温中止呕，散寒止痛。

应用 ① 胃寒脘腹冷痛。② 胃寒呕吐，嗳气吞酸。

用法用量 煎服，3～6g。

第十一节　理气药

凡以疏理气机为主要功效，常用以治疗气机失调之气滞、气逆证的药物，称为理气药，又称行气药。其中行气力强者，又称为破气药。

陈皮 苦、辛，温。归脾、肺经。理气健脾，燥湿化痰。

应用 ① 脾胃气滞、湿阻之脘腹胀满，食少吐泻。② 呕吐，呃逆。③ 湿痰寒痰，咳嗽痰多。④ 胸痹。

用法用量 煎服，3～10g。注意：本品辛散苦燥，温能助热，故内有实热、舌赤少津者慎用。

青皮 苦、辛，温。归肝、胆、胃经。疏肝破气，消积化滞。

应用 ① 肝郁气滞，胸胁胀痛，疝气疼痛，乳癖，乳痈。② 食积气滞，脘腹胀痛。③ 癥瘕积聚，久疟痞块。

用法用量 煎服，3～10g。醋炙用增强疏肝止痛之力。注意：本品性烈耗气，气虚者慎用。

枳实 苦、辛、酸，微寒。归脾、胃经。破气消积，化痰散痞。

应用 ① 积滞内停，痞满胀痛，泻痢后重，大便不通。② 痰阻气滞，胸痹，结胸。③ 脏器下垂。

用法用量 煎服，3～10g；炒后性较平和。孕妇慎用。

木香 辛、苦，温。归脾、胃、大肠、三焦、胆经。行气止痛，健脾消食。

应用 ① 脾胃气滞，脘腹胀痛，食积不消，不思饮食。② 泻痢后重。③ 胸胁胀痛，黄疸，疝气疼痛。

用法用量 煎服，3～6g；生用行气力强，煨用实肠止泻，用于泄泻腹痛。注意：本品辛温香燥，凡阴虚火旺者慎用。

沉香 辛、苦，微温。归脾、胃、肾经。行气止痛，温中止呕，纳气平喘。

应用 ① 寒凝气滞，胸腹胀闷疼痛。② 胃寒呕吐呃逆。③ 肾虚气逆喘息。

用法用量 煎服，1～5g，后下。注意：阴虚火旺者慎用。

川楝子 苦，寒；有小毒。归肝、小肠、膀胱经。疏肝泄热，行气止痛，杀虫。

应用 ① 肝郁化火，胸胁、脘腹胀痛，疝气疼痛。② 虫积腹痛。

用法用量 煎服，5～10g。外用适量，研末调涂。炒用寒性减弱。注意：本品苦寒有毒，不宜过量或持续服用，脾胃虚寒者慎用。

乌药 辛，温。归肺、脾、肾、膀胱经。行气止痛，温肾散寒。

应用 ① 寒凝气滞，胸腹胀痛，气逆喘急，疝气疼痛，经寒腹痛。② 肾阳不足，膀胱虚冷，遗尿尿频。

用法用量 煎服，6～10g。

香附 辛、微苦、微甘，平。归肝、脾、三焦经。疏肝解郁，理气宽中，调经止痛。

应用 ① 肝郁气滞，胸胁胀痛，疝气疼痛。② 肝郁气滞，月经不调，经闭痛经，乳房胀痛。③ 脾胃气滞，脘腹痞闷，胀满疼痛。

用法用量 煎服，6～10g。醋炙增强疏肝止痛作用。

第十二节　消食药

凡以消化食积为主要功效，常用以治疗饮食积滞的药物，称为消食药。

山楂 酸、甘，微温。归脾、胃、肝经。消食健胃，行气散瘀，化浊降脂。

应用 ① 肉食积滞，胃脘胀满，腹痛泄泻。② 泻痢腹痛，疝气疼痛。③ 血瘀经闭痛经，产后瘀阻腹痛，心腹刺痛，胸痹心痛。④ 高脂血症。

用法用量 煎服，9～12g。生山楂、炒山楂偏于消食散瘀；焦山楂消食导滞作用增强，用于肉食积滞，泻痢不爽。注意：脾胃虚弱而无积滞、胃酸分泌过多者慎用。

六神曲 甘、辛，温。归脾、胃经。消食和胃。

应用 饮食积滞。

用法用量 煎服，6～15g。消食宜炒焦用。

麦芽 甘，平。归脾、胃经。行气消食，健脾开胃，回乳消胀。

应用 ① 食积不化，脘腹胀满，脾虚食少。② 乳汁郁积，乳房胀痛，妇女断乳。③ 肝郁胁痛，肝胃气痛。

用法用量 煎服，10～15g，回乳炒用60g。生麦芽健脾和胃，疏肝行气，用于脾虚食少，乳汁郁积；炒麦芽行气消食回乳，用于食积不消，妇女断乳；

焦麦芽消食化滞，用于食积不消，脘腹胀痛。注意：哺乳期妇女不宜使用。

稻芽 甘，温。归脾、胃经。消食和中，健脾开胃。

应用 食积不消，腹胀口臭，脾胃虚弱，不饥食少。

用法用量 煎服，9～15g。炒稻芽偏于消食，用于不饥食少；焦稻芽善化积滞，用于积滞不化。

莱菔子 辛、甘，平。归脾、胃、肺经。消食除胀，降气化痰。

应用 ① 饮食停滞，脘腹胀痛，大便秘结，积滞泻痢。② 痰壅气逆，喘咳痰多，胸闷食少。

用法用量：煎服，5～12g。注意：本品辛散耗气，故气虚及无食积、痰滞者慎用。

鸡内金 甘，平。归脾、胃、小肠、膀胱经。健胃消食，涩精止遗，通淋化石。

应用 ① 食积不消，呕吐泻痢，小儿疳积。② 遗精，遗尿。③ 石淋涩痛，胆胀胁痛。

用法用量 煎服，3～10g；研末服，每次1.5～3g。研末服效果优于煎剂。注意：脾虚无积滞者慎用。

第十三节　驱虫药

凡以驱除或杀灭人体内寄生虫为主要功效，常用以治疗虫证的药物，称为驱虫药。可用于治蛔虫病、蛲虫病、绦虫病、钩虫病、姜片虫病等多种肠道寄生虫病。

使君子 甘，温。归脾、胃经。杀虫消积。

应用 ① 蛔虫病，蛲虫病，虫积腹痛。② 小儿疳积。

用法用量 使君子9～12g，捣碎入煎剂；使君子仁6～9g，多入丸散或单用，作1～2次分服。小儿每岁1～1.5粒，炒香嚼服，1日总量不超过20粒。注意：大量服用可致呃逆、眩晕、呕吐、腹泻等反应。若与热茶同服，亦能引起呃逆、腹泻，故服用时忌饮浓茶。

苦楝皮 苦，寒；有毒。归肝、脾、胃经。杀虫，疗癣。

应用 ① 蛔虫病，蛲虫病，虫积腹痛。② 疥癣瘙痒。

用法用量 煎服，3～6g。外用适量，研末，用猪脂调敷患处。注意：本品有毒，不宜过量或持续久服；孕妇慎用；肝肾功能不全者慎用。

槟榔 苦、辛，温。归胃、大肠经。杀虫，消积，行气，利水，截疟。

应用　①绦虫病，蛔虫病，姜片虫病，虫积腹痛。②食积气滞，腹胀便秘，泻痢后重。③水肿，脚气肿痛。④疟疾。

用法用量　煎服，3～10g；驱绦虫、姜片虫30～60g。生用力佳，炒用力缓。焦槟榔功能消食导滞，用于食积不消，泻痢后重。注意：脾虚便溏、气虚下陷者忌用；孕妇慎用。

南瓜子　甘，平。归胃、大肠经。杀虫。

应用　①绦虫病。②血吸虫。

用法用量　研粉，60～120g。冷开水调服。

榧子　甘，平。归肺、胃、大肠经。杀虫消积，润肺止咳，润燥通便。

应用　①钩虫病，蛔虫病，绦虫病，虫积腹痛。②小儿疳积。③肺燥咳嗽。④肠燥便秘。

用法用量　煎服，9～15g。注意：大便溏薄者不宜用。

第十四节　止血药

凡以制止体内外出血为主要功效，主要用以治疗各种出血病证的药物，称为止血药。本节药物的功效有凉血止血、温经止血、化瘀止血、收敛止血之别。

一、凉血止血药

小蓟　甘、苦，凉。归心、肝经。凉血止血，散瘀解毒消痈。

应用　①血热衄血，吐血，尿血，血淋，便血，崩漏，外伤出血。②痈肿疮毒。

用法用量　煎服，5～12g；鲜品加倍。外用适量，捣敷患处。

大蓟　甘、苦，凉。归心、肝经。凉血止血，散瘀解毒消痈。

应用　①血热衄血，吐血，尿血，便血，崩漏，外伤出血。②痈肿疮毒。

用法用量　煎服，9～15g，鲜品加倍；外用适量，捣敷患处。

地榆　苦、酸、涩，微寒。归肝、大肠经。凉血止血，解毒敛疮。

应用　①血热便血，痔血，血痢，崩漏。②水火烫伤，痈肿疮毒，湿疹。

用法用量　煎服，9～15g。外用适量，研末涂敷患处。止血多炒炭用，解毒敛疮多生用。

侧柏叶　苦、涩，寒。归肺、肝、脾经。凉血止血，化痰止咳，生发乌发。

应用　①吐血，衄血，咳血，便血，崩漏下血。②肺热咳嗽，咯痰黄稠。③血热脱发，须发早白。

用法用量 煎服，6～12g。外用适量。止血多炒炭用，化痰止咳宜生用。

白茅根 甘，寒。归肺、胃、膀胱经。凉血止血，清热利尿。

应用 ① 血热咳血，吐血，衄血，尿血。② 热病烦渴，肺热咳嗽，胃热呕吐。③ 湿热黄疸，水肿尿少，热淋涩痛。

用法用量 煎服，9～30g。鲜品加倍。止血多炒炭用，清热利尿宜生用。

二、化瘀止血药

三七 甘、微苦，温。归肝、胃经。散瘀止血，消肿定痛。

应用 ① 咯血，吐血，衄血，便血，尿血，崩漏，外伤出血。② 血滞胸腹刺痛，跌仆肿痛。

用法用量 煎服，3～9g；研末吞服，1次1～3g。外用适量。

茜草 苦，寒。归肝经。凉血，祛瘀，止血，通经。

应用 ① 吐血，衄血，崩漏，外伤出血。② 瘀阻经闭，关节痹痛，跌仆肿痛。

用法用量 煎服，6～10g。止血炒炭用，活血通经生用或酒炒用。

蒲黄 甘，平。归肝、心包经。止血，化瘀，通淋。

应用 ① 吐血，衄血，咯血，崩漏，外伤出血。② 血滞经闭痛经，胸腹刺痛，跌仆肿痛。③ 血淋涩痛。

用法用量 煎服，5～10g，包煎。外用适量，敷患处。止血多炒炭用，化瘀、利尿多生用。

三、收敛止血药

白及 苦、甘、涩，微寒。归肺、胃、肝经。收敛止血，消肿生肌。

应用 ① 咯血，吐血，外伤出血。② 疮疡肿毒，皮肤皲裂，水火烫伤。

用法用量 煎服，6～15g；研末吞服3～6g。外用适量。注意：不宜与川乌、制川乌、草乌、制草乌、附子同用。

棕榈炭 苦、涩，平。归肝、肺、大肠经。收敛止血。

应用 吐血，衄血，尿血，便血，崩漏。

用法用量 煎服，3～9g。

四、温经止血药

艾叶 辛、苦，温；有小毒。归肝、脾、肾经。温经止血，散寒止痛，调经，安胎；外用祛湿止痒。

应用 ① 虚寒性吐血，衄血，崩漏，月经过多。② 少腹冷痛，经寒不调，宫冷不孕。③ 胎动不安，胎漏下血。④ 皮肤瘙痒。

用法用量 煎服，3～9g。外用适量，供灸治或熏洗用。醋艾炭温经止血，用于虚寒性出血；其余生用。

炮姜 辛，热。归脾、胃、肾经。温经止血，温中止痛。

应用 ① 阳虚失血，吐衄崩漏。② 脾胃虚寒，腹痛吐泻。

用法用量 煎服，3～9g。

第十五节　活血化瘀药

凡以通利血脉、促进血行、消散瘀血为主要功效，常用以治疗瘀血证的药物，称活血化瘀药。

一、活血止痛药

川芎 辛，温。归肝、胆、心包经。活血行气，祛风止痛。

应用 ① 血瘀气滞，胸痹心痛，胸胁刺痛，跌仆肿痛，月经不调，经闭痛经，癥瘕腹痛。② 头痛。③ 风湿痹痛。

用法用量 煎服，3～10g。

延胡索 辛、苦，温。归肝、脾经。活血，行气，止痛。

应用 气血瘀滞，胸胁、脘腹疼痛，胸痹心痛，经闭痛经，产后瘀阻，跌仆肿痛。

用法用量 煎服，3～10g；研末服，每次1.5～3g。醋制可加强止痛之功。

郁金 辛、苦，寒；归肝、心、肺经。活血止痛，行气解郁，清心凉血，利胆退黄。

应用 ① 气滞血瘀，胸胁刺痛，胸痹心痛，月经不调，经闭痛经，乳房胀痛。② 热病神昏，癫痫发狂。③ 血热吐衄，妇女倒经。④ 肝胆湿热，黄疸尿赤，胆胀胁痛。

用法用量 煎服，3～10g。注意：不宜与丁香、母丁香同用。

乳香 辛、苦，温。归心、肝、脾经。活血定痛，消肿生肌。

应用 ① 跌打损伤，痈肿疮疡。② 气滞血瘀，胸痹心痛，胃脘疼痛，痛经经闭，产后瘀阻，癥瘕腹痛，风湿痹痛，筋脉拘挛。

用法用量 煎汤或入丸、散，3～5g，宜炮制去油。外用适量，研末调敷。

没药 辛、苦，平。归心、肝、脾经。散瘀定痛，消肿生肌。

应用 没药的功效主治与乳香相似，常与乳香相须为用，治疗跌打损伤，瘀滞疼痛，痈疽肿痛，疮疡溃后久不收口以及多种瘀滞痛证。

用法用量 3～5g，炮制去油，多入丸散用。外用适量。

二、活血调经药

丹参 苦，微寒。归心、肝经。活血祛瘀，通经止痛，清心除烦，凉血消痈。

应用 ① 瘀血阻滞之月经不调，痛经经闭，产后腹痛。② 血瘀胸痹心痛，脘腹胁痛，癥瘕积聚，跌打损伤，热痹疼痛。③ 疮痈肿痛。④ 心烦不眠。

用法用量 煎服，10～15g。活血化瘀宜酒炙用。注意：不宜与藜芦同用。

红花 辛，温。归心、肝经。活血通经，散瘀止痛。

应用 ① 瘀血阻滞之经闭，痛经，恶露不行。② 瘀滞腹痛，胸痹心痛，胸胁刺痛，癥瘕痞块。③ 跌打损伤，疮疡肿痛。④ 热郁血瘀，斑疹色暗。

用法用量 煎服，3～10g。

桃仁 苦、甘，平。归心、肝、大肠经。活血祛瘀，润肠通便，止咳平喘。

应用 ① 瘀血阻滞之经闭痛经，产后腹痛，癥瘕痞块，跌打损伤。② 肺痈，肠痈。③ 肠燥便秘。④ 咳嗽气喘。

用法用量 煎服，5～10g。

益母草 苦、辛，微寒。归肝、心包、膀胱经。活血调经，利尿消肿，清热解毒。

应用 ① 瘀滞月经不调，痛经经闭，恶露不尽。② 水肿尿少。③ 跌打损伤，疮痈肿毒。

用法用量 煎服，9～30g；鲜品12～40g。

泽兰 苦、辛，微温。归肝、脾经。活血调经，祛瘀消痈，利水消肿。

应用 ① 血瘀月经不调，经闭，痛经，产后瘀阻腹痛。② 跌打伤痛，疮痈肿毒。③ 水肿，腹水。

用法用量 煎服，6～12g。

牛膝 苦、甘、酸，平。归肝、肾经。逐瘀通经，补肝肾，强筋骨，利尿通淋，引血下行。

应用 ① 瘀血阻滞之经闭，痛经，胞衣不下。② 跌仆伤痛。③ 腰膝酸痛，筋骨无力。④ 淋证，水肿，小便不利。⑤ 气火上逆之吐血、衄血、牙痛、口疮，阴虚阳亢之头痛眩晕。

用法用量 煎服，5～12g。活血通经、利尿通淋、引血（火）下行宜生用，补肝肾、强筋骨宜酒炙用。

三、活血疗伤药

土鳖虫 咸，寒；有小毒。归肝经。破血逐瘀，续筋接骨。

应用 ① 跌打损伤，筋伤骨折。② 血瘀经闭，产后瘀阻腹痛，癥瘕痞块。

用法用量 煎服，3～10g。

骨碎补 苦，温。归肝、肾经。疗伤止痛，补肾强骨；外用消风祛斑。

应用 ① 跌仆闪挫，筋骨折伤。② 肾虚腰痛，筋骨痿软，耳鸣耳聋，牙齿松动，久泻。③ 斑秃，白癜风。

用法用量 煎服，3～9g。外用适量，研末调敷，亦可浸酒擦患处。

四、破血消癥药

莪术 辛、苦，温。归肝、脾经。破血行气，消积止痛。

应用 ① 癥瘕痞块，瘀血经闭，胸痹心痛。② 食积气滞，脘腹胀痛。

用法用量 煎服，6～9g。醋制后可加强祛瘀止痛作用。

三棱 辛、苦，平。归肝、脾经。破血行气，消积止痛。

应用 三棱所主治的病证与莪术相同，二者常相须为用。但三棱偏于破血，莪术偏于破气。

用法用量 煎服，5～10g。醋制后可加强祛瘀止痛作用。注意：孕妇及月经过多者禁用。不宜与芒硝、玄明粉同用。

第十六节　化痰止咳平喘药

凡以祛痰或消痰为主要功效，常用以治疗痰证的药物，称为化痰药；以制止或减轻咳嗽和喘息为主要功效，常用以治疗咳嗽气喘的药物，称止咳平喘药。化痰止咳平喘药分为温化寒痰药、清化热痰药、止咳平喘药三类。

一、温化寒痰药

半夏 辛，温；有毒。归脾、胃、肺经。燥湿化痰，降逆止呕，消痞散结。

应用 ① 湿痰寒痰，咳喘痰多，痰饮眩悸，风痰眩晕，痰厥头痛。② 胃气上逆，呕吐反胃。③ 胸脘痞闷，梅核气。④ 痈疽肿毒，瘰疬痰核，毒蛇咬伤。

用法用量 内服一般炮制后用，3～9g。外用适量，磨汁涂或研末以酒调敷患处。注意：不宜与川乌、制川乌、草乌、制草乌、附子同用。生品内服宜慎。

天南星 苦、辛，温；有毒。归肺、肝、脾经。燥湿化痰，祛风止痉，散结消肿。

应用 ① 顽痰咳喘，胸膈胀闷。② 风痰眩晕，中风痰壅，口眼㖞斜，半身不遂，癫痫，惊风，破伤风。③ 痈肿，瘰疬痰核，蛇虫咬伤。

用法用量 内服制用，3～9g。外用生品适量，研末以醋或酒调敷患处。

旋覆花 苦、辛、咸，微温。归肺、脾、胃、大肠经。降气，消痰，行水，止呕。

应用 ① 风寒咳嗽，痰饮蓄结，胸膈痞闷，喘咳痰多。② 呕吐噫气，心下痞硬。

用法用量 煎服，3～9g，包煎。

二、清化热痰药

川贝母 苦、甘，微寒。归肺、心经。清热润肺，化痰止咳，散结消痈。
应用 ① 肺热燥咳，干咳少痰，阴虚劳嗽，痰中带血。② 瘰疬，疮毒，乳痈，肺痈。
用法用量 煎服，3～10g；研粉冲服，1次1～2g。注意：不宜与川乌、制川乌、草乌、制草乌、附子同用。

浙贝母 苦，寒。归肺、心经。清热化痰止咳，解毒散结消痈。
应用 ① 风热咳嗽，痰火咳嗽。② 瘰疬，瘿瘤，疮毒，肺痈，乳痈。
用法用量 煎服，5～10g。
使用注意 不宜与川乌、制川乌、草乌、制草乌、附子同用。

瓜蒌 甘、微苦，寒。归肺、胃、大肠经。清热涤痰，宽胸散结，润燥滑肠。
应用 ① 肺热咳嗽，痰浊黄稠。② 胸痹心痛，结胸痞满。③ 肺痈，肠痈，乳痈。④ 大便秘结。
用法用量 煎服，9～15g。注意：不宜与川乌、制川乌、草乌、制草乌、附子同用。

竹茹 甘，微寒。归肺、胃、心、胆经。清热化痰，除烦，止呕。
应用 ① 痰热咳嗽，胆火夹痰，惊悸不宁，心烦失眠。② 中风痰迷，舌强不语。③ 胃热呕吐，妊娠恶阻，胎动不安。
用法用量 煎服，5～10g。生用偏于清化热痰，姜汁炙用偏于和胃止呕。

前胡　苦、辛，微寒。归肺经。降气化痰，散风清热。

应用　① 痰热咳喘，咯痰黄稠。② 风热咳嗽痰多。

用法用量　煎服，3～10g。

桔梗　苦、辛，平。归肺经。宣肺，祛痰，利咽，排脓。

应用　① 咳嗽痰多，咯痰不爽，胸闷不畅。② 咽痛音哑。③ 肺痈吐脓。

用法用量　煎服，3～10g。

三、止咳平喘药

苦杏仁　苦，微温；有小毒。归肺、大肠经。降气止咳平喘，润肠通便。

应用　① 咳嗽气喘，胸满痰多。② 肠燥便秘。

用法用量　煎服，5～10g。生品入煎剂宜后下。

百部　甘、苦，微温。归肺经。润肺下气止咳，杀虫灭虱。

应用　① 新久咳嗽，肺痨咳嗽，顿咳。② 头虱，体虱，疥癣，蛲虫病，阴痒。

用法用量　煎服，3～9g。外用适量，水煎或酒浸。久咳宜蜜炙用，杀虫灭虱宜生用。

紫菀　辛、苦，温。归肺经。润肺下气，化痰止咳。

应用　痰多喘咳，新久咳嗽，劳嗽咳血。

用法用量　煎服，5～10g。外感暴咳宜生用，肺虚久咳蜜炙用。

款冬花　辛、微苦，温。归肺经。润肺下气，止咳化痰。

应用　新久咳嗽，喘咳痰多，劳嗽咳血。

用法用量　煎服，5～10g。外感暴咳宜生用，内伤久咳蜜炙用。

桑白皮　甘，寒。归肺经。泻肺平喘，利水消肿。

应用　① 肺热喘咳。② 水肿胀满尿少，面目肌肤浮肿。

用法用量　煎服，6～12g。泻肺利水、平肝清火宜生用；肺虚咳喘宜蜜炙用。

第十七节　安神药

凡以安定神志为主要功效，常用以治疗心神不宁病证的药物，称安神药。根据安神药的药性及功效主治差异，可分为重镇安神药及养心安神药两类。

一、重镇安神药

朱砂 甘，微寒；有毒。归心经。清心镇惊，安神，明目，解毒。

应用 ① 心神不宁，心悸易惊，失眠多梦。② 癫痫发狂，小儿惊风。③ 视物昏花。④ 口疮，喉痹，疮疡肿毒。

用法用量 0.1～0.5g，多入丸散服，不宜入煎剂。外用适量。

龙骨 甘、涩，平。归心、肝、肾经。镇惊安神，平肝潜阳，收敛固涩。

应用 ① 心神不宁，心悸失眠，惊痫癫狂。② 肝阳上亢，头晕目眩。③ 湿疮痒疹，疮疡久溃不敛。

用法用量 煎服，15～30g，先煎。外用适量。镇惊安神、平肝潜阳生用，收敛固涩宜煅用。

二、养心安神药

酸枣仁 甘、酸，平。归肝、胆、心经。养心补肝，宁心安神，敛汗，生津。

应用 ① 虚烦不眠，惊悸多梦。② 体虚多汗。③ 津伤口渴。

用法用量 煎服，10～15g。

柏子仁 甘，平。归心、肾、大肠经。养心安神，润肠通便，止汗。

应用 ① 阴血不足，虚烦失眠，心悸怔忡。② 肠燥便秘。③ 阴虚盗汗。

用法用量 煎服，3～10g。

首乌藤 甘，平。归心、肝经。养血安神，祛风通络。

应用 ① 失眠多梦。② 血虚身痛，风湿痹痛。③ 皮肤瘙痒。

用法用量 煎服，9～15g。外用适量，煎水洗患处。

远志 苦、辛，温。归心、肾、肺经。安神益智，交通心肾，祛痰，消肿。

应用 ① 心肾不交引起的失眠多梦、健忘惊悸、神志恍惚。② 癫痫惊狂。③ 咳痰不爽。④ 疮疡肿毒，乳房肿痛。

用法用量 煎服，3～10g。

第十八节　平肝息风药

凡以平肝潜阳或息风止痉为主要功效，常用以治疗肝阳上亢或肝风内动病证的药物，称平肝息风药。根据平肝息风药的功效及主治的差异，可分为平抑肝阳药及息风止痉药两类。

一、平抑肝阳药

石决明 咸，寒。归肝经。平肝潜阳，清肝明目。

应用 ① 肝阳上亢，头痛眩晕。② 目赤翳障，视物昏花，青盲雀目。

用法用量 煎服，6～20g，先煎。平肝、清肝宜生用，外用点眼宜煅用、水飞。

牡蛎 咸，微寒。归肝、胆、肾经。潜阳补阴，重镇安神，软坚散结，收敛固涩，制酸止痛。

应用 ① 肝阳上亢，眩晕耳鸣。② 心神不宁，惊悸失眠。③ 瘰疬痰核，癥瘕痞块。④ 自汗盗汗，遗精滑精，崩漏带下。⑤ 胃痛吞酸。

用法用量 煎服，9～30g，先煎。潜阳补阴、重镇安神、软坚散结生用，收敛固涩、制酸止痛煅用。

二、息风止痉药

羚羊角 咸，寒。归肝、心经。平肝息风，清肝明目，散血解毒。

应用 ① 肝风内动，惊痫抽搐，妊娠子痫，高热痉厥，癫痫发狂。② 肝阳上亢，头痛眩晕。③ 肝火上炎，目赤翳障。④ 温热病壮热神昏，温毒发斑。

用法用量 煎服，1～3g，宜另煎2小时以上；磨汁或研粉服，每次0.3～0.6g。

牛黄 苦，凉。归心、肝经。凉肝息风，清心豁痰，开窍醒神，清热解毒。

应用 ① 温热病及小儿急惊风，惊厥抽搐，癫痫发狂。② 热病神昏，中风痰迷。③ 咽喉肿痛，口舌生疮，痈肿疔疮。

用法用量 0.15～0.35g，多入丸、散用。外用适量，研末敷患处。

钩藤 甘，凉。归肝、心包经。息风定惊，清热平肝。

应用 ① 肝风内动，惊痫抽搐，高热惊厥。② 头痛眩晕。③ 感冒夹惊，小儿惊啼。

用法用量 煎服，3～12g，后下。

天麻 甘，平。归肝经。息风止痉，平抑肝阳，祛风通络。

应用 ① 小儿惊风，癫痫抽搐，破伤风。② 肝阳上亢，头痛眩晕。③ 手足不遂，肢体麻木，风湿痹痛。

用法用量 煎服，3～10g。

地龙 咸，寒。归肝、脾、膀胱经。清热定惊，通络，平喘，利尿。

应用 ① 高热神昏，惊痫抽搐，癫狂。② 关节痹痛，肢体麻木，半身不遂。③ 肺热喘咳。④ 小便不利或尿闭不通。

用法用量 煎服，5～10g。

全蝎 辛，平；有毒。归肝经。息风镇痉，通络止痛，攻毒散结。

应用 ① 肝风内动，痉挛抽搐，小儿惊风，中风口喝，半身不遂，破伤风。② 风湿顽痹，偏正头痛。③ 疮疡，瘰疬。

用法用量 煎服，3～6g。外用适量。

使用注意 本品有毒，用量不宜过大。过敏体质者忌用。孕妇禁用。

蜈蚣 辛，温；有毒。归肝经。息风镇痉，通络止痛，攻毒散结。

应用 ① 肝风内动，痉挛抽搐，小儿惊风，中风口喝，半身不遂，破伤风。② 风湿顽痹，顽固性偏正头痛。③ 疮疡，瘰疬，蛇虫咬伤。

用法用量 煎服，3～5g。外用适量。注意：本品有毒，用量不宜过大。孕妇禁用。

僵蚕 咸、辛，平。归肝、肺、胃经。息风止痉，祛风止痛，化痰散结。

应用 ① 肝风夹痰，惊痫抽搐，小儿急惊，破伤风。② 中风口眼喝斜。③ 风热头痛，目赤咽痛，风疹瘙痒。④ 瘰疬，痰核，发颐痄腮。

用法用量 煎服，5～10g。散风热宜生用，其余多制用。

第十九节　开窍药

凡以开窍醒神为主要功效，常用以治疗闭证神昏的药物，称为开窍药。因具辛香走窜之性，又称芳香开窍药。

麝香 辛，温。归心、脾经。开窍醒神，活血通经，消肿止痛。

应用 ① 热病神昏，中风痰厥，气郁暴厥，中恶昏迷。② 血瘀经闭，癥瘕，胸痹心痛，心腹暴痛，跌仆伤痛，痹痛麻木，难产死胎。③ 痈肿，瘰疬，咽喉肿痛。

用法用量 0.03～0.1g，多入丸散用；外用适量。孕妇禁用本品。

冰片 辛、苦，微寒。归心、脾、肺经。开窍醒神，清热止痛。

应用 ① 热病神昏，惊厥，中风痰厥，气郁暴厥，中恶昏迷。② 胸痹心痛。③ 目赤肿痛，口舌生疮，咽喉肿痛，耳道流脓。④ 疮疡肿痛，久溃不敛，水火烫伤。

用法用量 0.15～0.3g，入丸散用。外用研粉点敷患处。

苏合香 辛，温。归心、脾经。开窍醒神，辟秽，止痛。

应用 ① 中风痰厥，猝然昏倒，惊痫。② 胸痹心痛，胸腹冷痛。

用法用量 0.3～1g，宜入丸散服。

第二十节　补虚药

凡以补虚扶弱，纠正人体气血阴阳的不足为主要功效，常用以治疗虚证的药物，称为补虚药。根据补虚药在性能、功效及主治方面的不同，一般又分为补气药、补阳药、补血药、补阴药四类。

一、补气药

人参　甘、微苦，微温。归脾、肺、心、肾经。大补元气，复脉固脱，补脾益肺，生津养血，安神益智。

应用　① 气虚欲脱，肢冷脉微。② 脾虚食少，肺虚喘咳，阳痿宫冷。③ 气虚津伤口渴，内热消渴。④ 气血亏虚，久病虚弱。⑤ 心气不足，惊悸失眠。

用法用量　煎服，3～9g；挽救虚脱可用15～30g，文火另煎兑服。也可研粉吞服，1次2g，1日2次。注意：不宜与藜芦、五灵脂同用。

西洋参　甘、微苦，凉。归心、肺、肾经。补气养阴，清热生津。

应用　① 气阴两脱证。② 气虚阴亏，虚热烦倦，咳喘痰血。③ 气虚津伤，口燥咽干，内热消渴。

用法用量　煎服，3～6g，另煎兑服；入丸散剂，每次0.5～1g。注意：不宜与藜芦同用。

党参　甘，平。归脾、肺经。补脾益肺，养血生津。

应用　① 脾肺气虚，食少倦怠，咳嗽虚喘。② 气血不足，面色萎黄，头晕乏力，心悸气短。③ 气津两伤，气短口渴，内热消渴。

用法用量　煎服，9～30g。不宜与藜芦同用。

太子参　甘、微苦，平。归脾、肺经。益气健脾，生津润肺。

应用　① 脾虚体倦，食欲不振。② 病后虚弱，气阴不足，自汗口渴。③ 肺燥干咳。

用法用量　煎服，9～30g。

黄芪　甘，微温。归脾、肺经。补气升阳，益卫固表，利水消肿，生津养血，行滞通痹，托毒排脓，敛疮生肌。

应用　① 气虚乏力，食少便溏，水肿尿少，中气下陷，久泻脱肛，便血崩漏。② 肺气虚弱，咳喘气短。③ 表虚自汗。④ 内热消渴。⑤ 血虚萎黄，气血两虚。⑥ 气虚血滞，半身不遂，痹痛麻木。⑦ 气血亏虚，痈疽难溃，久溃不敛。

用法用量　煎服，9～30g。益气补中宜蜜炙用，其他方面多生用。

白术　甘、苦，温。归脾、胃经。健脾益气，燥湿利水，止汗，安胎。

应用　① 脾气虚弱，食少倦怠，腹胀泄泻，痰饮眩悸，水肿，带下。② 气虚自汗。③ 脾虚胎动不安。

用法用量　煎服，6～12g。燥湿利水宜生用，补气健脾宜炒用，健脾止泻宜炒焦用。

山药　甘，平。归脾、肺、肾经。补脾养胃，生津益肺，补肾涩精。

应用　① 脾虚食少，久泻不止。② 肺虚喘咳。③ 肾虚遗精，带下，尿频。④ 虚热消渴。

用法用量　煎服，15～30g。麸炒山药补脾健胃，用于脾虚食少，泄泻便溏，白带过多。

甘草　甘，平。归心、肺、脾、胃经。补脾益气，清热解毒，祛痰止咳，缓急止痛，调和诸药。

应用　① 脾胃虚弱，倦怠乏力。② 心气不足，心悸气短，脉结代。③ 痈肿疮毒，咽喉肿痛。④ 咳嗽痰多。⑤ 脘腹、四肢挛急疼痛。⑥ 缓解药物毒性、烈性。

用法用量　煎服，2～10g。清热解毒宜生用，补中缓急、益气复脉宜蜜炙用。

大枣　甘，温。归脾、胃、心经。补中益气，养血安神。

应用　① 脾虚食少，乏力便溏。② 妇人脏躁，失眠。

用法用量　煎服，6～15g。

二、补阳药

鹿茸　甘、咸，温。归肾、肝经。补肾壮阳，益精血，强筋骨，调冲任，托疮毒。

应用　① 肾阳不足，精血亏虚，阳痿遗精，宫冷不孕，羸瘦，神疲，畏寒，眩晕，耳鸣耳聋。② 肾虚腰脊冷痛，筋骨痿软。③ 冲任虚寒，崩漏带下。④ 阴疽内陷不起，疮疡久溃不敛。

用法用量　1～2g，研末冲服。

杜仲　甘，温。归肝、肾经。补肝肾，强筋骨，安胎。

应用　① 肝肾不足，腰膝酸痛，筋骨无力，头晕目眩。② 肝肾亏虚，妊娠漏血，胎动不安。

用法用量　煎服，6～10g。

续断　苦、辛，微温。归肝、肾经。补肝肾，强筋骨，续折伤，止崩漏。

应用　① 肝肾不足，腰膝酸软，风湿痹痛。② 跌仆损伤，筋伤骨折。③ 肝肾不足，崩漏经多，胎漏下血，胎动不安。

用法用量　煎服，9～15g。止崩漏宜炒用。

补骨脂　辛、苦，温。归肾、脾经。温肾助阳，纳气平喘，温脾止泻；外用消风祛斑。

应用　① 肾阳不足，阳痿，腰膝冷痛。② 肾虚遗精滑精，遗尿尿频。③ 肾虚作喘。④ 脾肾阳虚，五更泄泻。⑤ 白癜风，斑秃。

用法用量　煎服，6～10g。外用20%～30%酊剂涂患处。

三、补血药

当归　甘、辛，温。归肝、心、脾经。补血活血，调经止痛，润肠通便。

应用　① 血虚萎黄，眩晕心悸。② 血虚、血瘀之月经不调，经闭痛经。③ 虚寒腹痛，风湿痹痛，跌仆损伤，痈疽疮疡。④ 血虚肠燥便秘。

用法用量　煎服，6～12g。

熟地黄　甘，微温。归肝、肾经。补血滋阴，益精填髓。

应用　① 血虚萎黄，心悸怔忡，月经不调，崩漏下血。② 肝肾阴虚，腰膝酸软，骨蒸潮热，盗汗遗精，内热消渴。③ 肝肾不足，精血亏虚，眩晕耳鸣，须发早白。

用法用量　煎服，9～15g。

白芍　苦、酸，微寒。归肝、脾经。养血调经，敛阴止汗，柔肝止痛，平抑肝阳。

应用　① 血虚萎黄，月经不调。② 自汗，盗汗。③ 胁肋脘腹疼痛，四肢挛急疼痛。④ 肝阳上亢，头痛眩晕。

用法用量　煎服，6～15g。平抑肝阳、敛阴止汗多生用，养血调经、柔肝止痛多炒用或酒炒用。

阿胶　甘，平。归肺、肝、肾经。补血，止血，滋阴润燥。

应用　① 血虚萎黄，眩晕心悸，肌痿无力。② 吐血尿血，便血崩漏，妊娠胎漏。③ 热病伤阴，心烦不眠，虚风内动，手足瘛疭。④ 肺燥咳嗽，劳嗽咳血。

用法用量　煎服，3～9g，烊化兑服。润肺宜蛤粉炒，止血宜蒲黄炒。

何首乌　苦、甘、涩，微温。归肝、心、肾经。制何首乌：补肝肾，益精血，乌须发，强筋骨，化浊降脂。生何首乌：解毒，消痈，截疟，润肠通便。

应用　① 血虚萎黄，眩晕耳鸣，须发早白，腰膝酸软，肢体麻木，崩漏带下。② 高脂血症。③ 疮痈，瘰疬，风疹瘙痒。④ 久疟体虚。⑤ 肠燥便秘。

用法用量 煎服，制何首乌6～12g，生何首乌3～6g。

四、补阴药

北沙参 甘、微苦，微寒。归肺、胃经。养阴清肺，益胃生津。

应用 ①肺热燥咳，阴虚劳嗽痰血。②胃阴不足，热病津伤，咽干口渴。

用法用量 煎服，5～12g。不宜与藜芦同用。

南沙参 甘，微寒。归肺、胃经。养阴清肺，益胃生津，化痰，益气。

应用 ①肺热燥咳，阴虚劳嗽，干咳痰黏。②胃阴不足，食少呕吐，气阴不足，烦热口干。

用法用量 煎服，9～15g。不宜与藜芦同用。

百合 甘，微寒。归心、肺经。养阴润肺，清心安神。

应用 ①阴虚燥咳，劳嗽咳血。②虚烦惊悸，失眠多梦，精神恍惚。

用法用量 煎服，6～12g。清心安神宜生用，润肺止咳宜蜜炙用。

麦冬 甘、微苦，微寒。归心、肺、胃经。养阴生津，润肺清心。

应用 ①肺燥干咳，阴虚劳嗽，喉痹咽痛。②胃阴不足，津伤口渴，内热消渴，肠燥便秘。③心阴虚及温病热扰心营，心烦失眠。

用法用量 煎服，6～12g。

天冬 甘、苦，寒。归肺、肾经。养阴润燥，清肺生津。

应用 ①肺燥干咳，顿咳痰黏。②肾阴亏虚，腰膝酸痛，骨蒸潮热。③内热消渴，热病伤津，咽干口渴，肠燥便秘。

用法用量 煎服，6～12g。

石斛 甘，微寒。归胃、肾经。益胃生津，滋阴清热。

应用 ①热病津伤，口干烦渴，胃阴不足，食少干呕，病后虚热不退。②肾阴亏虚，目暗不明，筋骨痿软，阴虚火旺，骨蒸劳热。

用法用量 煎服，6～12g；鲜品15～30g。

黄精 甘，平。归脾、肺、肾经。补气养阴，健脾，润肺，益肾。

应用 ①脾胃气虚，体倦乏力，胃阴不足，口干食少。②肺虚燥咳，劳嗽咳血。③精血不足，腰膝酸软，须发早白，内热消渴。

用法用量 煎服，9～15g。

枸杞子 甘，平。归肝、肾经。滋补肝肾，益精明目。

应用 肝肾阴虚，精血不足，腰膝酸痛，眩晕耳鸣，阳痿遗精，内热消渴，血虚萎黄，目昏不明。

用法用量 煎服，6～12g。

龟甲 咸、甘，微寒。归肝、肾、心经。滋阴潜阳，益肾强骨，养血补心，固经止崩。

应用 ① 阴虚潮热，骨蒸盗汗，阴虚阳亢，头晕目眩，虚风内动。② 肾虚筋骨痿软，囟门不合。③ 阴血亏虚，惊悸、失眠、健忘。④ 阴虚血热，崩漏经多。

用法用量 煎服，9～24g，先煎。

鳖甲 咸，微寒。归肝、肾经。滋阴潜阳，退热除蒸，软坚散结。

应用 ① 阴虚发热，骨蒸劳热，阴虚阳亢，头晕目眩，虚风内动，手足瘛疭。② 经闭，癥瘕，久疟疟母。

用法用量 煎服，9～24g，先煎。本品经砂烫醋淬后，更容易煎出有效成分，并除去腥气，便于服用。

第二十一节　收涩固表药

凡以收敛固涩为主要功效，常用以治疗各种滑脱病证的药物，称为收涩固表药。根据其药性及临床应用的不同，可分为固表止汗药、敛肺涩肠药、固精缩尿止带药三类。

一、固表止汗药

麻黄根 甘、涩，平。归心、肺经。固表止汗。
应用 自汗，盗汗。
用法用量 煎服，3～9g。外用适量，研粉撒扑。

二、敛肺涩肠药

五味子 酸、甘，温。归肺、心、肾经。收敛固涩，益气生津，补肾宁心。
应用 ① 久咳虚喘。② 梦遗滑精，遗尿尿频。③ 自汗，盗汗。④ 津伤口渴，内热消渴。⑤ 心悸失眠。

用法用量 煎服，2～6g。

乌梅 酸、涩，平。归肝、脾、肺、大肠经。敛肺，涩肠，生津，安蛔。
应用 ① 肺虚久咳。② 久泻久痢。③ 蛔厥呕吐腹痛。④ 虚热消渴。

用法用量 煎服，6～12g，大剂量可用至30g。外用适量，捣烂或炒炭研末外敷。止泻、止血宜炒炭用。

三、固精缩尿止带药

山茱萸 酸、涩，微温。归肝、肾经。补益肝肾，收涩固脱。

应用 ① 肝肾亏虚，眩晕耳鸣，腰膝酸痛，阳痿。② 遗精滑精，遗尿尿频。③ 月经过多，崩漏带下。④ 大汗虚脱。⑤ 内热消渴。

用法用量 煎服，6～12g，急救固脱可用至20～30g。

第二十二节　涌吐药

凡以促使呕吐为主要功效，常用以治疗毒物、宿食、痰涎等停滞在胃脘或胸膈以上所致病证的药物，称为涌吐药，也称催吐药。

常山 苦、辛，寒；有毒。归肺、肝、心经。涌吐痰涎，截疟。

应用 ① 痰饮停聚，胸膈痞塞。② 疟疾。

用法用量 煎服，5～9g。涌吐可生用，截疟宜酒制用。治疗疟疾宜在寒热发作前半天或2小时服用。

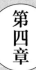

第四章

中医方剂

第一节　方剂中的基本概念

　　方剂，是在辨证审因、确定治法后，遵循组方原则，选择适宜的药物，明确用量，并酌定剂型、用法而成的药物配伍组合。

一、方剂组成分类

　　方剂的组成分为七类，分别为大方、小方、缓方、急方、奇方、偶方、复方。① 大方，是指药味多或用量大的重剂；② 小方，是指药味少或用量小的轻剂；③ 缓方，是指药性缓和的方剂；④ 急方，是指药性峻猛的方剂；⑤ 奇方，是指单数药味组成的方剂；⑥ 偶方，是指由双数药味组成的方剂；⑦ 复方，是指两方或数方组合的方剂。

二、方剂常用治法

　　方剂的常用治法有八种，分别是汗法、吐法、下法、和法、清法、温法、消法和补法。

　　① 汗法：通过开泄腠理、调畅营卫、宣发肺气等方法，使在表的六淫之邪随汗而解。

　　② 吐法：通过涌吐的方法，使停留在咽喉、胸膈、胃脘的痰涎、宿食、有毒物质等从口中吐出。体虚气弱、妇人新产、孕妇等均应慎用。

　　③ 下法：通过荡涤肠胃、通泄大便的方法，使停留于肠胃的有形积滞从大便排出，分为寒下、温下、润下、逐水、攻补兼施等法。

④ 和法：通过和解或调和的方法，使半表半里之邪，或脏腑、阴阳、表里失和之证得以解除。

⑤ 清法：通过清热、泻火、凉血、解毒等方法解除在里之热邪。分为清气分热、清营凉血、清热解毒、清脏腑热、清虚热、清热祛暑等法。

⑥ 温法：通过温散里寒的方法，使在里的寒邪得以消散。

⑦ 消法：通过消食导滞、行气活血、化痰利水、驱虫等方法使气、血、痰、食、水、虫等有形之邪渐消缓散。

⑧ 补法：通过滋养补益的方法，恢复人体正气，以治疗各种虚证。分为补气、补血、气血双补、补阴、补阳、阴阳并补，以及补心、补肝、补肺、补脾、补肾等。

第二节　方剂的组成、变化与剂型

方剂是由药物组成的，药物通过配伍，增强或改变其自身功用，调其偏胜，制其毒性，消除或减缓其对人体的不良反应，发挥药物间相辅相成或相反相成等综合作用，使各具特性的药物组合成为一个整体，从而发挥更好的预防与治疗疾病的作用。

一、组方原则

方剂的组方原则即君臣佐使，最早见于《黄帝内经》。

① 君药：是针对主病或主证起主要治疗作用的药物，是方中不可缺少，且药力最强的药物。

② 臣药：一是辅助君药加强治疗主病或主证作用的药物；二是针对兼病或兼证起治疗作用的药物。其在方中之药力小于君药。

③ 佐药：一是作为佐助药，即协助君、臣药以加强治疗作用，或直接治疗次要兼证的药物；二是作为佐制药，即制约君、臣药的峻烈之性，或减轻、消除君、臣药毒性的药物；三是作为反佐药，即根据某些病证之需，配伍少量与君药性味或作用相反而又能在治疗中起相成作用的药物。其在方中之药力小于臣药，一般用量较轻。

④ 使药：一是引经药，即能引方中诸药达病所的药物；二是调和药，即具有调和诸药作用的药物。其在方中之药力较小，用量也轻。

二、方剂的变化

方剂的组方原则，是根据病情的需要及患者体质、性别、年龄的不同，并参照季节与气候的变化、地域的差异等因素而确定的。

第一个原则为药味加减。即针对某一具体成方中药味加减的变化，是指在君药不变的前提下，加减方中其他药物，以适应病情变化的需要。药味加减变化一般有两种情况：一是佐使药的加减，在主症不变的情况下，对某些药物进行加减，以适应一些次要兼症的需要。二是臣药的加减，这种变化改变了方剂的主要配伍关系，使方剂的功用发生较大变化。

第二个原则是药量加减。药量是药物在方中药力大小的重要标识之一。方剂中药物的用量十分重要，组成药物必须有量，无量则是"有药无方"，无量则难以辨析药物在方中的药力，进而无法明确其确切功用及主治病证。

第三个原则是剂型更换。同一方剂，尽管用药及其用量完全相同，但剂型不同，其作用也不同。这种差异往往只是药力大小和峻缓的区别，在主治病情上有轻重缓急之分而已。

三、方剂的剂型

方剂的剂型是在方剂组成之后，根据病情的需要和药物的不同性能，加工制成的一定形态的制剂形式。分为液体、固体、半固体三种剂型。液体剂型包括汤剂、酒剂、酊剂、露剂、糖浆剂、口服液和注射液。固体剂型包括散剂、丸剂、茶剂、条剂、线剂、丹剂、锭剂、片剂、冲剂和胶囊剂。半固体剂型主要为膏剂，分为煎膏、软膏和硬膏。

第三节　解表剂

解表剂以发汗、解肌、透疹等作用为主，用于治疗表证，属于"八法"中的"汗法"。分为辛温解表剂、辛凉解表剂、扶正解表剂三类。

解表剂中的药物大多辛散轻扬，所以不宜久煎，以免药力耗散，作用减弱。宜温服，服后避风寒，并增衣被，或喝热粥帮助身体排汗。以全身微微出汗最好，切勿大汗淋漓。出汗不够，病难痊愈；出汗太过，易耗气伤津。如果汗出病转好便不必继续服用。同时，应注意禁食生冷、油腻之品，以免影响药物的吸收和药效的发挥。

一、辛温解表剂

辛温解表剂，适用于风寒表证。代表方如麻黄汤、桂枝汤、九味羌活汤、小青龙汤等。

麻黄汤

【组成】麻黄9g，桂枝6g，苦杏仁9g，炙甘草3g。水煎服，取微汗（身体微微出汗）。

【功用】发汗解表，宣肺平喘。

【方解】方中麻黄辛温，为发汗之峻剂，既开腠理、透毛窍，发汗祛风寒；又开宣肺气，为君药。桂枝辛温而甘，解肌发表，通达营卫，为臣药。苦杏仁利肺平喘，为佐药。炙甘草为使药，既调和药性，又缓解麻黄、桂枝的峻烈之性，使汗出而不致耗伤正气。

【运用】本方适用于恶寒发热，头身疼痛，无汗而喘，舌苔薄白，脉浮紧的外感风寒表实证。由于辛温发汗作用强，出完汗，病好了，就不能再喝了。身患疮疡、小便赤痛、易流鼻血、自汗、心悸的患者禁用。

大青龙汤

【组成】麻黄12g，桂枝6g，炙甘草6g，苦杏仁6g，石膏18g，生姜9g，大枣6g。水煎温服，取微汗。

【功用】发汗解表，兼清里热。

【方解】方中麻黄为君，发汗解表、宣肺平喘、利水消肿。桂枝辛温，解肌发汗，助麻黄解表而和营卫；石膏辛甘而寒，清里热并透郁热，二者同为臣药。苦杏仁降利肺气，与麻黄相合，宣降肺气；生姜、大枣合用则和脾胃、调营卫，兼助解表、益汗源，共为佐药。甘草益气和中，调和诸药，且防石膏寒凉伤中，为佐使药。

【运用】本方寒温并用，表里同治，重在辛温发汗。适用于恶寒发热，头身疼痛，不汗出而烦躁，脉浮紧的外感风寒，内有郁热证；或身体疼重，或四肢浮肿，恶寒身热，无汗，烦躁，脉浮紧。

桂枝汤

【组成】桂枝9g，芍药9g，炙甘草6g，生姜9g，大枣6g。水煎服，取微汗。

【功用】解肌发表，调和营卫。

【方解】方中桂枝辛温，助卫阳，通经络，解肌发表而祛在表之风寒，为君药。芍药酸甘而凉，益阴敛营，敛固外泄之营阴，为臣药。桂枝、芍药等量配伍，既营卫同治，邪正兼顾。生姜辛温，助桂枝散表邪，兼和胃止呕；大枣甘平，协芍药补营阴，兼健脾益气。生姜、大枣相配，补脾和胃，化气生津，益营助卫，共为佐药。炙甘草调和药性，合桂枝辛甘化阳以实卫，合芍药酸甘化阴以益营，功兼佐使之用。

【运用】本方辛散与酸收相配，散中有收，汗不伤正；助阳与益阴同用，阴阳兼顾，营卫并调。适用于外感风寒表虚证：恶风发热，汗出头痛，鼻鸣干呕，苔白不渴，脉浮缓或浮弱。所以治疗范围不仅限于外感风寒表虚证，也可用于病后、产后、体弱等因营卫、阴阳不和所致的病证。

九味羌活汤

【组成】羌活9g，防风9g，苍术9g，细辛3g，川芎6g，香白芷6g，生地黄6g，黄芩6g，甘草6g。水煎服。

【功用】发汗祛湿，兼清里热。

【方解】方中羌活辛苦性温，气味雄烈，入太阳经，擅解表寒，祛风湿，利关节，止痹痛，故为君药。防风辛甘性温，功善祛风，并能胜湿止痛；苍术辛苦而温，善燥湿，并能祛风散寒，为臣药。细辛、白芷、川芎俱能祛风散寒，此三味助君臣药祛风寒湿邪以除病因，畅行气血以解疼痛，共为佐药。生地黄、黄芩清泄里热，并防诸辛温燥烈之品助热伤津，也为佐药。甘草调和诸药为使。

【运用】本方主以辛温，少佐寒凉，六经分治，适用于外感风寒湿邪，内有蕴热证：恶寒发热，无汗，头痛项强，肢体酸楚疼痛，口苦微渴，舌苔白或微黄，脉浮或浮紧。

二、辛凉解表剂

辛凉解表剂，适用于风热表证。代表方如银翘散、桑菊饮、麻黄杏仁甘草石膏汤等。

银翘散

【组成】连翘30g，金银花30g，苦桔梗18g，薄荷18g，竹叶12g，生甘草15g，荆芥穗12g，淡豆豉15g，牛蒡子18g，鲜芦根18g。水煎服。

【功用】辛凉透表，清热解毒。

【方解】方中重用金银花、连翘为君，二药气味芳香，既能疏散风热、清热解毒，又可辟秽化浊。薄荷、牛蒡子味辛而性凉，可疏散上焦风热，又可清利头目，解毒利咽；荆芥穗、淡豆豉协助君药开皮毛以解表散邪，俱为臣药。芦根、竹叶清热生津；桔梗合牛蒡子宣肃肺气而止咳利咽，同为佐药。生甘草合桔梗利咽止痛，兼可调和药性，为佐使药。

【运用】本方辛凉与辛温相伍，主以辛凉；疏散与清解相配，疏清兼顾。《温病条辨》称它为"辛凉平剂"，是治疗风温初起之常用方。适用于温病初起时，表现有发热，微恶风寒，无汗或有汗不畅，口渴头痛，咽痛咳嗽，舌尖红，苔薄白或薄黄，脉浮数等。

桑菊饮

【组成】桑叶7.5g，菊花3g，杏仁6g，连翘5g，薄荷2.5g，苦桔梗6g，生甘草2.5g，芦根6g。水煎服。

【功用】疏风清热，宣肺止咳。

【方解】方中桑叶甘苦性凉，善走肺络，疏散风热，清宣肺热而止咳嗽；菊花辛甘性寒，疏散风热，清利头目而肃肺。二药相须，直走上焦，共同疏散肺中风热，共为君药。杏仁苦降，肃降肺气；桔梗辛散，开宣肺气，相须为用，一宣一降，以复肺之宣降功能而止咳，共为臣药。薄荷辛凉解表，助君药疏散风热；连翘透邪解毒；芦根清热生津，共为佐药。甘草调和诸药为使。

【运用】本方轻清疏风以解表，辛苦宣肃以止咳。适用于风温初起，邪客肺络证：只咳嗽，身热不甚，口微渴，脉浮数。

麻黄杏仁甘草石膏汤

【组成】麻黄9g，杏仁9g，炙甘草6g，石膏18g。水煎服。

【功用】辛凉疏表，清肺平喘。

【方解】方中麻黄辛温，宣肺平喘，解表散邪。石膏辛甘大寒，清泄肺热以生津，共为君药。杏仁苦温，宣利肺气以平喘咳，与麻黄相配则宣降相因，与石膏相伍则清肃协同，是为臣药。炙甘草既能益气和中，又防石膏寒凉伤中，更能调和于寒温宣降之间，为佐使药。

【运用】本方辛温与寒凉并用，共成辛凉之剂，宣肺而不助热，清肺而不凉遏。适用于外感风邪，邪热壅肺证：身热不解，有汗或无汗，咳逆气急，甚则鼻扇，口渴，舌苔薄白或黄，脉浮而数。

柴葛解肌汤

【组成】柴胡6g，葛根9g，甘草3g，黄芩6g，羌活3g，白芷3g，芍药6g，桔梗3g。用法：水150～300mL，加生姜3片，大枣2枚，加石膏末3g，煎之温服。

【功用】解肌清热。

【方解】方中葛根味辛性凉入阳明，外透肌热，内清郁热；柴胡味辛性寒入少阳，善于祛邪解表退热。二药相须，解肌清热之力著，共为君药。羌活、白芷助君药辛散发表，并止诸痛；黄芩、石膏清泄里热，俱为臣药。桔梗宣畅肺气以利祛邪外出；芍药、大枣益阴养血，既防热邪伤阴，又制疏散太过；生姜发散风寒，均为佐药。甘草调和药性，为使药。

【运用】本方温清并用，三阳同治，表里兼顾，重在疏泄透散。适用于外感风寒，郁而化热证：恶寒渐轻，身热增盛，无汗头痛，目疼鼻干，心烦不眠，咽干耳聋，眼眶痛，舌苔薄黄，脉浮微洪。

三、扶正解表剂

扶正解表剂，适用于正气不足而又感受外邪之证。代表方如败毒散、参苏饮、加减葳蕤汤等。

败毒散（原名人参败毒散）

【组成】柴胡、甘草、桔梗、人参、川芎、茯苓、枳壳、前胡、羌活、独活各9g。上药加生姜3g，薄荷2g，水煎服。

【功用】散寒祛湿，益气解表。

【方解】方中羌活、独活并用，祛风散寒，除湿止痛，通治一身上下的风寒湿邪，共为君药。柴胡发散退热，助君解表；川芎行气活血，助君宣痹止痛，俱为臣药。桔梗宣肺，枳壳降气，前胡化痰，茯苓渗湿，升降相合，宽胸利气，化痰止咳，皆为佐药。佐以人参，扶助正气，鼓邪外出，祛邪不伤正气，且可防邪复入。生姜、薄荷为引，以助发散表邪；甘草调和药性，兼以益气和中，共为佐使。

【运用】本方主辛温以解表，辅宣肃以止咳，佐益气以祛邪。适用于气虚外感风寒湿证：憎寒壮热，头项强痛，肢体酸痛，无汗，鼻塞声重，咳嗽有痰，胸膈痞满，舌苔白腻，脉浮而重按无力。

参苏饮

【组成】陈皮、枳壳（麸炒）、桔梗、炙甘草、木香各6g，半夏、紫苏叶、葛根、前胡、人参、茯苓各9g。上药加生姜7片，大枣1枚，水煎温服。

【功用】益气解表，理气化痰。

【方解】方中紫苏叶辛温，发散表邪，宣肺宽中，故为君药。臣以葛根助君药发散风寒，解肌舒筋。佐以半夏、前胡、桔梗化痰止咳；陈皮、木香、枳壳理气宽胸；茯苓健脾渗湿以治生痰之源。佐以人参益气扶正协助解表，且祛邪不伤正。炙甘草合茯苓、人参益气健脾，兼和诸药，为佐使。煎服时，加少许生姜、大枣，可助发表、益脾。

【运用】本方散补同用，燥行合法，散不伤正，补不留邪，气顺痰消。适用于气虚外感，内有痰湿证：恶寒发热，无汗，头痛鼻塞，咳嗽痰白，胸脘满闷，倦怠无力，气短懒言，苔白脉弱。

加减葳蕤汤

【组成】生葳蕤9g，生葱白6g，桔梗4.5g，东白薇3g，淡豆豉12g，苏薄荷4.5g，炙甘草1.5g，大枣2枚。水煎服。

【功用】滋阴解表。

【方解】方用葳蕤（玉竹）甘平滋润，滋阴润燥；薄荷疏散风热，清利咽喉，二者配伍，滋阴解表，共为君药。葱白、淡豆豉助薄荷发表散邪，用为臣药。佐以白薇清热益阴，桔梗宣肺止咳，大枣甘润养血，合白薇以滋阴液。使以甘草调和药性。

【运用】本方辛凉与甘寒合法，汗不伤阴，滋不碍邪。适用于头痛身热，微恶风寒，无汗或有汗不多，咳嗽，心烦，口渴，咽干，舌红，脉数的阴虚外感风热证。

第四节　泻下剂

凡以通便、泻热、攻积、逐水等作用为主，用于治疗里实证的方剂，统称为泻下剂。根据《素问·阴阳应象大论》"其下者，引而竭之""其实者，散而泻之"的原则立法，属于"八法"中之"下法"。

泻下剂分为寒下剂、温下剂、润下剂、逐水剂、攻补兼施剂五类。

泻下剂多由药力迅猛之品组方，易伤胃气，故应得效即止，慎勿过剂。服药期间，应忌食油腻及不易消化的食物，以防重伤胃气。年老体虚、病后伤津、亡血者，以及孕妇、产妇、月经期女性，均应慎用或禁用。

一、寒下剂

寒下剂适用于里热积滞实证。代表方如大承气汤、大陷胸汤等。

大承气汤

【组成】酒洗大黄12g，厚朴24g，炙枳实12g，芒硝9g。水煎服。先煎枳实、厚朴，后下大黄，溶服芒硝。

【功用】峻下热结。

【方解】方中大黄苦寒泻热，攻积通便，荡涤肠胃邪热积滞，用为君药。芒硝咸苦而寒，泻热通便，润燥软坚，加上大黄以后，峻下热结之力倍增，为臣药。全方峻下行气，通导大便，以承顺胃气下行之特点而名曰"承气"。

【运用】本方苦辛通降与咸寒合法，泻下与行气并重，相辅相成。适用于阳明腑实证：大便不通，频转矢气，脘腹痞满，腹痛拒按，按之硬，甚或潮热谵语，手足濈然汗出，舌苔黄燥起刺，或焦黑燥裂，脉沉实。热结旁流证：下利清水，色纯青，其气臭秽，脐腹疼痛，按之坚硬有块，口舌干燥，脉滑实。还有里实热证而见热厥、痉病、发狂者。

大陷胸汤

【组成】大黄10g，芒硝10g，甘遂1g。水煎，溶芒硝，冲服甘遂末。

【功用】泻热逐水。

【方解】方中以苦寒之甘遂为君药，泻热散结，尤善峻下泻水逐饮。辅以苦寒之大黄，荡涤胸腹之邪热；芒硝咸寒，泻热通滞，润燥软坚。二药相须为用，以泻热破积、软坚通滞，共为臣佐药。

【运用】本方寒下峻逐并用，前后分消，药简效宏。适用于大结胸证：心下疼痛，拒按，按之硬，或心下至少腹硬满疼痛而痛不可近，大便秘结，日晡潮热，或短气烦躁，舌上燥而渴，脉沉紧，按之有力。煎药时，应先煎大黄。本方药力峻猛，中病即止，以防过剂伤正；素体虚弱者慎用。

二、温下剂

温下剂，适用于里寒积滞实证。代表方如大黄附子汤、温脾汤等。

大黄附子汤

【组成】大黄9g，炮附子12g，细辛3g。水煎服。

【功用】温里散寒，通便止痛。

【方解】方中附子温里助阳，散寒止痛，为君药。大黄通导大便，荡涤肠道积滞，为臣药。附子、大黄并用，前者散寒助阳，后者通积导滞。佐以细辛，辛温宣通，既散寒结以止痛，又助附子温里祛寒。

【运用】本方苦寒辛热合法，相反相成，共成温下之法。适用于寒积里实证：腹痛便秘，胁下偏痛，发热，畏寒肢冷，舌苔白腻，脉弦紧。方中附子用量应大于大黄，以达温里散寒、泻结行滞之目的。

温脾汤

【组成】当归、干姜各9g，附子、人参、芒硝各6g，大黄15g，甘草6g。水煎服，后下大黄。

【功用】攻下冷积，温补脾阳。

【方解】方中附子大辛大热，温脾阳以散寒凝；大黄苦寒沉降，荡涤泻下而除积滞，二药相配，温下以攻逐寒积，共为君药。芒硝软坚，助大黄泻下攻积；干姜温中助阳，增附子祛寒温阳之力，均为臣药。佐以人参、甘草补益脾气，且二者与附子、干姜相伍，有阳虚先益气之意。甘草能调药和中，兼为使药。当归为佐，养血润燥，既润肠以资泻下，又使泻下而不伤正。

【运用】本方辛热甘温咸寒合法，寓补于攻，温下相成。适用于阳虚冷积证：便秘腹痛，脐周绞痛，手足不温，苔白不渴，脉沉弦而迟。

三、润下剂

润下剂，适用于津枯肠燥所致大便秘结证。代表方如麻子仁丸、济川煎等。

麻子仁丸（又名脾约丸）

【组成】麻子仁（火麻仁）20g，白芍9g，炙枳实9g，大黄去皮12g，炙厚朴9g，苦杏仁10g。用法：丸剂口服；亦可作汤剂，水煎服。

【功用】润肠泄热，行气通便。

【方解】方中火麻仁性味甘平，质润多脂，润肠通便，为君药。大黄泻热通便以通腑；苦杏仁肃降肺气而润肠；白芍养阴和里以缓急，共为臣药。枳实、厚朴行气破结消滞，以助腑气下行而通便，为佐药。蜂蜜润燥滑肠，调和诸药，是为使药。

【运用】本方泻下与润下相伍，泻而不峻，下不伤正。适用于大便干结，小便频数，脘腹胀痛，舌红苔黄，脉数的脾约证。应从小剂量逐渐加量，直到见效。

济川煎

【组成】当归9～15g，牛膝6g，肉苁蓉6～9g，泽泻4.5g，升麻1.5～3g，枳壳3g。水煎服。

【功用】温肾益精，润肠通便。

【方解】方中肉苁蓉咸温，入肾与大肠经，善于温补肾精，暖腰润肠，为君药。当归养血和血，润肠通便；牛膝补肾壮腰，善行于下，均为臣药。枳壳宽肠下气助通便；泽泻性降，渗利泄浊，共为佐药。加少量升麻升举清阳，清升浊降，以助通便，为佐使之药。

【运用】本方寓润下于温补之中，寄升清于降浊之内，为寓通于补之剂。适用于大便秘结，小便清长，腰膝酸冷，舌淡苔白，脉沉迟的肾虚便秘。

四、逐水剂

逐水剂，适用于水饮壅盛于里之实证。代表方如十枣汤等。

十枣汤

【组成】芫花、甘遂、大戟各等份。用法：三药研细末，或装入胶囊，每次服0.5～1g，每日1次，以大枣10枚煎汤送服，清晨空腹服，得快下利后，糜粥自养。

【功用】攻逐水饮。

【方解】方中甘遂苦寒有毒，善行经隧之水湿；大戟苦寒，善泻脏腑之水邪；芫花辛温，善消胸胁伏饮痰癖。三药峻烈，各有所长，合而用之，可使胸腹积水迅速逐出体外，共为君药。大枣煎汤送服，防止逐水伤及脾胃，并缓和诸药毒性，使邪去而不伤正，且寓培土制水之意，用为佐使。

【运用】本方主以峻下逐水，佐以甘缓补中。适用于咳唾胸胁引痛，心下痞硬，干呕短气，头痛目眩，或胸背掣痛不得息，舌苔白滑，脉沉弦的悬饮以及一身悉肿，尤以身半以下为重，腹胀喘满，二便不利，脉沉实的水肿。从小剂量开始，根据病情递加；只宜暂用，不可久服；孕妇忌服。

五、攻补兼施剂

攻补兼施剂，适用于里实正虚证。代表方如黄龙汤、增液承气汤等。

黄龙汤

【组成】大黄9g，芒硝6g，枳实9g，厚朴9g，甘草3g，人参9g，当归6g。用法：水150～300mL，姜三片，大枣二枚，煎之后，再入桔梗一撮，水煎，热沸为度。

【功用】攻下热结，益气养血。

【方解】方中大黄泻热通便，荡涤积滞，为君药。芒硝润燥软坚，以助大黄泻热攻逐之力，为臣药。佐以枳实、厚朴行气导滞，合取大承气汤之意，荡涤胃肠实热积滞；人参、当归益气养血，与前药相配，扶正祛邪，使攻下而不伤正；桔梗开宣肺气而通肠腑。生姜、大枣、甘草和中益胃，用为佐使。

【运用】本方峻下热结与补益气血并用，攻补兼施，以攻为主。适用于阳明腑实，气血不足证：下利清水，色纯青，或大便秘结，脘腹胀满，腹痛拒按，身热口渴，神倦少气，谵语甚或循衣撮空，神昏肢厥，舌苔焦黄或焦黑，脉虚。

增液承气汤

【组成】玄参30g，麦冬24g，细生地黄24g，大黄9g，芒硝4.5g。水煎服，芒硝溶服。

【功用】滋阴增液，泄热通便。

【方解】方中玄参甘咸性寒，滋阴降火，泄热软坚，重用为君药。麦冬、生地黄甘寒质润，助君药滋阴增液，泄热降火，共为臣药（三药相合即增液汤）。热结既结，故以大黄、芒硝泄热通便，软坚润燥，共为佐药。

【运用】本方重用甘寒，佐以苦寒，寓攻下于增水行舟之中，攻补兼施。适用于大便秘结，下之不通，脘腹胀满，口干唇燥，舌红苔黄，脉细数的阳明热结阴亏证。本方虽为攻补兼施之剂，但方中有攻伐之大黄、芒硝，不宜久服，中病即止。

第五节　和解剂

凡以和解少阳、调和肝脾、调和寒热等作用为主，用于治疗伤寒邪在少阳、肝脾不和、寒热错杂的方剂，统称为和解剂。属于"八法"中之"和法"。

本章方剂分为和解少阳剂、调和肝脾剂、调和寒热剂三类。

凡邪在肌表，未入少阳，或邪已入里，阳明热盛者，及劳倦内伤、气血虚弱等纯虚证者皆不宜使用和解剂。

一、和解少阳剂

和解少阳剂，适用于邪在少阳之证。代表方如小柴胡汤等。

小柴胡汤

【组成】柴胡24g，黄芩9g，人参9g，炙甘草9g，洗半夏9g，生姜9g，大枣4枚。水煎服。

【功用】和解少阳。

【方解】方中柴胡苦平，入肝胆经，疏散少阳之邪，为君药。黄芩苦寒，清泄少阳之热，为臣药。柴胡、黄芩相配伍，一散一清，恰入少阳，以解少阳之邪。佐以半夏、生姜和胃降逆止呕。佐以人参、大枣益气补脾；炙甘草助人参、大枣扶正，且能调和诸药，为佐使药。

【运用】本方透散清泄以和解，升清降浊兼扶正。适用于伤寒少阳证：往来寒热，胸胁苦满，默默不欲饮食，心烦喜呕，口苦，咽干，目眩，舌苔薄白，脉弦；或妇人中风，热入血室：经水适断，寒热发作有时；或疟疾、黄疸等病而见少阳证者。

二、调和肝脾剂

调和肝脾剂，适用于肝脾不和之证。代表方如四逆散、逍遥散、痛泻要方等。

四逆散

【组成】炙甘草、枳实、柴胡、白芍各6g。水煎服。

【功用】透邪解郁，疏肝理脾。

【方解】方中柴胡入肝胆经，升发阳气，疏肝解郁，透邪外出，为君药。白芍敛阴，养血柔肝，为臣药，与柴胡合用，可使柴胡升散而无耗伤阴血之弊。佐以枳实理气解郁，泄热破结，与柴胡为伍，一升一降，增舒畅气机之功，并奏升清降浊之效；与白芍相配，又能理气和血，使气血调和。甘草调和诸药，益脾和中。

【运用】本方疏柔相合，以适肝性；升降同用，肝脾并调。适用于手足不温，或腹痛，或泄利下重，脉弦的阳郁厥逆证以及胁肋胀痛，脘腹疼痛，脉弦的肝脾不和证。

逍遥散

【组成】甘草4.5g，当归、茯苓、白芍、白术、柴胡各9g。用法：加生姜3片，薄荷6g，水煎服；丸剂，每服6～9g，日服2次。

【功用】疏肝解郁，养血健脾。

【方解】方中以柴胡疏肝解郁，使肝郁得以条达，为君药。当归甘辛苦温，养血和血；白芍酸苦微寒，养血敛阴，柔肝缓急；当归、白芍与柴胡同用，使血和则肝和，共为臣药。白术、茯苓、甘草健脾益气，使营血生化有源，共为佐药。加薄荷少许，疏散郁遏之气，透达肝经郁热；生姜降逆和中，且能辛散达郁，亦为佐药。柴胡引药入肝，甘草调和药性，二者兼使药之用。

【运用】本方疏柔合法，肝脾同调，气血兼顾。适用于两胁作痛，头痛目眩，口燥咽干，神疲食少，或往来寒热，或月经不调，乳房胀痛，脉弦而虚的肝郁血虚脾弱证。

三、调和寒热剂

调和寒热剂，适用于寒热互结于中焦，升降失常，而致心下痞满、恶心呕吐、肠鸣下利等症。代表方如半夏泻心汤。

半夏泻心汤

【组成】半夏12g，黄芩、干姜、人参各9g，黄连3g，大枣4枚，炙甘草9g。水煎服。

【功用】寒热平调，散结除痞。

【方解】方中以半夏为君，散结除痞，降逆止呕。臣以干姜温中散寒，以黄芩、黄连泄热开痞。人参、大枣甘温益气，以补脾虚，为佐药。甘草补脾和中而调诸药，为佐使药。

【配伍特点】寒热平调以和阴阳，辛开苦降以调气机，补泻兼施以顾虚实。适用于心下痞，但满而不痛，或呕吐，肠鸣下利，舌苔腻而微黄的寒热互结之痞证。

第六节 清热剂

凡以清热、泻火、凉血、解毒等作用为主，用于治疗里热证的方剂，统称为清热剂，属于"八法"中的"清法"。

本章方剂分为清气分热剂、清营凉血剂、清热解毒剂、气血两清剂、清脏腑热剂、清虚热剂等六类。应用清热剂，要辨别里热所在部位及热证之真假、虚实。凡屡用清热泻火之剂而热仍不退者，当用甘寒滋阴壮水之法，使阴复则其热自退。若邪热在表，治当解表；里热已成腑实，则宜攻下；表邪未解，热已入里，又宜表里双解。

一、清气分热剂

清气分热剂，适用于热在气分证。代表方如白虎汤、竹叶石膏汤等。

白虎汤

【组成】碎石膏50g，知母18g，炙甘草6g，粳米9g。水煎，米熟汤成，温服。

【功用】清热生津。

【方解】方中重用石膏辛甘大寒，主入肺胃气分，能清阳明气分大热，清热而不伤阴，并能止渴除烦，为君药。臣以知母苦寒质润，又滋阴润燥。石膏配知母相须为用，清热除烦、生津止渴之力强。粳米、炙甘草益胃生津，缓石膏、知母苦寒重降之性，均为佐药。炙甘草兼以调和诸药为使。

【运用】本方重用辛寒清气，伍以苦寒质润，少佐甘温和中，则清不伤阴，寒不伤中。适用于壮热面赤，烦渴引饮，汗出恶热，脉洪大有力的气分热盛证。

竹叶石膏汤

【组成】竹叶6g，石膏50g，半夏9g，麦冬20g，人参6g，炙甘草6g，粳米10g。水煎服。

【功用】清热生津，益气和胃。

【方解】方中石膏清热生津，除烦止渴，为君药。人参益气生津；麦冬养阴生津清热，共为臣药。半夏降逆和胃止呕，竹叶清热除烦；粳米、甘草养胃和中，与半夏相合可防石膏寒凉伤胃，与人参相伍可益脾养胃，共为佐药。甘草调和诸药，兼为使药。

【运用】本方辛甘大寒与甘寒甘温合为清补之剂，清而不寒，补而不滞。适用于伤寒、温病、暑病余热未清，气阴两伤证：身热多汗，心胸烦闷，气逆欲呕，口干喜饮，虚羸少气，或虚烦不寐，舌红苔少，脉虚数。

二、清营凉血剂

清营凉血剂，适用于邪热传营，或热入血分诸证。代表方如清营汤、犀角地黄汤等。

清营汤

【组成】水牛角（代犀角）30g，生地黄15g，玄参9g，竹叶心3g，麦冬9g，丹参6g，黄连5g，金银花9g，连翘6g。用法：作汤剂，水牛角镑片先煎，而后再加入剩下的药。

【功用】清营解毒，透热养阴。

【方解】方用苦咸寒之犀角（现用水牛角代）清解营分之热毒，为君药。生地黄清热凉血养阴，麦冬清热养阴生津，玄参滋阴降火解毒，三药既可甘寒养阴保津，又可助君药清营凉血解毒，共为臣药。金银花、连翘清热解毒，轻清透泄；竹叶心、清心除烦，黄连清心解毒；丹参清热凉血，并能活血散瘀，可防热与血结，深陷血分，共为佐药。

【运用】本方辛苦甘寒以滋养清解，透热转气以入营清散。适用于身热夜甚，神烦少寐，时有谵语，目常喜开或喜闭，口渴或不渴，斑疹隐隐，脉细数，舌绛而干的热入营分证。

犀角地黄汤

【组成】芍药9g，地黄24g，牡丹皮12g，水牛角（代犀角屑）30g。水煎服，水牛角镑片先煎，余药后下。

【功用】清热解毒，凉血散瘀。

【方解】方用苦咸寒之犀角（现用水牛角代）为君，直入血分，凉血清心而解热毒，使热清毒解血宁。生地黄为臣药，清热凉血养阴，既助君药清热凉血，又复已失之阴血。君臣相伍，以清为主，兼以补固。芍药、牡丹皮为佐，清热凉血，活血散瘀，可收化斑之功。

【运用】本方咸苦甘寒，直入血分，清中有养，无耗血之弊；凉血散血，无留瘀之患。主治热入血分证：身热谵语，斑色紫黑，或吐血、衄血、便血、尿血，舌深绛起刺，脉数；或喜忘如狂，或漱水不欲咽，或大便色黑易解。

三、清热解毒剂

清热解毒剂，适用于温疫、温毒、火毒及疮疡疔毒等证。代表方如黄连解毒汤、凉膈散、普济消毒饮等。

黄连解毒汤

【组成】黄连9g，黄芩、黄柏各6g，栀子9g。水煎服。

【功用】泻火解毒。

【方解】方中以黄连为君，既入上焦以清泻心火，又入中焦，泻中焦之火。臣以黄芩清上焦之火，黄柏泻下焦之火。栀子清泻三焦之火，导热下行，用为佐使。

【运用】本方苦寒直折，泻火解毒，三焦并清。适用于大热烦躁，口燥咽干，错语不眠；或热病吐血、衄血；或热甚发斑，或身热下痢，或湿热黄疸；或外科痈疡疔毒，小便黄赤，舌红苔黄，脉数有力的三焦火毒热盛证。本方为大苦大寒之剂，久服或过量服用易伤脾胃，只能火盛者使用。

凉膈散

【组成】川大黄、芒硝、甘草各12g，山栀子仁、薄荷叶、黄芩各6g，连翘25g。用法：上药共为粗末，每服6～12g，加淡竹叶3g，蜜少许，水煎服；亦作汤剂，加淡竹叶3g，水煎服。

【功用】泻火通便，清上泄下。

【方解】方中连翘苦、微寒，擅长清热解毒，透散上焦之热，重用为君药。大黄、芒硝泻火通便，荡涤中焦燥热内结，助君药清解上焦之邪热，共为臣药。配黄芩以清胸膈郁热；栀子通泻三焦，以引火下行；薄荷清头目，利咽喉，竹叶清上焦之热，共为佐药。甘草、蜂蜜既能缓和芒硝、大黄峻泻之力，又能生津润燥，调和诸药，为佐使药。

【运用】本方清上之中寓泻下之法，以泻代清。适用于烦躁口渴，面赤唇焦，胸膈烦热，口舌生疮，睡卧不宁，谵语狂妄，或咽痛吐衄，便秘溲赤，或大便不畅，舌红苔黄，脉滑数的上中二焦火热证。

普济消毒饮

【组成】黄芩、黄连各15g，人参9g，陈皮、玄参、生甘草各6g，连翘、鼠黏子（牛蒡子）、板蓝根、马勃各3g，炒白僵蚕2g，升麻2g，柴胡6g，桔梗6g。

水煎服。

【功用】清热解毒，疏风散邪。

【方解】方中重用黄连、黄芩清热泻火解毒，祛上焦头面热毒，为君药。升麻、柴胡疏散风热，并引药达上，共为臣药。黄芩、黄连得升麻、柴胡之引，直达病所，清泄头面热毒；升麻、柴胡得黄芩、黄连之苦降，可防其升散太过，一升一降，相互制约。牛蒡子、连翘、僵蚕辛凉疏散头面风热，兼清热解毒，助君臣清头面之热；玄参、马勃、板蓝根清热解毒利咽；甘草、桔梗清利咽喉，且桔梗载药上行以助升麻、柴胡之力；玄参滋阴，又可防苦燥升散之品伤阴；陈皮理气疏壅，以利散邪消肿；人参补气，扶正以祛邪，共为佐药。甘草调和药性，兼用为使。

【运用】本方苦寒清泻与辛凉升散合法，清疏并用，药至病所，火郁发之。适用于恶寒发热，头面红肿焮痛，目不能开，咽喉不利，舌燥口渴，舌红苔白兼黄，脉浮数有力的大头瘟。

四、气血两清剂

气血两清剂，适用于疫毒或热毒充斥内外，气血两燔之证。代表方如清瘟败毒饮等。

清瘟败毒饮

【组成】生石膏大剂180～240g，中剂60～120g，小剂24～36g；小生地黄大剂18～30g，中剂9～15g，小剂6～12g；乌犀角（水牛角代）大剂18～24g，中剂9～12g，小剂6～12g；川黄连大剂18～24g，中剂6～12g，小剂3～4.5g；生栀子、桔梗、黄芩、知母、赤芍、玄参、连翘、竹叶、甘草、牡丹皮各6g。水煎服。

【功用】清热解毒，凉血泻火。

【方解】方中重用石膏配知母、甘草，清气分之热而保津。黄连、黄芩、栀子共用，通泻三焦火热；犀角（现用水牛角代）、生地黄、赤芍、牡丹皮相配，清热解毒、凉血散瘀。再配连翘、竹叶以助清气分之热；玄参以助清热凉血；火性炎上，桔梗则可"载药上行"。

【运用】本方法取白虎汤、黄连解毒汤和犀角地黄汤三方之义，气血两清，泻火解毒，以辛寒大清气分为主。适用于温疫热毒，气血两燔证：大热渴饮，头痛如劈，干呕狂躁，谵语神昏；或发斑疹，或吐血、衄血；四肢或抽搐，或厥逆；舌绛唇焦，脉沉细而数，或沉数，或浮大而数。

五、清脏腑热剂

清脏腑热剂，适用于邪热偏盛于某一脏腑所致之热证。代表方如导赤散、龙胆泻肝汤、泻白散、清胃散、白头翁汤等。

导赤散

【组成】生地黄、木通、生甘草梢各6g。加淡竹叶3g，水煎服。

【功用】清心利水养阴。

【方解】方中生地黄凉血滋阴以制心火；木通苦寒，清心经之火，导小肠之热，两药相配，滋阴制火而不恋邪，利水通淋而不伤阴，共为君药。竹叶甘淡，清心除烦，淡渗利窍，导心火下行，为臣药。生甘草梢清热解毒，尚可直达茎中而止淋痛，并能调和诸药，且防木通、生地黄之寒凉伤胃，用为佐使。

【运用】本方甘寒与苦寒相合，利水不伤阴。适用于心胸烦热，口渴面赤，意欲冷饮，以及口舌生疮；或心热移于小肠，小便赤涩刺痛，舌红，脉数的心经火热证。

龙胆泻肝汤

【组成】酒炒龙胆草6g，炒黄芩9g，酒炒栀子9g，泽泻12g，木通6g，车前子9g，酒洗当归3g，酒炒生地黄9g，柴胡6g，生甘草6g。水煎服；亦可制成丸剂。

【功用】清泻肝胆实火，清利肝经湿热。

【方解】方中龙胆草既能泻肝胆实火，又能利肝胆湿热，泻火除湿，为君药。黄芩、栀子苦寒泻火，燥湿清热，增君药泻火除湿之力，为臣药。泽泻、木通、车前子渗湿泄热。当归、生地黄养血滋阴，使邪去而阴血不伤。柴胡疏畅肝胆之气，与生地黄、当归相伍引药归于肝胆之经，以上皆为佐药。甘草调和诸药，护胃安中，为佐使之用。

【运用】本方苦寒清利，泻中寓补，降中寓升，以适肝性。适用于头痛目赤，胁痛，口苦，耳聋，耳肿，舌红苔黄，脉弦数有力的肝胆实火上炎证以及阴肿，阴痒，筋痿，阴汗，小便淋浊，或妇女带下黄臭，舌红苔黄腻，脉弦数有力的肝经湿热下注证。

泻白散

【组成】地骨皮、桑白皮各30g，炙甘草3g。用法：上药锉散，入粳米一撮，水 150～300mL，水煎七分，食前服。

【功用】清泻肺热，止咳平喘。

【方解】方中桑白皮善清肺热，泻肺气，平喘咳，为君药。地骨皮甘寒入肺，可助君药清降肺中伏火，为臣药。炙甘草、粳米养胃和中，培土生金，以扶肺气，兼调药性，共为佐使。

【运用】本方甘寒清降，泻中寓补，培土生金。适用于气喘咳嗽，皮肤蒸热，日晡尤甚，舌红苔黄，脉细数的肺热喘咳证。

清胃散

【组成】生地黄、当归身各6g，牡丹皮6g，黄连9g，升麻6g。水煎服。

【功用】清胃凉血。

【方解】方用黄连苦寒泻火，为君药，直折胃腑之热。臣以升麻，一可以清热解毒，治胃火牙痛；二可升散透发，宣达郁遏之伏火。臣以牡丹皮凉血清热。佐以生地黄凉血滋阴；当归养血活血，合生地黄滋阴养血，合牡丹皮消肿止痛。升麻兼以引经为使。

【运用】本方苦寒辛散并用，降中有升，火郁发之。适用于牙痛牵引头疼，面颊发热，其齿喜冷恶热，或牙宣出血，或牙龈红肿溃烂，或唇舌腮颊肿痛，口气热臭，口干舌燥，舌红苔黄，脉滑数的胃火牙痛。

六、清虚热剂

清虚热剂，适用于热病后期，邪留阴分，阴液已伤之证。代表方如青蒿鳖甲汤、当归六黄汤等。

青蒿鳖甲汤

【组成】青蒿6g，鳖甲15g，细生地黄12g，知母6g，牡丹皮9g。水煎服。

【功用】养阴透热。

【方解】方中鳖甲咸寒，直入阴分，滋阴退热；青蒿苦辛而寒，其气芳香，清中有透散之力，清热透络，引邪外出，两药相配，滋阴清热，内清外透，共为君药。生地黄甘寒，滋阴凉血；知母苦寒质润，滋阴降火，共助鳖甲以养阴退虚热，为臣药。牡丹皮辛苦性凉，泄血中伏火，以助青蒿清透阴分伏热，为佐药。

【运用】本方滋中有清，清中有透，邪正兼顾，先入后出。适用于温病后期，邪伏阴分证：夜热早凉，热退无汗，舌红苔少，脉细数。

清骨散

【组成】银柴胡5g，胡黄连、秦艽、醋炙鳖甲、地骨皮、青蒿、知母各3g，甘草2g。水煎服。

【功用】清虚热，退骨蒸。

【方解】方中银柴胡甘苦微寒，直入阴分而清热凉血，善退虚劳骨蒸之热，且无苦燥之弊，为君药。知母泻火滋阴以退虚热；胡黄连入血分而清虚热；地骨皮凉血而退有汗之骨蒸，三药俱入阴退虚火，以助银柴胡清骨蒸劳热，共为臣药。秦艽、青蒿皆辛散透热之品，清虚热并透伏热以外解；鳖甲咸寒，既滋阴潜阳，又引药入阴分，同为佐药。使以甘草，调和诸药，防止苦寒药物损伤胃气。

【运用】本方集退热除蒸之品，重在清透伏热以治标。适用于肝肾阴虚，虚火内扰证：骨蒸潮热，或低热日久不退，形体消瘦，唇红颧赤，困倦盗汗，或口渴心烦，舌红少苔，脉细数。

当归六黄汤

【组成】当归、生地黄、黄芩、黄柏、黄连、熟地黄各6g，黄芪12g。水煎服。

【功用】滋阴泻火，固表止汗。

【方解】方中当归、生地黄、熟地黄入肝肾而滋阴养血，阴血充则水能制火，共为君药。臣以黄连清心泻火，并合黄芩、黄柏苦寒泻火以坚阴。君臣相伍，滋阴泻火兼施，标本兼顾。黄芪为佐，益气实卫以固表，且合当归、熟地黄益气养血，亦为臣药。

【运用】本方甘润养血滋阴，苦寒坚阴泻火，甘温益气固表，标本兼顾。适用于阴虚火旺引起的盗汗：可见发热盗汗，面赤心烦，口干唇燥，大便干结，小便黄赤，舌红苔黄，脉数。

第七节　祛暑剂

凡以祛除暑邪作用为主，用于治疗暑病的方剂，统称为祛暑剂。属于"八法"中之"清法"。本章祛暑剂分为祛暑解表剂、祛暑利湿剂、祛暑益气剂三类。

在运用祛暑剂时，应注意暑病本证、兼证和主次轻重。单纯中暑受热，宜清热祛暑，选用苦寒合甘寒的清热之品。暑病夹湿，应酌情在祛暑剂中配伍祛湿之品，若暑重湿轻，则湿易从热化，祛湿之品不宜过于温燥，以免损伤津液；若湿重暑轻，则暑易被湿遏，清热之品不宜过于甘寒，以免阴柔留湿。暑热耗气伤津，治宜祛暑清热、益气养阴，主选甘寒清热养阴或益气、甘酸敛津之品。

一、祛暑解表剂

祛暑解表剂，适用于夏月外感风寒，暑湿伤中证。代表方如香薷散等。

香薷散

【组成】香薷10g，白扁豆5g，厚朴5g。水煎服，或加酒少量同煎。

【功用】祛暑解表，化湿和中。

【方解】方中香薷辛微温，芳香质轻，辛温发散，重用为君药。厚朴苦辛性温，行气除满，燥湿运脾，为臣药。白扁豆甘淡性平，健脾和中，渗湿消暑，为佐药。入酒少许同煎，意在温经脉，通阳气，使药力畅达周身。

【运用】本方辛温芳香以解表，苦温燥化以和中。适用于恶寒发热，头疼身痛，无汗，腹痛吐泻，胸脘痞闷，舌苔白腻，脉浮的阴暑。

二、祛暑利湿剂

祛暑利湿剂，适用于感暑夹湿证。代表方如六一散等。

六一散（原名益元散）

【组成】滑石18g，甘草3g。用法：为细末，每服9g，包煎，或温开水调下，日服2～3次；亦可作汤剂，水煎服。

【功用】清暑利湿。

【方解】方中滑石甘淡性寒，质重而滑，寒能清热，淡能渗利，重能走下，滑能利窍，善清解暑热、通利水道，令暑热水湿从小便而去，为君药。甘草生用，甘平偏凉，清热泻火，益气和中，与滑石相配，防寒凉伐胃。二药合用，共奏清暑利湿之效。

【运用】本方甘淡渗利以解暑，药简效专。适用于身热烦渴，小便不利，或泄泻的暑湿证。

三、祛暑益气剂

祛暑益气剂，适用于外感暑热、津气两伤证。代表方如清暑益气汤等。

清暑益气汤

【组成】 西洋参5g，石斛15g，麦冬9g，黄连3g，竹叶6g，荷梗15g，知母6g，甘草3g，粳米15g，西瓜翠衣30g。水煎服。

【功用】 清暑益气，养阴生津。

【方解】 方中西瓜翠衣清解暑热，生津止渴；西洋参甘苦性凉，益气生津，养阴清热，共为君药。荷梗助西瓜翠衣清热解暑；石斛、麦冬甘寒质润，助西洋参养阴生津清热，共为臣药。用少量黄连清热泻火，助清热祛暑；知母苦寒质润，泻火滋阴；竹叶甘淡，清热除烦，均为佐药。粳米、甘草益胃和中，调和诸药，为佐使药。

【运用】 本方甘寒苦寒合法，清补并举，气津兼顾。适用于身热汗多，口渴心烦，小便短赤，体倦少气，精神不振，脉虚数的暑热气津两伤证。

第八节　温里剂

凡以温里助阳、散寒通脉作用为主，用于治疗里寒证的方剂，统称为温里剂。本类方剂属于"八法"中之"温法"。本章可分为温中祛寒剂、回阳救逆剂和温经散寒剂三类。

温里剂多由辛温燥热之品组成，临床使用时必须辨别寒热之真假，真热假寒证禁用；素体阴虚或失血之人亦应慎用，以免重伤阴血。

一、温中祛寒剂

温中祛寒剂，适用于中焦虚寒证。代表方如理中丸、吴茱萸汤等。

理中丸

【组成】 人参、干姜、炙甘草、白术各9g。丸剂，或汤剂水煎服，药后饮热粥适量。

【功用】 温中祛寒，补气健脾。

【方解】 方中干姜大辛大热，温脾暖胃，助阳祛寒为君药。臣以甘温之人参，益气健脾，补虚助阳。佐以甘温苦燥之白术，既健脾补虚以助阳，又燥湿运脾以助生化。甘草与诸药等量，一可与人参、白术以助益气健脾，补虚助阳；二可缓急止痛；三为调和诸药，是佐药而兼使药之用。四药相伍，可温中阳，补脾气，助运化，故曰"理中"。

【运用】本方辛热甘苦合方，温补并用，补中寓燥。适用于脘腹疼痛，喜温喜按，呕吐便溏，脘痞食少，畏寒肢冷，口淡不渴，舌质淡、苔白润，脉沉细或沉迟无力的脾胃虚寒证；便血、吐血、衄血或崩漏等，血色暗淡，质清稀，面色㿠白，气短神疲，脉沉细或虚大无力的阳虚失血证；中阳不足，阴寒上乘之胸痹；脾气虚寒，不能摄津之病后多涎唾；中阳虚损，土不荣木之小儿慢惊；食饮不节，损伤脾胃阳气，清浊相干，升降失常之霍乱等。

吴茱萸汤

【组成】吴茱萸9g，人参9g，生姜18g，大枣4枚。水煎服。

【功用】温中补虚，降逆止呕。

【方解】方中吴茱萸辛苦性热，上可温胃散寒，下可温暖肝肾，又能降逆止呕，一药而三经并治，故以为君。重用辛温之生姜为臣，生姜乃呕家之圣药，温胃散寒，降逆止呕。佐以甘温之人参，补益中焦脾胃之虚；佐使以甘平之大枣，益气补脾，调和诸药。人参、大枣并用，补益中气，与吴茱萸、生姜合用，使清阳得升，浊阴得降，遂成补虚降逆之剂。

【运用】本方肝肾胃三经同治，温降补三法并施，以温降为主。主治食谷欲呕，或兼胃脘疼痛，吞酸嘈杂，舌淡，脉沉弦而迟的胃寒呕吐证；干呕吐涎沫，头痛，巅顶痛甚，舌淡，脉沉弦的肝寒上逆证；呕吐下利，手足厥冷，烦躁欲死，舌淡，脉沉细的肾寒上逆证。

二、回阳救逆剂

回阳救逆剂，适用于阳气衰微，阴寒内盛，甚或阴盛格阳、戴阳的危重病证。代表方如四逆汤、回阳救急汤等。

四逆汤

【组成】炙甘草6g，干姜6g，生附子15g。水煎服。

【功用】回阳救逆。

【方解】方中生附子大辛大热，温壮心肾之阳，回阳破阴以救逆，为君药，生用则能迅达内外以温阳逐寒。臣以辛热之干姜，既与附子相须为用，以增温里回阳之力；又温中散寒，助阳通脉。炙甘草一者益气补中，与姜、附温补结合，治虚寒之本；二者甘缓姜、附峻烈之性；三者调和药性，并使药力持久，是为佐药而兼使药之用。

【运用】本方大辛大热以速挽元阳，少佐甘缓防虚阳复耗。适用于少阴病，心肾阳衰寒厥证：可见四肢厥逆，恶寒蜷卧，神衰欲寐，面色苍白，腹痛下利，呕吐不渴，舌苔白滑，脉微细。以及太阳病误汗亡阳者。

回阳救急汤

【组成】熟附子9g，干姜6g，人参6g，炙甘草6g，炒白术9g，肉桂3g，陈皮6g，五味子3g，茯苓9g，制半夏9g。水煎服，麝香冲服。

【功用】回阳固脱，益气生脉。

【方解】方用附子、干姜、炙甘草之四逆汤，回阳救逆；人参甘温，大补元气，与附子相配，回阳救逆，益气固脱；再加辛热之肉桂，助附子温壮元阳，通利血脉；以辛香之麝香，散寒活血开窍，通行十二经脉。加酸收之五味子，收敛元气，配人参尤能益气生脉。方中麝香与六君子、五味子配伍，宣通与补敛相合，既使药力迅速奏效，又无耗散元气之虞。

【运用】本方辛热甘温相配，回阳补中兼顾，辛香酸涩相伍，以防阳气散越。适用于寒邪直中三阴，真阳衰微证：可见四肢厥冷，神衰欲寐，恶寒蜷卧，吐泻腹痛，口不渴，甚则身寒战栗，或指甲口唇青紫，或吐涎沫，舌淡苔白，脉沉微，甚至无脉。方中麝香用量不宜过大。服药后手足温和即止。

三、温经散寒剂

温经散寒剂，适用于寒凝经脉证。代表方如当归四逆汤、黄芪桂枝五物汤等。

当归四逆汤

【组成】当归9g，桂枝9g，白芍9g，细辛3g，炙甘草6g，通草6g，大枣8枚。水煎服。

【功用】温经散寒，养血通脉。

【方解】方中当归甘温，养血和血以补虚；桂枝辛温，温经散寒以通脉，共为君药。细辛温经散寒，增桂枝温通之力；白芍养血和营，既助当归补益营血，又配桂枝以和阴阳，共为臣药。通草通利经脉以畅血行；大枣、甘草，益气健脾，养血补虚，皆为佐药。重用大枣，既合当归、白芍以补营血，又防桂枝、细辛燥烈太过，伤及阴血。甘草兼调药而为使药之用。

【运用】本方辛温甘酸并用，温通不燥，补养不滞。适用于手足厥寒，或腰、股、腿、足、肩臂疼痛，口不渴，舌淡苔白，脉沉细或细而欲绝的血虚寒厥证。

黄芪桂枝五物汤

【组成】黄芪9g，芍药9g，桂枝9g，生姜18g，大枣4枚。水煎服。

【功用】益气温经，和血通痹。

【方解】方中黄芪甘温益气，补在表之卫气，为君药。桂枝辛温，散风寒而温经通痹，与黄芪配伍，益气温阳，和血通经。芍药养血和营，濡养肌肤以通血痹，与桂枝合用，调营卫而和表里，共为臣药。生姜辛温，疏散风邪，以助桂枝之力；大枣甘温，益气养血，以资黄芪、芍药之功；与生姜为伍，又能和营卫，调诸药，为佐使药。

【运用】本方辛温甘酸合法，益气而和营卫，固表而不留邪。适用于肌肤麻木不仁，微恶风寒，舌淡，脉微涩而紧的血痹。

第九节　表里双解剂

凡以表里同治、内外分解等作用为主，用于治疗表里同病的方剂，统称为表里双解剂。本章方剂分为解表清里剂、解表温里剂和解表攻里剂三类。

表里同病，若单用解表，则里邪不去；仅治其里，则外邪不解。唯有表里同治，内外分解，才可使病邪得以表里分消。对于表证兼里热证，当用解表药配伍清热药；表证兼里寒证，当用解表药配伍温里药；表证兼里实证，当用解表药配伍泻下药。

一、解表清里剂

解表清里剂，适用于表邪未解，里热已炽之证。代表方如葛根黄芩黄连汤等。

葛根黄芩黄连汤

【组成】葛根15g，炙甘草6g，黄芩9g，黄连9g。水煎服。

【功用】解表清里。

【方解】方中重用葛根为君，甘辛而凉，主入阳明经，外解肌表之邪，内清阳明之热，又升发脾胃清阳而止泻升津，使表解里和。臣以黄芩、黄连苦寒清热，厚肠止利。甘草甘缓和中，调和诸药，为佐使药。

【运用】本方辛凉升散与苦寒清降共施，以成"清热升阳止利"之法。适用于表证未解，邪热入里证：可见身热，下利臭秽，胸脘烦热，口干作渴，或喘而汗出，舌红苔黄，脉数或促。

二、解表温里剂

解表温里剂，适用于外有表证，内有里寒之证。代表方如五积散等。

五积散

【组成】苍术15g，桔梗15g，枳壳9g，陈皮9g，芍药5g，白芷5g，川芎5g，川当归5g，甘草5g，肉桂5g，茯苓5g，汤泡半夏5g，厚朴6g，干姜6g，麻黄（去根、节）6g。水煎服。

【功用】发表温里，顺气化痰，活血消积。

【方解】方中重用苍术，既解表又燥湿，配厚朴，合陈皮、甘草，法取平胃散，功擅苦温燥湿、健脾助运，以祛湿积；陈皮、半夏、茯苓、甘草相伍，行气燥湿化痰，以消痰积；麻黄、白芷辛温发汗解表、散外寒，干姜、肉桂辛热温里以祛内寒，合而用之，以散寒积；当归、芍药、川芎活血化瘀止痛，以化血积；桔梗、枳壳升降气机，与厚朴、陈皮为伍，以行气积，并可助化痰除湿；炙甘草健脾和中，调和药性。

【运用】本方消温汗补四法并用，表里同治，主以温消。适用于外感风寒，内伤生冷证：可见身热无汗，头痛身疼，项背拘急，胸满恶食，呕吐腹痛，以及妇女血气不和，心腹疼痛，月经不调。

三、解表攻里剂

解表攻里剂，适用于外有表邪，里有实积之证。代表方如大柴胡汤等。

大柴胡汤

【组成】柴胡24g，黄芩9g，白芍9g，洗半夏9g，炙枳实9g，大黄6g，大枣4枚，生姜15g。水煎服。

【功用】和解少阳，内泻热结。

【方解】方中重用柴胡为君，疏解少阳之邪。臣以黄芩清泄少阳郁热，与柴胡相伍，和解清热，以解少阳之邪。轻用大黄、枳实泻热通腑，行气破结，内泻阳明热结，亦为臣药。白芍缓急止痛，与大黄相配可治腹中实痛，合枳实能调和气血，以除心下满痛；半夏和胃降逆，辛开散结；配伍大量生姜，既增止呕之功，又解半夏之毒，共为佐药。大枣和中益气，与生姜相配，调脾胃、和营卫，并调和诸药，为佐使药。诸药合用，既不悖少阳禁下原则，又可和解少阳、内泻热结，使少阳与阳明之邪得以分解。

【运用】本方和法与下法并用，以和解少阳为主，内泻热结为辅，佐以缓急降逆。适用于往来寒热，胸胁苦满，呕不止，郁郁微烦，心下痞硬，或心下急痛，大便不解或协热下利，舌苔黄，脉弦数有力的少阳阳明合病。

第十节　补益剂

凡以补养人体气、血、阴、阳等作用为主，用于治疗各种虚损病证的方剂，统称为补益剂。本类方剂属于"八法"中的"补法"。本章方剂分为补气剂、补血剂、气血双补剂、补阴剂、补阳剂、阴阳并补剂及气血阴阳并补剂七类。

应用补益剂，首先明辨其原则应为但虚无邪，或以虚为主者，勿犯补虚留寇之戒。其次应注意辨别虚实之真假。真虚假实，误用攻伐，必致虚者更虚；真实假虚，误用补益，必使实者更实。再者，因补益剂多为滋腻之品，易碍胃气，且需多服久服，故在应用时须时时注意脾胃功能，必要时宜酌加健脾和胃、消导化滞之品，以资运化。

一、补气剂

补气剂，适用于肺脾气虚之证。代表方如四君子汤、参苓白术散、补中益气汤等。

四君子汤

【组成】人参、白术、茯苓各9g，炙甘草6g。水煎服。

【功用】益气健脾。

【方解】方中人参甘温，能大补脾胃之气，故为君药。臣以白术健脾燥湿，与人参相须，益气补脾之力更强。茯苓健脾渗湿，合白术互增健脾祛湿之力，为佐助。炙甘草益气和中，既可加强人参、白术益气补中之功，又能调和诸药，故为佐使。

【运用】本方甘温和缓，适脾欲缓喜燥之性。适用于面色萎白，语声低微，气短乏力，食少便溏，舌淡苔白，脉虚缓的脾胃气虚证。

参苓白术散

【组成】莲子9g，薏苡仁9g，缩砂仁6g，桔梗6g，白扁豆12g，茯苓15g，人参15g，炒甘草10g，白术15g，山药15g。用法：散剂，每服6～10g，大枣煎汤送服；亦可作汤剂，加大枣3枚，水煎服。

【功用】益气健脾，渗湿止泻。

【方解】方中人参大补脾胃之气，白术、茯苓健脾渗湿，共为君药。山药、莲子既能健脾，又有涩肠止泻之功，二药可助人参、白术健脾益气，兼以厚肠止泻；白扁豆健脾化湿，薏苡仁健脾渗湿，二药助白术、茯苓健脾助运，渗湿止泻，四药共为臣药。佐以砂仁芳香醒脾，行气和胃，既助除湿之力，又畅达气机；桔梗宣开肺气，通利水道，并能载药上行。炒甘草健脾和中，调和药性，共为使药。

【运用】本方主以甘温补脾，纳芳化渗湿以助运止泻，佐引药入肺以培土生金。适用于饮食不化，胸脘痞闷，肠鸣泄泻，四肢乏力，形体消瘦，面色萎黄，舌淡苔白腻，脉虚缓的脾虚湿盛证。也可治疗肺脾气虚，痰湿咳嗽。

补中益气汤

【组成】黄芪18g，炙甘草9g，人参6g，当归3g，陈皮6g，升麻6g，柴胡6g，白术9g。水煎服。

【功用】补中益气，升阳举陷。

【方解】本方重用黄芪为君，入脾、肺经，而补中气，固表气，且升阳举陷。臣以人参，大补元气；炙甘草补脾和中。佐以白术补气健脾，助脾运化，以资气血生化之源。当归补养营血；陈皮理气和胃，使诸药补而不滞。加少量升麻、柴胡，升阳举陷，助益气之品升提下陷之中气，故为佐使。炙甘草调和诸药，亦为使药。

【运用】本方主以甘温，补中寓升，共成虚则补之、陷者升之、甘温除热之剂。适用于饮食减少，体倦肢软，少气懒言，面色萎黄，大便稀薄，脉虚软的脾胃气虚证；脱肛，子宫脱垂，久泻，久痢，崩漏等，伴气短乏力，舌淡，脉虚的气虚下陷证；身热自汗，渴喜热饮，气短乏力，舌淡，脉虚大无力的气虚发热证。

玉屏风散

【组成】防风15g，蜜炙黄芪、白术各30g。用法：散剂，每服6～9g；亦可作汤剂，水煎服。

【功用】益气固表止汗。

【方解】方中黄芪甘温，内可大补脾肺之气，外可固表止汗，为君药。白术益气健脾，培土生金，协黄芪以益气固表实卫，为臣药。二药相合，使气旺表实，则汗不外泄，风邪不得侵袭。佐以防风祛风邪，黄芪得防风，则固表而不留邪。

【运用】本方甘温为主，辛散为辅，补中有散，散中寓补，相反相成，药简效专。适用于汗出恶风，面色㿠白，舌淡，苔薄白，脉浮虚的表虚自汗。亦治虚人腠理不固，易感风邪。

生脉散

【组成】麦冬9g，五味子6g，人参9g。水煎服。

【功用】益气生津，敛阴止汗。

【方解】方中人参甘温，既大补肺脾之气，又生津液，用为君药。麦冬甘寒，养阴清热，润肺生津，与人参相合，则气阴双补，为臣药。五味子酸敛，既敛阴止汗，又能收敛耗散之肺气而止咳，为佐药。三药相合，一补一润一敛，既补气阴之虚，又敛气阴之散，使气复津生，汗止阴存，脉气得充，则可复生，故名"生脉"。

【运用】本方甘温甘寒佐酸收，补敛气阴以复脉。适用于温热、暑热，耗气伤阴证：可见汗多神疲，体倦乏力，气短懒言，咽干口渴，舌干红少苔，脉虚数。以及久咳伤肺，气阴两虚证：可见干咳少痰，短气自汗，口干舌燥，脉虚细。

二、补血剂

补血剂，适用于血虚之证。代表方如四物汤、当归补血汤、归脾汤等。

四物汤

【组成】白芍9g，川当归9g，熟地黄12g，川芎6g。水煎服。

【功用】补血调血。

【方解】方中熟地黄入肝肾，质润滋腻，为君药。当归补血和血，与熟地黄相伍，既增补血之力，又行营血之滞，为臣药。白芍养血敛阴，柔肝缓急，与熟地黄、当归相协则滋阴补血之力更著，又可缓急止痛；川芎活血行气，与当归相协则行血之力益彰，又使诸药补血而不滞血，二药共为佐药。

【运用】本方阴柔辛甘相伍，补中寓行，补血不滞血，行血不伤血。适用于头晕目眩，心悸失眠，面色无华，或妇人月经不调，量少或经闭不行，脐腹作痛，舌淡，脉细弦或细涩的营血虚滞证。

当归补血汤

【组成】黄芪30g，酒洗当归6g。水煎服。

【功用】补气生血。

【方解】方中重用黄芪，补气固表又助生血，气旺血生，为君药。配以少量当归养血和营，并得黄芪生血之助，使阴血渐充，则浮阳秘敛，虚热自退。

【运用】本方重用甘温以补气，阳生阴长以生血，药简效宏。适用于肌热面赤，烦渴欲饮，脉洪大而虚，重按无力的血虚发热证。亦治妇人经期、产后血虚发热头痛，或疮疡溃后，久不愈合者。

归脾汤

【组成】白术、茯神、黄芪、龙眼肉、炒酸枣仁各18g，人参、木香各9g，炙甘草6g，当归3g，蜜炙远志3g（当归、远志从《内科摘要》补入）。加生姜、大枣，水煎服。

【功用】益气补血，健脾养心。

【方解】方中黄芪甘温，补脾益气；龙眼肉甘平，既补脾气，又养心血，共为君药。人参、白术与黄芪相伍，补脾益气之功益著；当归补血养心，酸枣仁宁心安神，二药与龙眼肉相伍，补心血、安神志之力更强，均为臣药。佐以茯神养心安神，远志宁神益智；更佐理气醒脾之木香，与诸补气养血药相伍，可使其补而不滞。炙甘草补益心脾之气，并调和诸药，用为佐使。引用生姜、大枣，调和脾胃，以资化源。

【运用】本方心脾同治，重在补脾；气血并补，重在补气。适用于心悸怔忡，健忘失眠，盗汗虚热，食少体倦，面色萎黄，舌淡，苔薄白，脉细弱的心脾气血两虚证；便血，皮下紫癜，以及妇女崩漏，月经超前，量多色淡，或淋漓不止，舌淡，脉细弱的脾不统血证。

三、气血双补剂

气血双补剂，适用于气血两虚证。代表方如八珍汤等。

八珍汤（原名八珍散）

【组成】当归、川芎、熟地黄、白芍、人参、炙甘草、茯苓、白术各15g。加生姜5片，大枣1枚，水煎服。

【功用】益气补血。

【方解】本方为四君子汤与四物汤合方而成。方中人参与熟地黄为君药，人参甘温，大补五脏元气，补气生血，熟地黄补血滋阴。臣以白术补气健脾，当归补血和血。佐用茯苓健脾养心，白芍养血敛阴；川芎活血行气，以使补而不滞。炙甘草益气和中，煎加姜枣，调和脾胃，以助气血生化，共为佐使。

【运用】本方甘温质润相伍，四君四物相合，气血双补。适用于面色萎白或无华，头晕目眩，四肢倦怠，气短懒言，心悸怔忡，饮食减少，舌淡苔薄白，脉细弱或虚大无力的气血两虚证。

四、补阴剂

补阴剂，适用于阴精不足证。代表方如六味地黄丸、左归丸、大补阴丸等。

六味地黄丸（原名地黄丸）

【组成】熟地黄24g，山茱萸肉、干山药各12g，泽泻、牡丹皮、茯苓各9g。蜜丸或作汤剂，水煎服。

【功用】填精滋阴补肾。

【方解】方中重用熟地黄为君药，填精益髓，滋补阴精。臣以山茱萸补养肝肾，并能涩精；山药双补脾肾，既补肾固精，又补脾以助后天生化之源。君臣相伍，补肝脾肾，即所谓"三阴并补"。佐以泽泻利湿泄浊，并防熟地黄之滋腻；牡丹皮清泄相火，并制山茱萸之温涩；茯苓健脾渗湿，配山药补脾而助健运。此三药合用，即所谓"三泻"，泻湿浊而降相火。

【运用】本方"三补"与"三泻"相伍，以补为主；肾肝脾三脏兼顾，以滋肾精为主。适用于腰膝酸软，头晕目眩，视物昏花，耳鸣耳聋，盗汗，遗精，消渴，骨蒸潮热，手足心热，舌燥咽痛，牙齿动摇，足跟作痛，以及小儿囟门不合，舌红少苔，脉沉细数的肾阴精不足证。

左归丸

【组成】大怀熟地黄24g，炒山药12g，枸杞子12g，山茱萸12g，川牛膝9g，菟丝子12g，鹿角胶12g，龟甲胶12g。蜜丸或作汤剂，水煎服。

【功用】滋阴补肾，填精益髓。

【方解】方中重用大熟地黄滋肾阴，益精髓，以补真阴之不足，为君药。用山茱萸补养肝肾，固秘精气；山药补脾益阴，滋肾固精；龟甲板胶滋阴补髓；鹿角胶补益精血，温壮肾阳，配入补阴方中，而有"阳中求阴"之义，皆为臣药。枸杞子补肝肾，益精血；菟丝子补肝肾，助精髓；川牛膝益肝肾，强筋骨，俱为佐药。

【运用】本方纯甘补阴，纯补无泻，阳中求阴。适用于头晕目眩，腰酸腿软，遗精滑泄，自汗盗汗，口燥舌干，舌红少苔，脉细的真阴不足证。

五、补阳剂

补阳剂，适用于阳虚证。代表方如肾气丸、右归丸等。

肾气丸（又名《金匮》肾气丸、崔氏八味丸）

【组成】干地黄24g，山药、山茱萸各12g，泽泻、茯苓、牡丹皮各9g，桂枝、炮附子各3g。蜜丸，亦可作汤剂。

【功用】补肾助阳，化生肾气。

【方解】方用干地黄（今多用熟地黄）为君，滋补肾阴，益精填髓。臣以山茱萸，补肝肾，涩精气；山药健脾气，固肾精。二药与地黄相配，补肾填精，谓之"三补"。臣以炮附子、桂枝，温肾助阳，鼓舞肾气。佐以茯苓健脾益肾，泽泻、牡丹皮降相火而制虚阳浮动，且茯苓、泽泻均有渗湿泄浊、通调水道之功。三者配伍，与"三补"相对而言，谓之"三泻"，即补中有泻，泻清中之浊以纯清中之清，而益肾精，且补而不滞。

【运用】本方重用"三补三泻"，以益精泻浊；少佐温热助阳，以"少火生气"。适用于腰痛脚软，身半以下常有冷感，少腹拘急，小便不利，或小便反多，入夜尤甚，阳痿早泄，舌淡而胖，脉虚弱，尺部沉细的肾阳气不足证；以及痰饮，水肿，消渴，脚气，转胞等。

右归丸

【组成】熟地黄24g，炒山药12g，山茱萸9g，枸杞子12g，菟丝子12g，鹿角胶12g，杜仲12g，肉桂6g，当归9g，制附子6g。蜜丸或作汤剂。

【功用】温补肾阳，填精益髓。

【方解】方中附子、肉桂温壮元阳，鹿角胶温肾阳、益精血，共为君药。熟地黄、山茱萸、枸杞子、山药滋阴益肾，填精补髓，并养肝补脾，共为臣药。佐以菟丝子、杜仲，补肝肾，强腰膝；当归养血补肝，与补肾之品相合，共补精血。

【运用】本方补阳补阴相配，阴中求阳，纯补无泻。适用于肾阳不足，命门火衰证：可见年老或久病气衰神疲，畏寒肢冷，腰膝软弱，阳痿遗精，或阳衰无子，或饮食减少，大便不实，或小便自遗，舌淡苔白，脉沉而迟。

六、阴阳并补剂

阴阳并补剂，适用于阴阳两虚证。代表方如地黄饮子、龟鹿二仙胶等。

地黄饮子

【组成】熟干地黄18g，巴戟天（去心）、山茱萸、石斛、肉苁蓉各9g，炮附子、五味子、肉桂、茯苓、麦冬。石菖蒲、远志各6g。加生姜5片，大枣1枚，薄荷2g，水煎服。

【功用】滋肾阴，补肾阳，开窍化痰。

【方解】方中熟地黄、山茱萸滋补肾阴，填补肾精；肉苁蓉、巴戟天温养肾阳。四药相伍，阴阳并补，益肾填精，共为君药。附子、肉桂温助真元，摄纳浮阳，引火归原，与君药相伍，以增温补肾阳之力，为臣药。麦冬、五味子、石斛滋阴敛液，育阴以配阳，与君药相伍，以增补肾阴、益肾精之力，亦为臣药。佐入石菖蒲、远志、茯苓交通心肾，开窍化痰。少佐薄荷，借其轻清疏散之性，以助解郁开窍之力；引用生姜、大枣，调阴阳，和气血。诸药合用，滋补肾阴，温养肾阳，交通心肾，化痰开窍。下元既补，痰浊又化，则喑痱可愈矣。

【运用】本方阴阳并补，上下并治，以补虚治下为主。适用于舌强不能言，足废不能用，口干不欲饮，足冷面赤，脉沉细弱的喑痱。

第十一节　固涩剂

凡以收敛固涩作用为主，用于治疗气、血、精、津耗散滑脱病证的方剂，统称为固涩剂。本章分为固表止汗剂、敛肺止咳剂、涩肠固脱剂、涩精止遗剂、固崩止带剂五类。

本类方剂为正虚无邪者而设。若外邪未去者，不宜过早使用，以免有闭门留寇之弊。病证属邪实者，如热病汗出、痰饮咳嗽、火扰遗泄、伤食泄泻、热痢初起，以及实热崩中带下等，均非本类方剂所宜。

一、固表止汗剂

固表止汗剂，适用于表虚卫外不固，或阴液不能内守的自汗、盗汗证。代表方如牡蛎散。

牡蛎散

【组成】黄芪、麻黄根、牡蛎各15g。加小麦或浮小麦15g，水煎服。

【功用】敛阴止汗，益气固表。

【方解】方中煅牡蛎咸涩微寒，敛阴潜阳，固涩止汗为君药。生黄芪益气实卫，固表止汗，为臣药。麻黄根功专收涩止汗，为佐药；小麦甘凉，专入心经，养心阴，益心气，并能清心除烦，为佐使药。

【运用】本方涩补并用，以涩为主；气阴兼顾，以气为主。适用于自汗，盗汗，夜卧尤甚，久而不止，心悸惊惕，短气烦倦，舌淡红，脉细弱的自汗、盗汗证。

二、敛肺止咳剂

敛肺止咳剂，适用于久咳肺虚，气阴耗伤证。代表方如九仙散等。

九仙散

【组成】人参、款冬花、桑白皮、桔梗、五味子、阿胶、乌梅各12g、贝母6g、罂粟壳（去顶，蜜炒黄）9g。现代用法：共为粗末，每日三次，每次6g，温开水送服。亦可作汤剂，水煎服。

【功用】敛肺止咳，益气养阴。

【方解】方中罂粟壳味酸涩，善于敛肺止咳，故重用为君药。五味子、乌梅酸涩，敛肺气，协助君药敛肺止咳；人参补益肺气；阿胶滋养肺阴，气阴双补，共为臣药。君臣相配，增强敛肺止咳、益气养阴之力。款冬花化痰止咳，降气平喘；桑白皮清肺泄热，止咳平喘；贝母清热化痰止咳，共为佐药。桔梗宣肺祛痰，载药上行，为佐使药，与以上诸药配伍，则敛中有散，降中寓升，但全方以降、收为主。诸药合用，共奏敛肺止咳、补益气阴之功。

【运用】方中罂粟壳有毒，不宜多服、久服。本方适用于久咳伤肺，气阴两伤证：咳嗽日久不已，咳甚则气喘自汗，痰少而黏，脉虚数。

三、涩肠固脱剂

涩肠固脱剂，适用于泻痢日久不止，脾肾虚寒，以致大便滑脱不禁的病证。代表方如真人养脏汤、四神丸等。

真人养脏汤（原名纯阳真人养脏汤）

【组成】人参、当归、白术各6g，肉豆蔻8g，肉桂、炙甘草各6g，白芍12g，木香3g，诃子（去核）9g，蜜炙罂粟壳9g。水煎服。

【功用】涩肠固脱，温补脾肾。

【方解】方中重用罂粟壳涩肠固脱止泻，为君药。诃子苦酸温涩，功专涩肠止泻；肉豆蔻温中散寒，涩肠止泻，共为臣药，助君药以增强涩肠固脱止泻之功。肉桂温肾暖脾，兼散阴寒；人参、白术益气健脾，当归、白芍养血和营，共治其本，白芍善治下痢腹痛；木香醒脾导滞、行气止痛，使补而不滞。以上药物共为佐药。炙甘草调和诸药，合白芍又能缓急止痛，是为佐使药。

【运用】本方涩温相伍，涩中寓补，以涩为主；补中有行，重在补脾。适用于久泻久痢、脾肾虚寒证：可见大便滑脱不禁，甚则脱肛坠下，腹痛喜温喜按，或下痢赤白，或便脓血，里急后重，日夜无度，不思饮食，舌淡苔白，脉沉迟细。

四神丸

【组成】肉豆蔻6g，补骨脂12g，五味子6g，吴茱萸3g。丸剂，亦作汤剂。

【功用】温肾暖脾，固肠止泻。

【方解】方中重用补骨脂温补命门之火，为君药。臣以肉豆蔻温脾暖胃，涩肠止泻。君臣相配，肾脾兼治，命门火旺则可暖脾土，脾得健运，肠得固摄，则久泻可止。佐以吴茱萸温暖脾肾以散阴寒；五味子温敛收涩，固肾益气，涩肠止泻。生姜温胃散寒，大枣补脾养胃，共为佐使药。

【运用】本方温涩并用，以温为主；脾肾并补，重在治肾。适用于五更泄泻，不思饮食，食不消化，或久泻不愈，腹痛喜温，腰酸肢冷，神疲乏力，舌淡，苔薄白，脉沉迟无力的脾肾阳虚之五更泻。

四、涩精止遗剂

涩精止遗剂，适用于肾虚封藏失职，精关不固所致的遗精滑精；或肾气不足，膀胱失约所致的尿频遗尿等证。代表方如金锁固精丸、桑螵蛸散、缩泉丸等。

金锁固精丸

【组成】沙苑蒺藜、芡实（蒸）、莲须各12g，煅龙骨、煅牡蛎粉各6g。加入莲子肉10g，水煎服。

【功用】补肾涩精。

【方解】方中沙苑蒺藜甘温，补肾固精，为君药。莲子肉补肾涩精，芡实益肾固精，莲须固肾涩精，三药合用，以助君补肾固精之力，共为臣药。龙骨、牡蛎收敛固涩，重镇安神，共为佐药。

【运用】本方涩中寓补，重在固精，兼以补肾。适用于遗精滑泄，腰疼耳鸣，四肢酸软，神疲乏力，舌淡苔白，脉细弱的肾虚不固之遗精。

桑螵蛸散

【组成】桑螵蛸、远志、石菖蒲、龙骨、人参、茯神、当归、龟甲各10g。用法：共研细末，每服6g，睡前以人参汤调下；亦可作汤剂，水煎服。

【功用】调补心肾，固精止遗。

【方解】方中桑螵蛸甘咸平，入肾经，补肾固精止遗，为君药。人参补益心气，安神定志；龙骨甘平，涩精止遗，镇心安神；龟甲滋阴而补肾，三药合用，补益心肾，滋阴涩精，共为臣药。桑螵蛸得龙骨则固涩止遗之力增强，配龟甲则补肾益精之功更佳。当归调补心血；茯神宁心安神，使心气下达于肾；远志安神定志，通肾气上达于心；石菖蒲开心窍，益心志，共为佐药。

【运用】本方补涩并用，心肾兼顾，气血并调。适用于心肾两虚之尿频或遗尿、遗精证：可见小便频数，或尿如米泔色，或遗尿，或滑精，心神恍惚，健忘，舌淡苔白，脉细弱。

缩泉丸（原名固真丹）

【组成】天台乌药、益智仁各9g。用法：山药为糊丸，每服6g，日2次；亦可作汤剂，加山药6g，水煎服。

【功用】温肾祛寒，缩尿止遗。

【方解】方中益智仁温肾固精，缩小便，为君药。乌药行气散寒，能除膀胱肾间冷气，以止小便频数，为臣药。君臣相配，收散有序，涩而不滞。山药健脾补肾，固涩精气，为佐药。

【运用】本方温中兼补，涩中寓行，使膀胱约束有权。适用于小便频数，或遗尿不禁，舌淡，脉沉弱的膀胱虚寒证。

五、固崩止带剂

固崩止带剂，适用于妇女崩中漏下，或带下日久不止等证。代表方如固冲汤、易黄汤等。

固冲汤

【组成】炒白术30g，生黄芪18g，煅龙骨24g，煅牡蛎24g，山茱萸24g，生杭白芍12g，海螵蛸12g，茜草9g，棕榈炭6g，五倍子1.5g。水煎服。

【功用】益气健脾，固冲摄血。

【方解】方中重用白术，与黄芪相伍，补气健脾，使气旺摄血，共为君药。山茱萸、白芍补益肝肾以调冲任，并能养血敛阴，共为臣药。煅龙骨、煅牡蛎、棕榈炭、五倍子收敛固涩，可增止血之力；海螵蛸、茜草化瘀止血，使血止而不留瘀，共为佐药。

【运用】本方补涩相合，以涩为主；脾肾同调，主补脾气；寄行于收，止不留瘀。适用于脾肾虚弱，冲脉不固证：可见血崩或月经过多，或漏下不止，色淡质稀，心悸气短，神疲乏力，腰膝酸软，舌淡，脉细弱。

易黄汤

【组成】炒山药30g，炒芡实30g，盐水炒黄柏6g，酒炒车前子3g，白果10枚。水煎服。

【功用】补益脾肾，清热祛湿，收涩止带。

【方解】方中重用炒山药、炒芡实补脾益肾，固涩止带，共为君药。白果收涩止带，为臣药。少量黄柏清热燥湿，车前子清热利湿，共为佐药。

【运用】本方补中有涩，涩中寓清，涩补为主，清利为辅。适用于脾肾虚弱，湿热带下：可见带下黏稠量多，色黄如浓茶汁，其气腥秽，舌红、苔黄腻者。

第十二节　安神剂

以安神定志作用为主，用于治疗神志不安病证的方剂，统称为安神剂。分为重镇安神剂、补养安神剂、交通心肾剂三类。

重镇安神剂易伤胃气，多配伍滋腻补虚之品，有碍脾胃运化，均不宜久服。脾胃虚弱者，宜配伍健脾和胃之品。某些金石类安神药具有一定的毒性，不宜过服、久服。

一、重镇安神剂

重镇安神剂，适用于心肝阳亢，热扰心神证。代表方如朱砂安神丸、磁朱丸、珍珠母丸等。

朱砂安神丸

【组成】朱砂（另研，水飞为衣）1g，甘草15g，黄连15g，当归8g，生地黄6g。丸剂或作汤剂。

【功用】镇心安神，清热养血。

【方解】方中朱砂镇心安神，清心火，为君药。黄连泻心火以除烦热，为臣药。生地黄清热滋阴，当归养血，均为佐药。甘草防朱砂质重碍胃，调药和中，为佐使药。

【运用】本方质重苦寒，镇清并用，清中兼补，治标为主。适用于心神烦乱，失眠多梦，惊悸怔忡，或胸中懊侬，舌尖红，脉细数的心火亢盛，阴血不足证。

桂枝甘草龙骨牡蛎汤

【组成】桂枝15g，炙甘草30g，熬牡蛎30g，龙骨30g。水煎服。

【功用】潜镇安神，温通心阳。

【方解】方中龙骨、牡蛎固涩潜阳，安神止烦，为君药。桂枝、甘草温复心阳，共为臣佐。甘草调药和中，兼用为使。

【运用】本方潜摄浮阳以镇心神，辛甘合法以温心阳。适用于心悸怔忡，失眠多梦，烦躁不安，面色㿠白，舌质淡胖嫩，苔白滑，脉弱；或见胸闷气短，畏寒肢冷，自汗乏力，面唇青紫，舌质紫暗，脉结或代等的心阳虚损，神志不安证。

二、补养安神剂

补养安神剂，适用于阴血不足，心神失养证。代表方如天王补心丹、酸枣仁汤、甘麦大枣汤、养心汤等。

天王补心丹

【组成】人参、茯苓、玄参、丹参、桔梗、远志各5g，当归、五味子、麦冬、天冬、柏子仁、炒酸枣仁各9g，生地黄12g。丸剂，亦可作汤剂。

【功用】滋阴养血，补心安神。

【方解】方中生地黄滋阴养血，清虚热，为君药。天冬、麦冬滋阴清热，酸枣仁、柏子仁养心安神，当归补心血，养心安神，为臣药。人参补气，宁心神；五味子养心神；茯苓、远志养心安神，交通心肾；玄参滋阴降火；丹参养心血而活血；朱砂镇心安神，共为佐药。桔梗载药上行，为使药。

【运用】本方重用甘寒，补中寓清；心肾并治，重在养心。适用于心悸怔忡，虚烦失眠，神疲健忘，或梦遗，手足心热，口舌生疮，大便干结，舌红少苔，脉细数的阴虚血少，神志不安证。

酸枣仁汤

【组成】酸枣仁15g，甘草3g，知母6g，茯苓6g，川芎6g。水煎服。

【功用】养血安神，清热除烦。

【方解】方中重用酸枣仁养血补肝，宁心安神，为君药。茯苓宁心安神，知母滋阴润燥、清热除烦，俱为臣药。川芎调肝血，疏肝气，为佐药。甘草和中缓急，调和诸药，为佐使药。

【运用】本方心肝同治，重在养肝；补中兼行，以适肝性。适用于虚烦失眠，心悸不安，头目眩晕，咽干口燥，舌红，脉弦细的肝血不足，虚热内扰之虚烦不眠证。方中重用酸枣仁，且需先煎。

三、交通心肾剂

交通心肾剂，适用于心肾不交、水火不济证。代表方如交泰丸、黄连阿胶汤等。

交泰丸

【组成】川黄连15g，肉桂心1.5g。蜜丸，亦可作汤剂。

【功用】交通心肾。

【方解】方中以黄连为君药，苦寒入心，清降心火。佐以辛热之肉桂，温助肾阳。

【运用】本方寒热并用而主以苦寒，清降心火以交通心肾。适用于怔忡不宁，或夜寐不安，口舌生疮的心火偏亢，心肾不交证。

黄连阿胶汤

【组成】黄连12g，黄芩6g，白芍6g，鸡子黄2枚，阿胶9g。水煎服，阿胶烊化，鸡子黄搅匀冲服。

【功用】滋阴降火，除烦安神。

【方解】方中黄连清降心火；阿胶滋阴补血，共为君药。黄芩清热泻火；白芍养血滋阴，共为臣药。佐以鸡子黄，上以养心，下以补肾，并能安中。

【运用】本方苦寒以降心火，酸甘以滋肾水，标本兼顾，交通心肾。适用于心中烦热，失眠不得卧，口燥咽干，舌红苔少，脉细数的阴虚火旺，心肾不交证。

第十三节　开窍剂

以开窍醒神作用为主，用于治疗窍闭神昏证的方剂，统称为开窍剂。分为凉开剂和温开剂两类。

开窍剂久服则易伤元气，多用于急救，中病即止，不宜久服；孕妇更需慎用或忌用。本类方剂多制成丸、散剂，不宜加热煎煮。

一、凉开剂

适用于温热邪毒内陷心包或痰热蔽窍的热闭证。代表方如安宫牛黄丸、紫雪丹、至宝丹、抱龙丸等。

安宫牛黄丸

【组成】牛黄30g，郁金30g，水牛角（代犀角）30g，黄连30g，朱砂30g，冰片7.5g，麝香7.5g，珍珠15g，山栀子30g，雄黄30，黄芩30g。

【用法】上为极细末，炼老蜜为丸，每丸3g，金箔为衣，蜡护。脉虚者人参汤下，脉实者银花、薄荷汤下，每服一丸。人病重体实者，日再服，甚至日三服；小儿3岁以内，一次1/4丸；4～6岁，一1/2丸。昏迷不能口服者，可鼻饲给药。

【功用】清热解毒，豁痰开窍。

【方解】方中牛黄清心解毒，豁痰开窍；犀角（水牛角）清心凉血解毒；麝香芳香开窍醒神，三味共为君药。黄连、黄芩、山栀子清热，泻火解毒，共为臣药。冰片、郁金芳香辟秽，通窍开闭；雄黄劫痰解毒；朱砂、珍珠清热镇心安神；金箔重镇安神，共为佐药。用炼蜜为丸，和胃调中，为使药。

【运用】本方苦寒清热与芳香开窍合法，主以清心泻火。适用于高热烦躁，神昏谵语，或舌謇肢厥，舌红或绛，脉数的邪热内陷心包证。亦治中风昏迷，小儿惊厥，属邪热内闭者。

紫雪丹

【组成】黄金3000g，寒水石1500g，石膏1500g，磁石1500g，滑石1500g，玄参500g，羚羊角屑150g，水牛角（代犀角屑）150g，升麻250g，沉香150g，丁子香30g，青木香150g，炙甘草240g。

【功用】清热开窍，息风止痉。

【方解】方中犀角（水牛角代）清心凉血解毒；羚羊角清热凉肝息风；麝香开窍醒神。三药共为君药。生石膏、寒水石清热泻火，除烦止渴；滑石清热利窍，引热下行，三石为臣。佐以硝石、朴硝泻热通便；玄参滋阴清热凉血；升麻清热解毒透邪；青木香、丁香、沉香辛行气通窍，开窍醒神；黄金、朱砂、磁石重镇安神，潜镇肝阳，除烦止痉。使以甘草调药和中，防寒凉伤胃。

【运用】本方甘寒咸凉与芳香辛行、金石重镇相伍，开窍之中更具息风之效。适用于高热烦躁，神昏谵语，痉厥，口渴唇焦，尿赤便秘，舌质红绛，苔干黄，脉数有力或弦数的热盛动风证；以及小儿热盛惊厥。本方以金石重坠与辛香走窜之品为主，服用过量有损元气，故应中病即止。

二、温开剂

温开剂，适用于寒湿痰浊内闭心窍，或秽浊之邪闭阻气机之寒闭证。代表方如苏合香丸、紫金锭等。

苏合香丸（原名吃力伽丸）

【组成】吃力伽（白术）、光明砂（朱砂）、麝香（当门子）、诃黎勒皮（诃子）、香附子（中白）、沉香（重者）、青木香、丁子香（丁香）、安息香、白檀香、荜茇（上者）、犀角（水牛角代）各30g，熏陆香（乳香）、苏合香、龙脑香（冰片）各15g。丸剂温开水送服。昏迷不能口服者，可鼻饲给药。

【功用】温通开窍，行气止痛。

【方解】方中苏合香、麝香、龙脑香（冰片）、安息香芳香开窍，启闭醒神，辟秽化浊，共为君药。香附理气解郁；青木香行气止痛；沉香降气温中，温肾纳气；白檀香行气和胃；熏陆香（乳香）调气活血定痛；丁香温中降逆，共为臣药。佐以荜茇，散寒止痛；犀角（水牛角代）清心解毒，朱砂镇心安神；吃力伽（白术）补气健脾，燥湿化浊，诃子温涩敛气，均为佐药。

【运用】本方芳香辛温相须，补敛寒镇相佐，温散开窍则无耗气伤正之虞。适用于突然昏倒，牙关紧闭，不省人事，苔白，脉迟的寒闭证。亦治心腹猝痛，甚则昏厥。中风、中气及感受时行瘴疠之气等属寒凝气滞之闭证者。注意方中药物辛香走窜，有损胎气，孕妇忌用。

第十四节　理气剂

以行气或降气等作用为主，用于治疗气滞或气逆病证的方剂，统称为理气剂，属于"八法"中的消法。分为行气剂与降气剂两类。

理气剂中用药易耗气伤津，助热生火，慎勿过剂，或适当配伍益气滋阴之品以制其偏。对于年老体弱、阴虚火旺，或有出血倾向者，或孕妇及正值经期的妇女，均应慎用。

一、行气剂

行气剂，适用于气机郁滞之证。代表方如越鞠丸、柴胡疏肝散、半夏厚朴汤等。

越鞠丸（又名芎术丸）

【组成】香附、苍术、川芎、栀子、神曲各等份（各6～10g）。水丸亦可作汤剂。

【功用】行气解郁。

【方解】方以香附为君，行气解郁以治气郁。川芎行气活血，以解血郁；苍术燥湿运脾，以解湿郁；栀子清热泻火，以解火郁；神曲消食和胃，以解食郁，四药皆为臣佐之品。

【运用】本方五药治六郁，诸法并举，重在调理气机。适用于胸膈痞闷，脘腹胀痛，嗳腐吞酸，恶心呕吐，饮食不消的六郁证。临床使用时可视何郁为重，以调整相应药物之用量。若气郁偏重，可重用香附；血郁偏重，可重用川芎；湿郁偏重，可重用苍术；食郁偏重，可重用神曲；火郁偏重，可重用栀子；痰郁偏重，宜酌加瓜蒌、半夏等以助化痰行滞。

柴胡疏肝散

【组成】醋炒陈皮、柴胡各6g，川芎、枳壳、芍药各4.5g，炙甘草1.5g，香附4.5g。水煎服。

【功用】疏肝解郁，行气止痛。

【方解】方中柴胡条达肝气而疏郁结，为君药。香附疏肝行气止痛；川芎能行气活血，开郁止痛，同为臣药。陈皮理气行滞而和胃，醋炒以入肝行气；枳壳行气止痛，疏理肝脾；芍药养血柔肝，缓急止痛，俱为佐药。甘草调和药性，缓急止痛，为佐使药。

【运用】本方辛疏酸敛合法，肝脾气血兼顾，主以辛散疏肝，辅以敛阴柔肝。适用于胁肋疼痛，胸闷喜太息，情志抑郁或易怒，或嗳气，脘腹胀满，脉弦的肝气郁滞证。但本方药性芳香辛燥，不宜久煎；易耗气伤阴，不宜久服，且孕妇慎用。

半夏厚朴汤

【组成】半夏12g，厚朴9g，茯苓12g，生姜15g，紫苏叶6g。水煎服。

【功用】行气散结，降逆化痰。

【方解】方中半夏化痰散结，降逆和胃，为君药。厚朴下气除满，为臣药。茯苓健脾渗湿；生姜和胃止呕，且制半夏之毒；紫苏叶芳香行气，理肺疏肝，为佐药。

【运用】本方辛苦行降，痰气并治，行中有宣，降中有散。适用于咽中如有物阻，咯吐不出，吞咽不下，或咳或呕，舌苔白润或白滑，脉弦缓或弦滑的梅核气。

二、降气剂

降气剂，适用于肺气上逆或胃气上逆证。代表方如苏子降气汤、定喘汤、旋覆代赭汤等。

苏子降气汤

【组成】紫苏子、半夏各9g，川当归6g，甘草6g，前胡、厚朴各6g，肉桂3g。加生姜3g，大枣1枚，紫苏叶2g，水煎服。

【功用】降气平喘，祛痰止咳。

【方解】方中以紫苏子为君药，降上逆之肺气，消壅滞之痰涎。半夏燥湿化痰降逆，为臣药。厚朴降逆平喘，宽胸除满；前胡降气祛痰；肉桂温肾助阳纳气；当归止咳逆上气，养血补虚，共为佐药。生姜、大枣调和脾胃；紫苏叶宣肺散寒，降逆化痰，宣肺气；甘草和中益气，调和药性，为佐使药。

【运用】本方降以平上实，温以助下虚，肺肾兼顾，主以治上。喘咳痰多，短气，胸膈满闷，呼多吸少，或腰疼脚软，或肢体浮肿，舌苔白滑或白腻，脉弦滑的上实下虚之喘咳证。若痰涎壅盛，喘咳气逆难卧者，可酌加沉香以加强其降气平喘之功；兼气虚者，可酌加人参等益气。

定喘汤

【组成】白果9g，麻黄9g，紫苏子6g，甘草3g，款冬花9g，苦杏仁4.5g，桑白皮（蜜炙）9g，黄芩4.5g，法半夏9g。水煎服。

【功用】宣降肺气，清热化痰。

【方解】方中麻黄疏散风寒，宣肺平喘；白果敛肺定喘，共为君药。桑白皮泻肺平喘，黄芩清热化痰，为臣药。苦杏仁、紫苏子、半夏、款冬花降气平喘，化痰止咳，为佐药。甘草调药和中，止咳，用为佐使。

【运用】本方宣降清敛相伍，以适肺性，主以肃降肺气。适用于咳喘痰多气急，痰稠色黄，或微恶风寒，舌苔黄腻，脉滑数的痰热内蕴，风寒外束之哮喘。

四磨汤

【组成】人参6g，槟榔9g，沉香6g，天台乌药6g。水煎服。

【功用】行气降逆，宽胸散结。

【方解】方中乌药疏通气机故用为君药。沉香下气降逆，为臣药。佐以槟榔辛苦降泄，破气导滞，下气降逆而除胀满。佐以人参益气扶正。

【运用】本方辛降之中寓补气之法，邪正兼顾，以降为主。适用于胸膈胀闷，上气喘急，心下痞满，不思饮食，苔白，脉弦的肝气郁结证。

旋覆代赭汤

【组成】旋覆花9g，人参6g，生姜15g，代赭石3g，炙甘草9g，半夏9g，大枣4枚。水煎服。

【功用】降逆化痰，益气和胃。

【方解】方中旋覆花下气消痰，降逆止噫，重用为君。代赭石重坠降逆以止呃，下气消痰，为臣药。半夏祛痰散结，降逆和胃；生姜用量独重，和胃降逆，止呕，宣散水气以助祛痰；人参、大枣、炙甘草甘温益气，健脾养胃，俱为佐药。炙甘草调和药性，兼作使药。

【运用】本方沉降相须，消补相伍，下气而无伤正之虞。适用于心下痞硬，噫气不除，或见纳差、呃逆、恶心，甚或呕吐，舌苔白腻，脉缓或滑的胃虚气逆痰阻证。方中代赭石性寒沉降，有碍胃气，若胃虚较著者，其用量不可过重。

第十五节　理血剂

以活血化瘀或止血作用为主，用于治疗瘀血证或出血证的方剂，统称为理血剂。分为活血祛瘀剂与止血剂两类。

理血剂常配伍养血益气之品，使祛瘀而不伤正；且峻猛逐瘀之剂，不可久服，当中病即止。在止血剂中少佐活血祛瘀之品，或选用兼有活血祛瘀作用的止血药，使血止而不留瘀；如出血因瘀血内阻、血不循经者，法当祛瘀为先。易于动血、伤胎，故凡妇女经期、月经过多及妊娠期，均当慎用或忌用活血祛瘀剂。

一、活血祛瘀剂

活血祛瘀剂，适用于蓄血及各种瘀血阻滞病证。代表方如桃核承气汤、血府逐瘀汤等。

桃核承气汤

【组成】桃仁12g，大黄12g，桂枝6g，炙甘草6g，芒硝6g。水煎服，芒硝冲服。

【功用】逐瘀泻热。

【方解】方中桃仁活血破瘀；大黄苦下瘀泻热，共为君药。芒硝泻热软坚；桂枝通行血脉，共为臣药。炙甘草护胃安中，并缓诸药之峻烈，为佐使药。

【运用】本方活血攻下，相辅相成；寒中寓温，以防凉遏。适用于少腹急结，小便自利，至夜发热，其人如狂，甚则谵语烦躁；以及血瘀经闭，痛经，脉沉实而涩者的下焦蓄血证。本方为破血下瘀之剂，故孕妇禁用。

血府逐瘀汤

【组成】桃仁12g，红花9g，当归9g，生地黄9g，川芎4.5g，赤芍6g，牛膝9g，桔梗4.5g，柴胡3g，枳壳6g，甘草6g。水煎服。

【功用】活血化瘀，行气止痛。

【方解】方中桃仁破血行滞润燥，红花活血祛瘀止痛，共为君药。赤芍、川芎活血祛瘀；牛膝祛瘀血，通血脉，引瘀血下行，共为臣药。生地黄清热凉血，滋阴养血；合当归养血；合赤芍清热凉血，以清瘀热。三者共为佐药。桔梗、枳壳宽胸行气，桔梗并能载药上行；柴胡疏肝解郁，升达清阳，亦为佐药。甘草调和诸药，为使药。

【运用】本方活血与行气相伍，祛瘀与养血同施，升降兼顾，气血并调。适用于胸痛，头痛，日久不愈，痛如针刺而有定处，或呃逆日久不止，或饮水即呛，干呕，或内热瞀闷，或心悸怔忡，失眠多梦，急躁易怒，入暮潮热，唇暗或两目暗黑，舌质暗红或有瘀斑、瘀点，脉涩或弦紧的胸中血瘀证。。

补阳还五汤

【组成】生黄芪120g，当归尾6g，赤芍4.5g，地龙3g，川芎3g，红花3g，桃仁3g。水煎服。

【功用】补气活血通络。

【方解】方中重用生黄芪大补元气，为君药。当归尾活血通络而不伤血，为臣药。赤芍、川芎、桃仁、红花助当归尾活血祛瘀，为佐药；地龙通经活络，为佐使药。

【运用】本方重用补气，佐以活血，气旺血行，补而不滞。适用于半身不遂，口眼㖞斜，语言謇涩，口角流涎，小便频数或遗尿不禁，舌暗淡，苔白，脉缓无力的气虚血瘀之中风。注意本方久服方能显效，故取效后多需继服，以巩固疗效，防止复发。方中生黄芪用量独重，宜先用小量（30～60g），效果不显者逐渐增量；原方活血祛瘀药用量较轻，可根据病情适当加量。

二、止血剂

止血剂，适用于血溢脉外而出现的吐血、衄血、咳血、便血、尿血、崩漏等各种出血及外伤出血等。代表方如小蓟饮子、槐花散、黄土汤等。

小蓟饮子

【组成】生地黄、小蓟、滑石、木通、蒲黄、藕节、淡竹叶、当归、山栀子、甘草各9g。水煎服。

【功用】凉血止血，利水通淋。

【方解】方中小蓟清热凉血止血，利尿通淋，为君药。生地黄凉血止血，养阴清热；蒲黄、藕节凉血止血，消瘀，为臣药。滑石、淡竹叶、木通清热利水通淋；栀子清泄三焦之火，导热下出；当归养血和血，引血归经，防诸药寒凉太过之弊，合而为佐。使以甘草缓急止痛，和中调药。

【运用】本方凉血清利合法，止血之中寓以化瘀，清利之中寓以养阴。适用于血淋、尿血。尿中带血，小便频数，赤涩热痛，舌红，脉数的热结下焦证。方中药物多属寒凉通利之品，只适用于实热证。若血淋、尿血日久兼寒或阴虚火动或气虚不摄者，均不宜使用。

槐花散

【组成】炒槐花、侧柏叶、荆芥穗、麸炒枳壳各9g。用法：为细末，每服6g，开水或米汤调下；亦可作汤剂，水煎服。

【功用】清肠止血，疏风行气。

【方解】方中槐花善清大肠湿热，凉血止血，为君药。侧柏叶清热凉血，燥湿收敛，为臣药。荆芥穗炒黑入血分而止血，疏风理血；枳壳行气宽肠为佐药。

【运用】本方寓行气于止血之中，寄疏风于清肠之内，相反相成。适用于肠风、脏毒，或便前出血，或便后出血，或粪中带血，以及痔疮出血，血色鲜红或晦暗，舌红苔黄，脉数的风热湿毒，壅遏肠道，损伤血络便血证。

黄土汤

【组成】甘草、干地黄、白术、炮附子、阿胶、黄芩各9g，灶心黄土30g

【功用】温阳健脾，养血止血。

【方解】方中灶心黄土（伏龙肝），温中收涩止血，为君。白术、附子温阳健脾，以干地黄、阿胶滋阴养血止血；与黄芩合用，制约白术、附子温燥伤血之弊；而生地黄、阿胶得白术、附子则滋而不腻，均为佐药。甘草调药和中为使。

【运用】本方寓止血于温阳滋阴之中，寒热并用，刚柔相济。适用于大便下血，先便后血，或吐血、衄血，及妇人崩漏，血色暗淡，四肢不温，面色萎黄，舌淡苔白，脉沉细无力之脾阳不足，脾不统血证。方中灶心黄土可用赤石脂代替。

第十六节　治风剂

以疏散外风或平息内风等作用为主，用于治疗风病的方剂，统称为治风剂。分为疏散外风剂和平息内风证。

一、疏散外风剂

疏散外风剂，适用于外风所致诸证。代表方如川芎茶调散、消风散、牵正散等。

川芎茶调散

【组成】薄荷叶12g，川芎、荆芥各12g，细辛3g，防风4.5g，白芷、羌活、甘草各6g。水煎服。

【功用】疏风止痛。

【方解】方中川芎祛风活血而止头痛，长于治少阳、厥阴经头痛（头顶或两侧痛），为君药。薄荷、荆芥疏风止痛，清利头目，为臣药。羌活、白芷疏风止痛，羌活长于治太阳经头痛（后脑牵连项痛）；白芷长于治阳明经头痛（前额及眉心痛）。细辛散寒止痛，并长于治少阴经头痛；防风辛散上部风邪。以上均为佐药。炙甘草益气和中，调和诸药，为使。以茶清调下，上清头目，制约风药的过于温燥与升散。

【运用】本方辛散疏风于上，诸经兼顾；佐入苦凉之品，寓降于升。适用于偏正头痛或巅顶头痛，恶寒发热，目眩鼻塞，舌苔薄白，脉浮的外感风邪头痛。本方用药以辛温之品为多，使用时用量宜轻，不宜久煎。

消风散

【组成】当归、生地黄、防风、蝉蜕、知母、苦参、胡麻仁、荆芥、苍术、牛蒡子、石膏各6g，甘草、木通各3g。水煎服。

【功用】疏风养血，清热除湿。

【方解】方中荆芥、防风、蝉蜕、牛蒡子辛散达邪，疏风止痒，为君药。苍术祛风除湿，苦参清热燥湿，木通渗利湿热，俱为臣药。石膏、知母清热泻火；当归、生地、胡麻仁以养血活血，滋阴润燥，皆为佐药。生甘草清热解毒，调和诸药，为使药。

【运用】本方辛散苦燥甘润相伍，外疏清利之中寓润养之法。适用于皮肤疹出色红，或遍身云片斑点，瘙痒，抓破后渗出津水，苔白或黄，脉浮数之风疹、湿疹。

牵正散

【组成】白附子、白僵蚕、全蝎（去毒，并生用）各5g

【功用】祛风化痰，通络止痉。

【方解】方中白附子祛风化痰，善治头面之风，为君药。僵蚕、全蝎均能祛风止痉，全蝎通络，僵蚕化痰，共为臣药。热酒调服，宣通血脉，引药入络，直达病所，以为佐使。

【运用】本方辛温上行以祛风痰，药简力宏。适用于风痰阻于头面经络所致口眼㖞斜。本方用药偏于温燥，对风痰阻络偏寒者为宜，方中白附子、全蝎为有毒之品，临证慎酌用量，不宜久服。

二、平息内风剂

平息内风剂，适用于内风证。代表方如羚角钩藤汤、镇肝息风汤、大定风珠等。

羚角钩藤汤

【组成】羚角片（先煎）4.5g，霜桑叶6g，川贝母12g，鲜生地黄15g，双钩藤（后入）9g，滁菊花9g，茯神木9g，生白芍9g，生甘草3g，淡竹茹（鲜刮）15g。水煎服。

【功用】凉肝息风，增液舒筋。

【方解】方中羚羊角清热凉肝息风；钩藤清热平肝，息风解痉，共为君药。桑叶、菊花清热平肝，用为臣药。鲜生地黄凉血滋阴，白芍养阴柔肝；川贝母、鲜竹茹以清热化痰；茯神木平肝宁心安神，俱为佐药。甘草兼和诸药为使。

【运用】本方咸寒而甘与辛凉合方，清息之中寓辛疏酸甘之意，共成"凉肝息风"之法。适用于高热不退，烦闷躁扰，手足抽搐，发为痉厥，甚则神昏，舌质绛而干，或舌焦起刺，脉弦数的肝热生风证。

镇肝息风汤

【组成】怀牛膝30g，生赭石30g，生龙骨15g，生牡蛎15g，生龟甲15g，生杭白芍15g，玄参15g，天冬15g，川楝子6g，生麦芽6g，茵陈6g，甘草4.5g。

水煎服。

【功用】镇肝息风，滋阴潜阳。

【方解】方中怀牛膝重用以引血下行，折其阳亢，补益肝肾，为君药。代赭石镇肝降逆；龙骨、牡蛎、龟甲、白芍益阴潜阳，镇肝息风，共为臣药。玄参、天冬滋阴清热；茵陈、川楝子、生麦芽清泄肝热，疏理肝气，平降镇潜，均为佐药。甘草调和诸药为使，合生麦芽和胃安中，防金石、介壳类药重碍胃之弊。

【运用】本方镇降下行，重在治标，滋潜清疏，以适肝性。适用于头晕目眩，目胀耳鸣，脑部热痛，面色如醉，心中烦热，或时常噫气，或肢体渐觉不利，口眼渐形㖞斜；甚或眩晕颠仆，昏不知人，移时始醒；或醒后不能复原，脉弦长有力的类中风。

天麻钩藤饮

【组成】天麻9g，钩藤（后下）12g，生石决明（先煎）18g，山栀子、黄芩各9g，川牛膝12g，杜仲、益母草、桑寄生、夜交藤（首乌藤）、朱茯神各9g。水煎服。

【功用】平肝息风，清热活血，补益肝肾。

【方解】方中天麻、钩藤平肝息风，为君药。石决明平肝潜阳，除热明目；川牛膝引血下行，益肝肾，活血利水，共为臣药。杜仲、寄生补益肝肾；栀子、黄芩清肝降火，折亢阳；益母草合川牛膝活血利水，平降肝阳；夜交藤、朱茯神宁心安神，均为佐药。

【运用】本方清平养并用，主以平肝；心肝肾同治，重在治肝。适用于头痛，眩晕，失眠，舌红苔黄，脉弦数的肝阳偏亢，肝风上扰证。

第十七节　治燥剂

以轻宣外燥或滋阴润燥等作用为主，用于治疗燥证的方剂，统称为治燥剂。分为轻宣外燥剂和滋润内燥剂。

治燥剂易于助湿碍气而影响脾胃运化，故素体多湿、脾虚便溏、气滞痰盛者均当慎用。运用治燥剂尚需配伍清热泻火或益气生津之品，不宜配伍辛香耗津或苦寒化燥之品，以免重伤津液。

一、轻宣外燥剂

轻宣外燥剂，适用于外感凉燥或温燥之证。代表方如杏苏散、桑杏汤、清燥救肺汤等。

杏苏散

【组成】紫苏叶9g，半夏9g，茯苓9g，甘草3g，前胡9g，苦桔梗6g，枳壳6g，生姜3片，陈皮6g，大枣（去核）3枚，苦杏仁9g。水煎服。

【功用】轻宣凉燥，理肺化痰。

【方解】方中紫苏叶发汗解表，宣畅肺气；苦杏仁肃降肺气，润燥止咳，二药共为君药。前胡疏风解表，降气化痰；桔梗、枳壳宣降肺气，共用为臣。陈皮、半夏行气燥湿化痰；茯苓渗湿健脾；生姜、大枣调和营卫，润燥，共为佐药。甘草调和药性，为佐使之用。

【运用】本方苦辛微温，肺脾同治，重在治肺轻宣。适用于恶寒无汗，头微痛，咳嗽痰稀，鼻塞咽干，苔白，脉弦的外感凉燥证。

桑杏汤

【组成】桑叶3g，杏仁4.5g，沙参6g，象贝3g，淡豆豉3g，栀子皮3g，梨皮3g。水煎服。

【功用】清宣温燥，润肺止咳。

【方解】方中桑叶宣肺清热；杏仁肃降肺气，共为君药。淡豆豉轻宣发表；象贝清化痰热，合而为臣。沙参养阴生津，润肺止咳；梨皮益阴降火，生津润肺；栀子清泄肺热，共为佐药。

【运用】本方辛凉甘润，透散温燥而不伤津，凉润肺金而不滋腻。适用于头痛，身热不甚，微恶风寒，口渴，咽干鼻燥，干咳无痰，或痰少而黏，舌红，苔薄白而干，脉浮数而右脉大的外感温燥证。

二、滋润内燥剂

滋润内燥剂，适用于脏腑津液不足之内燥证。代表方如麦门冬汤、养阴清肺汤、百合固金汤等。

麦门冬汤

【组成】麦冬42g，半夏6g，人参9g，甘草6g，粳米6g，大枣4枚。水煎服。

【功用】滋养肺胃，降逆下气。

【方解】方中麦冬重用为君，养阴生津，滋液润燥，清虚热。臣以半夏降逆下气止咳呕，化痰和胃行津润肺，并防大剂量麦冬之滋腻壅滞，二药相反相成。人参健脾补气。甘草、粳米、大枣和中滋液，培土生金，俱为佐药。甘草调和药性，兼作使药。

【运用】本方重用甘寒清润，少佐辛温降逆，滋而不腻，温而不燥，培土生金，肺胃并治。适用于咳唾涎沫，短气喘促，咽干口燥，舌红少苔，脉虚数的虚热肺痿；气逆呕吐，口渴咽干，舌红少苔，脉虚数的胃阴不足证。

百合固金汤

【组成】熟地黄、生地黄、当归身各9g，白芍、甘草各3g，桔梗、玄参各3g，贝母、麦冬、百合各6g。水煎服。

【功用】滋润肺肾，止咳化痰。

【方解】方中生、熟二地黄为君，滋补肾阴亦养肺阴，熟地黄补血，生地黄凉血。臣以百合、麦冬润肺止咳；玄参滋肾降虚火。佐以贝母清热润肺，化痰止咳；桔梗载药上行，化痰散结，利咽喉；当归、白芍补血敛肺止咳。佐使以甘草，调和诸药，利咽喉。

【运用】本方甘寒辛凉，滋肾润肺，金水相生，润解寓清。适用于咳嗽气喘，痰中带血，咽喉燥痛，头晕目眩，午后潮热，舌红少苔，脉细数的肺肾阴亏，虚火上炎证。

第十八节　祛湿剂

以化湿利水，通淋泄浊等作用为主，用于治疗水湿病证的方剂，统称为祛湿剂，属于"八法"中的"消法"。分为化湿和胃剂、清热祛湿剂、利水渗湿剂、温化寒湿剂、祛湿化浊剂和祛风胜湿剂六类。

祛湿剂易于耗伤阴津，且辛香之品亦易耗气，渗利之剂有碍胎元，故素体阴血不足，或病后体弱者及孕妇等应慎用。

一、化湿和胃剂

化湿和胃剂，适用于湿邪中阻，脾胃失和证。代表方如平胃散、藿香正气散等。

平胃散

【组成】苍术12g，厚朴9g，陈橘皮6g，炙甘草3g。

【功用】燥湿运脾，行气和胃。

【方解】方中苍术燥湿运脾为君药。厚朴辛行气除满燥湿为臣药。陈皮理气和胃，燥湿醒脾为佐药。甘草益气补中而实脾，调和诸药，为佐使药。生姜、大枣以增补脾和胃之效。

【运用】本方苦辛芳香温燥，主以燥化，辅以行气；主以运脾，兼以和胃。适用于脘腹胀满，不思饮食，口淡无味，恶心呕吐，嗳气吞酸，肢体沉重，怠惰嗜卧，常多自利，舌苔白腻而厚，脉缓的湿滞脾胃证。方中药物辛苦温燥，易耗气伤津，故阴津不足或脾胃虚弱者及孕妇不宜使用。

藿香正气散

【组成】大腹皮、白芷、紫苏、茯苓各3g，半夏曲、白术、陈皮、厚朴、苦桔梗各6g，藿香9g，炙甘草6g。

【功用】解表化湿，理气和中。

【方解】方中藿香外散风寒，内化湿滞，辟秽和中，重用为君。半夏曲、陈皮理气燥湿，和胃降逆以止呕；白术、茯苓健脾助运，除湿和中止泻，同为臣药。紫苏醒脾宽中，行气止呕，白芷燥湿化浊；大腹皮、厚朴行气化湿，畅中行滞；桔梗宣肺利膈，解表化湿；生姜、大枣，内调脾胃，外和营卫，俱为佐药。甘草调和药性，和中，为使药。

【运用】本方表里同治而以除湿治里为主，脾胃同调而以升清降浊为要。适用于霍乱吐泻，恶寒发热，头痛胸膈满闷，脘腹疼痛，舌苔白腻，脉浮或濡缓的外感风寒，内伤湿滞证，以及山岚瘴疟。本方解表之力较弱，故"如欲出汗"，宜"热服"，且"衣被盖"。霍乱吐泻属湿热证者禁服本方。

二、清热祛湿剂

清热祛湿剂，适用于外感湿热，或湿热内蕴所致的湿温、黄疸、霍乱、热淋、痢疾、泄泻、痿痹等病证。代表方如茵陈蒿汤、八正散、三仁汤、甘露消毒丹等。

八正散

【组成】车前子、瞿麦、萹蓄、滑石、山栀子仁、炙甘草、木通、大黄各

9g。

【功用】清热泻火，利水通淋。

【方解】方中滑石清热利湿，利水通淋；木通上清心火，下利湿热，共为君药。萹蓄、瞿麦、车前子清热利水通淋，同为臣药。山栀子仁清热泻火，清利三焦湿热；大黄荡涤邪热，通利肠腑，俱为佐药。甘草调和诸药，清热缓急，有佐使之功。煎加灯心草增利水通淋之力。

【运用】本方集寒凉降泄之品，纳通腑于清利之中。适用于尿频尿急，溺时涩痛，淋沥不畅，尿色浑赤，甚则癃闭不通，小腹急满，口燥咽干，舌苔黄腻，脉滑数的热淋。

三仁汤

【组成】杏仁15g，飞滑石18g，白通草6g，白蔻仁6g，竹叶6g，厚朴6g，生薏苡仁18g，半夏15g。水煎服。

【功用】宣畅气机，清利湿热。

【方解】方中以滑石为君，清热利湿而解暑。以薏苡仁、杏仁、白蔻仁"三仁"为臣，其中薏苡仁利湿健脾，使湿热从下焦而去；白蔻仁芳香化湿，利气宽胸，畅中焦之脾气以助祛湿；杏仁宣利上焦肺气。佐以通草、竹叶甘寒淡渗；半夏、厚朴行气除满，化湿和胃。甘澜水（又名"劳水"），意在取其下走之性以助利湿之效。

【运用】本方适用于头痛恶寒，身重疼痛，肢体倦怠，面色淡黄，胸闷不饥，午后身热，苔白不渴，脉弦细而濡的湿温初起或暑温夹湿之湿重于热证。芳化苦燥寒清同用，宣上畅中渗下并行。

三、利水渗湿剂

利水渗湿剂，适用于水湿壅盛所致的水肿、泄泻等。代表方如五苓散、猪苓汤等。

五苓散

【组成】猪苓9g，泽泻15g，白术9g，茯苓9g，桂枝6g。散剂口服，亦可作汤剂，水煎服，温服取微汗。

【功用】利水渗湿，温阳化气。

【方解】方中重用泽泻为君，利水渗湿。臣以茯苓、猪苓助君药利水渗湿。佐以白术补气健脾以运化水湿。桂枝温阳化气利水，辛温发散祛表邪。

【运用】本方主入下焦而兼运中州，渗利之中寓化气之法。适用于小便不利，头痛微热，烦渴欲饮，甚则水入即吐，舌苔白，脉浮的蓄水证；脐下动悸，吐涎沫而头眩，或短气而咳者；水湿内停证。水肿，泄泻，小便不利，以及霍乱吐泻等的痰饮。

猪苓汤

【组成】猪苓、茯苓、泽泻、阿胶、滑石碎各10g。水煎服，阿胶烊化。

【功用】利水渗湿，养阴清热。

【方解】方中猪苓淡渗利水，为君药。泽泻、茯苓利水渗湿，同为臣药。滑石清热利水；阿胶滋阴止血，俱为佐药。

【运用】本方甘寒淡渗，寓养血于清利之中，利水而不伤阴。适用于发热，口渴欲饮，小便不利，或心烦不寐，或咳嗽，或呕恶，或下利，舌红苔白或微黄，脉细数。亦治热淋、血淋等的水热互结伤阴证。

四、温化寒湿剂

温化寒湿剂，适用于阳虚不能化水或湿从寒化所致的痰饮、水肿、痹证、脚气等。代表方如苓桂术甘汤、真武汤、实脾散等。

苓桂术甘汤

【组成】茯苓12g，桂枝9g，白术9g，炙甘草6g。水煎服。

【功用】温阳化饮，健脾利水。

【方解】方以茯苓为君，健脾利水渗湿。臣以桂枝温阳化气。佐以白术健脾燥湿。炙甘草，补中益气，调和诸药，为佐使之用。

【运用】本方淡渗甘温合法，温而不热，利而不峻，为治痰饮之和剂。适用于胸胁支满，目眩心悸，或短气而咳，舌苔白滑，脉弦滑或沉紧的中阳不足之痰饮。

真武汤

【组成】茯苓9g，白芍9g，白术6g，生姜9g，炮附子9g。水煎服。

【功用】温阳利水。

【方解】方中君以附子，温肾助阳以化气行水，暖脾抑阴以温运水湿。茯苓、白术补气健脾，利水渗湿，同为臣药。佐以生姜，温阳散寒，散水气，和胃止呕。配伍白芍，利小便以行水气，柔肝缓急以止腹痛，敛阴舒筋以解筋肉眲动，防止附子燥热伤阴，亦为佐药。

【运用】本方辛热渗利合法，纳酸柔于温利之中，脾肾兼顾，重在温肾。适用于小便不利，四肢沉重疼痛，浮肿，腰以下为甚，畏寒肢冷，腹痛，下利，或咳，或呕，舌淡胖，苔白滑，脉沉细的阳虚水泛证；汗出不解，其人仍发热，心下悸，头眩，身眲动，振振欲擗地的太阳病发汗太过，阳虚水泛证。

五、祛湿化浊剂

祛湿化浊剂，适用于湿浊下注所致的白浊、妇女带下等。代表方如萆薢分清饮、完带汤等。

萆薢分清饮

【组成】益智仁、川萆薢、石菖蒲、乌药各9g。水煎服，加入食盐少许。

【功用】温肾利湿，分清化浊。

【方解】方中萆薢利湿祛浊，为君药。益智仁温补肾阳，涩精缩尿，为臣药。石菖蒲化浊祛湿，祛膀胱之寒；乌药温肾散寒，行气止痛，除膀胱冷气，为佐药。加盐咸以入肾，引药直达下焦，为使药。

【运用】本方利温相合，通中寓涩，分清别浊，药简效专。适用于小便频数，混浊不清，白如米泔，凝如膏糊，舌淡苔白，脉沉的下焦虚寒之膏淋、白浊。

完带汤

【组成】白术30g，炒山药30g，人参6g，酒炒白芍15g，车前子9g，苍术9g，甘草3g，陈皮2g，黑荆芥穗2g，柴胡2g。水煎服。

【功用】补脾疏肝，化湿止带。

【方解】方中白术健脾而化湿浊，山药补肾以固带脉，共为君药。人参补中益气；苍术燥湿运脾，车前子利湿泄浊；白芍柔肝理脾，四药共为臣药。陈皮理气和中；柴胡、荆芥穗之升散，均为佐药。甘草和中调药，为使药。

【运用】本方扶土抑木，补中寓散，升清除湿，肝脾同治，重在治脾。适用于带下色白，清稀无臭，倦怠便溏，舌淡苔白，脉缓或濡弱的脾虚肝郁，湿浊下注之带下证。

六、祛风胜湿剂

祛风胜湿剂，适用于风湿在表所致的头痛身重，或风湿痹阻经络所致的肢节不利、腰膝顽麻痹痛等证。代表方如羌活胜湿汤、独活寄生汤等。

羌活胜湿汤

【组成】羌活、独活各6g，藁本、防风、炙甘草各3g，蔓荆子2g，川芎1.5g。水煎服。

【功用】祛风胜湿止痛。

【方解】方中羌活、独活祛风除湿，通利关节共为君药。防风散风胜湿而治一身之痛；川芎上行头目，旁通络脉为臣药。藁本疏散风寒湿邪，善达巅顶而止头痛；蔓荆子主散头面之邪，清利头目，俱为佐药。甘草缓诸药辛散之性，并调和诸药，为佐使药。

【运用】本方独取辛温行散之法，量小轻扬微汗蠲痹。适用于肩背痛不可回顾，头痛身重，或腰脊疼痛，难以转侧，苔白，脉浮的风湿犯表之痹证。

第十九节　祛痰剂

凡以消除痰涎作用为主，用于治疗各种痰病的方剂，统称为祛痰剂。属于"八法"中"消法"的范畴。分为燥湿化痰剂、润燥化痰剂、温化寒痰剂、治风化痰剂、清热化痰剂五类。

应用祛痰剂时，首先应辨别痰证之性质，分清寒热燥湿之不同而选用相应的方剂；对于咳嗽痰黏难咯或有咳血倾向者，则不宜应用辛温燥烈之剂，以免引起咳血；表邪未解或痰多者，慎用滋润之品，以防壅滞留邪。

一、燥湿化痰剂

燥湿化痰剂，适用于湿痰证。代表方如二陈汤、温胆汤等。

二陈汤

【组成】半夏、橘红各15g，白茯苓9g，炙甘草4.5g。加生姜7片，乌梅1枚，水煎服。

【功用】燥湿化痰，理气和中。

【方解】方中半夏燥湿化痰，降逆和胃，散结消痞为君药。橘红理气行滞，燥湿化痰，为臣药。茯苓渗湿健脾；生姜助半夏降逆，制半夏之毒；少许乌梅收敛肺气，均为佐药。炙甘草调和诸药，为使药。

【运用】本方燥化之中寓行运之法，重在治脾以消痰。适用于咳嗽痰多，色白易咯，恶心呕吐，胸膈痞闷，肢体困重，或头眩心悸，舌苔白滑或腻，脉滑的湿痰证。若阴虚燥咳，痰中带血者，不宜应用本方。

温胆汤

【组成】半夏、竹茹、枳实各6g，陈皮9g，炙甘草3g，茯苓4.5g。加生姜5片，大枣1枚，水煎。

【功用】理气化痰，清胆和胃。

【方解】方中半夏燥湿化痰，和胃止呕，为君药。竹茹清胆和胃，清热化痰，除烦止呕，为臣药。陈皮理气和中，燥湿化痰；枳实破气化痰；茯苓渗湿健脾以消痰；生姜、大枣和中培土共为佐药。炙甘草益气和中，调和诸药，为佐使药。

【运用】本方化痰与理气共施，温而不燥；清胆与和胃并行，凉而不寒。适用于胆怯易惊，虚烦不宁，失眠多梦，或呕恶呃逆，或眩晕，或癫痫等，苔腻微黄，脉弦滑的胆胃不和，痰热内扰证。

二、润燥化痰剂

润燥化痰剂，适用于燥痰证。代表方如贝母瓜蒌散等。

贝母瓜蒌散

【组成】贝母9g，瓜蒌6g，天花粉、茯苓、橘红、桔梗各5g。水煎服。

【功用】润肺清热，理气化痰。

【方解】方中贝母清热化痰，润肺止咳，为君药。瓜蒌清热涤痰，利气润燥，为臣药。佐以天花粉清肺生津，润燥化痰。茯苓健脾渗湿祛痰，橘红理气化痰；桔梗宣利肺气，化痰止咳，亦为佐药。

【运用】本方重用甘寒，清润化痰而不伤津。适用于咳嗽痰少，咯痰不爽，涩而难出，咽喉干燥，苔白而干的燥痰咳嗽。

三、温化寒痰剂

温化寒痰剂，适用于寒痰病证。代表方如苓甘五味姜辛汤、三子养亲汤。

苓甘五味姜辛汤

【组成】茯苓12g，甘草9g，干姜9g，细辛3g，五味子5g。水煎服。

【功用】温肺化饮。

【方解】方中用干姜为君，温肺化饮，温脾化湿。细辛温肺散寒化饮，茯苓健脾渗湿，共为臣药。佐以五味子敛肺止咳。使以甘草和中，调和药性。

【运用】本方温散之中佐以酸收，开阖相济，温肺散饮。适用于咳嗽痰多，清稀色白，胸膈痞满，舌苔白滑，脉弦滑的寒饮咳嗽。

三子养亲汤

【组成】白芥子9g，紫苏子9g，莱菔子9g。三药捣碎，用纱布包裹，煎汤频服，不宜煎煮太过。

【功用】温肺化痰，降气消食。

【方解】方中白芥子温肺化痰，利气畅膈，豁痰为主；苏子降气为主，消痰，止咳平喘；莱菔子消食独胜，导滞，降气祛痰。

【运用】本方祛痰理气消食共用，为药简治标之剂。适用于咳嗽喘逆，痰多胸痞，食少难消，舌苔白腻，脉滑的痰壅气逆食滞证。

四、治风化痰剂

治风化痰剂，适用于风痰证。代表方如半夏白术天麻汤、定痫丸。

半夏白术天麻汤

【组成】半夏9g，天麻、茯苓、橘红各6g，白术18g，甘草3g。加生姜1片，大枣2枚，水煎服。

【功用】化痰息风，健脾祛湿。

【方解】方中半夏燥湿化痰，降逆止呕；天麻平肝息风而止眩晕，二者共为君药。白术健脾燥湿；茯苓健脾渗湿，共为臣药。橘红理气化痰为佐药。使以甘草调药和中，加生姜、大枣调和脾胃。

【运用】本方为"二陈"治痰之法伍息风之品，肝脾同调而成治风痰之剂。适用于眩晕，头痛，胸膈痞闷，恶心呕吐，舌苔白腻，脉弦滑的风痰上扰证。

五、清热化痰剂

清热化痰剂，适用于热痰证。代表方如清气化痰丸、小陷胸汤、滚痰丸等。

清气化痰丸

【组成】陈皮、茯苓各6g，杏仁、枳实、黄芩、瓜蒌仁、胆南星、制半夏各9g。用法：生姜汁为丸；亦可作汤剂，加生姜3片，水煎服。

【功用】清热化痰，理气止咳。

【方解】方中胆南星清热豁痰，为君药。瓜蒌仁清热化痰，黄芩清泻肺火；制半夏化痰散结、降逆止呕，共为臣药。佐以杏仁降利肺气，陈皮理气化痰，枳实破气化痰，并佐茯苓健脾渗湿。使以姜汁为丸，制半夏之毒，增强祛痰降逆之力。

【运用】本方苦寒与辛燥合法，清化佐以行降，气顺火清痰消。适用于咳嗽，痰黄稠，胸膈痞闷，甚则气急呕恶，舌质红，苔黄腻，脉滑数的热痰咳嗽。

小陷胸汤

【组成】黄连6g，半夏（洗）12g，瓜蒌20g。水煎服。

【功用】清热化痰，宽胸散结。

【方解】方中瓜蒌清热涤痰，利气散结，为君药。黄连泻热降火，为臣药。半夏祛痰降逆，开结消痞，为佐药。

【运用】本方苦辛润相合，辛开苦降，润燥相得，消痰除痞，药简效专。适用于心下痞闷，按之则痛，或心胸闷痛，或咳痰黄稠，舌红苔黄腻，脉滑数的痰热互结之小结胸证。

第二十节　消食剂

以消食运脾、化积导滞等作用为主，用于治疗各种食积证的方剂，统称为消食剂。属于"八法"中的"消法"。分为消食化滞剂和健脾消食剂两类。

本类方剂作用较泻下剂缓和，但仍应中病即止，不宜长期服用，且多用丸剂，取其渐消缓散。纯虚无实者则当禁用。

一、消食化滞剂

消食化滞剂，适用于食积内停之证。代表方如保和丸、枳实导滞丸、木香槟榔丸等。

保和丸

【组成】山楂18g，神曲6g，半夏、茯苓各9g，陈皮、连翘、莱菔子各3g。丸剂亦可作汤剂。

【功用】消食化滞，理气和胃。

【方解】方中以山楂为君药，可消一切饮食积滞，尤善消肉食油腻之积。臣以神曲消食健脾，更长于化酒食陈腐之积；莱菔子消食下气，长于消麦面痰气之积。佐以半夏、陈皮行气化滞，和胃止呕；茯苓健脾利湿，和中止泻。又佐以连翘，散结消积，清解食积之热。

【运用】本方消食之中兼以行气理脾，以消为主。适用于脘腹痞满胀痛，嗳腐吞酸，恶食呕逆，或大便泄泻，舌苔厚腻，脉滑的食积证。

枳实导滞丸

【组成】大黄30g，枳实、炒神曲各15g，茯苓、黄芩、黄连、白术各9g，泽泻6g。丸剂亦可作汤剂。

【功用】消食导滞，清热祛湿。

【方解】方中以大黄为君药，攻积泻热。以枳实为臣，行气化滞；神曲消食健脾。佐苦寒之黄连、黄芩清热燥湿，厚肠止痢；茯苓、泽泻甘淡渗湿；白术健脾燥湿。

【运用】本方为治疗湿热食积证之常用方。适用于脘腹胀痛，大便秘结，或下痢泄泻，小便短赤，舌苔黄腻，脉沉有力的湿热食积证。

二、健脾消食剂

健脾消食剂，适用于脾胃虚弱，食积内停之证。代表方如健脾丸。

健脾丸

【组成】白术15g，木香、酒炒黄连、甘草各6g，白茯苓10g，人参9g，炒神曲、陈皮、砂仁、炒麦芽、山楂、山药、肉豆蔻各6g。丸剂亦可作汤剂。

【功用】健脾和胃，消食止泻。

【方解】本方人参、白术、茯苓重在补气健脾运湿以止泻，共用为君。臣以山楂、神曲、麦芽消食和胃。佐肉豆蔻、山药健脾止泻；木香、砂仁、陈皮理气开胃，醒脾化湿；黄连清热燥湿，除食积之热。甘草补中和药，是为佐使之用。

【运用】本方消补兼施，补重于消，补而不滞，消中寓清。适用于食少难消，脘腹痞闷，大便溏薄，倦怠乏力，苔腻微黄，脉虚弱的脾虚食积证。

第二十一节 驱虫剂

以驱虫、杀虫或安蛔等作用为主，用于治疗人体寄生虫病的方剂，统称为驱虫剂。

常见的有蛔虫、蛲虫、钩虫、绦虫等消化道寄生虫。使用驱虫剂，应有针对性地选择方药，注意掌握某些有毒驱虫药的用量，以免中毒或损伤正气；驱虫后，应注意调理脾胃，宜空腹服用，服后忌食油腻食物，不宜久服，年老、体弱者及孕妇等宜慎用。

乌梅丸

【组成】乌梅30g，细辛3g，干姜9g，黄连9g，当归6g，炮附子6g，蜀椒5g，桂枝6g，人参6g，黄柏6g。丸剂亦可作汤剂。

【功用】温脏安蛔。

【方解】重用乌梅以安蛔为君药。蜀椒、细辛，温脏而驱蛔；黄连、黄柏，清热而下蛔，共为臣药。附子、干姜、桂枝温脏祛寒、伏蛔；人参、当归益气补血，合为佐药。炼蜜为丸，甘缓和中，为使药。

【运用】本方酸苦辛并进，则蛔静伏而下；寒热佐甘温，则和肠胃扶正。适用于腹痛时作，手足厥冷，烦闷呕吐，时发时止，得食即呕，常自吐蛔的蛔厥证。亦治久泻、久痢。蛔虫病发作之时，可先用本方安蛔，再行驱虫。

第二十二节 涌吐剂

以涌吐痰涎、宿食、毒物等作用为主，用于治疗痰涎、食积及胃中毒物的方剂，统称为涌吐剂。

涌吐剂作用迅猛，易伤胃气，应中病即止；年老体弱者、孕妇、产后妇女均应慎用。若服药后仍不呕吐者，可用手指探喉，或多饮热水以助涌吐；服涌吐药之后，应注意避风寒，以防吐后体虚外感；若服后呕吐不止者，可用姜汁或者冷粥、冷开水以止吐。同时应注意调理脾胃，可服稀粥自养，忌食油腻及不易消化的食物。

瓜蒂散

【组成】瓜蒂（熬黄）3g，赤小豆3g。将二药研细末和匀，每服1～3g，用淡豆豉9g，煎汤送服。

【功用】涌吐痰涎宿食。

【方解】方中瓜蒂涌吐痰涎宿食，为君药。赤小豆吐胸脘实邪，为臣药。淡豆豉宣解胸中邪气，以利涌吐，安中护胃为佐使药。

【运用】本方独取咸味涌吐之法。适用于胸中痞硬，烦懊不安，欲吐不出，气上冲咽喉不得息，寸脉微浮的痰涎、宿食壅滞胸脘证。

第二十三节　治痈疡剂

以散结消痈、解毒排脓、生肌敛疮等作用为主，用于治疗痈疽疮疡证的方剂，统称为治痈疡剂。分为散结消痈剂、托里透脓剂、补虚敛疮剂三类。

痈疡脓已成，不宜固执内消一法，应促其速溃，不致疮毒内攻。痈疡后期，疮疡虽溃，毒邪未尽时，切勿过早应用补法，以免留邪为患。

一、散结消痈剂

散结消痈剂，适用于痈疽疮疡等。代表方如仙方活命饮、五味消毒饮、四妙勇安汤、阳和汤、苇茎汤、大黄牡丹汤等。

仙方活命饮

【组成】白芷、贝母、防风、赤芍、当归尾、甘草、皂角刺、炙穿山甲（已禁用）、天花粉、乳香、没药各6g，金银花、陈皮各9g。水煎服，或水酒各半煎服。

【功用】清热解毒，消肿溃坚，活血止痛。

【方解】方中金银花清热解毒疗疮，重用为君。以当归尾、赤芍、乳香、没药、陈皮行气活血通络，消肿止痛，共为臣药。白芷、防风疏风散表，散结消肿；配用贝母、天花粉清热化痰排脓；穿山甲、皂角刺通行经络，透脓溃坚均为佐药。甘草清热解毒，和中调药，为佐使药。加酒通行周身，助药力直达病所。

【运用】本方独取苦寒清热解毒之品，同类相须，药力专一。适用于阳证而体实的各种疮疡肿毒。适用于局部红肿焮痛，或身热凛寒，苔薄白或黄，脉数有力的痈疡肿毒初起。

五味消毒饮

【组成】金银花30g，野菊花、蒲公英、紫花地丁、紫背天葵子各12g。水煎服，加酒一二匙和服，取汗。

【功用】清热解毒，消散疔疮。

【方解】方中金银花清热解毒，清宣透邪，为君药。蒲公英长于清热解毒，消痈散结；紫花地丁清热解毒，凉血消痈，共为臣药。佐以野菊花、紫背天葵子清热解毒。加酒少量，行血脉以助药效。

【运用】本方独取苦寒清热解毒之品，同类相须，药力专一。适用于疔疮初起，发热恶寒，疮形似粟，硬根深，状如铁钉，以及痈疡疖肿，局部红肿热痛，舌红苔黄，脉数的火毒结聚之疔疮。

阳和汤

【组成】熟地黄30g，麻黄2g，鹿角胶9g，白芥子6g，肉桂3g，生甘草3g，炮姜炭2g。水煎服。

【功用】温阳补血，散寒通滞。

【方解】方中重用熟地黄温补营血，填精益髓；鹿角胶温肾阳，益精血，共为君药。肉桂、姜炭温阳散寒，温通血脉，为臣药。白芥子温化寒痰，通络散结；少量麻黄，辛温达表，宣通毛窍为佐药。生甘草为使，解毒并调诸药。

【运用】本方滋补之中寓温散之法，补而不滞。适用于患漫肿无头，皮色不变，酸痛无热，口中不渴，舌淡苔白，脉沉细或迟细的阴疽，如贴骨疽、脱疽、流注、痰核、鹤膝风等。

二、托里透脓剂

托里透脓剂，适用于疮痈邪盛毒深而气血亏虚，虽脓已成，但正气不足，无力托毒外透，正虚邪陷，脓成难溃之证。代表方如透脓散。

透脓散

【组成】黄芪12g，穿山甲（炒末）3g，川芎9g，当归6g，皂角刺5g。水煎服，临服入酒适量。

【功用】补气养血，托毒溃痈。

【方解】方中重用黄芪，甘温益气，托疮生肌，为君药。当归养血活血；川芎活血行气，化瘀通络，共为臣药。穿山甲、皂角刺善于消散穿透，软坚溃痈；加酒少许，宣通血脉，均为佐药。

【运用】本方重用甘温以扶正，寓消于补以托毒。适用于疮痈内已成脓，无力外溃，漫肿无头，或酸胀热痛的气血两虚，疮痈脓成难溃。本方用之不宜过早，疮疡初起未成脓者禁用。

【方歌】透脓散治毒成脓，芪归山甲皂刺芎，程氏又加银蒡芷，更能速奏溃破功。

三、补虚敛疮剂

补虚敛疮剂，适用于痈疡溃后，毒邪虽去，但气血不足、阴阳亏虚，久不生肌收口之证。代表方如内补黄芪汤。

内补黄芪汤

【组成】黄芪、麦冬、熟地黄、人参、茯苓各9g，炙甘草4g，白芍、远志、川芎、肉桂、酒当归各6g。用法：作一剂，水300~600mL，生姜3片，大枣1枚，煎至一碗水量的8/10服用。

【功用】温补气血，生肌敛疮。

【方解】本方乃十全大补汤去白术，加麦冬、远志而成。方中黄芪善补脾肺之气，生肌敛疮；人参大补元气，补脾益肺。二者相合，益气生肌敛疮力著，共为君药。肉桂温阳散寒，通畅气血，合君药则能温补阳气，以鼓舞气血之化生；熟地黄滋养阴血，与黄芪同用，益气养血，以益祛腐生肌、收敛疮口之效，均为臣药。佐以当归、川芎活血养血，行滞通络；麦冬、白芍滋阴补血，敛阴以配阳；远志宁心安神，疏泄壅滞而消痈疽；茯苓健脾泄浊；生姜、大枣调补脾胃，助君药以益中州、促运化。炙甘草益气和中，调和诸药，为佐使药。诸药配伍，可温补气血，收敛疮口。

【运用】本方为治疗痈疽溃后、气血不足、疮口经久不敛证之常用方。以痈疽发背，溃后虚羸少气力，溃疡作痛，或疮口经久不敛，脓水清稀，倦怠懒言，舌淡苔白，脉细弱为辨证要点。本方为补虚而设，溃后虽气血亏虚但毒邪未尽时切勿使用，以免留邪为患，犯"实实之戒"；疮疡早期、成脓期热毒尚盛者禁用。

第五章

中医临床

第一节　肺系病证

一、感冒

感冒是感受风邪或时行病毒，引起肺卫功能失调，出现鼻塞、流涕、喷嚏、头痛、恶寒、发热、全身不适、脉浮等为主要临床表现的一种外感病证，又称为冒风、冒寒、伤风、重伤风、小伤寒。感冒病因以六淫病邪或时行病毒为主，病位在肺卫，病机关键为肺卫失宣，可分为普通感冒和时行感冒。现代医学中的普通感冒、流行性感冒、急性上呼吸道感染可参考本节进行诊治。

诊断　四季皆可发病，以冬、春两季为多。有感受外邪病史或与感冒患者接触史，以发热、恶寒、鼻塞流涕、喷嚏、微咳、头痛、全身酸痛为主症。辅助检查包括血常规、病原学检查、胸部X线检查等可协助诊断。

〈 **治疗** 〉

（一）分证论治

1.风寒束表证

主要证候　恶寒重，发热轻，无汗，头痛，肢体酸楚，甚则疼痛，鼻塞声重，打喷嚏，时流清涕，咽痒，咳嗽，痰白稀薄；舌苔薄白，脉浮或浮紧。

证候分析　风寒外束，腠理闭塞，卫阳被遏则恶寒重、发热轻、无汗；寒邪犯表，太阳经气不舒故头项疼痛、肢节酸痛；邪客于肺，肺气失宣，肺窍不利，因而鼻塞、声重、喷嚏、流涕、咳嗽；表寒无热则口不渴，或渴喜热饮；苔薄白，脉浮紧为风寒在表之象。

治法 辛温解表，宣肺散寒。

方药 荆防败毒散加减。

2.风热犯表证

主要证候 身热较著，恶寒轻，微恶风，汗泄不畅，咽干甚则咽痛，鼻塞，流黄稠涕，头胀痛，面赤，咳嗽，痰黏或黄，口干欲饮；舌尖红，舌苔薄白干或薄黄，脉浮数。

证候分析 风热外袭，卫表失和故恶寒轻，或微恶风、发热较著；风热上攻则头胀痛、面赤；风热上犯，肺窍不利故咽喉乳蛾红肿疼痛、鼻塞、喷嚏、流黄稠涕。风热犯肺，肺气不宣因而咳嗽、痰黏。风热伤津，津液不足则口干欲饮；舌边尖红、苔薄黄、脉浮数为风热在表之象。

治法 辛凉解表，宣肺清热。

方药 银翘散加减。

3.暑湿伤表证

主要证候 发热，微恶风，少汗，身热不扬，汗出不畅，肢体困重或酸痛，头重如裹，胸闷脘痞，纳呆，鼻塞，流浊涕，心烦口渴，大便或溏，小便短赤；舌苔白腻或黄腻，脉濡数或滑。

证候分析 暑湿伤表，表卫不和则发热、微恶风、汗少、汗出热不退；暑湿上扰故鼻塞流浊涕，头昏重胀痛；湿热中阻，气机不畅则胸闷脘痞、纳呆；暑热内热，热灼津伤则心烦口渴，小便短赤；暑湿伤津则为口渴黏腻、渴不多饮；薄黄腻，脉濡数为热夹湿之象。

治法 清暑祛湿解表。

方药 新加香薷饮加减。

4.虚体感冒

（1）气虚感冒

主要证候 恶寒较甚，或发热，热势不高，鼻塞，流涕，气短，乏力，自汗，咳嗽，痰白，咳痰无力，平素神疲体弱，或易感冒；舌淡苔薄白，脉浮无力。

证候分析 平素体虚，卫外不固，则恶寒发热；正虚无力抗邪外出故而热势不高，外邪侵袭则鼻塞流涕，头痛身楚；肺失宣降故咳嗽痰白，咳痰无力；平素神疲体倦，乏力，舌质淡，苔薄白，脉浮无力皆为气虚之表象。

治法 益气解表，调和营卫。

方药 参苏饮加减。

加减 若乏力，自汗，动则加重，可加黄芪、白术、防风；若畏寒，四肢欠温，加细辛、熟附子。若气虚较甚者，亦可用补中益气汤加味；若表虚自汗，易感风邪者，可用玉屏风散加减。

（2）阴虚感冒

主要证候 身热，微恶风寒，无汗、微汗或盗汗，干咳少痰，头昏，心烦，口干，甚则口渴；舌红少苔，脉细数。

证候分析 阴虚内热复感外邪则发热，手足心热，微恶风寒；阴亏津少，津液亏虚，表卫失和，津液不能作汗则无汗或有微汗；阴虚火旺则盗汗，头昏心烦；阴虚，津液不足故口干，干咳少痰；外邪犯表则鼻塞流涕；舌红少苔，脉细数均为阴虚之表象。

治法 滋阴解表。

方药 加减葳蕤汤加减。

（3）阳虚感冒

主要证候 恶寒重，发热轻，头痛身痛，无汗，面色㿠白，语声低微，四肢不温；舌质淡胖，苔白，脉沉细无力。

证候分析 阳虚卫外不固则阵阵恶寒，甚至蜷缩寒战；阳气不足抗邪外达故稍兼发热，无汗或自汗，汗出则恶寒更甚，头痛；阳虚不能温煦机体则骨节酸冷疼痛，面色㿠白，语言低微，四肢不温；舌质淡胖，苔白，脉沉细无力皆为阳虚之表象。

治法 助阳解表。

方药 麻黄附子细辛汤加减。

（二）其他疗法

（1）敷贴 可用白芥子、栀子、桃仁、苦杏仁各20g、吴茱萸、樟脑10g研末，与鸡蛋清、面粉调匀成饼状，分贴于双侧涌泉穴。

（2）药枕 将山奈、丁香、石菖蒲、肉桂等芳香性药物，粉碎后做成药袋，另加淡竹叶、艾叶、茵陈、苍术、菊花等作充填剂。

（3）推拿 常用大杼、肺俞、肾俞、涌泉穴等。加减：风寒型加推眉弓、攒竹，揉按风池、迎香，点掐少商、商阳、合谷、曲池。体弱气虚者加点足三里、百会。

二、咳嗽

咳嗽是六淫外邪侵袭肺系，或脏腑功能失调，内伤及肺、肺失宣降，肺气上逆，冲击气道，发出咳声或伴有咳痰为主要表现的一种病证。咳嗽按病因分外感咳嗽和内伤咳嗽两大类。西医学中的急性气管-支气管炎、慢性支气管炎、咳嗽变异型哮喘等以咳嗽为主要症状的疾病均属于本病范畴。

诊断　临床表现以咳嗽有声，或咳吐痰液为主症。听诊可闻及两肺野呼吸音增粗，或伴散在干湿性啰音。X线、血常规、病原学检查、血肺炎支原体抗体IgG、IgM、痰细菌培养可协助诊断。

❮ 治疗 ❯

（一）分证论治

1.外感咳嗽

（1）风寒袭肺证

主要证候　咳嗽声重，气急，咽痒，咳白稀痰，常伴有鼻塞，流清涕，头痛，肢体酸痛，恶寒发热，无汗；舌苔薄白，脉浮或浮紧。

证候分析　风寒束肺，肺气壅遏，不得宣通故咽痒、咳嗽声重、气急；寒邪袭肺，气不布津，津液凝聚为痰，咳痰稀薄色白；风寒上受，肺窍不利，则鼻塞流清涕；风寒外束，郁于肌表则头痛，肢体酸楚，恶寒发热，无汗；苔薄白，脉浮紧为风寒表象。

治法　疏风散寒，宣肺止咳。

方药　三拗汤合止嗽散加减。

（2）风热犯肺证

主要证候　咳嗽频剧，气粗或咳声嘶哑，喉燥咽痛，咳痰不爽，痰黏稠或色黄，常伴有鼻流黄涕，口渴，头痛，恶风，身热；舌红，苔薄黄，脉浮数或浮滑。

证候分析　风热犯肺，肺失清宣，则咳嗽频剧气粗，或咳声嘶哑；肺热内郁，蒸液成痰故咯痰不爽，痰黏稠或稠黄；肺热伤津则喉燥咽痛，口渴；风热犯肺，卫表不和则鼻流黄涕，头痛，肢楚，恶风身热；苔薄黄，脉浮数或浮滑为风热之象。

治法　疏风清热，宣肺止咳。

方药　桑菊饮加减。

（3）风燥伤肺证

主要证候　喉痒干咳，无痰或痰少而黏连成丝，咯痰不爽，或痰中带有血丝，咽喉干痛，唇鼻干燥，口干，常伴鼻塞，头痛，微寒，身热等表证，舌质干红少津，苔薄白或薄黄，脉浮数或小数。

证候分析　燥邪犯肺，肺失清润，肺气上逆则干咳；燥热灼津为痰则无痰或痰少而粘连成丝，不宜咳出；燥伤肺津则咽喉干痛，唇鼻干燥，口干；燥热伤肺，肺络受伤则痰中带血丝；风燥外袭，卫表失和则鼻塞、头痛、微寒、身热；舌质红干而少津，苔薄白或薄黄，脉浮数或小数均为燥热之象。

治法 疏风清肺，润燥止咳。

方药 桑杏汤加减。

2.内伤咳嗽

（1）痰湿蕴肺证

主要证候 咳嗽反复发作，尤以晨起咳甚，咳声重浊，痰多、黏腻或稠厚成块，色白或带灰色，胸闷气憋，常伴体倦纳呆，脘痞腹胀，大便时溏，舌苔白腻，脉濡滑。

证候分析 痰湿上干，壅遏肺气则咳嗽反复发作，咳声重浊；脾湿生痰则痰黏腻，或稠厚成块，痰多易咳；痰湿中阻则胸闷脘痞，呕恶；脾气不运则食少，体倦，脘痞腹胀，大便时溏；苔白腻，脉濡滑为痰湿内盛之象。

治法 健脾燥湿，化痰止咳。

方药 二陈平胃散合三子养亲汤加减。

（2）痰热郁肺证

主要证候 咳嗽气粗，喉中可闻及痰声，痰多黄稠或黏厚，咳吐不爽，或有热腥味，或夹有血丝，胸胁胀满，咳时引痛，常伴有面赤，或有身热，口干欲饮；舌红，苔薄黄腻，脉滑数。

证候分析 痰热郁肺，肺失清肃则咳嗽气息粗促，或喉中有痰声；热蒸液聚成痰则痰多，质黏稠色黄，或有腥味，难咯；热伤肺络则咯吐血痰，胸胁胀满，咳时引痛；苔薄黄腻，质红时黄为热，腻为痰，舌红为津伤；脉滑数则滑为痰，数为热。

治法 清热肃肺，豁痰止咳。

方药 清金化痰汤加减。

（3）肝火犯肺证

主要证候 上气咳逆阵作，咳时面红目赤，引胸胁作痛，咽干口苦，常感痰滞咽喉而咳之难出，量少质黏，或痰如絮条，症状可随情绪波动而增减；舌红，苔薄黄少津，脉弦数。

证候分析 肝郁化火，上逆侮肺，肺失肃降则上气咳逆阵作；肝火上炎则咳时面赤，口苦咽干；木火刑金，炼液成痰则痰少质黏，或如絮条，咯之难出；肝肺络气不和则胸胁胀痛，咳时引痛；肝郁火胜则症状可随情绪波动而增加；舌红或舌边红，苔薄黄而少津为火郁阴伤；脉象弦数，弦主肝旺，数为热象。

治法 清肝泻肺，化痰止咳。

方药 黄芩泻白散合青黛散加减。

（4）肺阴亏耗证

主要证候 干咳，咳声短促，痰少质黏色白，或痰中带血丝，或声音逐渐嘶哑，口干咽燥，午后潮热，颧红盗汗，常伴有日渐消瘦，神疲乏力；舌红少苔，脉细数。

证候分析 肺阴亏耗，虚火内灼，肺失濡润则干咳、咳声短促；虚火灼津为痰，肺损络伤，则痰少黏白，或痰中带血；阴虚肺燥，津液不能濡润上承则口干咽燥，或声音逐渐嘶哑；阴虚火旺则手足心热，午后潮热，颧红；阴精不能充养则形瘦神疲；舌红，少苔，脉细数为阴虚内热之象。

治法 滋阴润肺，化痰止咳。

方药 沙参麦冬汤加减。

（二）其他疗法

（1）针灸 肺俞、合谷为主穴。若痰多配丰隆；咽痒而咳刺天突；胸膺憋闷刺内关、膻中；久咳体弱者，温灸肺俞、肾俞、脾俞。外感咳嗽宜浅刺，用泻法；内伤咳嗽用平补平泻，并可配合针灸。

（2）贴敷 可用附片、肉桂、干姜各20g，山柰10g，共研末，装瓶，先用拇指在双侧肺俞穴用力按摩半分钟左右，使局部潮红，再将药粉少量敷于穴位上。

三、哮病

哮病，又称哮证，是以喉中哮鸣有声，呼吸困难，甚则喘息不能平卧为主症的反复发作性肺系疾病。本病多因外感、饮食、情志、劳倦等诱因引动而触发，致痰阻气道，肺气上逆，气道挛急所致。哮病的病位主要在肺，与脾肾密切相关。西医学中的支气管哮喘属于本病范畴。

诊断 本病多与先天禀赋有关，有过敏史或家族史。本病反复发作，常因气候变化、饮食不当、情志失调、劳累等因素而诱发。发作前多有鼻痒、喷嚏、咳嗽、胸闷等先兆。发作突然，发作时喉中哮鸣有声，呼吸困难，甚则张口抬肩，鼻翼煽动，不能平卧，或口唇指甲发绀。约数小时至数分钟后缓解。两肺可闻及哮鸣音，或伴有湿啰音。辅助检查主要包括血常规、胸部X线或CT检查、肺功能检查。

◁ **治疗** ▷

（一）分证论治

1.发作期

（1）冷哮

主要证候 呼吸急促，喉中哮鸣如水鸡声，胸膈满闷如塞；咳不甚，痰稀薄色白，咳吐不爽，面色晦滞带青，口不渴或渴喜热饮，天冷或受寒易发，形寒畏冷；初起多兼恶寒、发热、头痛等表证；舌苔白滑，脉弦紧或浮紧。

证候分析 寒痰伏肺，遇寒触发，痰升气阻，则壅塞气道，肺失升降呼吸急促，喉中哮鸣如水鸡声；肺气闭郁，不得宣畅，则胸膈满闷如塞，咳不甚，咯痰量少；痰从寒化为饮故痰色白、稀薄而有泡沫；阴盛于内，阳气不得宣达则面色晦滞带青，形寒怕冷；病因于寒，内无郁热则口不渴，或渴喜热饮；外寒引动伏痰则天冷或受寒易发；苔白滑，脉弦紧或浮紧为寒痰之表象。

治法 宣肺散寒，化痰平喘。

方药 射干麻黄汤加减。

（2）热哮

主要证候 气粗息涌，咳呛阵作，喉中哮鸣，胸高胁胀，烦闷不安；汗出口渴喜饮，面赤口苦，咳痰色黄或色白，黏浊稠厚，咳吐不利，不恶寒；舌质红，苔黄腻，脉滑数。

证候分析 痰热壅肺，肺失清肃，肺气上逆，故喘而气粗息涌，痰鸣如吼，胸高胁胀，咳呛阵作；热蒸液聚生痰，痰热胶结，故咯痰黏浊稠厚不利，色黄或白；痰火郁蒸，则烦闷，自汗，面赤，口苦；病因于热，肺无伏寒，故不恶寒而口渴喜饮；喘息哮鸣，为痰气相搏，与冷哮无异；舌质红，苔黄腻，脉滑数，均是痰热内盛之征。

治法 清热宣肺，化痰定喘。

方药 定喘汤加减。

（3）寒包热哮

主要证候 胸膈烦闷、咯痰不爽、痰黏色黄，或黄白相间，喉中哮鸣有声，呼吸急促，喘咳气逆，发热、恶寒、无汗、头身痛、脉弦紧，烦躁、口干欲饮、便干、舌苔白腻微黄，脉弦紧。

证候分析 热郁蒸痰，气机不畅，则胸膈烦闷、咯痰不爽、痰黏色黄，或黄白相间；痰热壅肺，复感风寒，客寒包火，肺失宣降，则喉中哮鸣有声，呼吸急促，喘咳气逆；发热、恶寒、无汗、头身痛、脉弦紧为表寒之象；烦躁、口干欲饮、便干、舌苔白腻微黄为里热较甚。

治法 解表散寒，清化痰热。

方药 小青龙加石膏汤加减。

（4）浊哮

主要证候 喘咳胸满，但坐不得卧，痰涎涌盛，喉中曳锯，咯痰黏腻难出，呕恶，纳呆，口黏不渴，神倦乏力，或胃脘满闷，或便溏，或胸胁不舒，或唇甲青紫，舌质淡或淡胖，或舌质紫暗或淡紫，苔厚浊。脉象滑实或弦、涩。

证候分析 痰浊因饮食不当，或情志刺激等诱因引触，阻塞气道，壅遏肺气，肺失肃降，故见喘咳胸满，但从不得卧，喉如曳锯，咯痰黏腻难出；痰浊蕴中，脾气受困，中焦气机不利，故见呕恶，纳呆，口黏不渴，胃脘满闷，神疲，便溏。舌质淡或淡胖，舌苔厚浊，乃痰浊内阻之象。

治法 化浊除痰，降气平喘。

方药 二陈汤合三子养亲汤加减。

（5）风哮

主要证候 哮喘反复发作，时发时止，发作时喉中哮鸣有声，呼吸急促，不能平卧，止时有如常人，咳嗽痰少或无痰，发前多有鼻痒、咽痒、喷嚏、咳嗽。或精神抑郁，情绪不宁；或伴恶风，汗出；或伴形体消瘦，咽干口燥，面色潮红或萎黄不华。舌质淡或舌质红少津，苔薄白或无苔，脉象浮或弦细。

证候分析 宿有痰浊伏肺，风邪自口鼻皮毛而入犯肺，或阴虚血少，虚风内动，或肝木郁而化风，致风盛痰阻，气道挛急而发病。风盛痰阻，气道挛急，肺气上逆，故喉中哮鸣有声，呼吸急促，不能平卧；痰浊伏肺，肺失宣降，则咳嗽痰少；正邪交争于咽喉，故鼻痒、喷嚏；风善行而数变，故哮喘反复发作，时发时止，止如常人；风邪侵袭，腠理疏松，故恶风，汗出；舌苔薄白，脉浮为风邪为患之象；肝木郁而不疏，则精神抑郁，情绪不宁，脉弦；素体阴血不足，失于濡养，故见形体消瘦，咽干口燥，面色潮红或萎黄不华；舌质淡舌质红少津，无苔，脉细为阴血不足之征。

治法 疏风宣肺，化痰平喘。

方药 华盖散加减。

2.缓解期

（1）肺虚证

主要证候 喘促气短，语声低微，面色白，自汗畏风；咳痰清稀色白，多因气候变化而诱发，发前喷嚏频作，鼻塞流清涕；舌淡苔白，脉细弱或虚大。

证候分析 肺主气，外合皮毛，卫气虚弱，不能充实腠理，外邪易侵，故自汗，怕风，常易感冒，每因气候变化而诱发；肺虚不能主气，气不化津，痰饮蕴肺，故气短声低，咯痰清稀色白；鼻塞喷嚏乃风寒外束之象；面色白，舌淡苔白，脉象虚细，皆属肺气虚弱之征。

治法 补肺益气。

方药 玉屏风散加减。

（2）脾虚证

主要证候 倦怠无力，食少便溏，面色萎黄无华；痰多而黏，咳吐不爽，胸脘满闷，恶心纳呆；或食油腻易腹泻，每因饮食不当而诱发；舌质淡，苔白滑或薄腻，脉细弱。

证候分析　脾虚气弱，健运无权，故食少脘痞，大便不实，常因饮食不当而引发；中气不足则倦怠气短，语言无力；脾虚不运，湿浊不化，聚而成痰，故痰多；舌苔薄腻或白滑，质淡，脉象细弱，皆属脾虚气弱之候。

治法　健脾益气。

方药　六君子汤加减。

（3）肾虚证

主要证候　平素息促气短，动则为甚，呼多吸少；咳痰质黏起沫，脑转耳鸣，腰酸腿软，心慌，不耐劳累；或五心烦热，颧红，口干；或畏寒肢冷，面色苍白；舌淡苔白质胖，或舌红少苔，脉沉细或细数。

证候分析　久病肾虚，摄纳失常，气不归元，故气短，动则喘甚，吸气不利；肾虚精气亏乏，不能充养，故脑转耳鸣，腰酸腿软，劳累易发；偏肾阴虚，则五心烦热，颧红，口干，阴虚则生内热之候；偏肾阳虚，则用畏寒肢冷，面色苍白，阳虚可见外寒之征。

治法　补肾纳气。

方药　金匮肾气丸或七味都气丸加减。

（二）其他疗法

（1）敷贴疗法　白芥子、延胡索各20g，甘遂、细辛各10g，共为末，加麝香0.6g，和匀，在夏季三伏中，分三次用姜汁调敷肺俞、膏肓、百劳等穴，1～2小时去之，每10日敷一次。

（2）针灸　发作期：常取定喘、天突、内关穴。咳嗽痰多加孔最、丰隆。缓解期：常取大椎、肺俞、足三里。肾虚加肾俞、关元。

四、喘证

喘证是指由于外感或内伤，导致肺失宣降，肺气上逆或气无所主，肺肾出纳失常，以致呼吸困难，甚则张口抬肩，鼻翼煽动，不能平卧为临床特征的一种病证。病机性质有虚实两方面，有邪者为实，因邪壅于肺，宣降失司所致；无邪者属虚，因肺不主气，肾失摄纳而成。喘证的病位主要在肺和肾，与肝、脾、心有关。西医学中的喘息型慢性支气管炎、肺部感染、肺炎、肺气肿、心源性哮喘、肺结核、硅沉着病及癔病性喘息等疾病出现以喘为主的临床表现时，可参考喘证论治。

诊断　常有慢性咳嗽、哮病、肺痨、心悸等病史，以喘促气短，呼吸困难，甚至张口抬肩，鼻翼煽动，不能平卧，口唇发绀为主症。两肺可闻及干、湿性啰音或哮鸣音。辅助检查主要包括血常规、胸部X线片、心电图检查等。

◀ 治疗 ▶

1.实喘

（1）风寒壅肺证

主要证候 喘息咳逆，呼吸急促，胸部胀闷；痰多色白清稀，恶寒无汗，头痛鼻塞；或有发热，口不渴；舌苔薄白而滑，脉浮紧。

证候分析 外感风寒，内合于肺，寒邪闭肺，肺郁不宣，肺气上逆，故喘咳，胸部闷胀。寒邪伤肺，凝液成痰，则痰多稀薄色白。风寒束表，皮毛闭塞，卫阳被郁，故见恶寒发热、无汗。寒邪凝滞，经气不利，则头痛。肺气不宣，窍道不利，则鼻塞、喷嚏、流涕。舌苔薄白而滑，脉浮紧，为风寒在表之征。

治法 宣肺散寒。

方药 麻黄汤合华盖散加减。

（2）表寒肺热证

主要证候 喘逆上气，息粗鼻煽，胸胀或痛；咳而不爽，吐痰稠黏，伴形寒，身热，烦闷，身痛；有汗或无汗，口渴；舌苔薄白或微黄，舌边红，脉浮数或滑。

证候分析 外感寒邪束表，肺有郁热，或表寒未解，内已化热，热郁于肺，肺气上逆，故喘逆，息粗，鼻煽，胸部胀痛，咳而不爽，咯痰黏稠。里热内盛，故身热，烦闷，汗出。热伤津液，则口渴，溲黄，便干。寒邪束表，则见形寒，身痛，无汗。舌质红，苔薄白或黄，脉浮数或滑，为里热表寒之征。

治法 宣肺泄热。

方药 麻杏石甘汤加减。

（3）痰热郁肺证

主要证候 喘咳气涌，胸部胀痛，痰多质黏色黄或夹血痰；伴胸中烦闷，身热有汗，口渴而喜冷饮；面赤咽干，尿赤便秘；舌质红，苔黄腻，脉滑数。

证候分析 本证多由外邪入里化热，或痰浊化热而成。邪热壅肺，灼津成痰，痰热郁遏肺气，肃降无权，故见喘咳气涌，胸部胀痛，痰黏稠色黄。热伤肺络则见痰中带血。痰热郁蒸，故见烦热，目睛胀突，身热，汗出，面红，尿赤。热伤阴津，则见咽干，渴喜冷饮。便秘为肺热腑气不通之象。舌质红，苔黄或黄腻，脉滑数，皆为痰热内盛之征。

治法 清泄痰热。

方药 桑白皮汤加减。

（4）痰浊阻肺证

主要证候 喘咳痰鸣，胸中满闷，甚则胸盈仰息；痰多黏腻色白，咳吐不利；呕恶纳呆，口黏不渴；舌质淡，苔白腻，脉滑或濡。

证候分析 本证多由脾失健运，积湿成痰，痰浊干肺而成。痰浊壅肺，气机不畅，肃降失职，肺气上逆，故喘满闷窒，胸盈仰息，痰多色白黏腻。痰湿蕴中，脾胃不和，故见脘闷、呕恶，纳呆，口黏不渴。舌质淡，苔厚腻色白，脉滑，为痰浊内阻之征。

治法 化痰降逆。

方药 二陈汤合三子养亲汤加减。

（5）肝气乘肺证

主要证候 每遇情志刺激而诱发，突然呼吸短促，息粗气憋；胸胁闷痛，咽中如窒，但喉中痰鸣不著；平素多忧思抑郁，或失眠，心悸；或不思饮食，大便不爽，或心烦易怒，面红目赤；舌质红，苔薄白或黄，脉弦或弦数。

证候分析 郁怒伤肝，肝气冲逆乘肺，肺气不降，则喘促气憋，咽中如窒。肝肺络气不和，则胸闷胸痛。心肝气郁则失眠、心悸。肝郁脾胃不和则不思饮食，大便不爽。舌苔薄白，脉弦为肝气郁结之征。心烦易怒，面红目赤，舌红，苔薄黄，脉弦数乃肝郁化火象。

治法 开郁降气平喘。

方药 五磨饮子加减。

（6）水凌心肺证

主要证候 喘咳气逆，倚息难于平卧，咳痰稀白，心悸，全身浮肿，尿少；怯寒肢冷，面色瘀暗，唇甲青紫；舌淡胖或胖暗，或有瘀斑、瘀点，舌下青筋显露，苔白滑，脉沉细或涩。

证候分析 本证由久病劳欲，肾阳衰弱，水气泛滥，凌心犯肺而成。水邪干肺，肺失宣降，故见喘咳乞逆，倚息难以平卧，咯痰稀白。水气凌心，心阳受损，则见心悸。阳虚水泛则面目、肢体浮肿。肾阳虚，气化不利，则小便量少。阳虚肢体失于温煦，故怯寒肢冷。阳虚血脉失于温煦而凝滞，则面色晦暗，唇甲青紫，舌胖黯或有瘀斑、瘀点，舌下青筋显露，脉涩。舌淡胖，苔白滑，脉沉细为阳虚之征。

治法 温阳利水，泻肺平喘。

方药 真武汤合葶苈大枣泻肺汤加减。

2.虚喘

（1）肺气虚耗证

主要证候 喘促短气，气怯声低，喉有鼾声；咳声低弱，痰吐稀薄，自汗畏风，极易感冒；或咳呛，痰少质黏，烦热口干，咽喉不利，面颧潮红；或兼食少，食后腹胀不舒，便溏或食后即便，肌肉瘦削，痰多。舌淡红，或舌红少苔，苔剥，脉软弱或细数。

证候分析 肺虚气失所主，故喘促短气，气怯声低，喉有鼾声。肺气不足则咳声低弱。气不化津故咯痰稀白。肺虚卫外不固，则自汗，畏风，易感冒。子盗母气而脾虚不运，则见食少，食后腹胀不舒，便溏或食后即便，肌肉瘦削，痰多。若兼肺阴不足，虚火上炎，则见呛咳痰少质黏，烦热，咽喉不利，面色潮红。舌质淡红，脉软弱，为肺气虚弱之象。舌质红，苔剥，脉细数，为阴虚火旺之征。

治法 补肺益气。

方药 生脉散合补肺汤加减。

（2）肾虚不纳证

主要证候 喘促日久，动则喘甚，呼多吸少，气不得续；形瘦神惫，跗肿，汗出肢冷，面青唇紫；或见喘咳，面红烦躁，口咽干燥，足冷，汗出如油；舌淡苔白或黑润，或舌红少津，脉沉弱或细数。

证候分析 久病肺虚及肾，气失摄纳，故见喘促日久，气息短促，呼多吸少，动则尤甚，气不得续。肾虚精气耗损，形神失养，故形瘦神惫。肾气不固，膀胱失约，故小便常因咳甚而失禁，尿后余沥。阳虚卫外不固，则汗出。阳气虚弱，肢体、血脉失于温煦，则肢冷，面青唇紫。阳虚气不化水，则跗肿。舌淡苔白，黑润，脉沉弱皆为肾阳衰弱之征。若真阴衰竭，阴不敛阳，阳气浮越，则见干咳，面红烦躁，口咽干燥，足冷，汗出如油。舌红少津，脉细数，为阴虚阳浮之象。

治法 补肾纳气。

方药 金匮肾气丸合参蛤散加减。

（3）正虚喘脱证

主要证候 喘逆剧甚，张口抬肩，鼻翼煽动，不能平卧，稍动则咳喘欲绝；或有痰鸣，心悸烦躁，四肢厥冷，面青唇紫，汗出如珠；舌质淡而无华或干瘦枯萎，少苔或无苔。脉浮大无根，或脉微欲绝。

证候分析 本证多由肺肾虚极，累及心阳，阳气外脱而成，肺肾衰竭，气失所主，气不归根，则喘逆剧甚，张口抬肩，鼻翼煽动，端坐不能平卧，稍动则喘剧。心阳虚脱，虚阳躁动，则心慌动悸，烦躁不安。阳脱血脉失于温运，则肢厥，面青唇紫。阳脱阴液外泄则汗出如珠。舌质淡而无华或干瘦枯萎，少苔或无苔，脉浮大无根，或脉微欲绝，皆为阳脱阴竭之征。

治法 扶阳固脱，镇摄肾气。

方药 参附汤送服黑锡丹加减。

五、肺痨

肺痨是由于正气虚弱，感染痨虫，侵蚀肺脏所致的，以咳嗽、咯血、潮热、盗汗以及形体逐渐消瘦为临床特征，具有传染性的慢性虚弱性疾患。本病是由于正气不足，感染痨虫，侵蚀肺脏所致。痨虫感染与正气亏虚互为因果：痨虫感染是发病的重要条件，正虚是发病的基础。

诊断 常有与肺痨患者的长期接触史。以咳嗽、咯血、潮热、盗汗、身体明显消瘦为主症。痰涂片或培养是诊断肺痨的最可靠依据。X线检查有助于了解病情的发展程度。红细胞沉降率（血沉）、结核菌素试验有助于诊断。

❮ 治疗 ❯

1.肺阴亏损证

主要证候 干咳，咳声短促，或咳少量黏痰，或痰中带血丝或血点，色鲜红，胸部隐隐闷痛，午后手足心热，皮肤干灼，口干咽燥，或有轻微盗汗；舌边尖红，苔薄，脉细或兼数。

证候分析 痨虫蚀肺，阴津受伤，阴虚肺燥，肺失滋润，故干咳，咳声短促；肺损络伤，则痰中时夹鲜红血丝、血点，胸闷隐痛；阴虚生热，虚热内灼，故手足心热，皮肤灼热；肺阴耗伤，津不上承，故口干咽燥。舌质红，苔薄少津，脉细兼数，均属阴虚有热之象。

治法 滋阴润肺。

方药 月华丸加减。

2.虚火灼肺证

主要证候 呛咳气急，痰少质黏，或吐稠黄痰，量多，时时咯血，血色鲜红，午后潮热，骨蒸，五心烦热，颧红，盗汗量多，口渴，心烦，失眠，性情急躁易怒，或胸胁掣痛，男子可见遗精，女子月经不调，形体日渐消瘦；舌红而干，苔薄黄或剥，脉细数。

证候分析 肺虚及肾，肾阴亏耗，肺肾阴伤，虚火灼津，炼液成痰，故痰少质黏，呛咳气急；虚火灼伤肺络，故反复咯血，血色鲜红量多；阴虚火旺，则午后潮热，骨蒸颧红，五心烦热；虚火迫津外泄，故盗汗；肾阴不足，心肝火旺，故心烦口渴，急躁易怒，失眠多梦；肝肺脉络失和，以致胸胁掣痛；若感受火热之邪，热壅痰盛，则吐痰黄稠量多；相火偏旺，扰动精室，则梦遗失精；阴血亏耗，冲任失养，则月经不调；阴精耗损，不能充养身形，则形体日瘦。舌质红绛，苔薄黄或剥，脉细数，均属肺肾阴虚，燥热较盛之候。

治法 滋阴降火。

方药 百合固金汤合秦艽鳖甲散加减。

3.气阴耗伤证

主要证候 咳嗽无力，气短声低，咳痰清稀色白，偶或夹血，或咯血，血色淡红，午后潮热，伴有畏风、怕冷，自汗与盗汗并见，纳少神疲，便溏，面色白，颧红；舌质光淡、边有齿印，苔薄，脉细弱而数。

证候分析 本证为肺脾同病，阴伤气耗，清肃失司，肺不主气，故咳嗽无力；气阴两虚，肺虚络损则痰中带血，血色淡红；肺阴亏虚，阴虚内热，故午后潮热、盗汗、颧红；肺虚及脾，脾气受损，故气短声低，神疲倦怠，面色㿠白；脾虚失运，故食欲不振；舌质嫩红有齿印，脉细弱而数，均为肺脾同病，气阴两虚之象。

治法 益气养阴。

方药 保真汤加减。

4.阴阳虚损证

主要证候 咳逆喘息少气，咳痰色白，或夹血丝，血色暗淡，潮热，自汗，盗汗，声嘶或失音，面浮肢肿，心慌，唇紫，肢冷，形寒，或见五更泄泻，口舌生糜，大肉尽脱，男子滑精、阳痿，女子经少、经闭；舌质光淡隐紫，少津，脉微细而数，或虚大无力。

证候分析 精气虚损，无以充养形体，故形体羸弱，大肉尽脱；肺虚失降，肾虚不纳，则咳逆、喘息、少气；肺虚失润，金破不鸣故声嘶或失音；肺肾阴虚，虚火内盛，则劳热骨蒸、潮热盗汗；虚火上炎则口舌生糜；脾肾两虚，水失运化，外溢于肌肤则面浮肢肿；病及于心，心失所养，血行不畅故心慌、唇紫；"阳虚生外寒"则自汗、肢冷、形寒；脾肾两虚，肾虚不能温煦脾土，则五更泄泻；精亏失养，命门火衰，故男子滑精、阳痿；精血不足，冲任失充，故女子经少、经闭；舌质光淡隐紫，少津，脉微细而数，或虚大无力，乃阴阳俱衰之象。

治法 滋阴补阳。

方药 补天大造丸加减。

第二节　心系病证

一、心悸

心悸是指阴阳失调，气血失和，心神失养，出现心中悸动不安，甚则不能自主的一类病证。心悸的病因较复杂，既有体质因素、饮食劳倦、七情所伤，亦有感受外邪及药食不当等，以致气血阴阳亏损，心神失养，心主不安，或痰、饮、火、瘀阻滞心脉，扰乱心神。本病以虚证居多，亦由虚致实，虚实夹杂。西医中凡是有心悸临床表现的，均可参考本篇辨证论治。

诊断 临床表现主要包括自觉心慌不安，心跳剧烈，神情紧张，不能自主，心搏异常，或快速，或缓慢，或心跳过重，或忽跳忽止，呈阵发性或持续性。辅助检查主要包括心电图、24小时动态心电活动、食道心房调搏、阿托品试验、心室晚电位检测、测血压、X线胸部摄片、心脏超声检查等。

◀ **治疗** ▶

1.心虚胆怯证

主要证候 心悸不宁，善惊易恐，坐卧不安，稍惊即发，劳则加重，胸闷气短，自汗，不寐多梦而易惊醒，恶闻声响，食少纳呆；舌质淡红，苔薄白，脉动数或细弦。

证候分析 心为神舍，心气不足易致神浮不敛，心神动摇，失眠多梦；胆气怯弱则善惊易恐，恶闻声响；心胆俱虚则更易为惊恐所伤，稍惊即悸；心位胸中，心气不足，胸中宗气运转无力，故胸闷气短；气虚卫外不固则自汗；劳累耗气，心气益虚，故劳则加重。脉动数或细弦为气血逆乱之象。

治法 镇惊定志，养心安神。

方药 安神定志丸加减。

2.心脾两虚证

主要证候 心悸气短，头晕目眩，失眠健忘，面色无华，倦怠乏力，纳呆食少；舌淡红，脉细弱。

证候分析 心脾两虚主要指心血虚、脾气弱之气血两虚证。思虑劳心，暗耗心血，或脾气不足，生化乏源，皆可致心失血养，心神不宁，而见心悸、失眠多梦。思虑过度可劳伤心脾，故思虑劳心则甚。血虚则不能濡养脑髓，故眩晕健忘；不能上荣肌肤，故面色无华，口唇色淡。纳少腹胀，大便溏薄，神疲乏力，均为脾气虚之表现。气血虚弱，脉道失充，则脉细弱。

治法 补血养心，益气安神。

方药 归脾汤加减。

3.阴虚火旺证

主要证候 心悸易惊，心烦失眠，五心烦热，口干，盗汗，思虑劳心则症状加重，伴耳鸣腰酸，头晕目眩，急躁易怒；小便短黄，大便干结；舌红少津，苔少或无，脉象细数。

证候分析 肾阴亏虚，水不济火，以致心火亢盛，扰动心神，故心悸失眠；肾主骨生髓，腰为肾之府，肾虚则髓海不足，骨骼失养，故腰膝酸软，眩晕耳鸣；阴虚火旺，虚火内蒸，故形体消瘦，五心烦热，潮热盗汗，口干，小便短黄，大便干结；舌红少津，少苔或无苔，脉细数，为阴虚火旺之征。

治法 滋阴清火，养心安神。

方药 天王补心丹合朱砂安神丸加减。

4.心阳不振证

主要证候 心悸不安，胸闷气短，动则尤甚，面色苍白，形寒肢冷，自汗，舌淡苔白，脉象虚弱或沉细无力。

证候分析 久病体虚，损伤心阳，心失温养，则心悸不安；不能温煦肢体，故面色白，肢冷畏寒。胸中阳气虚衰，宗气运转无力，故胸闷气短。阳气不足，卫外不固，故自汗出。舌质淡，脉虚弱无力，为心阳不振之征。

治法 温补心阳，安神定悸。

方药 桂枝甘草龙骨牡蛎汤合参附汤加减。

5.水饮凌心证

主要证候 心悸眩晕，胸闷痞满，纳呆食少，渴不欲饮，小便短少，或下肢浮肿，形寒肢冷，伴恶心，欲吐，流涎；舌淡胖，苔白滑，脉象弦滑或沉细而滑。

证候分析 阳虚不能化水，水饮内停，上凌于心，故见心悸；饮溢肢体，故见浮肿。饮阻于中，清阳不升，则见眩晕；阻碍中焦，胃失和降，则脘痞，纳呆食少，恶心呕吐。阳气虚衰，不能温化水湿，膀胱气化失司，故小便短少。舌淡胖，苔白滑，脉弦滑或沉细而滑，为水饮内停之象。

治法 振奋心阳，化气行水，宁心安神。

方药 苓桂术甘汤加减。

6.瘀阻心脉证

主要证候 心悸不安，胸闷不舒，心痛时作，痛如针刺，唇甲青紫，面色晦暗，或兼形寒肢冷；或兼两胁胀痛，善太息；舌质紫暗或有瘀斑，脉涩或结或代。

证候分析 心血瘀阻，心脉不畅，故心悸不安，胸闷不舒，心痛时作；若因气虚致瘀者，则气虚失养，兼见神疲乏力，少气懒言；若因阳气不足致瘀者，则阳虚生外寒而见形寒肢冷；若因肝气郁结，气滞致瘀者，则因肝郁气滞而兼见两胁胀痛，善太息；脉络瘀阻，故见面色晦暗，唇甲青紫；舌紫暗，舌边有瘀斑、瘀点，脉涩或结代，为瘀血内阻之征。

治法 活血化瘀，理气通络。

方药 桃仁红花煎加减。

7.痰火扰心证

主要证候 心悸时发时止，受惊易作，胸闷烦躁，失眠多梦，口干苦，大便秘结，小便短赤；舌红，苔黄腻，脉弦滑。

证候分析 痰火互结，舍于心位，扰及心神，故心悸时作时止，受惊易作，烦躁不安，失眠多梦；痰浊中阻，胃失和降而痰多、胸闷、食少、泛恶；痰火内郁，津液被灼，则口干口苦，大便秘结，小便短赤；舌红，苔黄腻，脉弦滑为痰热内蕴之象。

治法 清热化痰，宁心安神。

方药 黄连温胆汤加减。

二、胸痹

胸痹是指以胸部闷痛，甚则胸痛彻背，喘息不得卧为主症的一种疾病，轻者仅感胸闷如窒，呼吸欠畅，重者则有胸痛，严重者心痛彻背，背痛彻心。本病的发生与心、肝、脾、肾诸脏的盛衰有关。在临床证候方面多虚实夹杂，或以实证为主，或以虚证为主。西医学中冠心病、心肌梗死、心包炎、二尖瓣脱垂综合征、病毒性心肌炎、心肌病等出现胸闷、心痛彻背、气短、喘不得卧等症状者，可参照本节内容辨证论治。

诊断 本病以胸部闷痛为主症，一般持续几秒到几十分钟，休息或用药后可缓解。患者多见膻中或心前区憋闷疼痛，甚则痛彻左肩背、咽喉、胃脘部、左上臂内侧等部位，呈反复发作性。常伴有心悸、气短、汗出，甚则喘息不得卧。多见于中年以上，常因操劳过度、抑郁恼怒、多饮暴食或气候变化而诱发，亦有无明显诱因或安静时发病者。辅助检查主要包括心电图、心电图负荷试验、心脏超声心动图、动态心电图监测、放射性核素检查、冠状动脉造影和左室造影、血管镜检查等。

〈 治疗 〉

（一）分证论治

1.心血瘀阻证

主要证候 心胸疼痛，如刺如绞，痛有定处，入夜为甚，甚则心痛彻背，背痛彻心，或痛引肩背，伴有胸闷，日久不愈，可因暴怒、劳累而加重；舌质紫暗，有瘀斑，苔薄，脉弦涩。

证候分析 瘀血阻于心脉，络脉不通，不通则痛，故见胸部刺痛，固定不移；血属阴，夜亦属阴，故入夜加重；心脉瘀阻，心失所养，故胸闷心悸；恼怒则肝气郁结，气滞则加重血瘀，故常因情志波动而疼痛加重，时作时止，日久不愈；舌质紫暗或有瘀斑，脉弦涩，为瘀血内停，气机阻滞之候。

治法 活血化瘀，通脉止痛。

方药 血府逐瘀汤加减。

2.气滞心胸证

主要证候　心胸满闷，隐痛阵发，痛有定处，时欲太息，遇情志不遂时容易诱发或加重，或兼有胸部胀闷，得嗳气或矢气则舒；苔薄或薄腻，脉细弦。

证候分析　情志抑郁，气机不畅，胸阳失展，血脉不和，则心胸满闷，隐痛阵作，痛有定处；遇情志不遂时诱发或加剧则气机郁滞加重；肝气横逆，犯其脾胃，故脘胀嗳气，时欲太息，或得嗳气、矢气则舒；苔薄或薄腻，脉细弦为肝郁气滞之象。

治法　疏肝理气，活血通络。

方药　柴胡疏肝散加减。

3.痰浊闭阻证

主要证候　胸闷重而心痛微，痰多气短，肢体沉重，形体肥胖，遇阴雨天而易发作或加重，伴有倦怠乏力，纳呆便溏，咳吐痰涎；舌体胖大且边有齿痕，苔浊腻或白滑，脉滑。

证候分析　痰浊内阻，痹阻心脉，气血不能正常流通，则胸闷重而心痛微；痰多气短，肢体沉重，形体肥胖为痰湿偏盛；痰为阴邪，阴乘阳位，胸阳不展，气机不利，遇阴雨天诱发或加重；痰湿困脾，气机不畅，纳运失职，故倦怠乏力，纳呆便溏，咳吐痰涎；舌体胖大边有齿痕，苔浊腻或白滑为痰湿内盛之象。

治法　通阳泄浊，豁痰宣痹。

方药　瓜蒌薤白半夏汤合涤痰汤加减。

4.寒凝心脉证

主要证候　猝然心痛如绞，心痛彻背，喘不得卧，多因气候骤冷或骤感风寒而发病或加重，伴形寒，甚则手足不温，冷汗自出，胸闷气短，心悸，面色苍白；苔薄白，脉沉紧或沉细。

证候分析　素体阳虚，寒从中生，阴寒凝滞，胸阳阻遏，复感寒邪，可突发绞痛；胸阳痹阻，气机不畅而胸闷，气短，心悸；阳虚生寒，不达四末，故面白而四肢不温；苔白，脉沉细，均为阴寒凝滞，阳气不运之候。若心痛彻背，背痛彻心，脉沉紧者，为阴寒凝滞之重证。

治法　辛温散寒，宣通心阳。

方药　枳实薤白桂枝汤合当归四逆汤加减。

5.气阴两虚证

主要证候　心胸隐痛，时作时休，心悸气短，动则益甚，伴倦怠乏力，声息低微，面色白，易汗出；舌质淡红，舌体胖且边有齿痕，苔薄白，脉虚细缓或结代。

证候分析　思虑劳伤，或劳累疲乏，耗损气阴，血行瘀滞，则心胸隐痛，时作时止；心气不足，动则气耗，故心悸气短，动则益甚；心脾气虚，因而伴倦怠乏力，声低气微，面色㿠白；汗为心液，气虚不摄，易于汗出；舌淡红，舌体胖且边有齿痕，脉细缓或结代为气阴两虚之象。

治法 益气养阴，活血通脉。

方药 生脉散合人参养荣汤加减。

6. 心肾阴虚证

主要证候 心痛憋闷，心悸心烦，不寐，盗汗，虚烦不寐，腰酸膝软，头晕耳鸣，口干便秘；舌红少津，苔薄或剥，脉细数或促代。

证候分析 病延日久，阴虚而血滞，瘀滞痹阻，故见胸闷痛，肾阴虚，五脏失其滋润，心肾阴虚，阴虚生内热，故见心悸心烦，盗汗，不寐，耳鸣，腰膝酸软；若水不涵木，阴虚阳亢，则见头晕；因瘀血阻滞，故时有胸憋闷刺痛；舌红少津，苔薄或剥，脉细数或促代，均为阴虚内热之征。

治法 滋阴清火，养心和络。

方药 天王补心丹合炙甘草汤加减。

7. 心肾阳虚证

主要证候 心悸而痛，胸闷气短，遇寒加重，动则更甚，自汗，面色㿠白，神倦怯寒，腰酸乏力，唇甲淡白，或四肢厥冷，唇色紫暗，脉微欲绝，或动则气喘，不能平卧，面浮足肿；舌质淡，或紫暗，苔白；脉沉细，或脉微欲绝，或沉细迟，或结代。

证候分析 心肾阳虚，胸阳不运，气机不畅，血行瘀滞，故胸闷气短，遇寒加重；心肾阳虚，则心悸汗出，腰酸乏力，畏寒肢冷，唇甲淡白，舌质淡，苔白，脉沉细；若阴寒凝聚，胸阳阻遏，复感外寒，则胸痛掣背，四肢厥冷，唇色紫暗，脉微欲绝；心肾阳虚，开阖失常，水饮凌心射肺，而动则气喘，不能平卧，面浮足肿；舌质紫暗，脉沉细迟或结代，皆为心肾阳虚，瘀血阻络，水饮凌心所致。

治法 温补阳气，振奋心阳。

方药 参附汤合右归饮加减。

（二）其他疗法

中成药：速效救心丸可用于治疗冠心病胸闷憋气，心前区疼痛；苏合香丸治疗胸痹心痛，属于寒凝气滞证，于疼痛时用；苏冰滴丸可用于治疗胸痹心痛，真心痛属于寒凝气滞证；冠心苏合丸用于胸痹心痛，气滞寒凝等，也可用于真心痛。

第三节 脾胃系病证

一、胃痛

凡由于脾胃受损，气血不调所引起的胃脘部疼痛，称之胃痛，又称胃脘痛。胃痛初发多属实证，其病主要在胃，间可及肝；病久常见虚证，其病位主要在脾；亦有虚实夹杂者，或脾胃同病，或肝脾同病。西医学的急、慢性胃炎，消化性溃疡，胃神经官能症，胃癌，以及部分肝、胆、胰疾病，见有胃体部位疼痛者，可参考本病辨证论治。

诊断 其发病常与情志不遂、饮食不节、劳累、受寒等因素有关。起病或急或缓，常有反复发作的病史。本病以胃脘部疼痛为主症，常伴有食欲不振，痞闷或胀满，恶心呕吐，吞酸嘈杂等。上消化道X线钡餐造影、纤维胃镜及病理组织学检查等有助诊断。

◀ 治疗 ▶

1.胃气壅滞证

主要证候 胃脘胀痛，食后加重，嗳气。纳呆少馨，嗳腐，或有明显伤食病史，或有感受外邪病史并伴有风寒、风热、暑湿等表证。舌质淡，苔白厚腻，或薄白，或薄黄。以滑脉多见，或兼浮或浮数或濡。

证候分析 饮食不节，伐伤胃气，或感受外邪，客于胃府，均可引起胃气壅滞，失于通降，故胃脘胀满而痛。食积中阻，上逆嗳腐，纳呆。若为外邪所伤，则表卫不和，胃中气滞，可见风寒、风热、暑湿等表证与胃脘胀痛同时出现。伤食则舌苔白腻，脉滑。伤于风寒则舌苔薄白，脉浮数；伤于风热则舌苔薄黄，脉浮滑或浮数；伤于暑湿则舌苔白腻，脉濡。

治法 理气和胃止痛。

方药 香苏散合良附丸加减。

2.肝胃气滞证

主要证候 胃脘胀痛，连及两胁，攻撑走窜，每因情志不遂而加重；喜太息，不思饮食，精神抑郁，夜寐不安；舌苔薄白；弦滑。

证候分析 肝气郁结，横逆犯胃，肝胃气滞，故胃脘胀痛。气病多游走不定，胁为肝之分野故胃痛连胁。攻撑走窜，每因情志不遂而加重气机不畅，故以息为快。胃失和降，受纳失司，故不思饮食。肝郁不舒，则精神抑郁，夜寐不安。舌苔薄白，脉弦滑为肝胃不和之象。

治法 疏肝和胃，理气止痛。

方药 柴胡疏肝散加减。

3.胃中蕴热证

主要证候 胃脘灼热，得凉则减，得热则重。口干喜冷饮，或口臭不爽，口舌生疮。甚至大便秘结，腑行不畅；舌质红，苔黄少津；滑数。

证候分析 "气有余便是火"，胃气阻滞，日久化热，故胃脘灼痛，得凉则减、得热则重，口干喜冷饮或口臭不爽，口舌生疮。胃热久积，腑气不通，故大便秘结，排便不畅。舌质红，苔黄少津，脉象滑数，也为胃热蕴积之象。

治法 清胃泻热，和中止痛。

方药 泻心汤合金铃子散加减。

4.肝胃郁热证

主要证候 胃脘灼痛，痛势急迫。嘈杂泛酸，口干口苦，渴喜凉饮，烦躁易怒；舌质红，苔黄；弦滑数。

证候分析 肝胃不和，气机郁滞，久而化热。热积中州，故胃脘灼痛，痛势急迫。若肝热犯胃，则症见脘胁灼痛，泛酸嘈杂，烦躁易怒。热邪灼进，故口干口苦而喜凉饮。舌质红，苔黄，脉弦滑数，亦为肝胃蕴热之象。

治法 清肝泻热，和胃止痛。

方药 化肝煎加减。

5.瘀血阻滞证

主要证候 胃脘疼痛，状如针刺或刀割，痛有定处而拒按；病程日久，胃痛反复发作而不愈，面色晦暗无华，唇暗；女子月经愆期，色暗；舌质紫暗，或有瘀点、瘀斑，脉弦或涩。

证候分析 胃乃多气多血之腑。气为血帅，气行则血行，气滞则血瘀。或吐血、便血之后。离经之血停积于胃，胃络不通，也成瘀血。瘀血停胃故疼痛状如针刺或刀割，固定不移，拒按。瘀血不净，新血不生，故面色晦暗无华，口唇紫暗，女子则可见月事不调，色暗。舌质紫暗，或有瘀点、瘀斑，脉弦或涩，也是血脉瘀阻之象。

治法 理气活血，化瘀止痛。

方药 失笑散合丹参饮加减。

6.胃阴不足证

主要证候 胃脘隐痛或隐隐灼痛；嘈杂似饥，饥不欲食，口干不思饮，咽干唇燥，大便干结或腑行不畅；舌体瘦，质嫩红，少苔或无苔；细而数。

证候分析 胃属阳土，喜润恶燥，气郁化热，热伤胃津，或瘀血积留，新血不生，阴津匮乏，均可使胃阴不足。阴津亏损则胃络失养，故见胃脘隐痛。若阴虚有火，则可见胃中灼痛隐隐。胃津亏虚则胃纳失司，故嘈杂似饥，知饥而不能受纳。阴液亏乏，津不上承，故咽干唇燥。阴液不足则肠道干涩，故大便干结或腑行不畅，舌体瘦舌质嫩红，少苔或无苔，脉细而数，皆为胃阴不足而兼虚火之象。

治法　益胃养阴。

方药　益胃汤合芍药甘草汤加减。

7.脾胃虚寒证

主要证候　胃脘隐痛，遇寒或饥时痛剧，得温熨或进食则缓，喜暖喜按；面色不华，神疲肢怠，四末不温，食少便溏，或泛吐清水；舌质淡而胖，边有齿痕，苔薄白；沉细无力。

证候分析　胃病日久，累及脾阳。脾胃阳虚，故胃痛绵绵，遇寒或饥时痛甚，得温熨或进食则缓，喜暖喜按。脾为气血生化之源，不足则气血虚弱，机体失养，故面色不华，神疲肢怠。脾主四肢，阳气既虚不达四末，故四肢不温。脾虚不运，转输失常，故食少便溏。若脾阳不振，寒湿内生，饮邪上逆，则见泛吐清水。舌质淡而胖，边有齿痕，苔薄白，脉沉细无力亦为脾胃虚寒之象。

治法　温中健脾。

方药　黄芪建中汤加减。

二、痞满

痞满是由于中焦气机阻滞，升降失常，出现以胸腹痞闷胀满不舒为主症的病证。一般触之无形，按之柔软，压之不痛。按部位分有胸痞、心下痞等。致病原因，有表邪入里、饮食不化、情志失调、脾胃虚弱等。痞满的病位主要在胃脘，但与肝、脾密切相关。基本病机为中焦气机不利，升降失常。西医学的慢性胃炎、功能性消化不良、胃下垂等疾病，以上腹部满闷不适为主要表现者，可参考本节辨证论治。

诊断　本病起病缓慢，时轻时重，呈反复发作的慢性过程。以胃脘部痞满、满闷不舒为主症，望之无胀大之形，按之柔软，触之无块，压之不痛。胃镜检查、上消化道X线钡剂检查等有助于本病的诊断。

◀ **治疗** ▶ ────────────────────────────────

1.邪热内陷证

主要证候　胃脘痞满，灼热急迫，按之满甚，心中烦热，渴喜冷饮，身热汗出，大便干结，小便短赤；舌质红，苔黄，脉数。

证候分析　外邪入里，邪热结于心下，阻塞中焦气机，升降失司，故胃脘痞满，灼热急迫。热结为实，故按之满甚。热结于里，则心中烦热，身热汗出。

热伤津液，则渴喜冷饮，大便干结，小便短赤。舌质红，苔黄，脉数均为邪热内陷之征。

治法 泻热消痞，和胃开结。

方药 大黄黄连泻心汤加味。

2.饮食内停证

主要证候 脘腹痞胀，进食尤甚，嗳腐吞酸，恶食呕吐，或大便不调，矢气频作，臭如败卵；舌苔厚腻，脉滑。

证候分析 食滞不化，阻塞胃脘，遂生痞满，不思饮食。宿食内积，浊气上逆，则嗳腐吞酸。恶心呕吐；阻滞肠胃，传化失常，则大便失调。苔厚腻，脉弦滑，亦为宿食不化之象。

治法 消食和胃，行气消痞。

方药 保和丸加减。

3.痰湿中阻证

主要证候 脘腹痞塞不舒，胸膈满闷，头晕目眩，身重困倦，咳嗽痰多，呕恶纳呆，口淡不渴，小便不利；舌体胖大，边有齿痕，苔白厚腻，脉沉滑。

证候分析 脾不运化，痰湿内生，壅塞中焦，则生痞满。痰湿上蒙清窍，则头晕目眩，头重如裹。水湿内停，浊阴不降，则恶心呕吐，口淡不渴，小便不利，痰湿阻肺，则咳嗽痰多。舌体胖大，边有齿痕，苔白厚腻，脉沉滑，为脾虚失运，痰湿内阻之象。

治法 燥湿健脾，化痰理气。

方药 二陈平胃散加减。

4.肝郁气滞证

主要证候 脘腹痞闷，胸胁胀满，心烦易怒，善太息，呕恶嗳气，或吐苦水，大便不爽；舌淡红，苔薄白，脉弦。

证候分析 情志不舒，肝气郁结，横逆犯胃，中焦气机失畅，故见脘腹不舒，痞塞满闷，嗳气则舒。胸胁为肝经之分野，肝气郁滞，故见胸胁胀满。肝喜条达而恶抑郁，故痞满常随情志而变化。苔薄白，脉弦，皆为肝气郁滞之象。

治法 疏肝解郁，和胃消痞。

方药 越鞠丸合枳术丸加减。

5.脾胃虚弱证

主要证候 脘腹满闷，时轻时重，喜温喜按，纳呆便溏，神疲乏力，少气懒言，语声低微；舌质淡，苔薄白，脉细弱。

证候分析 脾胃虚弱，健运失职，气机不畅，而生痞满，故脘腹不舒，喜温喜按。病程日久，饮食稍有不慎，则病情加重，故痞满时缓时急。脾胃虚弱，腐熟无力，纳谷欠香，故不知饥不欲食。脾胃虚弱，运化无权，则大便溏薄。体倦乏力，气短懒言，乃气虚之征。舌质淡苔白，脉细弱，亦为脾胃虚弱之象。

治法　补气健脾，升清降浊。

方药　补中益气汤加减。

三、呕吐

呕吐是指胃失和降，气逆于上，胃内容物经食道、口腔吐出的一种病证。呕吐的病因是多方面的，外感六淫，内伤饮食，情志不调，脏腑虚弱均可致呕。呕吐病位在胃，病变脏腑除胃以外，尚与肝、脾相关。一般说来，初病多实，呕吐日久，损伤脾胃，中气不足，由实转虚，基本病机在于胃失和降，胃气上逆。西医疾病当以呕吐为主要表现时，可参考本节辨证论治。

诊断　本病起病或急或缓，常先有恶心欲吐之感，多由气味、饮食、情志、冷热等因素而诱发或因服用化学药物，误食毒物而致。以呕吐食物、痰涎、水液诸物，或干呕无物为主症，一日数次不等，持续或反复发作。常兼有脘腹不适、恶心纳呆、泛酸嘈杂等症。上消化道X线检查及内窥镜检查，常有助于诊断。

◀ 治疗 ▶

1.外邪犯胃证

主要证候　突然呕吐，频频泛恶，胸脘痞闷，或心中懊侬，伴有恶寒发热，头身疼痛；舌苔白，脉濡缓。

证候分析　外感风寒之邪，或夏令暑湿秽浊之气，动扰胃腑，浊气上逆，故突然呕吐，胸脘满闷，不思饮食；邪束肌表，营卫失和，故恶寒发热，头身疼痛；伤于寒湿，则苔白，脉濡缓。

治法　疏邪解表，化浊和中，降逆止呕。

方药　藿香正气散加减。

2.饮食停滞证

主要证候　呕吐酸腐量多，或吐出未消化的食物，嗳气厌食，脘腹胀满，得食更甚，吐后反快，大便秘结或溏泄，气味臭秽；舌苔厚腻，脉滑实有力。

证候分析　食滞内阻，浊气上逆，故呕吐酸腐；食滞中焦，气机不利，故脘腹胀满，嗳气厌食；升降失常，传导失司，则大便不正常，化热与湿相搏，则便溏，热邪伤津，则便结；湿热内蕴则苔厚腻，脉滑实。

治法　消食化滞，和胃降逆。

方药　保和丸加减。

3.痰饮内阻证

主要证候 呕吐物多为清水痰涎，或胃部如囊裹水，胸脘痞闷，纳食不佳，头眩，心悸，或逐渐消瘦，或呕而肠鸣；舌苔白滑而腻，脉滑。

证候分析 脾不运化，痰饮内停，胃气不降，则胸脘痞闷，纳食不佳，呕吐清水痰涎。水饮上犯，清阳之气不展，故头眩。水气凌心则心悸。苔白腻，脉滑，为痰饮内停之征。

治法 温化痰饮，和胃降逆。

方药 小半夏汤合苓桂术甘汤加减。

4.肝气犯胃证

主要证候 呕吐吞酸，脘胁胀痛，烦闷不舒，嗳气频频，每因情志不遂而发作或加重；舌边红，苔薄腻，脉弦。

证候分析 肝气不舒，横逆犯胃，胃失和降，因而呕吐吞酸，嗳气频作，胸胁胀满，烦闷不舒；舌边红，苔薄腻，脉弦，为气滞肝旺之征。

治法 疏肝和胃，降逆止呕。

方药 四七汤加减。

5.脾胃虚寒证

主要证候 饮食稍多即欲呕吐，时发时止，食入难化，胸脘痞闷，不思饮食，面色㿠白，倦怠乏力，四肢不温，口干不欲饮，大便稀溏；舌质淡，苔薄白，脉濡弱。

证候分析 脾胃虚弱，中阳不振，水谷熟腐运化不及，故饮食稍有不慎即吐，时作时止，食入难化，胸脘痞闷，不思饮食；阳虚不能温布，则面白少华，倦怠乏力；中焦虚寒，气不化津，故口干而不欲饮。脾虚则运化失常，故大便溏薄。舌质淡，苔薄白，脉濡弱，乃脾阳不足之象。

治法 温中健脾，和胃降逆。

方药 理中丸加减。

6.胃阴亏虚证

主要证候 呕吐反复发作，或时作干呕，恶心，胃中嘈杂，似饥而不欲食，口燥咽干；舌红少津，苔少，脉细数。

证候分析 胃热不清，耗伤胃阴，以致胃失濡养，气失和降，所以呕吐反复发作，时作干呕似饥而不欲食。津液不能上承，故口燥咽干；舌质红少津，脉细数，为津液耗伤，虚中有热之象。

治法 滋养胃阴，和胃降逆。

方药 麦门冬汤加减。

四、腹痛

腹痛是指胃脘以下，耻骨毛际以上的部位发生疼痛为主要表现的一种病证。腹痛为外感或时邪，饮食不节，情志失调及素体阳虚等导致的气机郁滞，脉络痹阻及经脉失养所致。西医学中以腹痛为主要表现的疾病，并排除外科、妇科疾病者，可参考本节辨证论治。

诊断 本病起病多缓慢，其痛发或加剧，常与饮食、情志、受凉等因素有关。凡是以胃脘以下，耻毛际以上部位的疼痛为主要表现者，即为腹痛。其疼痛性质各异，但一般不甚剧烈，且按之柔软，压痛较轻，无肌紧张及反跳痛。血、尿、便常规检查，血、尿淀粉酶检测，电子胃镜、肠镜、腹腔镜、腹部X线、CT、MRI、B超等检查有利于明确诊断。

◀ 治疗 ▶

1.寒邪内阻证

主要证候 腹痛拘急，痛势急暴，遇寒痛甚，得温痛减，口淡不渴，形寒肢冷，小便清长，大便清稀或秘结；舌质淡，苔白腻，脉沉紧。

证候分析 寒邪入侵，阳气不运，气血被阻，故腹痛暴急，得温则寒散而痛减，遇冷则寒凝而痛甚。中阳未伤，运化正常，大便自可；若中阳不足，运化不健，则大便清稀；口淡不渴是里无热象，小便清长，苔白腻，脉沉紧为里寒之象。

治法 温中散寒，理气止痛。

方药 良附丸合正气天香散加减。

2.湿热壅滞证

主要证候 腹痛拒按，烦渴引饮，大便秘结，或溏滞不爽，潮热汗出，小便短黄；舌质红，苔黄燥或黄腻，脉数。

证候分析 湿热内结，气机壅滞，腑气不通，故腹痛拒按，胀满不舒。湿热伤津，传导失常，故大便秘结，或溏滞不爽，烦渴引饮。热迫津液外泄，则自汗。尿赤，身热，苔黄，脉数均为湿热之象。

治法 泄热通腑，行气导滞。

方药 大承气汤合（或）枳实导滞丸加减。

3.饮食积滞证

主要证候 脘腹胀满，疼痛拒按，嗳腐吞酸，厌食呕恶，痛而欲泻，泻后痛减，或大便秘结；舌苔厚腻，脉滑。

证候分析 宿食停滞肠胃，故脘腹满痛拒按。浊气上逆，故厌食而嗳腐吞酸。食滞中阻，运化无权，故腹痛而泻，泻则食减邪消，故泻后痛减。宿食燥结生热，故大便秘结。舌苔厚腻，脉滑为食积之象。

治法　消食导滞，理气止痛。

方药　枳实导滞丸加减。

4.肝郁气滞证

主要证候　腹痛胀闷，痛无定处，痛引少腹，或兼痛窜两胁，时作时止，得嗳气或矢气则舒，遇忧思恼怒则剧，善太息；舌质红，苔薄白，脉弦。

证候分析　气机郁滞不通，故脘腹胀痛。气属无形，走窜游移，故攻窜两胁，时聚时散。嗳气或矢气后则气机稍得舒通，故胀痛酌减。遇怒则气郁更甚，故胀痛加剧，肝气不舒则舌苔薄白，脉弦。

治法　疏肝解郁，理气止痛。

方药　木香顺气散加减。

5.瘀血内停证

主要证候　腹痛较剧，痛如针刺，痛处固定，经久不愈，入夜尤甚；舌质紫暗，脉细涩。

证候分析　气滞日久，气滞血瘀，血属有形，则少腹痛势较剧，痛如针刺，甚则积聚不散而成包块，经久不愈。舌质紫暗，脉细涩为瘀血之象。

治法　活血化瘀，和络止痛。

方药　少腹逐瘀汤加减。

6.中虚脏寒证

主要证候　腹痛绵绵，时作时止，喜暖喜按，畏寒怯冷，神疲乏力，气短懒言，纳食不佳，面色萎黄，大便溏薄；舌质淡，苔薄白，脉沉细。

证候分析　正虚不足，内失温养，故腹痛绵绵，时作时止，遇热得食休息则助正胜邪，疼痛稍轻，遇冷饥饿劳累则伤正助邪，故腹痛更甚。脾阳不振，运化无权，故大便溏薄，中阳不足，则神疲乏力，气短懒言。舌质淡，苔薄白，脉沉细，皆为虚寒之象。

治法　温中补虚，缓急止痛。

方药　大建中汤或小建中汤加减。

五、泄泻

泄泻是以排便次数增多，粪便稀溏，甚至泻出如水样为主症的病证，多由脾胃运化功能失职，湿邪内盛所致。泄泻的主要病变在脾胃与大小肠。其致病原因，有感受外邪，饮食所伤，情志失调及脏腑虚弱等，但关键在于脾胃运化功能失调。西医学中急性肠炎、慢性肠炎、胃肠功能紊乱、肠结核等肠道疾病，以腹泻为主要表现者，均可参考本篇辨证论治。

诊断　本病以大便粪质清稀为诊断的主要依据。或大便次数增多，粪质清稀，甚则如水样；或次数不多，粪质清稀；或泻下完谷不化。大便镜检，钡剂灌肠X线检查，肠道内窥镜检查，有助于诊断与鉴别诊断。

◀ 治疗 ▶

1.寒湿内盛证

主要证候　泄泻清稀，甚则如水样，脘闷食少，腹痛肠鸣，或兼恶寒，发热，头痛，肢体酸痛；舌苔白或白腻，脉濡缓。

证候分析　外感寒湿之邪，侵袭肠胃，或内伤生冷瓜果，脾失健运，升降失调，水谷不化，清浊不分，肠腑传导失司，故大便清稀，便如鹜溏，甚则泻下如水样。寒湿内盛，肠胃气机受阻，则腹痛肠鸣。寒湿困脾，则脘闷食少。若兼风寒之邪袭表，则见恶寒发热，鼻塞头痛。苔白腻，脉濡缓，为寒湿内盛之象。

治法　芳香化湿，解表散寒。

方药　藿香正气散加减。

2.湿热中阻证

主要证候　泄泻腹痛，泻下急迫，或泻而不爽，粪色黄褐臭秽，肛门灼热，烦热口渴，小便短黄；舌质红，苔黄腻，脉滑数或濡数。

证候分析　感受湿热之邪，肠腑传化失常，而发生泄泻。肠中有热，热邪类火，火性急迫，故泻下急迫。湿热互结，腑气不畅，则泻而不爽。湿热下注，故肛门灼热，粪便色黄褐而臭，小便短黄。烦热口渴，舌苔黄腻，脉濡数或滑数，均为湿热内盛之征。

治法　清热燥湿，分消止泻。

方药　葛根芩连汤加减。

3.食滞肠胃证

主要证候　腹痛肠鸣，泻下粪便臭如败卵，泻后痛减，脘腹胀满，嗳腐酸臭，不思饮食；舌苔垢浊或厚腻，脉滑。

证候分析　饮食不节，宿食内停，阻滞肠胃，传化失常，故腹痛肠鸣，脘腹痞满。宿食不化，则浊气上逆，故嗳腐酸臭。宿食下注，则泻下臭如败卵。泻后腐浊之邪得以外出，故腹痛减轻。舌苔厚腻，脉滑是宿食内停之象。

治法　消食导滞，和中止泻。

方药　保和丸加减。

4.肝气乘脾证

主要证候　平时心情抑郁，或急躁易怒，每因抑郁恼怒，或情绪紧张而发泄泻，伴有胸胁胀闷，嗳气食少，腹痛攻窜，肠鸣矢气；舌苔薄白或薄腻，脉弦。

证候分析　忧思恼怒或情绪紧张之时，气机不利，肝失条达，横逆侮脾，气滞于中则腹痛。脾运无权，水谷下趋则泄泻。肝失疏泄，脾虚不运，故胸胁胀闷，嗳气食少。舌苔薄白或薄腻，脉弦，是为肝旺脾虚夹湿之象。

治法　抑肝扶脾。

方药　痛泻要方加减。

5.脾胃虚弱证

主要证候　大便时溏时泻，迁延反复，稍进油腻食物，则大便溏稀，次数增加，或完谷不化，伴食少纳呆，脘闷不舒，面色萎黄，倦怠乏力；舌质淡，苔白，脉细弱。

证候分析　脾胃虚弱，运化无权，水谷不化，清浊不分，故大便溏泄。脾阳不振，运化失常，则饮食减少，脘腹胀闷不舒，稍进油腻之物，大便次数增多。久泻不止，脾胃虚弱，气血来源不足，故面色萎黄，肢倦乏力。舌质淡，苔白，脉细弱，乃脾胃虚弱之象。

治法　健脾益气，化湿止泻。

方药　参苓白术散加减。

6.肾阳虚衰证

主要证候　黎明前腹部作痛，肠鸣即泻，泻后痛减，完谷不化，腹部喜暖喜按，形寒肢冷，腰膝酸软；舌淡苔白，脉沉细。

证候分析　泄泻日久，肾阳虚衰，釜底抽薪，不能温养脾胃，运化失常，水谷下趋肠道而泻。黎明之前阴寒较盛，阳气未振，故见脐腹作痛，肠鸣即泻，又称为"五更泻"。泻后则腑气通利，故泻后则安，腹痛得止。阳虚不能腐熟水谷，故泻下完谷不化。肾阳虚衰，失于温煦，故形寒肢冷。腰为肾之外府，肾阳衰惫，故腰膝酸软。舌质淡，苔白，脉沉细，为脾肾阳气不足之征。

治法　温肾健脾，固涩止泻。

方药　附子理中丸合四神丸加减。

六、便秘

便秘是指大肠传导功能失常，导致大便秘结，排便周期延长；或周期不长，但粪质干结，排便艰难；或粪质不硬，虽有便意，但便出不畅的病证。便秘的病位主要在大肠，病机为大肠传导功能失常，与肺、脾、肾关系密切。或因燥热内结，或因气滞不行，或因气虚传送无力，血虚肠道干涩，以及阴寒凝结等，均可导致便秘。西医学中的功能性便秘属本病范畴，同时肠易激综合征、肠炎恢复期、直肠及肛门疾病，内分泌及代谢疾病导致的便秘，以及肌力减退所致的排便困难等均可参照本病辨证论治。

诊断 本病起病缓慢，多表现为慢性病变过程。以排便次数减少，排便周期延长；或粪质坚硬，便下困难；或排便无力，出而不畅为主症。临床常兼见腹胀、腹痛、头晕头胀、脘闷嗳气、食欲不振、夜寐不安、心烦易怒等症。胃肠X线钡餐、纤维结肠镜检查有助于部分便秘的诊断。

‹ 治疗 ›

1.热秘

主要证候 大便干结，腹胀或痛，口干口臭，面红心烦，或有身热，小便短赤；舌质红，苔黄燥，或焦黄起芒刺，脉滑数。

证候分析 胃为水谷之海，肠为传导之官，若肠胃积热，或热病余邪未清，热盛伤津，肠道津液枯燥，故大便干结，腹中胀满；积热熏蒸于上，故口干口臭；热盛于内，故面红身热，心烦不安，汗出，时欲饮冷；热移于膀胱，故小便短赤。舌质红，苔黄燥，或焦黄起芒刺，均为热已伤津化燥，脉滑数为里实之征。

治法 泻热导滞，润肠通便。

方药 麻子仁丸加减。

2.气秘

主要证候 大便干结，或不甚干结，欲便不得出，或便后不爽，肠鸣矢气，嗳气频作，胁腹痞满胀痛；舌苔薄白，或薄黄，或薄腻；脉弦，或弦缓，或弦数，或弦紧。

证候分析 情志失和，肝气郁结，导致传导失常，故大便干结，欲便不出，腹中胀满；腑气不通，则气不下行而上逆，故胸胁满闷，嗳气呃逆；糟粕内停，脾气不运，故肠鸣矢气，食欲不振。由于气滞夹寒、夹热、夹湿之异，故舌苔有薄白，或薄黄，或薄腻的不同；脉有弦，或弦缓，或弦数，或弦紧之异。

治法 顺气导滞，降逆通便。

方药 六磨汤加减。

3.冷秘

主要证候 大便艰涩，腹痛拘急，腹中冷痛，喜热怕冷，手足不温；苔白腻，脉弦紧。

证候分析 阴寒内盛，凝滞胃肠，阳气虚衰，寒自内生，肠道传送无力，故大便艰涩，排出困难。阴寒内盛，气机阻滞，故腹中冷痛，喜热怕冷。阳虚温煦无权，故四肢不温。苔白腻，脉弦紧，均为内寒之象。

治法　温里散寒，通便止痛。

方药　温脾汤合用半硫丸加减。

4.气虚秘

主要证候　大便干或不干，虽有便意，但排出困难，用力努挣则汗出短气，便后乏力，面白神疲，肢倦懒言；舌淡胖，或边有齿痕，脉细弱。

证候分析　肺脾气虚，运化失职，大肠传导无力，故虽有便意，但临厕努挣乏力，难以排出；肺气虚，故便后乏力，汗出气短；脾气虚，化源不足，故面白神疲，肢倦懒言。舌淡胖，或边有齿痕，脉细弱均为气虚之征。

治法　补脾益肺，润肠通便。

方药　黄芪汤加减。

5.血虚秘

主要证候　大便干结，面色无华，头晕目眩，耳鸣，腰膝酸软，心悸气短，健忘少寐，口唇色淡；或口干心烦，潮热盗汗；舌质淡，苔白或舌质红，少苔，脉细或细数。

证候分析　血虚津少，不能下润大肠，肠道干涩，故大便干结，努挣难下；血虚不能下荣，故面色苍白，头晕目眩；心血不足，故心悸气短，失眠健忘。若因血少致阴虚内热，虚热内扰。故口干心烦，潮热盗汗；肾阴亏耗则出现耳鸣，腰膝酸软。舌质淡，苔白或舌质红，少苔，脉细或细数，均为阴血不足之象。

治法　养血滋阴，润燥通便。

方药　润肠丸加减。

6.阳虚秘

主要证候　大便干或不干，排出困难，小便清长，面色㿠白，四肢不温，腹中冷痛，腰膝酸冷；舌质淡，苔白，或薄腻，脉沉迟，或沉弦。

证候分析　阳气虚衰，寒自内生，肠道传送无力，故大便艰涩，排出困难；阳虚内寒，温煦无权，则面色㿠白，四肢不温，喜热怕冷，小便清长；阴寒内盛，寒主凝敛收引，故腹中冷痛，拘急拒按；肾阳亏虚，故腰膝酸冷。舌质淡，苔白，或薄腻，均为阳虚或兼寒湿之征；脉沉迟，或沉弦，亦为阳虚内寒之象。

治法　补肾温阳，润肠通便。

方药　济川煎加减。

第四节　肝胆系病证

一、胁痛

胁痛是指因脉络痹阻或脉络失养，引发以一侧或两侧胁肋部疼痛为主要表现的病证。胁痛病位不离于肝胆，肝胆郁滞，疏泄失调，枢机不利，脉络痹阻或失养是胁痛病机关键。胁痛病机有虚实二端，实者以气滞、血瘀、湿热为主，虚者以肝阴不足或肝肾精血亏损为主，于胁痛病机演变过程中，常见由气及血，即由气滞发展为血瘀，致气血同病，或由实转虚而致虚实夹杂。西医诊断中的很多疾病凡引发以胁痛为主要临床表现者，均可参考本病证辨证论治。

诊断　患者常有情志所伤、饮食不节、感受外邪之病史。以一侧或两侧胁肋部反复发作性疼痛为主要临床表现。胆囊造影B超、CT及血液生化等检测有助于诊断。

◀ 治疗 ▶

1.肝气郁结证

主要证候　胁肋胀痛，走窜不定，甚则引及胸背肩臂，疼痛每因情志变化而增减，胸闷腹胀，嗳气频作，得嗳气而胀痛稍舒，纳少口苦；舌苔薄白，脉弦。

证候分析　情志抑郁，肝失条达，脉络不和，故胁肋胀痛；气本无形，情志变化最易影响气机，故疼痛每因喜怒而增减，且走窜不定；气机阻滞于胸则胸闷，犯及于胃则脘痞食少、嗳气频作；肝郁欲条达以疏之，故善太息；苔薄，脉弦是为肝郁之象。

治法　疏肝理气。

方药　逍遥散或柴胡疏肝散加减。

2.瘀血阻络证

主要证候　胁肋刺痛，痛有定处，痛处拒按，入夜痛甚，胁肋下或见有癥块；舌质紫暗，脉象沉涩。

证候分析　肝气郁结日久，血因气滞而瘀；或因跌仆闪挫，血溢脉外而成瘀血，瘀血痹阻胁络，故胁肋刺痛，痛有定处而拒按；血得阳始运，遇阴而凝，昼阳夜阴，是以入夜尤甚；瘀血内阻，血不能华其面，故可见面色晦暗；若瘀血积久不散，渐可结为癥块。舌质暗，脉沉涩，俱为瘀血内停阻络之征。

治法　祛瘀通络。

方药　膈下逐瘀汤加减。

3.肝经湿热证

主要证候 胁肋胀痛或灼热疼痛、剧痛，口苦口黏，胸闷纳呆，恶心呕吐，厌食油腻，小便黄赤，大便不爽，或兼有身热恶寒，身目发黄；舌红苔黄腻，脉弦滑数。

证候分析 湿热蕴结肝经，肝络失和，疏泄失职，故胸闷痛口苦，甚则牵引后背，湿热中阻升降失常，则脘腹痞闷，恶心，厌食油腻；肝病及胆，胆汁外溢，则出现黄疸；湿热下注膀胱。则小便黄赤；湿热上蒸，则舌质红，苔黄腻，脉弦滑数为肝经湿热之象。

治法 清热利湿。

方药 龙胆泻肝汤加减。

4.邪郁少阳证

主要证候 右胁灼热疼痛，或绞痛或胀痛或钝痛或剧痛。疼痛放射至右肩胛，脘腹不舒，恶心呕吐，大便不畅或见黄疸或伴发热。舌质红，苔黄。脉弦滑。

证候分析 湿热蕴结胆腑，胆汁失于疏泄，故右胁疼痛灼热，若湿热郁久不散，煎熬胆汁结为砂石，砂石壅阻胆道，随砂石结聚部位不同而见绞痛、钝痛、剧痛、胀痛之异。足少阳经络循行于肩，故痛甚引及肩胛；胆热犯及脾胃，则见脘腹不舒，恶心呕吐；热伤津液，肠道燥结，则大便不畅；砂石阻塞胆道，胆汁外泄，则见黄疸；舌质红，苔黄，脉弦滑俱为胆腑郁热之象。

治法 清热利胆。

方药 清胆汤加减。

5.肝络失养证

主要证候 胁肋隐痛，悠悠不休，遇劳加重，口干咽燥，心中烦热，头晕目眩；舌红少苔，脉细弦而数。

证候分析 肝郁日久化火，耗伤阴血；或素体阴虚，精血不旺，阴血难以濡养肝络，而见胁肋隐痛，悠悠不休；劳则血气更耗，故遇劳加重；阴血亏虚，内生虚热，故口燥咽干，心中烦热；精血亏损，不能上荣，则头晕目眩；舌质红，少苔，脉弦细数，皆肝阴不足虚热内胜之象。

治法 养阴柔肝。

方药 一贯煎加减。

二、黄疸

黄疸是指因肝失疏泄，胆汁外溢，或血败不华于色，引发以目黄、身黄、小便黄为主要临床表现的病证。黄疸病所在脏腑主要为脾胃肝胆，所病脏腑间又可相互传变。黄疸疸的病因有外感、内伤两端。外感源于疫毒侵袭或饮食不节，内伤则由脾胃虚弱或宿疾引发；外因重在湿、毒，而内因偏于虚、瘀。西医学中的肝细胞性黄疸、阻塞性黄疸、溶血性黄疸，皆可参考本病证辨证论治。

诊断　患者常有肝炎接触史、服用对肝有损伤药物史，或酗酒史等。以目黄、身黄、小便黄为黄疸三大主症，且三症之中尤以目黄为要。相关血液生化学检测及影像学检查有助于黄疸的诊断与鉴别。

❮ 治疗 ❯

（一）阳黄

1.热重于湿证

主要证候　身目俱黄，黄色鲜明，发热口渴，或见心中懊恼，腹部胀闷，口干而苦，恶心呕吐，小便短少黄赤，大便秘结；舌苔黄腻，脉象弦数。

证候分析　湿热蕴阻中焦，熏蒸肝胆，致胆汁外溢，故身目皆黄，热为阳邪，故其色鲜明；灼伤津液，阳明燥结，故发热口渴，小便黄赤，大便秘结；肝胆火热上扰，则心中懊恼，口苦而干；腑气不通，则脘腹胀满；肝热犯胃，故恶心呕吐；湿热上蒸，故舌质红，苔黄腻，脉弦数为肝胆湿热之象。

治法　清热利湿，佐以泻下。

方药　茵陈蒿汤加减。

2.湿重于热证

主要证候　身目俱黄，黄色不及前者鲜明，头重身困，胸脘痞满，食欲减退，恶心呕吐，腹胀或大便溏垢；舌苔厚腻微黄，脉象弦滑。

证候分析　湿遏热壅，肝胆失泄，胆汁不循常道而泛溢，故身目皆黄；因湿为阴邪，故湿重于热之黄不若热重于湿者鲜明；湿遏清阳，不得发越，故头身困重；湿热壅阻中焦，脾胃气机不畅，故脘腹痞闷；脾胃功能受阻，胃失受纳腐熟之功，脾失运化水湿之职，则见食欲减退。呕恶便溏；湿热蒸腾而湿浊较甚，故舌苔厚腻而微黄；湿热充斥脉道则脉见弦滑。

治法　利湿化浊，佐以清热。

方药　茵陈五苓散合甘露消毒丹加减。

（二）急黄

主要证候　发病急骤，黄疸迅速加深，其色如金，皮肤瘙痒，高热口渴，胁痛腹满，神昏谵语，烦躁抽搐，或见衄血、便血，或肌肤瘀斑；舌质红绛，苔黄而燥，脉弦滑或数。

证候分析　瘟疫之邪，致病最速，毒热熏灼肝胆，胆汁泛溢，故起病急骤，黄疸迅速加深，色黄如金；热毒内炽，耗伤津液，故高热烦渴。毒结阳明，腑气不通，故腹满而痛；疫毒上扰神明则神昏谵语；热毒侵入营血，迫血妄行，上逆则吐衄，下行则便血，泛于肌肤则现瘀斑；热毒扰动肝风，肝风内动则手足抽搐；舌质红绛，苔黄糙为气血两燔之征；脉弦滑或数乃毒热充斥脉道。

治法　清热解毒，凉血开窍。

方药　犀角散加减。

（三）阴黄

1.寒湿阻遏证

主要证候　身目俱黄，黄色晦暗，或如烟熏，脘腹痞胀，纳谷减少，大便溏薄，神疲畏寒，口淡不渴；舌淡苔腻，脉濡缓或沉迟。

证候分析　久嗜生冷或阳黄证服苦寒药太过，皆可损伤脾阳，阳损而脾运失司，寒湿内蕴。阻遏胆液，胆汁不循常道而泛溢，而致身目发黄，寒、湿俱属阴邪，故虽黄而晦暗；寒湿阻遏脾胃，胃纳脾运失职，故脘闷腹胀，食欲减退；水湿浸渍肠间，故大便溏薄；脾司肌肉四肢，脾阳不振，故神疲体倦，畏寒肢冷；寒湿上泛，浸淫于舌，而见舌体胖大，苔白腻；脉濡缓或沉迟。

治法　温化寒湿，健脾退黄。

方药　茵陈术附汤加减。

2.血瘀肝郁证

主要证候　黄疸日久，肤色暗黄、苍黄，甚则黧黑，胁下癥结刺痛、拒按，面颈部见有赤丝红纹；舌质紫暗或有瘀斑，脉弦涩或细涩。

证候分析　阳黄迁延日久，湿毒留滞经脉，阻遏气血流通，而致气滞血瘀，气滞则肝失条达，瘀血阻塞则胆汁失泄。胆液外溢则身黄，瘀血阻滞血运且有碍新血化生，肌肤失养，故黄而晦暗，面色黧黑。瘀血留着，积而不去，结于胁下，则可见胁下癥块，肝络不通则疼痛，肌肤络脉阻塞，则见赤纹丝缕。舌质紫暗或有瘀斑，脉弦涩或细涩，皆瘀血内阻之征。

治法　活血化瘀，疏肝解郁。

方药　鳖甲煎丸加减。

（四）虚黄

主要证候　面目肌肤发黄，黄色较淡，气短乏力，头晕心悸，脘腹不舒，纳呆便溏，或见胁肋疼痛，腹中结块。或夜间小便如浓茶；舌质淡，苔白，脉濡细。

证候分析 气血化源乏亏，或毒损阴血，以致气血衰败，不能荣华于色，故面目肌肤发黄，色淡不泽；气虚不足以息，则气短；推动之力减弱而乏力，血败失其濡养之能，见于头则头晕。现于心则心悸；脾运失权，则脘腹不舒，便溏纳呆；肝主藏血，血虚肝无以藏，脉络失养，故可见胁肋疼痛，日久因虚而滞，瘀结成块。气血败伤，下流于小肠，故夜间小便如浓茶。

治法 补气养血，健脾柔肝。

方药 小建中汤加减。

第五节　肾系病证

一、水肿

水肿是由于肺失通调、脾失转输、肾失开合，膀胱气化不利，导致体内水液潴留，泛滥肌肤，表现以头面、眼睑、四肢、腹背甚至全身浮肿为特征的一类病证，严重者还可伴有胸水、腹水等。本病在发病机制上，肺、脾、肾三脏是相互联系、相互影响的。若外邪侵袭，饮食起居失常，或劳倦内伤，均可导致肺失通调，脾失转输，肾失开合，三焦气化不利，终至膀胱气化无权，水液停聚，泛滥肌肤，而成水肿。西医学的急、慢性肾小球肾炎、肾病综合征、继发性肾小球疾病、充血性心力衰竭、内分泌失调，以及营养障碍等出现的水肿，可参考本节辨证论治。

诊断 患者可有乳蛾（扁桃体炎）、心悸、疮毒、紫癜以及久病体虚病史。发病轻者仅眼睑或足胫浮肿，重者全身皆肿，甚则腹大胀满，气喘不能平卧，更严重者可见尿闭，恶心呕吐，口有秽味，鼻衄牙宣，甚则出现头痛、抽搐、神昏、谵语等危象。水肿患者一般可先检查血常规、尿常规、肾功能、肝功能（包括血浆蛋白）、心电图、肝肾B超。如怀疑心源性水肿可行心脏超声、X线胸片检查，明确心功能情况。若为肾源性水肿可再检查24小时尿蛋白总量、血清蛋白电泳、血脂、补体C3、补体C4及免疫球蛋白。肾穿刺活检有助于明确病理类型、鉴别原发性或继发性肾脏疾病。

《 治疗 》

（一）阳水

1.风水相搏证

主要证候 眼睑浮肿，继则四肢及全身皆肿，来势迅速。往往伴有外感风热证或风寒证，可兼恶寒，发热，肢节酸楚，小便不利等症。偏于风热者，伴咽喉红肿疼痛；舌质红，脉浮滑数。偏于风寒者，兼恶寒，咳喘；偏于风寒者，苔薄白；偏于风热者，舌质红。偏于风寒者，脉浮滑或浮紧；偏于风热者，脉浮滑数。如水肿较甚，亦可见沉脉。

证候分析 风邪外袭，肺气失宣，不能通调水道，下输膀胱，所以小便不利，全身浮肿。风属阳邪，其性轻扬，善行数变，风邪与水液相搏，风助水势，所以水肿起于面目，很快遍及肢体。邪在肌表，卫外的阳气受到遏制，故可恶寒，发热，肢节酸重。水气侵犯肺脏，宣降功能失职，所以咳嗽而喘。苔薄白，脉浮滑或浮紧，是风水偏寒的现象。咽喉红肿疼痛，舌质红，脉浮滑数，是风水偏热之征，若肿势严重，阳气被遏，可见沉脉。

治法 疏风清热，宣肺行水。

方药 越婢加术汤加减。

2.湿毒浸淫证

主要证候 眼睑浮肿，延及全身，皮肤光亮，尿少色赤，身发疮痍，甚则溃烂，恶风发热；舌质红，苔薄黄，脉浮数或滑数。

证候分析 肺主皮毛，脾主肌肉，肌肤疮痍湿毒未能及时清热消散，内归肺脾，致肺不能通调水道，脾不能运化水湿而小便不利。风为百病之长，故病之初起，多兼风邪，是以肿起眼睑，延及周身，有恶风发热之象。其舌质红，苔薄黄，脉浮数或滑数，是风邪夹湿毒所致。

治法 宣肺解毒，利湿消肿。

方药 麻黄连翘赤小豆汤合五味消毒饮加减。

3.水湿浸渍证

主要证候 全身水肿，下肢明显，按之没指，小便短少，起病缓慢，病程较长，身体困重，胸闷，纳呆，泛恶；苔白腻，脉沉缓。

证候分析 水湿之邪，浸渍肌肤，壅滞不行，以致肢体浮肿不退。水湿内聚，三焦决渎失司，膀胱气化失常，所以小便短少。水湿日增而无出路，横溢肌肤，所以肿势日甚，按之没指。脾为湿困，阳气不得舒展，故见身重神疲、胸闷、纳呆、泛恶等症。苔白腻，脉沉缓，亦为湿盛脾弱之象。湿为黏腻之邪，不易骤化，故病程较长。

治法 健脾化湿，通阳利水。

方药 五皮饮合胃苓汤加减。

4.湿热壅盛证

主要证候 遍体浮肿，皮肤绷急光亮，胸脘痞闷，烦热口渴，小便短赤，大便干结；舌红，苔黄腻，脉沉数或濡数。

证候分析 水湿之邪，郁而化热，或湿热之邪壅滞于肌肤经隧之间，故遍身浮肿而皮肤绷急光亮。由于湿热壅滞三焦，气机通降失常，故见胸脘痞闷。若热邪偏重者，津液被耗，故见烦渴，小便短赤，大便干结。苔黄腻，脉沉数或濡数，均为湿热之征。

治法 分利湿热。

方药 疏凿饮子加减。

（二）阴水

1.脾阳虚衰证

主要证候 身肿日久，腰以下为甚，按之凹陷不易恢复，劳累后加重，脘腹胀闷，纳减便溏，面色萎黄，神疲乏力，四肢倦怠，小便短少；舌质淡，苔白腻或白滑，脉沉缓或沉弱。

证候分析 中阳不振，健运失司，气不化水，以致下焦水邪泛滥，故身肿，腰以下尤甚，按之凹陷不起。脾虚运化无力，脘闷纳减，腹胀便溏。脾虚气血生化乏源，阳不温煦，故面色萎黄，神疲肢冷。阳不化气，则水湿不行而小便短少。舌质淡，苔白腻或白滑，脉沉缓或沉弱是脾阳虚衰，水湿内聚之征。

治法 温运脾阳，以利水湿。

方药 实脾饮加减。

2.肾阳衰微证

主要证候 水肿反复消长不已，面浮身肿，腰以下甚，按之凹陷不起，尿量减少或反多，腰酸冷痛，四肢厥冷，怯寒神疲，面色白或晦滞，心悸胸闷，喘促难卧，腹大胀满；舌质淡胖，苔白，脉沉细或沉迟无力。

证候分析 腰膝以下，肾气主之，肾气虚衰，阳不化气，水湿下聚，故见腰以下肿甚，按之凹陷不起。水气上凌心肺，故见心悸、气促。腰为肾之府，肾虚而水气内盛，故腰痛酸重。肾与膀胱相表里，肾阳不足，膀胱气化不行，故尿量减少，或因下元不固而多尿，故有浮肿与多尿并见。肾阳亏虚，命门火衰，不能温养四末，故四肢厥冷，怯寒神疲。阳气不能温煦上荣，故面色晦滞或白。舌质胖淡，苔白，脉沉细或沉迟无力，均为阳气虚衰，水湿内盛之候。

治法 温肾助阳，化气行水。

方药 济生肾气丸合真武汤加减。

二、淋证

淋证是指因肾虚、膀胱湿热、气化失司所致，以小便频急，淋沥不尽，尿道涩痛，欲出未尽，小腹拘急，或痛引腰腹为主要临床表现的一种病证。淋证多因外感湿热，饮食不节，情志失调，脾肾亏虚所致。其病机主要为肾虚，膀胱湿热，气化失司。西医学中凡是具有淋证特征者，均可参考本节辨证论治。

诊断　本病多见于已婚女性，因劳累、情志变化、感受外邪、不洁房事而诱发。小便频急，淋沥涩痛，小腹拘急引痛为各种淋证的主症，是诊断淋证的主要依据。病久或反复发作者，常伴有低热、腰酸痛、小腹坠胀、疲乏无力等症。尿常规、尿细菌培养、前列腺液检查、X线腹部摄片及肾、输尿管、膀胱、前列腺彩超，可明确诊断。静脉肾盂造影、逆行肾盂造影、膀胱镜检查，能进一步明确病变部位、性质。

◈ **治疗** ◈〰〰〰〰〰〰〰〰〰〰〰〰〰〰〰〰〰〰〰〰〰〰

1.热淋

主要证候　小便频数短涩，尿道灼热刺痛，溺色黄赤，少腹拘急胀痛，寒热起伏，口苦，呕恶，腰痛拒按，大便秘结；苔黄或黄腻；脉滑数。

证候分析　湿热蕴结下焦，膀胱气化不利，故见小便频急，灼热刺痛，溺色黄赤；湿热壅遏，气机失宣，则小便短涩，少腹拘急胀痛；腰为肾之府，湿热阻滞肾络，则腰痛拒按；若湿热侵犯少阳，少阳枢机不利，可见寒热起伏，口苦，呕恶；热甚波及阳明，则大便干结；苔黄或黄腻，脉滑数为湿热或热盛之征。

治法　清热利湿通淋。

方药　八正散加减。

2.石淋

主要证候　尿中夹砂石，排尿涩痛，或排尿时突然中断，尿道窘迫疼痛，少腹拘急，往往突发，一侧腰腹绞痛难忍，甚则牵及外阴，尿中带血；痛甚而面色苍白，冷汗，或伴恶心呕吐，病久砂石不去或见面色少华，少气乏力，或腰酸痛，手足心热。舌质红，苔薄黄；或舌质淡边有齿印，苔白腻；或舌质红，少苔；脉弦或带数；或细弱；或细数。

证候分析　湿热蕴结下焦，煎熬尿液，结为砂石，砂石小者随尿排出，大者不能随尿排出，阻滞气机或损伤血络，滞留于上，则突发腰腹绞痛而伴血尿；阻滞于下则小便艰涩，甚则排尿突然中断，尿道窘迫疼痛，痛甚则气机逆乱而有肢冷汗出等痛厥之状。初起湿热偏盛属实证，则舌质红，苔薄黄，脉弦或带数；病久伤及正气，或为气虚，或为阴虚，表现为虚实夹杂之证，阴虚者，腰酸隐痛，手足心热，舌质红，少苔，脉细数；气虚者，面色少华，少气乏力，舌质淡边有齿印，苔白腻，脉细弱。

治法　清热利湿，排石通淋。

方药　石韦散加减。

3.血淋

主要证候　小便热涩刺痛，尿色深红，或夹有血块，疼痛满急加剧，心烦；虚证者尿色淡红，尿痛涩滞不显著，腰酸膝软；发热心烦；手足心热，神疲乏力；舌尖红，苔黄，或舌红，少苔。脉滑数或细数。

证候分析　湿热下注，热伤阴络，迫血妄行，以致小便涩痛有血；热甚煎熬，血结成瘀，则搜血成块，血块阻塞尿道，则刺痛难忍；发热心烦，苔黄，脉滑数为实热之象。病延日久，湿热伤阴，或夙患痨瘵、消渴，或素体阴虚患淋，肾阴不足，虚火灼络，则见尿色淡红，涩痛不著之血淋虚证；腰为肾之府，肾阴不足，精气亏虚，则腰酸膝软，手足心热，神疲乏力；舌红少苔、脉细数为阴虚有热之象。

治法　实证宜清热通淋，凉血止血；虚证宜滋阴清热，凉血止血。

方药　实证用小蓟饮子；虚证用知柏地黄丸加减。

4.气淋

主要证候　郁怒之后，实证者小便涩滞，淋沥不畅；虚证者尿频，尿有余沥。少腹胀满疼痛，或少腹坠胀，神疲乏力；舌质淡，苔薄白；脉沉弦或虚细无力。

证候分析　少腹乃足厥阴肝经循行之处，情志怫郁，肝失疏泄，气机郁结，膀胱气化不利，故见小便涩滞，淋沥不畅，少腹满胀，脉沉弦。如病久不愈，肝郁乘脾或过用苦寒疏利之品，耗伤中气，气虚下陷，膀胱气化无权，故见少腹坠胀，尿频而有余沥，神疲乏力；舌质淡，脉虚细亦为脾虚气弱之征象。

治法　实证宜利气疏导；虚证宜补中益气。

方药　实证用沉香散；虚证用补中益气汤加减。

5.膏淋

主要证候　小便混浊，乳白或如米泔水，上有浮油，置之沉淀，或伴有絮状凝块物，尿道热涩疼痛，尿时阻塞不畅，口干；或夹有凝块，或混有血液；病久日渐消瘦，头昏乏力；舌质红，苔黄腻，或舌质淡，苔腻；脉濡数或虚弱。

证候分析　湿热注于下焦，气化不利，无以分清泌浊，故见小便混浊如米泔水，尿道热涩疼痛，苔黄腻，脉濡数等实证。病久肾气受损，下元不固，不能制约脂液，则淋出如脂；湿热已减，肾虚精亏，故见尿痛不著，形瘦腰酸，头昏乏力，舌质淡苔腻，脉虚弱为虚中夹实证。

治法 实证宜清热利湿，分清泄浊；虚证宜补肾固涩。

方药 实证用萆薢分清饮；虚证用膏淋汤加减。

6.劳淋

主要证候 小便不甚赤涩，溺痛不甚，但淋沥不已，时作时止，遇劳即发，病程缠绵；面色萎黄，少气懒言，神疲乏力，小腹坠胀，里急后重或大便时小便点滴而出，腰膝酸软，肾阳虚见畏寒肢冷，肾阴虚见面色潮红，五心烦热；舌质淡，脉细弱。

证候分析 诸淋日久，或病情反复，邪气伤正；或过用苦寒清利，或久病体虚感邪，以致脾肾两虚，湿浊留恋，以肾虚为主，膀胱气化无权，故小便不甚赤涩，但淋沥不已，遇劳即发，病程缠绵；肾气不足，则腰酸膝软，神疲乏力，舌质淡，脉虚弱；肾阴亏虚，则手足心热，低热，舌质红少苔，脉细数。

治法 补脾益肾。

方药 无比山药丸加减。

三、癃闭

癃闭是因肾和膀胱气化失司而导致小便量减少，排尿困难，甚则小便闭塞不通为主症的一种疾患。癃闭病位主要在膀胱与肾，与三焦和肺、脾、肝密切相关。癃闭的病因主要有外邪侵袭、饮食不节、情志内伤、尿路阻塞、体虚久病五种。其基本病机是膀胱气化功能失调。西医学中各种原因引起的尿潴留及无尿症，都可以参考本节辨证论治。

诊断 本病多见于老年男性，或产后妇女及手术后的患者。以小便不利，点滴不畅，或小便闭塞不通，尿道无涩痛，小腹胀满为主症。辅助检查主要包括泌尿系统B超、尿道及膀胱造影X线检查、尿流动力学检查、直肠指检等。

《 治疗 》────────────────────────────

（一）实证

1.膀胱湿热证

主要证候 小便点滴不通，或量极少而短赤灼热，小腹胀满，口苦口黏，或口渴不欲饮，或大便不畅；舌质红，苔黄腻，脉数或濡数。

证候分析 湿热壅积于膀胱，故小便不利而热赤，甚则闭而不通。湿热互结，膀胱气化不利，故小腹胀满。湿热内盛，故口苦口黏。津液不布，故但口渴而不欲饮。舌质红，苔根黄腻，脉濡数或大便不畅，均因下焦湿热所致。

治法 清利湿热，通利小便。

方药 八正散加减。

2.肺热壅盛证

主要证候　小便不畅，甚或点滴不通，咽干，烦渴欲饮，呼吸急促，或有咳嗽；舌红，苔薄黄，脉数。

证候分析　肺热壅盛，失于肃降，不能通调水道，下输膀胱，故小便点滴不通。肺热上壅，气逆不降，故呼吸短促或咳嗽。咽干，烦渴，苔黄，脉滑数，均为里热内郁之征。

治法　清泄肺热，通利水道。

方药　清肺饮加减。

3.肝郁气滞证

主要证候　小便不通或通而不爽，情志抑郁，或多烦善怒，胁腹胀满；舌红，苔薄黄，脉弦。

证候分析　七情内伤，气机郁滞，肝气失于疏泄，水液排出受阻，故小便不通或通而不畅。胁腹胀满，为肝气郁滞之故。脉弦，多烦善怒，是肝旺之征。舌质红，苔薄黄，是肝郁有化火之势。

治法　理气解郁，通利小便。

方药　沉香散加减。

4.尿道阻塞证

主要证候　小便点滴而下，时有排尿中断，或尿如细线，甚则阻塞不通，小腹胀满疼痛；舌紫暗，或有瘀点、瘀斑，脉涩。

证候分析　瘀血败精阻塞于内，或瘀结成块，阻塞于膀胱尿道之间，故小便点滴而下，或尿如细线，甚则阻塞不通。小腹胀满疼痛，舌质紫暗，或有瘀点、脉涩，是瘀阻气滞之征象。

治法　行瘀散结，通利水道。

方药　代抵当丸加减。

（二）虚证

1.脾气不升证

主要证候　时欲小便而不得出，或尿量少而不爽利，伴小腹坠胀，神疲乏力，食欲不振，气短而语声低微；舌淡，苔薄，脉细弱。

证候分析　清气不升则浊阴不降，故小便不利。中气不足，故气短语低。中气下陷，升提无力，故小腹坠胀。脾气虚弱，运化无力，故精神疲乏，食欲不振。舌质淡，脉细弱，均为气虚之征。

治法　升清降浊，化气行水。

方药　补中益气汤合春泽汤加减。

2.肾阳衰惫证

主要证候 小便不通或点滴不爽，排尿无力，面白神萎，神气怯弱，畏寒肢冷，腰膝冷而酸软无力；舌淡胖，苔薄白，脉沉细或弱。

证候分析 命门火衰，气化不及州都，故小便不通或点滴不爽，排出无力。面色白，肾气怯弱，是元气衰惫之征。畏寒，腰膝冷而酸软无力，舌质淡，苔白，脉沉细尺弱等，均为肾阳不足之象。

治法 温补肾阳，化气利水。

方药 济生肾气丸加减。

第六节 儿科疾病

一、感冒

小儿脏腑娇嫩、脾常不足、肝火易亢，患感冒后易出现夹痰、夹滞、夹惊的兼夹证。

◀ 治疗 ▶

(一) 分证论治

1.风寒感冒

主要证候 恶寒，发热，无汗，头痛，身痛，鼻流清涕，喷嚏，咳嗽，口不渴，咽无红肿及疼痛，舌淡红，苔薄白，脉浮紧，指纹浮红。

证候分析 风寒之邪由皮毛而入，束于肌表腠理，卫阳不得宣发，致恶寒、发热、无汗；寒邪束肺，肺气失宣，则致鼻塞、流涕、咳嗽；寒邪郁于太阳经脉，气血流通不畅，则致头痛、身痛、肢节酸痛等症。

治法 辛温解表，疏风散寒。

方药 荆防败毒散加减。

2.风热感冒

主要证候 发热重，恶风，有汗或少汗，头痛，鼻塞流浊涕，喷嚏，咳嗽，痰稠色白或黄，咽红肿痛，口干渴，舌质红，苔薄黄，脉浮数，指纹浮紫。

证候分析 风热之邪侵犯肺卫，卫表失和，则见发热、恶风、微有汗出；邪热上扰清窍则头痛；肺气失宣则致鼻塞、流涕、喷嚏、咳嗽；上攻咽喉则致咽喉肿痛等。

治法 辛凉解表。

方药 银翘散加减。

3.暑邪感冒

主要证候 发热，无汗或汗出热不解，头晕、头痛，鼻塞，身重困倦，胸闷，呕恶，口渴心烦，食欲不振，或有呕吐、泄泻，小便短黄，舌质红，苔黄腻，脉滑数，指纹紫滞。

证候分析 暑为阳邪，侵犯人体故见发热；暑多夹湿，缠绵难去，故常发热持续或热不为汗解；湿邪遏于肌表，故身重困倦；湿邪困于中焦，脾胃升降失司，则胸闷，泛恶，食欲不振。舌质红，苔黄腻为暑湿之特征。

治法 清暑解表。

方药 新加香薷饮加减。

4.时疫感冒

主要证候 起病急，高热，恶寒，无汗或汗出热不解，头痛，心烦，目赤咽红，肌肉酸痛，腹痛，或见呕吐、泄泻，舌质红，舌苔黄，脉数，指纹紫。

证候分析 时疫毒邪犯于肺胃二经。疫毒犯人，起病急，病情重。邪郁于肌表，则发热、恶寒、肌肉酸痛；毒热上攻，则目赤咽红；邪毒犯脾，升降失司，则见呕吐、泄泻。

治法 清瘟解毒。

方药 银翘散合普济消毒饮加减。

5.兼证

（1）夹痰证

主要证候 感冒兼见咳嗽较剧，痰多，喉间痰鸣。

证候分析 风寒束肺，肺失宣肃，津液失布则痰白清稀；外感风热，灼津为痰，故痰稠色白或黄。

治法 辛温解表，宣肺化痰；辛凉解表，清肺化痰。

方药 风寒夹痰证加用三拗汤、二陈汤；风热夹痰证加用桑菊饮。

（2）夹滞证

主要证候 在感冒病程中兼有脘腹胀满，不思饮食，大便不调。

证候分析 食滞中焦则脘腹胀满，不思饮食；食积化腐则大便酸臭。

治法 解表兼以消食导滞。

方药 在疏风解表的基础上，加用保和丸。

（3）夹惊证

主要证候 在感冒病程中兼有惊惕哭闹，睡卧不宁，甚至抽搐。

证候分析 小儿神气怯弱，肝气未充，感邪之后，热扰心肝，易致心神不宁，睡卧不安，甚至抽搐。

治法　解表兼以清热镇惊。

方药　在疏风解表的基础上，加用镇惊丸加减。

（二）其他治疗

（1）中成药　包括风寒感冒颗粒、发热感冒颗粒、藿香正气水、连花清瘟胶囊、小儿豉翘清热颗粒等。

（2）针灸疗法　常取大椎、曲池、外关、合谷，适用于风热感冒证。灸法可取大椎、风门、肺俞，用于风寒感冒证。

（3）刮痧疗法　常取前颈、胸部、背部皮肤。适用于3岁以上体质壮实儿童。

二、咳嗽

咳嗽是小儿常见的肺系病证，临床以咳嗽为主症。咳嗽有外感内伤之分，小儿因肺常不足，卫外不固，故临床上以外感咳嗽为多见。

◆ **治疗** ◆

（一）分证论治

1.外感咳嗽

（1）风寒咳嗽

主要证候　咳嗽频作，咽痒声重，痰白清稀，鼻塞流清涕，恶寒无汗，发热头痛，全身酸痛，舌质淡红，舌苔薄白，脉浮紧，指纹浮红。

证候分析　本证多见于冬春季节，起病较急，病程较短。风寒之邪犯肺则咳嗽频作，痰白清稀，鼻流清涕，舌苔薄白，脉浮紧，指纹浮红。小儿风寒犯肺易从热化，若夹热者，症见声音嘶哑，恶寒，咽红，口渴；若转风热者，则咳嗽痰黄，口渴咽痛，鼻流浊涕。

治法　疏风散寒，宣肃肺气。

方药　杏苏散加减。

（2）风热咳嗽

主要证候　咳嗽不爽，痰黄，鼻流黄涕，咽红，舌质红，苔薄黄，脉浮数，指纹浮紫。

证候分析　本证可由风热犯肺所致，或由风寒犯肺转化而来。肺热重者，痰黄黏稠，不易咯出，口渴咽痛；风热表证重者，发热恶风，头痛微汗出。若风热夹燥，症见干咳频作，无痰或痰少黄稠难咯，咳剧胁痛，甚则咯痰带血，口干欲饮；若风热夹湿，症见咳嗽痰多，胸闷汗出，纳呆。

治法 疏风清热，宣肃肺气。

方药 桑菊饮加减。

2.内伤咳嗽

（1）痰热咳嗽

主要证候 咳嗽痰多，色黄黏稠，喉间痰鸣，发热口渴，烦躁不宁，尿少色黄，大便干结，舌质红，苔黄腻，脉滑数，指纹紫滞。

证候分析 本证因热邪灼津炼痰，痰热结于气道，或脾胃积热、心肝火旺炼液为痰上贮于肺而成。以咳嗽痰多，色黄黏稠，难以咯出为特征。热重者发热口渴，烦躁不宁，尿少色黄，大便干结；痰重者喉间痰鸣，甚则喘促，舌苔黄腻。

治法 清热泻肺，宣肃肺气。

方药 清金化痰汤加减。

（2）痰湿咳嗽

主要证候 咳痰清稀，色白量多，纳呆困倦，形体虚胖，舌质淡红，苔白腻，脉滑，指纹沉滞。

证候分析 多见于素体脾虚湿盛患儿，由脾虚湿盛，聚生痰液，壅阻气道而致。以咳嗽痰壅，色白而稀为特征。湿盛者胸闷纳呆，苔白腻；脾虚者困倦纳呆，形体虚胖。

治法 燥湿化痰，宣肃肺气。

方药 二陈汤加减。

（3）气虚咳嗽

主要证候 久咳不愈，咳嗽无力，痰白清稀，气短自汗，舌淡嫩，边有齿痕，脉细无力，指纹淡。

证候分析 常因久咳，多由痰湿咳嗽转化而来。以咳嗽无力，痰白清稀为特征。偏肺气虚者，气短自汗，畏寒；偏脾气虚者，胃纳不振，舌淡嫩，边有齿痕。

治法 益气健脾，化痰止咳。

方药 六君子汤加减。

（4）阴虚咳嗽

主要证候 久咳不愈，干咳少痰，口渴咽干，喉痒声嘶，午后潮热或手足心热，舌质红，舌苔少，脉细数，指纹紫。

证候分析 本证常因久咳，多由痰热壅肺转化而来。肺阴不足，金破不鸣，故干咳无痰，喉痒声嘶；热伤肺络者，咯痰带血；津不上承，故口渴咽干，阴虚生内热，故午后潮热，或手足心热。舌红少苔，脉细数乃阴虚之征。

治法 养阴润肺，化痰止咳。

方药 沙参麦冬汤加减。

（二）其他治疗

（1）中成药治疗 杏素止咳冲剂、急支糖浆、金振口服液、橘红痰咳液、阴清肺糖浆等。

（2）针灸疗法 ① 天突、内关、曲池、丰隆。② 肺俞、尺泽、太白、太冲。每日取1组，两组交替使用，1日1次，中等刺激。

（3）推拿 可施以揉小天心，补肾水，揉二马，揉板门，逆运内八卦，清肺经，推四横纹，揉小横纹，清天河水等手法。

三、肺炎喘嗽

肺炎喘嗽是小儿时期常见的肺系疾病之一，以发热、咳嗽、气促、痰鸣为主要临床特征。俗称"马脾风"。本病一年四季均可发生，但多见于冬春季节；任何年龄均可患病，年龄越小，发病率越高，病情越重。病因包括外因和内因两方面。外因责之于感受风邪，或由其他疾病传变而来；内因责之于小儿形气未充，肺脏娇嫩，卫外不固。病位在肺，常累及于脾，重者可内窜心肝。病机关键为肺气郁闭。

诊断 患儿病前常有感冒、咳嗽，或麻疹、水痘等病史。临床表现起病较急，常见发热、咳嗽、气急、鼻扇、痰鸣等症。新生儿常以不乳、精神萎靡、口吐白沫等症状为主。病情严重时，可见高热不退、喘促不安、烦躁不宁、面色苍白、四肢不温、口唇青紫发绀、脉微细数，甚至昏迷、抽搐等症。肺部听诊可闻及较固定的中细湿啰音，常伴干性啰音，如病灶融合，可闻及管状呼吸音。辅助检查如外周血检查（血白细胞检查、C反应蛋白）、病原学检查（细菌培养、病毒分离、肺炎支原体抗体检测）、影像学检查（胸部X线、胸部CT）等可协助诊断。

《治疗》

（一）分证论治

1.常证

（1）风寒闭肺证

主要证候 恶寒发热，呛咳气急，痰白而稀，舌苔薄白或白腻，脉浮紧，指纹浮红。

证候分析 风寒之邪外袭犯肺，肺气上逆，则呛咳气急；卫阳为寒邪所遏，阳气不能敷布周身，故恶寒发热；肺气闭塞，水液输化无权，凝而为痰，故痰白而稀。舌质不红，舌苔薄白或白腻，脉浮紧，指纹浮红，均为风寒犯肺之象。

治法　辛温宣肺，化痰降逆。

方药　华盖散加减。

（2）风热闭肺证

主要证候　发热恶风，咳嗽气急，痰黄黏稠，咽红口渴，舌红，苔薄白或黄，脉浮数，指纹浮紫或紫滞。

证候分析　风热侵肺，肺气失于宣肃，则致发热咳嗽；水液输化无权，凝聚为痰，故见痰多，黏稠或黄。舌红，苔薄白或黄，脉浮数均为风热犯肺之象。

治法　辛凉宣肺，降逆化痰。

方药　银翘散加减。

（3）痰热闭肺证

主要证候　发热面赤，咳嗽痰壅，气急鼻扇，面赤口渴，胸闷胀满，泛吐痰涎，舌质红，舌苔黄腻，脉滑数，指纹紫滞。

证候分析　痰热胶结于肺，则发热咳嗽，气急鼻扇；痰堵胸宇，胃失和降，则胸闷胀满，泛吐痰涎；肺热壅盛，则见面赤口渴；舌质红，舌苔黄腻，脉滑数皆为痰热内盛之象。

治法　清热涤痰，开肺定喘。

方药　五虎汤合葶苈大枣泻肺汤加减。

（4）毒热闭肺证

主要证候　高热不退，咳嗽喘憋，涕泪俱无，烦躁口渴，小便短黄，大便秘结，舌红而干，舌苔黄燥，脉洪数，指纹紫滞。

证候分析　毒热内闭肺气，则致高热持续，咳嗽剧烈，气急喘憋，小便短黄，大便干结；毒热耗灼阴津，则见涕泪俱无。舌红而干，舌苔黄燥，脉洪数皆为毒热内盛之象。

治法　清热解毒，泻肺开闭。

方药　黄连解毒汤合麻杏甘石汤加减。

（5）阴虚肺热

主要证候　病程较长，干咳少痰，低热盗汗，面色潮红，五心烦热，舌质红少津，舌苔花剥、少苔或无苔，脉细数，指纹淡红。

证候分析　久热久咳，耗伤肺阴，则见干咳、无痰，舌红乏津。余邪留恋不去，则致低热盗汗，舌苔黄，脉细数。

治法　养阴清肺，润肺止咳。

方药　沙参麦冬汤加减。

（6）肺脾气虚证

主要证候 病程迁延，咳嗽无力，动辄汗出，面白少华，食欲不振，大便溏，舌质偏淡，舌苔薄白，脉细无力，指纹淡。

证候分析 体质虚弱儿或久病体虚，病程中肺气耗伤，肺虚气无所主，则致咳嗽无力；肺气虚弱，卫表失固，则动辄汗出；脾虚运化不健，则食欲不振，大便溏；肺脾气虚，气血生化乏源，则见面色无华，舌淡苔薄，脉细无力。

治法 补肺健脾，益气化痰。

方药 人参五味子汤加减。

2.变证

（1）心阳虚衰证

主要证候 突然面色苍白，口唇青紫，四肢厥冷，烦躁不安，或神萎淡漠，肝脏迅速增大，舌质略紫，苔薄白，脉细弱而数，指纹青紫，可达命关。

证候分析 肺为邪闭，气滞则血瘀，心血运行不畅，心阳不能运行敷布全身，则致面色苍白，口唇青紫，四肢厥冷；肝为藏血之脏，右胁为肝脏之位，肝血瘀阻，故右胁下出现痞块；脉通于心，心阳虚，运血无力，则脉弱而数。

治法 温补心阳，救逆固脱。

方药 参附龙牡救逆汤加减。

（2）邪陷厥阴证

主要证候 壮热烦躁，神昏谵语，四肢抽搐，舌质红绛，指纹青紫，可达命关，或透关射甲。

证候分析 小儿感受风温之邪，易化热化火，内陷厥阴，则致壮热，烦躁，神志不清；邪热内陷足厥阴肝经，则热盛动风，致四肢抽搐，温热化火伤阴，故舌质红绛。

治法 平肝息风，清心开窍。

方药 羚角钩藤汤加减。

（二）其他治疗

（1）中成药 通宣理肺口服液、小儿咳喘灵泡腾片、小儿清肺化痰颗粒、养阴清肺口服液、玉屏风颗粒。

（2）拔罐 双侧肩胛下部拔火罐。适用于3岁以上儿童肺炎湿啰音久不消退者。

（3）敷贴疗法 取白芥子末、面粉各30g，或大黄、芒硝、大蒜各15～30g，调膏状，敷贴背部。用于肺炎后期迁延不愈，或痰多、两肺湿啰音经久不消失者。

四、哮喘

哮喘是小儿时期常见的一种反复发作的哮鸣气喘性肺系疾病。初发年龄以1～6岁多见。秋季、春季气候多变时易于发病。

诊断　多有婴儿期湿疹等过敏性疾病史，家族哮喘史。有反复发作的病史。发作与诱发因素有关，如气候骤变、受凉受热、接触或进食某些过敏物质等。临床表现常突然发作，发作之前，多有喷嚏、咳嗽等先兆症状。发作时喘促，气急，哮鸣，咳嗽，甚者不能平卧、烦躁不安、口唇青紫。查体可见桶状胸、三凹征，发作时两肺闻及哮鸣音，以呼气时显著，呼气延长。支气管哮喘如有继发感染，可闻及中细湿啰音。血常规、胸部X线、过敏原测试等有助于哮喘的诊断。

《治疗》

（一）分证论治

1.发作期

（1）寒性哮喘

主要证候　气喘咳嗽，喉间哮鸣，痰白清稀，流清涕，形寒肢冷，无汗，舌质淡红，苔白，脉浮紧，指纹红。

证候分析　风寒犯肺，引动伏痰，痰气交阻气道，故见喉间痰鸣，痰白清稀；风寒犯肺，肺气失宣，则见鼻流清涕，形寒无汗，舌质淡红，苔白，脉浮紧。

治法　温肺散寒，涤痰定喘。

方药　小青龙汤合三子养亲汤加减。

（2）热性哮喘

主要证候　咳嗽喘急，声高息涌，咯痰稠黄，鼻塞流黄稠涕，身热咽红，舌红苔黄，脉滑数，指纹紫。

证候分析　外感风热，或风寒化热，引动伏痰，痰热相结于气道而咳喘哮鸣，痰黄黏稠，胸膈满闷，鼻塞流黄稠涕。

治法　清肺涤痰，止咳平喘。

方药　麻杏石甘汤合苏葶丸。

（3）外寒内热证

主要证候　喘促哮鸣，恶寒无汗，鼻塞清涕，但咯痰黏稠色黄，尿赤便秘，舌质红，舌苔薄白或黄，脉滑数或浮紧，指纹浮红或沉紫。

证候分析　外有风寒束表，内有痰热内蕴，素体痰热内蕴，外寒引动体内伏痰，痰气搏结，故见喘促气急，恶寒无汗，鼻塞清涕的外寒之症；里有痰热则咯痰黏稠色黄，小便黄赤，大便干结。

治法 散寒清热，降气平喘。

方药 大青龙汤加减。

（4）虚实夹杂证

主要证候 病程较长，喘促胸闷，咳嗽痰多，喉中痰吼，动则喘甚，神疲纳呆，小便清长，舌质淡，苔薄白或白腻，脉细弱，指纹淡滞。

证候分析 喘促经久不愈，肺肾之气耗损，肺实肾虚；痰饮壅肺，肺失肃降，故见喘促胸闷，咳嗽痰多，喉中痰吼；肾阳已虚，失于摄纳、温煦，动则喘甚，神疲纳呆，小便清长。

治法 泻肺平喘，补肾纳气。

方药 偏于上盛者苏子降气汤；偏于下虚者射干麻黄汤合都气丸。

2.缓解期

（1）肺脾气虚证

主要证候 反复感冒，气短自汗，咳而无力，面白少华，纳差便溏，舌质淡胖，舌苔薄白，脉细软，指纹淡。

证候分析 肺气虚，表卫不固，则多汗易感、气短、咳嗽无力；脾气虚运化失健，故纳差、便溏。

治法 健脾益气，补肺固表。

方药 人参五味子汤合玉屏风散加减。

（2）脾肾阳虚证

主要证候 咳嗽无力，动则喘促，气短心悸，面色苍白，肢冷脚软，腹胀纳差，大便溏泄，夜尿多，发育迟缓，舌质淡，舌苔薄白，脉细弱，指纹淡。

证候分析 肾阳虚，摄纳无权，故动则喘促，面色苍白，脚软无力；脾阳虚，运化失司，则腹胀纳差，大便溏。较大儿童可有腰酸膝软，畏寒，四肢欠温，夜尿多等表现。

治法 健脾温肾，固摄纳气。

方药 金匮肾气丸加减。

（3）肺肾阴虚证

主要证候 干咳少痰，夜间盗汗，形体消瘦，潮热盗汗，口咽干燥，舌质红，苔花剥，脉细数，指纹淡红。

证候分析 素体阴虚，或热性哮喘日久不愈，失治误治伤及肺肾之阴则干咳少痰；肾阴虚则喘促乏力；形体消瘦，盗汗，舌质红，苔花剥，脉细数均为阴虚内热之象。

治法 补肾敛肺，养阴纳气。

方药 麦味地黄丸加减。

（三）其他治疗

（1）中成药 三拗片、哮喘宁颗粒、小儿宣肺止咳颗粒、玉屏风口服液。

（2）拔罐 发作期常选取天突、膻中、肺俞、膈俞等穴位拔罐治疗。

（3）敷贴疗法 取白芥子21g，延胡索21g，甘遂12g，细辛12g，生姜汁调，贴在肺俞、心俞、膈俞、膻中穴。贴药时间为每年夏天的三伏及冬季的三九，连用3年。

五、泄泻

泄泻是以大便次数增多，粪质稀薄或如水样为特征的小儿常见病。一年四季均可发病，夏秋季节发病率高。2岁以下小儿发病率高，是我国婴幼儿最常见的疾病之一。小儿泄泻的病因，以感受外邪、伤于饮食、脾胃虚弱多见，病位主要在脾胃，基本病机为脾虚湿盛。本病轻证治疗得当预后良好；重证则预后较差，可出现气阴两伤，甚至阴竭阳脱；久泻迁延不愈，则易转为慢惊风或疳证。

◁ 治疗 ▷

（一）分证论治

1. 常证

（1）湿热泄

主要证候 便水样，或如蛋花汤样，泻下急迫，量多次频，气味秽臭，舌质红，苔黄腻，脉滑数，指纹紫。

证候分析 湿热蕴结大肠，传化失职，则泻下急迫，量多次频；湿热交蒸，壅遏气机，则气味秽臭；舌质红，苔黄腻，脉滑数，指纹紫为湿热蕴结之征。

治法 清热利湿。

方药 葛根黄芩黄连汤加减。

（2）风寒泄

主要证候 大便清稀有泡沫，臭味不甚，肠鸣腹痛，舌质淡，苔薄白，脉浮紧，指纹淡红。

证候分析 风寒客于脾胃，则大便清稀有泡沫，臭味不甚；外感风寒，寒邪阻滞，则肠鸣腹痛；舌质淡，苔薄白，脉浮紧，指纹淡红为风寒郁阻之象。

治法 疏风散寒。

方药 藿香正气散加减。

（3）伤食泄

主要证候　大便稀溏，便稀夹不消化物，气味酸臭，脘腹胀痛，泻后痛减，舌苔厚腻，或微黄，脉滑实，指纹紫滞。

证候分析　有乳食不节史，乳食内停，壅滞肠胃，则大便稀溏，夹有不消化食物，气味酸臭，脘腹胀满；不通则痛，故脘腹胀痛，泻后痛减；苔白厚腻，或微黄，脉滑实，指纹紫滞为乳食积滞之征。

治法　消食化滞。

方药　保和丸加减。

加减　腹痛者，加木香、槟榔；腹胀者，加厚朴、枳壳；呕吐者，加藿香、生姜。

（4）脾虚泻

主要证候　大便稀溏，色淡不臭，食后作泻，神疲倦怠，舌淡苔白，脉缓弱，指纹淡。

证候分析　本证常由暴泻失治迁延形成。脾胃运化失职，则大便稀溏，色淡不臭；脾虚运纳无权，则食后作泻；脾气虚者神疲倦怠。

治法　健脾益气。

方药　七味白术散加减。

（5）脾肾阳虚泻

主要证候　大便清冷，完谷不化，形寒肢冷，精神萎靡，舌淡苔白，脉细弱，指纹色淡。

证候分析　本证见于久泻。脾肾阳虚，命火不足，脾失温煦，则久泻不止，完谷不化；命门火衰，阴寒内生则形寒肢冷，精神萎靡。

治法　温补脾肾。

方药　附子理中汤加减。

2.变证

（1）气阴两伤证

主要证候　泻下无度，质稀如水，精神萎弱，皮肤干燥，无泪少尿，啼哭无泪，小便短少，甚至无尿，唇红而干，舌红少津，苔少或无苔，脉细数。

证候分析　本证多发生于湿热泻之重证。泻下无度，阴津受劫，则大便稀薄，啼哭无泪，小便短少甚至无尿。本证若不能及时救治，则很快发展为阴竭阳脱证。

治法　益气敛阴。

方药　人参乌梅汤加减。

（2）阴竭阳脱证

主要证候　精神萎靡，泻下不止，面色青灰或苍白，汗冷肢厥，尿少或无，舌淡无津，脉沉细欲绝。

证候分析 本证常由气阴两伤证发展而来，或久泻不止阴阳俱耗而成。脾肾虚衰，阴寒内盛，阳气外脱，则泻下不止，面色青灰或苍白，冷汗肢厥，少尿无尿；舌淡无津，脉沉细欲绝为阴液耗竭、阳气欲脱之危重征象。

治法 温阳固脱。

方药 生脉散合参附龙牡救逆汤加减。

（二）其他治疗

1.中成药

主要包括保和丸、小儿肠胃康颗粒、藿香正气口服液、附子理中丸等。

2.针灸疗法

针法取足三里、中脘、天枢、脾俞。实证用泻法，虚证用补法。灸法取足三里、中脘、神阙，以隔姜灸或艾条温和灸，适用于脾虚泻、脾肾阳虚泻。

3.贴敷疗法

虚寒泄泻：五倍子、干姜各10g，吴茱萸、丁香各5g，白酒调和，贴敷肚脐。风寒泻、脾虚泻、脾肾阳虚泻：丁香1份、肉桂2份，姜汁调和成糊状，贴敷肚脐。

4.推拿疗法

湿热泄：补脾土，清大肠，清小肠，退六腑，揉小天心。风寒泄：揉外劳宫，推三关，摩腹，揉脐，揉龟尾。伤食泄：推板门，清大肠，补脾土，摩腹，运内八卦，揉中脘。脾虚泄：推三关，补脾土，补大肠，摩腹，推上七节骨，捏脊。脾肾阳虚泄：补脾土，摩腹，推上七节骨，补肾经，揉足三里。

六、便秘

便秘的病因包括饮食因素、情志因素、正虚因素及热病伤津。主要病位在大肠，与脾、肝、肾三脏相关，病机关键是大肠传导功能失常。

诊断 患儿可有喂养不当、挑食、偏食、外感时邪、情志不畅、脏腑虚损等病史。临床表现为不同程度的大便干燥。

《**治疗**》

（一）分证论治

1.食积便秘证

主要证候 大便秘结，脘腹胀满，不思饮食，手足心热，小便黄少，舌质红，苔黄厚，脉沉有力，指纹紫滞。

证候分析　小儿脾胃娇嫩，食积停滞则脘腹胀满，不思饮食，大便秘结；积久化热，手足心热，小便黄少；舌质红，苔黄厚，脉沉有力，指纹紫滞均为乳食积滞之象。

治法　消积导滞通便。

方药　枳实导滞丸加减。

2.燥热便秘证

主要证候　大便干结，面赤口臭，身热，腹胀或痛，小便短赤，苔黄燥，脉滑实，指纹紫滞。

证候分析　肠道失润，燥热内结，故大便干结；腑气不通，秽浊熏蒸于上，则口臭；热移膀胱故小便短赤；舌质红，苔黄燥，脉滑实，指纹紫滞为燥热内结之征象。

治法　清热润肠通便。

方药　麻子仁丸加减。

3.气滞便秘证

主要证候　欲便不得，胸胁痞满，腹胀嗳气，舌质红，苔薄白，脉弦，指纹滞。

证候分析　因情志不舒，或因久坐少动，气机郁滞，则胸胁痞满，腹胀嗳气；肝脾气滞，传导失职，则大便秘结；舌质红，苔薄白，脉弦，指纹滞为气机郁滞之征象。

治法　理气导滞通便。

方药　六磨汤加减。

4.气虚便秘证

主要证候　时有便意，大便不干，努挣难下，神疲乏力，舌淡苔薄，脉虚弱，指纹淡红。

证候分析　因气虚大肠传导无力，大便努挣难下；而神疲乏力为气虚化生乏源；舌淡苔薄，脉虚弱，指纹淡红为气虚之象。

治法　益气润肠通便。

方药　黄芪汤加减。

5.血虚便秘证

主要证候　便干结，艰涩难下，面白无华，唇甲色淡，舌质淡嫩，苔薄白，脉细弱，指纹淡。

证候分析　血虚肠道失润，则大便干结，艰涩难下；心血虚无以荣养则面白无华，唇甲色淡；舌质淡嫩，苔薄白，脉细弱，指纹淡为血虚之征象。

治法 养血润肠通便。

方药 润肠丸加减。

（二）其他治疗

（1）中成药 枳实导滞丸、麻仁丸、木香槟榔丸、补中益气丸、桑葚膏。

（2）针灸疗法 体针常取大肠俞、天枢、支沟等，结合中医辨证选穴。耳穴压豆可取大肠、便秘点。

（3）贴敷疗法 大黄研细末，取药末10g，加酒调糊敷脐，用于燥热便秘。

（4）推拿疗法 实证：清大肠，退六腑，推下七节骨。虚证：推下七节骨，补脾经，补肾经，推上三关，点揉足三里。

七、积滞

积滞是小儿内伤乳食，停聚中焦，积而不化，气滞不行所形成的一种胃肠疾病。主要病因为喂养不当，伤及脾胃，或脾胃虚弱，复伤乳食。病位在脾胃，基本病机为乳食停聚不消，积而不化，气滞不行。若积滞日久，迁延失治，进一步损伤脾胃，可转化为疳证。

诊断 既往有伤乳、伤食史，临床表现以不思乳食，食而不化，脘腹胀满，大便溏泄，酸臭或臭如败卵，或便秘为特征。辅助检查大便常规可见不消化食物残渣、脂肪液滴。

‹ **治疗** ›

（一）分证论治

1.乳食内积证

主要证候 多有乳食不节史，不思乳食，脘腹胀满，嗳吐酸腐，大便酸臭，舌质淡红，苔白垢腻，脉象弦滑，指纹紫滞。

证候分析 乳食内积，脾胃受损，受纳运化失职故不思乳食，脘腹胀满，大便酸臭；升降失调，故嗳腐酸馊；舌质淡红，苔白垢腻，脉象弦滑，指纹紫滞均为乳食内积之征。

治法 消乳化食，和中导滞。

方药 乳积者，用消乳丸。食积者，用保和丸。

2.食积化热证

主要证候 不思乳食，脘腹胀满，口干心烦，腹部皮肤灼热或手足心热，睡卧不宁，小便黄，大便臭秽或秘结，舌质红，苔黄腻，脉滑数，指纹紫。

证候分析 饮食积滞，脾失健运，则腹胀不食；食积化热，耗伤津液，则口干，手足心热，小便黄，大便臭秽或秘结；内扰心神故寐不安；舌质红，苔黄腻，脉滑数，指纹紫均为食积化热之征。

治法 清热导滞，消积和中。

方药 枳实导滞丸加减。

3.脾虚夹积证

主要证候 面黄神疲，不思乳食，食则饱胀，腹满喜按，大便酸腥稀溏不化，舌质淡，苔白腻，脉细滑，指纹淡滞。

证候分析 脾胃虚弱，气血不充，故面黄神疲；脾失健运，故不思乳食，食则饱胀，腹满喜按，大便稀溏酸腥，夹有乳片或不消化食物残渣；舌质淡，苔白腻，脉细滑，指纹淡滞均为脾虚夹积之征。

治法 健脾助运，消食化滞。

方药 健脾丸加减。

（二）其他治疗

（1）中成药 四磨汤口服液、化积口服液、保和丸、枳实导滞丸、清热化滞颗粒、小儿香橘丸。

（2）敷贴疗法 玄明粉3g，胡椒粉0.5g研粉，用于乳食内积证。六神曲、麦芽、山楂各30g，槟榔、大黄各10g，芒硝20g，麻油调后敷于中脘、神阙穴，用于食积化热证。

（3）推拿疗法 清胃经，揉板门，运内八卦，推四横纹，揉按中脘、足三里，推下七节骨，分腹阴阳，用于乳食内积证，若加清天河水、清大肠可用于食积化热证。补脾经，运内八卦，摩中脘，清补大肠，揉按足三里，用于脾虚夹积证。

（4）针灸疗法 常取足三里、中脘、梁门，辨证加减。耳针耳穴常取胃、大肠、神门、交感、脾。乳食内积证者尚可采取刺四缝的治疗方法。

八、疳证

疳证是由喂养不当或多种疾病影响，导致脾胃受损，气液耗伤，不能濡养脏腑、经脉、筋骨、肌肤而形成的一种小儿慢性消耗性疾病。临床多见于5岁以下小儿。引起疳证的病因较多，临床以饮食不节，喂养不当，营养失调，疾病影响以及先天禀赋不足为常见，其病变部位主要在脾胃，可涉于五脏。病机关键为脾胃亏损，津液耗伤。本病经恰当治疗，绝大多数患儿可治愈，若干疳及疳积重证阶段，因脾胃虚衰，生化乏源，气血亏耗，诸脏失养，必累及其他脏腑，因而出现"眼疳""口疳""疳肿胀"等兼证，临床当注重辨证论治。

诊断　既往有喂养不当或病后饮食失调及长期消瘦史。临床表现为形体消瘦，体重比正常同年龄儿童平均值低15%以上，面色不华，毛发稀疏枯黄；严重者干枯赢瘦，体重可比正常平均值低40%以上。饮食异常，大便干稀不调，或脘腹胀满等明显脾胃功能失调症状。或兼有精神萎靡不振，或好发脾气，烦躁易怒，或喜揉眉擦眼，或吮指磨牙等症。辅助检查可有血红蛋白及红细胞减少。疳肿胀者，血清总蛋白、血清白蛋白减少。

◀ **治疗** ▶

（一）分证论治

1.疳气

主要证候　形体略瘦，面色萎黄少华，不思饮食，腹胀，精神欠佳，大便不调，舌质略淡，苔薄微腻，脉细有力，指纹淡。

证候分析　本证多为病之初起，脾虚健运失司则不思饮食，大便不调；气机不畅则腹胀；脾虚失于濡养则精神欠佳，形体略瘦，面色萎黄少华，毛发稀疏；舌质略淡，苔薄微腻，脉细有力，指纹淡均为疳气之征。

治法　调和脾胃，益气助运。

方药　资生健脾丸加减。

2.疳积

主要证候　形体明显消瘦，面色萎黄少华或面白无华，肚腹膨胀，甚则青筋暴露，毛发稀疏结穗，烦躁不宁，舌质淡，苔白腻，脉沉细而滑，指纹紫滞。

证候分析　本证多由疳气发展而来，为疳证病情较重者。积滞内停，壅塞气机，故肚腹膨胀，甚则青筋暴露；病久脾虚生化乏源，故形体明显消瘦，面色萎黄少华或面白无华，毛发稀疏结穗；舌质淡，苔白腻，脉沉细而滑，指纹紫滞均为疳积之征。

治法　消积理脾，和中清热。

方药　肥儿丸加减。

3.干疳

主要证候　形体极度消瘦，皮包骨头，貌似老人，毛发干枯，精神萎靡，夜寐不安，杳不思食，大便稀溏或便秘，舌质淡嫩，苔花剥或无，脉沉细弱，指纹色淡隐伏。

证候分析　干疳为疳之重证，多进入病证后期，气血俱虚，脾胃衰败。气阴衰竭，气血精微化源欲绝，无以滋养，故形体极度消瘦，皮包骨头，貌似老人，毛发干枯；脾虚气衰，故精神萎靡，夜寐不安；舌质淡嫩，苔花剥或无，脉沉细弱，指纹色淡隐伏均为干疳之征。

治法 补脾益气，养血活血。

方药 八珍汤加减。

（二）其他治疗

（1）中成药 主要有健儿素颗粒、乐儿康糖浆、疳积散、化积口服液、十全大补丸等。

（2）推拿疗法 疳气证：补脾经，补肾经，运八卦，揉板门、足三里，捏脊。疳积证：补脾经，清胃经、心经、肝经，捣小天心，分手阴阳、腹阴阳。干疳证：补脾经、肾经，运八卦，揉二马、足三里。尚可采用捏脊疗法，极度消瘦者慎用。

（3）针灸疗法 常取合谷、曲池、中脘、气海、足三里、三阴交。疳积证尚可采取刺四缝的治疗方法。

九、惊风

惊风是小儿常见的一种急重病证，临床以抽搐、昏迷为主要症状，又称"惊厥"，俗名"抽风"。任何季节均可发生，一般以1～5岁的小儿多见。惊风又可分为急惊风与慢惊风，如果急惊风未获根治，也有可能会演变为慢惊风，本节主要论述急惊风的诊治。急惊风病因主要包括外感风热、感受疫毒及暴受惊恐；病位主要在心肝；病机关键为邪陷厥阴，蒙蔽心窍，引动肝风。

诊断 患儿常有感受风热、疫毒之邪或暴受惊恐病史，3岁以下婴幼儿多见，5岁以上逐渐减少。临床表现以高热、抽风、昏迷为主，可有原发性疾病的特征表现。必要时可行血常规、大便常规、大便培养、脑脊液、脑电图、脑CT等辅助检查协助诊断。

〈 **治疗** 〉～～～～～～～～～～～～～～～～～～～～～～～～

（一）分证论治

1.外感风热证

主要证候 发热，神昏，抽搐，咽红，舌质红，苔薄黄，脉浮数，指纹青紫。

证候分析 风热外侵，首犯肺卫，郁于肌表故发热，咽红；邪气入里化热，扰乱心神，引动肝风，故神昏，抽搐；舌质红，苔薄黄，脉浮数，均为外感风热之征。

治法 疏风清热，息风镇惊。

方药 银翘散加减。

2.温热疫毒证

主要证候 麻疹、流行性腮腺炎等疫病过程中，高热不退，神昏，四肢抽搐，头痛呕吐，烦躁口渴，舌质红，苔黄，脉数。

证候分析 温热疫毒未能及时清解，邪热扰心，神明失主，故烦躁不安，神昏；热灼筋脉，引动肝风，则抽搐，双目上视。

治法 平肝息风，清心开窍。

方药 羚角钩藤汤加减。

3.暑热疫毒证

主要证候 盛夏季节，持续高热，神昏谵语，反复抽搐，头痛项强，呕吐，舌质红，苔黄，脉弦数。

证候分析 暑邪袭人，故见高热；直中心包，扰乱神明，闭塞心窍则神昏谵语；火极生风，肝风内动，故反复抽搐，头痛项强。

治法 清热祛暑，开窍息风。

方药 清瘟败毒饮加减。

4.湿热疫毒证

主要证候 急性高热，谵妄烦躁，抽搐，腹痛呕吐，黏液脓血便，舌质红，苔黄腻，脉滑数。

证候分析 湿热疫毒壅阻肠腑，气滞不行，故腹痛呕吐，大便脓血；内迫营血，直犯心肝，故抽搐；舌质红，苔黄腻，脉滑数，均为湿热侵袭之象。

治法 清热化湿，解毒息风。

方药 黄连解毒汤合白头翁汤加减。

5.暴受惊恐证

主要证候 有惊吓病史，抽搐，惊惕不安，面色乍青乍白，脉律不整，指纹紫滞。

证候分析 小儿心神怯弱，若暴受惊恐，神无所归，则惊惕不安；惊则气乱，蒙蔽清窍，故抽搐，神识不清；面色乍青乍白为惊恐之征象。

治法 镇惊安神，平肝息风。

方药 琥珀抱龙丸合朱砂安神丸加减。

（二）其他治疗

（1）中成药 主要包括儿童回春颗粒、八宝惊风散、牛黄镇惊丸、小儿惊风散。

（2）针灸疗法 外感风热者，取穴人中、合谷、太冲、手十二井或十宣、大椎。湿热疫毒者，取穴人中、中脘、丰隆、合谷、内关、神门、太冲、曲池。

暴受惊恐者，取穴印堂、内关、神门、阳陵泉、四神聪、百会。耳针取心、肝、交感、神门、皮质下。

十、水肿

水肿为小儿时期常见的病证，以头面、眼睑、四肢，甚至全身浮肿及小便短少为特征，有阳水、阴水之分。儿科临床常见急性肾炎、肾病综合征。故本节以此两个疾病为重点进行论述。急性肾炎可发病于任何年龄，以3～12岁多见，常于感染后发病，预后多为良好。肾病综合征可发于任何年龄，多发于2～8岁，男多于女，易反复发作，微小病变型预后较好。水肿病因包括外因和内因，外因为感受风邪、水湿或疮毒入侵，内因主要是禀赋不足，久病劳倦，肺、脾、肾三脏功能失调。病位主要在肺脾肾。基本病机为水液泛滥。

诊断

1.急性肾小球肾炎

急性起病，1～3周前有呼吸道感染或皮肤感染史。临床典型表现为血尿、少尿、非指凹性水肿、高血压。辅助检查尿常规可见红细胞、蛋白；"抗O"升高、补体C3规律性改变。少数严重者，可见严重循环充血、高血压脑病、急性肾衰竭。非典型病例可为无临床症状的亚临床型或轻型，还可见以肾病综合征表现的特殊类型。

2.肾病综合征

部分患儿有感染史，水肿是最常见的临床表现，水肿为凹陷性，水肿明显时尿量减少、尿液有较多泡沫。尿液检查显示尿蛋白在+++以上，24小时尿蛋白定量≥50mg/kg。血液检查显示血清总蛋白降低，血浆白蛋白＜25g/L，白球比值倒置，血浆胆固醇＞5.7mmol/L。依据大量蛋白尿、低白蛋白血症、高胆固醇血症、水肿可诊断本病。如果同时具备明显血尿、高血压、氮质血症、血补体下降四项中至少一项，即可诊断为肾炎型肾病。

❮ 治疗 ❯

（一）分证论治

1.常证

（1）风水相搏证

主要证候 起病急，颜面浮肿，渐及全身，伴有发热、恶风、咳嗽，苔薄白，脉浮。

证候分析 风性向上，善行而数变，故浮肿首见于头面，渐及周身，发热，恶风，咳嗽，为风邪犯于肺卫，肺失清肃；苔薄白，脉浮，为风邪之征。

治法 疏风利水。

方药 麻黄连翘赤小豆汤加减。

（2）湿热内侵证

主要证候 水肿，血尿，烦热口渴，舌红，苔黄腻脉偏数。或近期有疮毒史。

证候分析 湿热下注，水气与邪毒并走于内，故见稍有浮肿；热伤血络，则为血尿；湿热为患，热盛者烦热口渴；舌质红，舌苔黄或黄腻，脉偏数，为湿热之象。

治法 清热利湿。

方药 三妙丸合导赤散加减。

（3）肺脾气虚证

主要证候 浮肿明显或者不著，体倦乏力，自汗，易感冒，纳呆便溏，舌苔白，质偏淡，脉缓弱。

证候分析 素体虚弱或者久病体虚，肺脾两虚，水液代谢失常，故见浮肿；肺气虚，卫表不固，故自汗易感；脾虚则湿困而见倦乏；脾虚纳运失常，故见纳差便溏；舌苔白，质偏淡，脉缓弱，为脾虚气血乏源之征。

治法 健脾益气。

方药 参苓白术散合玉屏风散加减。

（4）脾肾两虚证

主要证候 面白无华，浮肿，以腰下为甚，按之深陷难起。偏脾阳虚者，大便溏，脘腹闷胀；偏肾阳虚者，腰酸怕冷，尿淡而频，舌胖质淡或有齿痕，苔白，脉沉细。

证候分析 脾肾阳虚则水湿不利，全身浮肿；水湿在下，故腰腹下肢肿甚；脾虚运化失职，故大便溏稀，脘闷腹胀；肾阳虚，命门火衰，而见腰酸怕冷，尿淡而频，舌胖质淡，苔白，脉细无力，为脾肾阳虚证候。

治法 温肾健脾。

方药 偏肾阳虚者选真武汤，偏脾阳虚者选实脾饮。

2.变证

（1）水凌心肺证

主要证候 全身水肿，呛咳，气急，心悸，烦躁不能平卧，口唇青紫，指甲发绀，舌苔白或白腻，脉细数无力。

证候分析 水气上逆，射肺凌心，肺失肃降，心失所养，则咳嗽气急，胸闷心悸；气滞则血瘀，故口唇青紫，指甲发绀；心阳虚衰，则脉细数无力；水湿泛滥，则舌苔白或白腻。

治法 泻肺逐水，温阳扶正。

方药 己椒苈黄丸合参附汤加减。

（2）邪陷心肝证

主要证候 肢体浮肿头痛，眩晕，视物模糊，烦躁，甚或抽搐、昏迷，舌质红，苔黄糙，脉弦。

证候分析 热毒郁于肝经，肝气横逆，肝阳上亢，厥阴之脉上巅顶而络目系，故头痛，眩晕，视物模糊；肝风内动，神明受扰，则见抽搐、昏迷；舌红、苔黄糙、脉弦，皆为热毒内犯之候。

治法 平肝潜阳，泻火泄热。

方药 龙胆泻肝汤加减。

（3）水毒内闭证

主要证候 全身浮肿，尿少尿闭，头晕，呕吐，纳差，嗜睡或昏迷，舌苔腻，脉弦。

证候分析 肾气不足，开合不利，气机升降失常，水毒内闭，致水湿泛滥则全身浮肿，尿少尿闭；肾为胃之关，浊阴阻滞，邪无出处，上逆于胃，故呕吐、纳差；水毒上蒙清窍则昏迷。

治法 辛开苦降，辟秽解毒。

方药 温胆汤合附子泻心汤加减。

（二）其他治疗

（1）中成药　可选用济生肾气丸、六味地黄口服液、肾炎舒片等。

（2）针灸疗法　常选用三焦俞、肾俞、水分、气海、复溜等穴，阳水初期采用平补平泻，阴水或阳水后期可用补法。耳针常取肺、肾、脾、膀胱、交感、肾上腺、腹穴。急性肾衰竭尚可用艾条灸脊柱两旁腧穴处或涌泉穴。

（3）灌肠疗法　主要用于水毒内闭证。

（4）低频脉冲穴位刺激疗法　临床随证取穴，以超低频电脉冲刺激，用于各个证型。

十一、麻疹

麻疹是麻疹时邪引起的急性出疹性时行疾病，临床以发热，咳嗽，鼻塞流涕，泪水汪汪，口腔两颊黏膜可见麻疹黏膜斑，周身皮肤按序布发红色斑丘疹，疹退时皮肤有糠麸样脱屑和棕色色素沉着斑为特征。本病一年四季均可发病，好发于冬春季节，6个月至5岁小儿多见。病因为感受麻疹时邪，病机为邪犯肺脾，肺脾热炽，外发肌肤。病变部位主要在肺脾，可累及心肝。

诊断 易感儿童，未接种麻疹疫苗，有麻疹接触史。典型麻疹临床分三期，初热期表现为发热，咳嗽，喷嚏，鼻塞流涕，两目畏光多泪，口腔两颊黏膜近臼齿处可见麻疹黏膜斑。见形期表现为热盛出疹，多起于耳后发际，沿头面颈项、躯干四肢、手足心、鼻准部透发。收没期表现为疹退后皮肤留下糠麸样脱屑和棕色色素沉着斑。辅助检查血常规、血清抗体检测、细胞学检查和病毒抗原检测可协助诊断。

《 **治疗** 》

（一）分证论治

1. 顺证

（1）邪犯肺卫证

主要证候　发热，咳嗽，流涕，泪水汪汪，畏光羞明，麻疹黏膜斑，舌边尖红，苔薄黄，脉浮数，指纹淡紫。

证候分析　麻毒时邪由口鼻侵入，肺卫失宣，故见发热，咳嗽，流涕；麻毒上熏苗窍，则见目赤畏光，泪水汪汪，麻疹黏膜斑。

治法　辛凉透表，清宣肺卫。

方药　银翘散加减。

（2）邪炽肺脾证

主要证候　高热不退，耳后、发际、颈项、头面、胸腹、四肢顺序出现红色斑丘疹，烦躁口渴，大便秘结，小便短赤，舌质红绛，苔黄腻，脉洪数，指纹紫。

证候分析　麻毒热邪在肺卫不解，热毒炽盛，毒泄肌肤，故见高热不退，烦躁口渴，皮疹透发，尿赤便秘，舌红苔黄，脉洪数或指纹紫滞，均为热毒炽盛之象。

治法　清热解毒，透疹达邪。

方药　清解透表汤加减。

（3）肺胃阴伤证

主要证候　发热渐退，皮疹渐回，皮肤有糠麸样脱屑和色素沉着，神宁疲倦，纳食增加，大便干结，舌红少津，苔薄，脉细数，指纹淡紫。

证候分析　正能抗邪，毒随疹泄，肺胃阴伤，故见皮疹依次渐回，发热已退，胃纳转佳，舌红少津，脉细数等为邪退正复阴虚证候。

治法　养阴益气，清解余邪。

方药　沙参麦冬汤加减。

2. 逆证

（1）邪毒闭肺证

主要证候　高热不退，咳嗽气急，喉间痰鸣，鼻翼煽动，口唇紫绀，疹出不畅或疹稠紫暗，大便秘结，小便短赤，舌质红绛，苔黄腻，脉滑数，指纹紫滞。

证候分析 此属麻疹过程中逆变重证之一，为合并肺炎喘嗽。邪毒闭肺，灼津炼液为痰，肺气郁闭，则壮热持续，咳喘，痰鸣，鼻煽；肺气郁闭，心血不畅，则见口唇发绀；邪毒内攻，则见疹出不畅；邪毒炽盛，则见疹稠紫暗或见瘀斑。

治法 清热解毒，宣肺开闭。

方药 麻杏石甘汤加减。

（2）邪毒攻喉证

主要证候 咽喉肿痛，咳声如吠，声音嘶哑，吸气困难，疹稠紫暗，舌红，苔黄腻，脉滑数，指纹紫。

证候分析 热毒炽盛则身热不退，疹点紫暗；热毒循经上攻咽喉则咽喉肿痛；热盛灼津为痰，痹阻气道，则见咳如犬吠，甚则吸气困难。

治法 清热解毒，利咽消肿。

方药 清咽下痰汤加减。

（3）邪陷心肝证

主要证候 高热，神昏，抽搐，皮疹稠密紫暗，舌质红绛，大便秘结，小便短赤，舌紫绛，苔黄燥起刺，脉弦数，指纹紫、达命关。

证候分析 麻毒炽盛，内陷厥阴，故在麻疹疾病中出现高热、抽搐、舌质紫绛、脉象弦数等肝风内动及神昏等热闭心神证候；邪毒炽盛，入营动血，故见皮疹稠密。

治法 平肝息风，清心开窍。

方药 羚角钩藤汤加减。

（二）其他治疗

（1）中成药　主要包括双黄连口服液、儿童回春颗粒、玄麦甘桔颗粒、小儿羚羊散、安宫牛黄丸等。

（2）药物外治　麻黄15g，芫荽15g，浮萍15g，黄酒60mL。加水煮沸，以毛巾蘸取温药液，包敷头部、胸背。适用于初热期、见形期，皮疹透发不畅者。

十二、水痘

水痘是由水痘时邪引起的一种以皮肤出疹为主的急性呼吸道传染病，临床以发热，皮肤黏膜分批出现红色斑丘疹、疱疹、结痂，且同时存在为主要特征。本病一年四季均可发生，以冬春两季发病最多，6～9岁学龄期儿童最为多见。

病毒主要通过呼吸道传播，其次可接触疱浆而感染，水痘发疹前24小时至皮疹结痂为止均有传染性，有7～8天。本病主要病机为时邪蕴郁肺脾，湿热蕴蒸，透于肌表。病位在肺脾。一般预后良好，一次感染大多可获持久免疫，仅少数体虚感邪重者可发生内陷厥阴或邪毒闭肺之变证，甚至危及生命。

诊断　患儿常在发病前2～3周有水痘接触病史，临床表现典型的水痘分为疹前期和出疹期。疹前期有发热、咳嗽、清涕、食少等症。出疹期常在发热同时1～2天内于头、面部、发际及全身其他部位出现红色斑丘疹，以躯干部较多，四肢较少，疹点出现后很快为疱疹，内含水液，周围红晕，继而结痂脱落，不留瘢痕。皮疹分批出现，此起彼落，在同一时期，斑丘疹、疱疹、干痂并见。血常规及刮取新鲜疱疹基底物检查等可协助诊断。

◀ 治疗 ▶

（一）分证论治

1.邪伤肺卫证

主要证候　发热恶寒，或无发热，鼻塞流涕，喷嚏，咳嗽，1～2天后分批出现皮疹，疱浆清亮，分布稀疏，伴有痒感，舌苔薄白，脉浮数，或指纹紫。

证候分析　水痘时邪从口鼻而入，肺卫失宣，故有发热恶寒、鼻塞咳嗽等肺卫表证。脾失健运，内湿与时邪相搏，透于肌表，故皮肤分批出现斑丘疹、疱疹。

治法　疏风清热，利湿解毒。

方药　银翘散加减。

2.邪炽气营证

主要证候　壮热烦躁，口渴，面红目赤，皮疹疹色紫暗，疱浆混浊，根盘红晕明显，分布密集，舌红或绛，苔黄糙而干，脉数有力，或指纹紫滞。

证候分析　感受水痘时邪较重，内传气营，致壮热，烦躁，口渴，面红目赤；毒传营分，与内湿相搏，则致水痘密集，疱浆混浊。

治法　清气凉营，解毒化湿。

方药　清胃解毒汤加减。

（二）其他治疗

（1）中成药　临床可辨证选用双黄连口服液、清瘟解毒丸、至宝丹、小儿清肺颗粒。

（2）药物外治　水痘皮疹较密，瘙痒明显者：苦参30g，芒硝30g，浮萍15g。煎水外洗。水痘疱浆混浊或疱疹破溃者：青黛30g，煅石膏50g，滑石50g，黄柏15g，冰片10g，黄连10g，研末拌油调搽。

十三、手足口病

手足口病是由感受手足口病时邪引起的急性发疹性传染病，以手掌、足跖、口腔及臀等部位斑丘疹、疱疹，或伴发热为特征。夏秋季多见，好发于学龄儿童，以3岁以下发病率最高。本病病因为感受手足口病时邪，病位在肺脾两经，病机为邪蕴郁肺脾，外透肌表。传染性强，易暴发流行，主要经呼吸道、消化道和密切接触等途径传播病毒。预后一般良好，少数重症可出现脑炎、心肌炎、呼吸和循环障碍等疾病，危及生命。

诊断 发病前1～2周有手足口病接触史。多数患儿突然起病，于发病前1～2天或发病的同时出现发热，可伴头痛、咳嗽、流涕、纳差、恶心、呕吐、泄泻等症状。主要表现为口腔及手足部疱疹。口腔疱疹多发生在硬腭、颊部、齿龈、唇内及舌部，破溃后形成小的溃疡，疼痛较剧，年幼儿常表现烦躁、哭闹、流涎、拒食等。在口腔疱疹出现后1～2天可见皮肤斑丘疹，呈离心性分布，以手足部多见，并很快变为疱疹，疱疹呈圆形或椭圆形扁平凸起，如米粒至豌豆大，质地较硬，内有混浊液体，周围绕以红晕。少数患儿臂、腿、臀等部位也可出现疱疹，但躯干及颜面部极少。疱疹一般7～10天消退，疹退后无瘢痕及色素沉着。血常规、血生化检查、病原学检查、血清学检查可辅助诊断。

◀ 治疗 ▶

（一）分证论治

1.邪犯肺脾证

主要证候 发热轻微或无，或流涕咳嗽、纳差、泄泻，口腔、手掌、足跖部疱疹，分布稀疏，疹色红润，根盘红晕不著，疱液清亮，舌质红，苔薄黄腻，脉浮数。

证候分析 时热邪毒从口鼻入侵，致肺气失宣，故见发热咳嗽、流涕、呕吐，邪毒从肌表透发则见口腔、手足掌心疱疹。本证正盛邪轻，时邪仅犯肺脾两经。

治法 宣肺解表，清热化湿。

方药 甘露消毒丹加减。

2.湿热蒸盛证

主要证候 高热，烦躁口渴，便干尿赤，口腔、手足、四肢、臀部疱疹，色泽紫暗，分布稠密，疱液混浊，根盘红晕显著，舌质红绛，苔黄厚腻，脉滑数。严重者伴嗜睡易惊、肢体抖动、昏迷抽搐，或喘憋发绀、汗出肢冷、脉微欲绝等危证。

证候分析 本证以年幼儿及感邪较重者多见，因体虚邪盛，湿热蕴结肺脾，故全身症状重，高热不退，烦躁口渴，便干尿赤；湿热外透，则手掌、足跖、口腔黏膜、四肢、臀部可见疱疹，疱疹稠密，疱液混浊，根盘红晕显著。若正气不足，湿热内陷厥阴心肝，则嗜睡易惊、肢体抖动；若邪毒侵心，血行不畅，则喘憋发绀，心阳受损，心阳欲脱，则见汗出肢冷、脉微欲绝等危症。

治法 清热凉营，解毒祛湿。

方药 清瘟败毒饮加减。

（二）其他治疗

（1）中成药 主要包括清热解毒口服液、清胃黄连丸。

（2）外治疗法 可用冰硼散、珠黄散涂搽口腔患处。金黄散、青黛散麻油调后敷于手足疱疹患处。

十四、痄腮

痄腮，即流行性腮腺炎，是由腮腺炎时邪引起的一种时行疾病，临床以发热、耳下腮部肿胀、疼痛为主要临床特征。本病冬春季易于流行，多见于3岁以上儿童，尤以学龄儿童高发。病因为外感腮腺炎时邪，腮腺炎时邪壅阻少阳经脉，凝滞腮部为本病的主要病因病机。一般预后良好，感染后可获终身免疫，少数患儿可因体质虚弱或邪毒炽盛而见邪陷心肝、毒窜睾腹等变证。

诊断 发病前2～3周有流行性腮腺炎接触史。临床主要表现为发热，以耳垂为中心的腮部肿痛，边缘不清，触之有弹性感，压痛明显。常一侧先肿大，2～3天后对侧亦可肿大，腮腺管口红肿，有时颌下腺出现肿痛。可疑病例应做血清学检查及病原学检查以明确诊断。血常规检查、血清、尿淀粉酶增高可辅助诊断。

《 治疗 》

（一）分证论治

1.常证

（1）温毒外袭证

主要证候 轻微发热、恶寒，一侧或两侧耳下腮部漫肿疼痛，咀嚼不便，或有头痛、咽红、纳少，舌质红，苔薄白或薄黄，脉浮数。

证候分析 邪毒初侵，表卫失和，则见发热，头痛；邪毒侵犯足少阳胆经，气滞血郁，则见腮部漫肿疼痛。邪阻经脉，关节不利，则见咀嚼不便。

治法　疏风清热，消肿散结。

方药　柴胡葛根汤加减。

（2）热毒蕴结证

主要证候　高热，烦躁，头痛，耳下腮部肿痛、坚硬拒按，张口咀嚼困难，纳少，大便秘结，尿少而黄，舌红苔黄，脉滑数。

证候分析　邪毒炽盛，则高热烦躁；热毒上扰清阳，则见头痛；热毒壅盛于少阳经脉，气血凝滞不通，则两侧腮部肿胀疼痛、坚硬拒按，张口咀嚼困难。本证为重证，易发生变证，须及早辨识。

治法　清热解毒，散结软坚。

方药　普济消毒饮加减。

2.变证

（1）邪陷心肝

主要证候　高热，神昏嗜睡，头痛项强，恶心呕吐，腮部肿胀疼痛，反复抽搐，舌质红，苔黄，脉弦数。

证候分析　邪毒炽盛，则高热；热扰心神，则神昏嗜睡；热毒上扰清阳，则头痛项强；胃气上逆，则见呕吐；邪陷心肝，闭窍动风，则四肢抽搐；邪毒结于腮部不散，则腮部肿胀疼痛。

治法　清热解毒，息风开窍。

方药　清瘟败毒饮加减。

（2）毒窜睾腹

主要证候　腮部肿胀消退后，睾丸肿胀疼痛，或脘腹、少腹疼痛，舌红苔黄，脉数。

证候分析　邪毒不清，内传足厥阴肝经，足厥阴肝经循少腹络阴器，邪毒蕴结睾腹，则见睾丸肿痛，少腹疼痛。

治法　清肝泻火，活血止痛。

方药　龙胆泻肝汤加减。

（二）其他治疗

（1）中成药　主要包括腮腺炎片、蒲地蓝消炎口服液、连花清瘟颗粒、安宫牛黄丸、安脑丸等。

（2）药物外治　可予如意金黄散、玉枢丹以醋或茶水调外敷患处，或取新鲜仙人掌捣泥或切成薄片贴敷。

（3）针灸疗法　取翳风、颊车、合谷、外关、关冲等穴，辨证加减选穴，泻法，或点刺放血，或取角孙、阳溪施以灯火燋法。

第七节　妇产科疾病

一、月经先期

本病的病因病机主要是气虚和血热。气虚则统摄无权，冲任不固；血热则热扰冲任，伤及胞宫，血海不宁，均可使月经先期而至。西医学称为月经频发。

诊断　月经提前来潮，周期不足21天，且连续出现3个月经周期及以上，经期基本正常，可伴有月经过多。

〈 治疗 〉

1.脾气虚证

主要证候　月经周期提前，或经量多，色淡红，质清稀；神疲肢倦，气短懒言，小腹空坠，纳少便溏；舌淡红，苔薄白，脉细弱。

证候分析　脾主统血，脾气虚弱，统血无权，冲任不固，故月经提前而量多；气虚火衰，血失温煦，则经色淡，质清稀；脾虚中气不足，故神疲肢倦，气短懒言，小腹空坠；运化失职，则纳少便溏。舌淡红，苔薄白，脉细弱，均为脾虚之征。

治法　补脾益气，摄血调经。

方药　补中益气汤加减。

2.肾气虚证

主要证候　周期提前，经量或多或少，色淡暗，质清稀；腰膝酸软，头晕耳鸣，面色晦暗或有暗斑；舌淡暗，苔白润，脉沉细。

证候分析　冲任之本在肾，肾气不足，封藏失司，冲任不固，故月经提前，经量增多；肾虚精血不足，故经量少，头晕耳鸣；肾气不足，肾阳虚弱，血失温煦，则经色淡暗、质清稀，面色晦暗；腰府失荣，筋骨不坚，故腰膝酸软。舌淡暗，脉沉细，均为肾虚之征。

治法　补益肾气，固冲调经。

方药　固阴煎加减。

3.阳盛血热证

主要证候　经来先期，量多，色深红或紫红，质黏稠；或伴心烦，面红口干，小便短黄，大便燥结；舌质红，苔黄，脉数或滑数。

证候分析　阳盛则热，热扰冲任、胞宫，冲任不固，经血妄行，故月经提前来潮，经量增多；血为热灼，故经色深红或紫红，质黏稠；热邪扰心，则心烦，面红；热甚伤津，则口干，小便短黄，大便燥结。舌红，苔黄，脉数，均为热盛于里之象。

治法 清热凉血调经。

方药 清经散加减。

4.阴虚血热证

主要证候 经来先期，量少或量多，色红，质稠；或伴两颧潮红，手足心热，咽干口燥；舌质红，苔少，脉细数。

证候分析 阴虚内热，热扰冲任，冲任不固，经血妄行，故月经提前；阴虚血少，冲任不足，故经血量少；若虚热伤络，血受热迫，经量可增多；血为热灼，故经色红而质稠；虚热上浮，则两颧潮红；虚热伤阴，则手足心热，咽干口燥。舌红，苔少，脉细数，均为阴虚内热之征。

治法 养阴清热调经。

方药 两地汤加减。

二、月经后期

本病主要发病机制是精血不足，或邪气阻滞，致冲任不充，血海不能按时满溢，遂致月经后期。西医学称为月经稀发。

诊断 ①月经周期延后7天以上，甚至3～5个月一次，可伴有经量及经期的异常，连续出现3个月经周期以上。②尿妊娠试验阴性；生殖激素测定提示卵泡发育不良或高泌乳素、高雄激素、FSH/LH比值异常等。

‹ **治疗** ›〜〜〜〜〜〜〜〜〜〜〜〜〜〜〜〜〜〜〜〜〜〜〜〜〜〜〜〜〜〜〜〜〜〜〜〜〜〜

1.肾虚证

主要证候 周期延后，量少，色暗淡，质清稀；腰膝酸软，头晕耳鸣，面色晦暗，或面部暗斑；舌淡，苔薄白，脉沉细。

证候分析 肾虚精血亏少，冲任亏虚，血海不能按时满溢，故经行后期，量少；肾气虚，火不足，血失温煦，故色暗淡，质清稀；肾主骨生髓，脑为髓海，腰为肾之外府，肾虚则腰膝酸软，头晕耳鸣；肾主黑，肾虚则肾色上泛，故面色晦暗，面部暗斑。舌淡，苔薄白，脉沉细，均为肾虚之征。

治法 补肾助阳，养血调经。

方药 当归地黄饮加减。

2.血虚证

主要证候 周期延长，量少，色淡红，质清稀，或小腹绵绵作痛；或头晕眼花，心悸少寐，面色苍白或萎黄；舌质淡红，苔薄，脉细弱。

证候分析 营血亏虚，冲任不充，血海不能如期满溢，故月经周期延后；营血不足，血海虽满而所溢不多，故经量少；血虚赤色不足，精微不充，故经色淡红，经质清稀；血虚胞脉失养，故小腹绵绵作痛；血虚不能上荣头面，故头晕眼花，面色苍白或萎黄；血虚不能养心，故心悸少寐。舌淡，苔薄，脉细弱，为血虚之征。

治法 补血填精，益气调经。

方药 大补元煎加减。

3.阳虚证

主要证候 月经延后，量少色淡红，质清稀，小腹隐痛，喜暖喜按；腰酸无力，小便清长，大便稀溏；舌淡，苔白，脉沉迟或细弱。

证候分析 阳气不足，阴寒内盛，不能温养脏腑，气血化生不足，冲任不充，血海满溢延迟，故月经推迟而至，量少；阳虚血失温煦，故经色淡红，质稀；阳虚不能温煦子宫，故小腹隐痛，喜暖喜按；阳虚肾气不足，外府失养，故腰酸无力；阳虚内寒，膀胱失于温煦，则小便清长，大便稀溏。舌淡，苔白，脉沉迟或细弱，为虚寒之征。

治法 温阳散寒，养血调经。

方药 温经汤加减。

4.气滞证

主要证候 月经周期延后，量少，色暗红或有血块，小腹胀痛；精神抑郁，经前胸胁、乳房胀痛；舌质正常或红，苔薄白或微黄，脉弦或弦数。

证候分析 情志内伤，气机郁结，血为气滞，冲任不畅，胞宫、血海不能按时满溢，故经行后期，经量减少，或有血块；肝郁气滞，经脉壅阻，故小腹、胸胁、乳房胀痛。脉弦为气滞之征；若肝郁化热，则舌红，苔微黄，脉弦数。

治法 理气行滞，和血调经。

方药 乌药汤加减。

5.痰湿证

主要证候 月经后期，量少，经血夹杂黏液；形体肥胖，脘闷呕恶，腹满便溏，带下量多；舌淡胖，苔白腻，脉滑。

证候分析 痰湿内盛，滞于冲任，气血运行不畅，血海不能如期满溢，故经期错后，量少；痰湿下注胞宫，则经血夹杂黏液；痰湿阻于中焦，气机升降失常，则脘闷呕恶；痰湿壅阻，脾失健运，则形体肥胖、腹满便溏；痰湿流注下焦，损伤任带二脉，带脉失约，故带下量多。舌淡胖，苔白腻，脉滑，均为痰湿之征。

治法 燥湿化痰，理气调经。

方药 苍附导痰丸加减。

三、月经过多

主要病机是冲任不固，经血失于制约。

诊断 月经量较平时明显增多，或超过80mL，月经周期、经期一般正常，也可伴见月经提前或延后，或行经时间延长。

‹ **治疗** ›

1.气虚证

主要证候 行经量多，色淡红，质清稀；神疲体倦，气短懒言，小腹空坠，面色白；舌淡，苔薄，脉细弱。

证候分析 气虚则冲任不固，经血失于制约，故经行量多；气虚火衰不能化血为赤，故经色淡红，质清稀；气虚中阳不振，故神疲体倦，气短懒言；气虚失于升提，故小腹空坠；面色白，舌淡，脉细弱，均为气虚之象。

治法 补气摄血固冲。

方药 举元煎加减。

2.血热证

主要证候 经行量多，色鲜红或深红，质黏稠，或有小血块；伴口渴心烦，尿黄便结；舌红，苔黄，脉滑数。

证候分析 阳热内盛，扰动冲任、血海，乘经行之际，迫血下行，故经行量多；血为热灼，则经色鲜红或深红而质稠；血热瘀滞，经行不畅，故有小血块；热邪扰心，则心烦；热邪伤津，则口渴，尿黄便结。舌红，苔黄，脉滑数，为热盛于里之征。

治法 清热凉血，固冲止血。

方药 保阴煎加地榆、茜草、马齿苋。

3.血瘀证

主要证候 经行量多，色紫暗，有血块；经行腹痛，或平时小腹胀痛；舌紫暗或有瘀点，脉涩。

证候分析 瘀阻冲任，新血不能归经而妄行，故经量增多；瘀血凝结，故色暗有块；瘀阻冲任，"不通则痛"，故经行腹痛，或平时小腹胀痛。舌紫暗，或有瘀点，脉涩，亦为瘀血阻滞之征。

治法 活血化瘀止血。

方药 失笑散加益母草、三七、茜草。

四、月经过少

月经周期正常，经量明显少于平时正常经量的1/2，或少于20mL，或行经时间不足2天，甚或点滴即净者，称为"月经过少"。本病发病机制有实有虚，虚者精亏血少，冲任气血不足，经血乏源；实者寒凝痰瘀阻滞，冲任气血不畅。西医学称为子宫发育不良、卵巢储备功能低下。

诊断　经量明显减少，甚或点滴即净，月经周期可正常，也可伴周期异常，如与月经后期并见。

◀ 治疗 ▶

1.肾虚证

主要证候　经量素少或渐少，色暗淡，质稀；腰膝酸软，头晕耳鸣，足跟痛，或小腹冷，或夜尿多；舌淡，脉沉弱或沉迟。

证候分析　肾气亏虚，精血不足，冲任血海亏虚以致经量素少或渐少，且经色暗淡，质稀；肾虚腰膝失养，则腰膝酸软，足跟痛；精亏血少脑髓不充，故头晕耳鸣；胞系于肾，肾阳不足，胞失温煦，故小腹冷；肾虚膀胱之气不固，故夜尿多。舌淡，脉沉弱或沉迟，亦系肾气不足之象。

治法　补肾益精，养血调经。

方药　归肾丸加减。

2.血虚证

主要证候　经来血量渐少，或点滴即净，色淡，质稀；或伴小腹隐痛，头晕眼花，心悸怔忡，面色萎黄；舌淡红，脉细。

证候分析　血少，冲任血海不盈，故月经量少，甚或点滴即净；血虚赤色不足，精微不充，故色淡，质稀；血虚胞宫失养，则小腹隐痛；血虚不能上荣，则面色萎黄；血虚不能养心，则心悸怔忡。舌淡，脉细，亦属血虚之象。

治法　养血益气调经。

方药　滋血汤加减。

3.血瘀证

主要证候　经行涩少，色紫暗，有血块；小腹胀痛，血块排出后胀痛减轻；舌紫暗，或有瘀斑、瘀点，脉沉弦或沉涩。

证候分析　瘀血内停，冲任阻滞，故经行涩少，色紫暗，有血块，小腹胀痛；血块排出则瘀滞稍通，故胀痛减轻。舌紫暗，或有瘀斑、瘀点，脉涩，为瘀血内停之征。

治法　活血化瘀调经。

方药　桃红四物汤加减。

4.痰湿证

主要证候 经行量少，色淡红，质黏腻如痰；形体肥胖，胸闷呕恶，或带多黏腻；舌淡，苔白腻，脉滑。

证候分析 痰湿内停，阻滞经络，气血运行不畅，故经量渐少，色淡质黏腻；痰湿内阻，中阳不振，则形体肥胖，胸闷呕恶；痰湿下注，伤及任、带二脉，故带下量多而黏腻。舌淡，苔腻，脉滑，为痰湿内停之象。

治法 化痰燥湿调经。

方药 苍附导痰丸加减。

五、经期延长

本病的发病机制多由气虚冲任不固；或热扰冲任，血海不宁；或湿热蕴结冲任，扰动血海；或瘀阻冲任，血不循经所致。

诊断 月经周期基本正常而经期超过7天以上，甚或半月方净，或伴有经量增多。

《 **治疗** 》

1.气虚证

主要证候 经血过期不净，量多，色淡，质稀；倦怠乏力，气短懒言，小腹空坠，面色白；舌淡，苔薄，脉缓弱。

证候分析 气虚冲任不固，经血失于制约，故经行过期不净，量多；气虚火衰不能化血为赤，故经色淡，质稀；中气不足，阳气不布，故倦怠乏力，气短懒言，小腹空坠，面色白。舌淡，苔薄，脉缓弱，均为气虚之征。

治法 补气摄血，固冲调经。

方药 举元煎加阿胶、艾叶、海螵蛸。

2.阴虚血热证

主要证候 经期时间延长，量少，色鲜红，质稠；咽干口燥，或见潮热颧红，或手足心热；舌红，苔少，脉细数。

证候分析 阴虚内热，热扰冲任，冲任不固，经血失约，故经行时间延长；血为热灼，故经量少，经色鲜红，质稠；虚火灼津，津液不能上乘则咽干口燥。潮热颧红，手足心热，舌红，苔少，脉细数均为阴虚内热之象。

治法 养阴清热，凉血调经。

方药 两地汤合二至丸加减。

3.湿热蕴结证

主要证候 经行时间延长，量不多，或色暗，质黏稠，或带下量多，色赤白或黄；或下腹热痛；舌红，苔黄腻，脉滑数。

证候分析 湿热之邪蕴结冲任，扰动血海，血海不宁，故经行延长；蕴结日久，酿为瘀热，则经色暗，质黏稠；湿热下注，伤及带脉，则带下量多，色赤白或黄；湿热搏结，瘀滞不通，则下腹热痛。舌红，苔黄腻，脉滑数，为湿热蕴结之征。

治法 清热祛湿，止血调经。

方药 固经丸加败酱草、鱼腥草。

4.血瘀证

主要证候 经行时间延长，量或多或少，经色紫暗，有块；经行下腹疼痛，拒按；舌质紫暗或有瘀点，脉弦涩。

证候分析 瘀血阻于冲任，新血难安，故经行时间延长，量或多或少；瘀阻冲任，气血运行不畅，"不通则痛"，故经行小腹疼痛，拒按，经色紫暗，有块。舌暗或有瘀点，脉涩，亦为血瘀之征。

治法 活血祛瘀，理冲止血。

方药 桃红四物汤合失笑散加减。

六、崩漏

崩漏是指经血非时暴下不止或淋沥不尽，前者称为崩中，后者称为漏下，由于崩与漏二者常相互转化，故概称为崩漏，是月经周期、经期、经量严重紊乱的月经病。崩漏的病因主要为热、虚、瘀3个方面，其主要发病机制是劳伤血气，脏腑损伤，血海蓄溢失常，冲任二脉不能约制经血，以致经血非时而下。

诊断 月经来潮无周期规律而妄行，出血量多如山崩之状，或量少淋沥不止。

‹治疗›

（一）分证论治

1.血热证

主要证候 经血非时暴下，或淋沥不净又时而增多，血色深红或鲜红，质稠，或有血块；唇红目赤，烦热口渴，或大便干结，小便黄；舌红苔黄，脉滑数。

证候分析 阳盛血热，实热内蕴，热扰冲任，血海不宁，迫血妄行，故血崩暴下或淋沥不净；血热则色鲜红或深红；热灼阴津，则质稠或有血块。舌脉均为实热之象。

治法 清热凉血，止血调经。

方药 清热固经汤加减。

2.脾虚证

主要证候 经血非时而至,崩中暴下继而淋沥,血色淡而质薄;气短神疲,面色白,或面浮肢肿,四肢不温;舌质淡,苔薄白,脉弱或沉细。

证候分析 脾虚气陷,统摄无权,故忽然暴下,或日久不止而成漏下;气虚火不足,故经血色淡而质薄;中气不足,清阳不升,故气短神疲;脾阳不振,则四肢不温,面色白;脾虚水湿不运,泛溢肌肤,则面浮肢肿。舌淡,脉弱,均为脾虚阳气不足之象。

治法 补气升阳,止血调经。

方药 举元煎合安冲汤加炮姜炭。

3.血瘀证

主要证候 经血非时而下,时下时止,或淋沥不净,色紫黑有块;或有小腹不适;舌质紫暗,苔薄白,脉涩或细弦。

证候分析 胞脉瘀滞,旧血不去,新血难安,故月经紊乱,离经之血时停时流,经血时来时止;瘀阻则气血不畅,故小腹不适。血色紫黑有块,舌紫暗,脉涩,均为有瘀之征。

治法 活血化瘀,止血调经。

方药 四草汤加三七、蒲黄。

(二) 其他治疗

(1) 三七片 每次2～6片,每日3次,口服。适用于血瘀证。

(2) 云南白药 每次0.25～0.5g,每日4次,温开水送服。适用于血瘀证。

(3) 宫血宁胶囊 每次2粒,每日3次,温开水送服。适用于血热证。

七、闭经

闭经的病因分虚实两类。虚者多因精血匮乏,冲任不充,血海空虚,无血可下;实者多为邪气阻隔,冲任瘀滞,脉道不通,经不得下。西医学称为病理性闭经。

诊断 女性年逾16岁,虽有第二性征发育但无月经来潮,或年逾14岁,尚无第二性征发育及月经;或月经来潮后停止3个周期或6个月以上。应注意体格发育和营养状况,有无厌食、恶心,有无周期性下腹疼痛,有无体重改变(肥胖或消瘦),有无婚久不孕、痤疮、多毛、头痛、复视、溢乳、烘热汗出、烦躁、失眠、阴道干涩、毛发脱落、畏寒肢冷、性欲减退等症状。

‹ 治疗 ›

1.肾气虚证

主要证候 月经初潮来迟，或月经后期量少，渐至闭经；头晕耳鸣，腰膝酸软，小便频数，性欲降低；舌淡红，苔薄白，脉沉细。

证候分析 肾气不足，精血衰少，冲任气血不充，血海空虚，不能按时满盈，故月经初潮来迟，或后期量少，渐至停闭；肾虚不能化生精血，髓海、腰府失养，故头晕耳鸣，腰膝酸软；肾气虚则阳气不足，故性欲降低；肾气虚而膀胱失于温化，故小便频数。舌淡红，苔薄白，脉沉细，均为肾气虚之征。

治法 补肾益气，养血调经。

方药 大补元煎加丹参、牛膝。

2.肾阴虚证

主要证候 月经初潮来迟，或月经后期量少，渐至闭经；头晕耳鸣，腰膝酸软，或足跟痛，手足心热，甚则潮热盗汗，心烦少寐，颧红唇赤；舌红，苔少或无苔，脉细数。

证候分析 肾阴不足，精血亏虚，冲任气血不充，血海不能满溢，故月经初潮来迟，或后期量少，渐至停闭；精亏血少，不能濡养空窍、外府，故头晕耳鸣，腰膝酸软，或足跟痛；阴虚内热，故手足心热；虚热迫津外泄，故潮热盗汗；虚热内扰心神，则心烦少寐；虚热上浮，则颧红唇赤。舌红，苔少或无苔，脉细数，均为肾阴虚之征。

治法 滋肾益阴，养血调经。

方药 左归丸加减。

3.脾虚证

主要证候 月经停闭数月；神疲肢倦，食少纳呆，脘腹胀满，大便溏薄，面色淡黄；舌淡胖有齿痕，苔白腻，脉缓弱。

证候分析 脾虚生化无力而乏源，冲任气血不足，血海不能满溢，故月经停闭数月，面色淡黄；脾虚运化失司，湿浊内生而渐盛，故食少纳呆，脘腹胀满，大便溏薄；脾主四肢，脾虚中阳不振，故神疲肢倦。舌淡胖有齿痕，苔白腻，脉缓弱，均为脾虚之征。

治法 健脾益气，养血调经。

方药 参苓白术散加泽兰、怀牛膝。

4.精血亏虚证

主要证候 月经停闭数月；头晕眼花，心悸少寐，面色萎黄，阴道干涩，皮肤干枯，毛发脱落，生殖器官萎缩；舌淡，苔少，脉沉细弱。

证候分析 精血亏虚，冲任气血衰少，血海不能满溢，故月经停闭；精血乏源，上不能濡养脑髓清窍而头晕目花，下不能荣养胞宫而生殖器官萎缩；精不化气，气不生津，故阴道干涩；血虚内不养心神，故心悸少寐；外不荣肌肤，故皮肤干枯，毛发脱落，面色萎黄。舌淡，苔少，脉沉细弱，均为精血亏虚之征。

治法　填精益气，养血调经。

方药　归肾丸加北沙参、鸡血藤。

5.气滞血瘀证

主要证候　月经停闭数月，小腹胀痛拒按；精神抑郁，烦躁易怒，胸胁胀满，嗳气叹息；舌紫暗或有瘀点，脉沉弦或涩而有力。

证候分析　气机郁滞，气滞血瘀，冲任瘀阻，血海不能满溢，故停闭不行；瘀阻胞脉，故小腹胀痛拒按，胸胁胀满；气机不畅，肝气不舒，故精神抑郁，烦躁易怒，嗳气叹息。舌紫暗或有瘀点，脉沉弦或涩而有力，也为气滞血瘀之征。

治法　行气活血，祛瘀通经。

方药　膈下逐瘀汤。

八、痛经

痛经是指妇女正值经期或经行前后，出现周期性小腹疼痛，或伴腰骶酸痛，甚至剧痛晕厥，影响正常工作及生活的疾病。痛经是临床常见病，亦称"经行腹痛"。西医学原发性痛经、子宫内膜异位症、子宫腺肌病、盆腔炎性疾病或宫颈狭窄等引起的继发性痛经可参照本病辨证治疗。

诊断　腹痛多发生在经行前1～2天，行经第1天达高峰，疼痛多呈阵发性、痉挛性，或呈胀痛或伴下坠感。疼痛常可放射至腰骶部、肛门、阴道及大腿内侧。痛甚者可伴面色苍白，出冷汗，手足发凉，恶心呕吐，甚至昏厥等。也有少数于经血将净或经净后1～2天始觉腹痛或腰腹痛者。

《 治疗 》

(一) 分证论治

1.寒凝血瘀证

主要证候　经前或经期，小腹冷痛拒按，得热痛减，或周期后延，经血量少，色暗有块；畏寒肢冷，面色青白；舌暗，苔白，脉沉紧。

证候分析　寒客胞宫，血为寒凝，瘀滞冲任，血行不畅，故经前或经期小腹冷痛；寒得热化，瘀滞暂通，故得热痛减；寒凝血瘀，冲任失畅，可见周期后延，经色暗而有块；寒邪内盛，阻遏阳气，故畏寒肢冷，面色青白。舌暗，苔白，脉沉紧，均为寒凝血瘀之候。

治法 温经散寒，化瘀止痛。

方药 少腹逐瘀汤加减。

2.气滞血瘀证

主要证候 经前或经期，小腹胀痛拒按，月经量少，经行不畅，色紫暗有块，块下痛减，胸胁、乳房胀痛；舌紫暗，或有瘀点，脉弦涩。

证候分析 肝失条达，冲任气血郁滞，经血不利，"不通则痛"，故经前或经期小腹胀痛拒按；冲任气滞血瘀，故经量少，经行不畅，色暗有块；块下气血暂通，则疼痛减轻；肝郁气滞，经血不利，故胸胁、乳房胀痛。舌紫暗，或有瘀点，脉弦涩，均是气滞血瘀之候。

治法 行气活血，化瘀止痛。

方药 膈下逐瘀汤加减。

3.湿热蕴结证

主要证候 经前或经期，小腹疼痛或胀痛不适，有灼热感，或痛连腰骶，或平时小腹痛，经前加剧，月经量多或经期长，色暗红，质稠或有血块；平素带下量多，色黄稠臭秽，或伴低热，小便黄赤；舌红，苔黄腻，脉滑数或濡数。

证候分析 湿热蕴结冲任，阻滞气血运行，经前或经期气血下注冲任，加重气血壅滞，故见小腹疼痛或胀痛，有灼热感，痛连腰骶，或平时小腹痛，经前加剧；湿热损伤冲任，迫血妄行，故见经量多，或经期长；血为热灼，故色暗红，质稠或有血块；湿热下注，伤于带脉，带脉失约，故带下量多，黄稠臭秽；湿热熏蒸，故低热，小便黄赤。舌红，苔黄腻，脉滑数或濡数，均为湿热蕴结之候。

治法 清热除湿，化瘀止痛。

方药 清热调血汤加车前子、败酱草、薏苡仁。

4.气血虚弱证

主要证候 经期或经后，小腹隐痛喜按，月经量少，色淡质稀；神疲乏力，头晕心悸，面色苍白，失眠多梦；舌质淡，苔薄，脉细弱。

证候分析 气血不足，冲任亦虚，经行之后，血海更虚，胞宫、冲任失于濡养，故经期或经后小腹隐隐作痛，喜按；气血两虚，血海未满而溢，故经量少，色淡质稀；气虚中阳不振，故神疲乏力；血虚则无以养心神，荣头面，故见头晕心悸，失眠多梦，面色苍白。舌淡，苔薄，脉细弱，均是气血两虚之候。

治法 益气养血，调经止痛

方药 圣愈汤加减。

5.肝肾亏损证

主要证候 经期或经后，小腹绵绵作痛，喜按，伴腰骶酸痛，月经量少，色淡暗，质稀；头晕耳鸣，面色晦暗，失眠健忘，或伴潮热；舌质淡红，苔薄白，脉沉细。

证候分析 肾气虚损，精血本已不足，经期或经后，血海更虚，胞宫、冲任失养，故小腹隐隐作痛，喜按，腰骶酸痛；肾虚冲任不足，血海满溢不多，故月经量少，色淡质稀；肾精亏虚，不能上荣头窍，故头晕耳鸣，面色晦暗，失眠健忘；肾水亏于下，肝木失养，则肝阳亢于上，故可伴潮热。舌淡红，脉薄白，脉沉细，均为肝肾亏损之象。

治法 补养肝肾，调经止痛。

方药 益肾调经汤加减。

（二）其他治疗

（1）元胡止痛片 每次3片，每日3次，口服。适用于气滞血瘀证。

（2）少腹逐瘀胶囊 每次3粒，每日3次，口服。适用于寒凝血瘀证。

（3）八珍益母丸 每次6g，每日2次，口服。适用于气血虚弱兼有瘀滞证。

（4）散结镇痛胶囊 每次3粒，每日3次，口服。适用于血瘀证。

九、带下过多

带下量过多，色、质、气味异常，或伴全身、局部症状者，称为"带下过多"。西医妇科疾病如阴道炎、宫颈炎、盆腔炎性疾病等引起的阴道分泌物异常与带下过多临床表现类似者，可参照本病辨证治疗。

诊断 带下量多，色白或黄，或赤白相兼，或黄绿如脓，或混浊如米泔；质或清稀如水，或稠黏如脓，或如豆渣凝乳，或如泡沫状；气味无臭，或有臭气，或臭秽难闻；可伴有外阴、阴道灼热瘙痒，坠胀或疼痛，或伴尿频、尿痛等症状。

◁ 治疗 ▷

（一）分证论治

1.脾虚证

主要证候 带下量多，色白，质地稀薄，如涕如唾，无臭味；伴面色萎黄或白，神疲乏力，少气懒言，倦怠嗜睡，纳少便溏；舌体胖质淡，边有齿痕，苔薄白或白腻，脉细缓。

证候分析 脾气虚弱，运化失司，湿邪下注，损伤任带，使任脉不固，带脉失约，而为带下量多；脾虚中阳不振，则面色萎黄或白，神疲乏力，少气懒言，倦怠嗜睡；脾虚失运，则纳少便溏。舌淡胖，苔白或白腻，脉细缓，均为脾虚湿阻之征。

治法 健脾益气，升阳除湿。

方药 完带汤加减。

2.肾阳虚证

主要证候 带下量多，色淡，质清稀如水，绵绵不断；面色晦暗，畏寒肢冷，腰背冷痛，小腹冷感，夜尿频，小便清长，大便溏薄；舌质淡，苔白润，脉沉迟。

证候分析 肾阳不足，命门火衰，封藏失职，阴液滑脱而下，故带下量多，色淡质清，绵绵不断；阳气不能外达，故畏寒肢冷；肾阳虚外府失荣，故腰背冷痛；肾阳虚胞宫失于温煦，故小腹冷感；肾阳虚上不温脾阳，下不暖膀胱，故大便溏薄，小便清长。舌淡，苔白润，脉沉迟，为肾阳虚之征。

治法 温肾助阳，涩精止带。

方药 内补丸加减。

3.阴虚夹湿热证

主要证候 带下量较多，质稍稠，色黄或赤白相兼，有臭味，阴部灼热或瘙痒；伴五心烦热，失眠多梦，咽干口燥，头晕耳鸣，腰酸腿软；舌质红，苔薄黄或黄腻，脉细数。

证候分析 肾阴不足，相火偏旺，损伤血络，复感湿热之邪，伤及任带二脉，故带下量多，色黄或赤白相兼，质稠，有臭气，阴部灼热感；阴虚内热，热扰心神，则五心烦热，失眠多梦；腰为肾之府，肾阴虚则腰酸腿软。舌红，苔薄黄或黄腻，脉细数，均为阴虚夹湿热之征。

治法 滋阴益肾，清热祛湿。

方药 知柏地黄丸加芡实、金樱子。

4.湿热下注证

主要证候 带下量多，色黄或呈脓性，气味臭秽，外阴瘙痒或阴中灼热；伴全身困重乏力，胸闷纳呆，小腹作痛，口苦口腻；小便黄少，大便黏滞难解；舌质红，舌苔黄腻，脉滑数。

证候分析 湿热蕴结于下，损伤任带二脉，故带下量多，色黄或呈脓性，气味臭秽；湿热熏蒸，则胸闷，口苦口腻；湿热内阻中焦，脾失运化，清阳不升，则纳呆，身体困重乏力；湿热蕴结，瘀阻胞脉，则小腹作痛；湿热下注膀胱，可见小便黄少；湿邪黏滞，阻滞肠腑，可见大便黏滞难解。舌红，苔黄腻，脉滑数，为湿热之征。

治法　清热利湿止带。

方药　止带方加减。

5.湿毒蕴结证

主要证候　带下量多，色黄绿如脓，或五色杂下，质黏稠，臭秽难闻；伴小腹或腰骶胀痛，烦热头昏，口苦咽干，小便短赤或色黄，大便干结；舌质红，苔黄腻，脉滑数。

证候分析　湿毒内侵，损伤任带二脉，故带下量多，色黄绿如脓，甚或五色杂下，秽臭难闻；湿毒蕴结，瘀阻胞脉，故小腹或腰骶胀痛；湿浊热毒上蒸，故口苦咽干；湿热伤津，则小便短赤，大便干结。舌红，苔黄腻，脉滑数，为湿毒蕴结之征。

治法　清热解毒，利湿止带。

方药　五味消毒饮加土茯苓、薏苡仁、黄柏、茵陈。

（二）其他治疗

（1）定坤丹　每次3.5～7g，每日2次，口服。适用于气血两虚证。

（2）康妇炎胶囊　每次3粒，每日2次，口服。适用于湿热下注证、湿毒蕴结证。

（3）参苓白术散　每次6～9g，每日2～3次，口服。适用于脾虚证。

（4）知柏地黄丸　每次8丸，每日3次，口服。适用于阴虚夹湿热证。

（5）金匮肾气丸　水蜜丸每次4～5g（20～25粒），大蜜丸每次1丸，每日2次，口服。适用于肾阳虚证。

十、妊娠恶阻

本病是妊娠早期常见的病证之一，以恶心呕吐、头重眩晕、厌食为特点。治疗及时、护理得法、多数患者可迅速康复，预后大多良好。若仅见恶心择食，偶有吐涎等，不作病论。西医学称为妊娠剧吐。

诊断　频繁呕吐，厌食，甚至全身乏力，精神萎靡，全身皮肤和黏膜干燥，眼球凹陷，体重下降，严重者可出现血压下降，体温升高，黄疸，嗜睡和昏迷。

◆ 治疗 ◆

（一）分证论治

1.胃虚证

主要证候　妊娠早期，恶心呕吐，甚则食入即吐；脘腹胀闷，不思饮食，头晕体倦，怠惰思睡；舌淡，苔白，脉缓滑无力。

证候分析　孕后血聚于下以养胎元，胃气上逆，失于和降，则呕吐，或食入即吐；脾胃虚弱，运化失职，则脘腹胀闷，不思饮食；中阳不振，清阳不升，则头晕体倦，怠惰思睡。舌淡，苔白，脉缓无力，为脾胃虚弱之征。滑脉，有妊之象也。

治法　健胃和中，降逆止呕。

方药　香砂六君子汤加减。

2.肝热证

主要证候　妊娠早期，呕吐酸水或苦水；胸胁满闷，嗳气叹息，头晕目眩，口苦咽干，渴喜冷饮，便秘溲赤；舌红，苔黄燥，脉弦滑数。

证候分析　肝胆相表里，孕后肝火上逆犯胃，胆热随之溢泄，故呕吐酸水或苦水，肝郁气滞，气机不利，故胸胁满闷，嗳气叹息；肝火上逆，故头晕目眩，口苦咽干；热盛伤津，故渴喜冷饮，便秘溲赤。舌红，苔黄燥，脉弦数，为肝热内盛之征，脉滑，为有妊之象。

治法　清肝和胃，降逆止呕。

方药　加味温胆汤加减。

3.痰滞证

主要证候　妊娠早期，呕吐痰涎；胸膈满闷，不思饮食，口中淡腻，头晕目眩，心悸气短；舌淡胖，苔白腻，脉滑。

证候分析　痰湿之体，或脾虚停饮，孕后血壅气盛，冲气上逆，夹痰饮上泛，故呕吐痰涎；膈间有痰饮，中阳不运，故胸膈满闷，不思饮食，口中淡腻；痰饮中阻，清阳不升，故有头晕目眩；饮邪上凌心肺，则心悸气短。舌淡胖，苔白腻，脉滑，为痰饮内停之征。

治法　化痰除湿，降逆止呕。

方药　青竹茹汤加减。

（二）其他治疗

（1）香砂养胃丸　每次9g，每日2次，适用于胃虚证。

（2）左金丸　每次1.5g，每日3次，适用于肝热证。

十一、胎漏、胎动不安

若妊娠期出现腰酸腹痛，小腹下坠，或阴道少量出血者，称为胎动不安。本病一般预后良好，但也有少数发展为堕胎、小产。

诊断 胎漏主要为妊娠期间出现阴道少量流血，时出时止，或淋沥不断，而无腰酸、腹痛、小腹坠胀。胎动不安主要为腰酸、腹痛、小腹下坠，或伴有阴道少量出血或不伴有阴道少量流血。西医学妊娠早期的先兆流产和妊娠中晚期的前置胎盘出血，可参照本病辨证治疗。

《 治疗 》

（一）分证论治

1.肾虚证

主要证候 妊娠期腰膝酸软，腹痛下坠，或伴有阴道少量流血，色淡暗，或曾屡孕屡堕；或伴头晕耳鸣，小便频数，夜尿多；舌淡，苔白，脉沉滑尺弱。

证候分析 胞络系于肾，肾虚则骨髓不充，故腰膝酸软；筋脉失于温蕴，则腹痛下坠；气不摄血，则有阴道少量流血；血失阳化，故血色淡暗；肾虚，髓海不足，脑失所养，故头晕耳鸣；肾与膀胱相表里，肾虚则膀胱失约，故小便频数。舌淡，苔白，脉沉弱，均为肾虚之候。

治法 固肾安胎，佐以益气。

方药 寿胎丸加党参、白术。

2.气血虚弱证

主要证候 妊娠期，阴道少量下血，腰酸，小腹空坠而痛，或伴有阴道少量流血，色淡红，质稀薄；或神疲肢倦，面色白，心悸气短；舌质淡，苔薄白，脉滑无力。

证候分析 气虚冲任不固，提摄无力，故腰酸，小腹空坠而痛，阴道少量流血；气虚不化，则血色淡，质稀薄；气虚中阳不振，故神疲肢倦，气短懒言。舌淡，苔薄白，脉无力，均为气虚之象。

治法 益气养血，固冲安胎。

方药 胎元饮加减。

3.血热证

主要证候 妊娠期腰酸、小腹灼痛，或伴有阴道少量流血，色鲜红或深红，质稠；渴喜冷饮，小便短黄，大便秘结；舌红，苔黄而干，脉滑数或弦数。

证候分析 热伏冲任，迫血妄行，故阴道流血；损伤胎气，故腰酸腹痛；血为热灼，伤及津液，故渴喜冷饮，小便短黄，大便秘结。舌红，苔黄而干，脉滑数或弦数，均为血热之象。

治法 清热凉血，固冲止血。

方药 阿胶汤去当归、川芎。

4.血瘀证

主要证候 宿有癥积，孕后常有腰酸，下腹刺痛，阴道不时流血，色暗红，或妊娠期不慎跌仆闪挫，或劳力过度，或妊娠期手术创伤，继之腰酸腹痛，胎动下坠或阴道少量流血；大小便正常；舌暗红，或有瘀斑，苔薄，脉弦滑或沉弦。

证候分析 癥积占据胞宫，或妊娠期跌仆闪挫，或妊娠期手术创伤致血离经，瘀血阻滞冲任胞脉，气血壅滞不通，故腰酸腹痛；血不归经，故阴道不时下血，色暗红；因无寒热，大小便正常。舌暗红，或有瘀斑，苔薄，脉沉滑或沉弦，为瘀血之征。

治法 活血化瘀，补肾安胎。

方药 桂枝茯苓丸合寿胎丸减桃仁。

5.湿热证

主要证候 妊娠期腰酸腹痛，阴道少量流血，或淋沥不尽，色暗红；或伴有低热起伏，小便黄赤，大便黏；舌质红，苔黄腻，脉滑数或弦数。

证候分析 素体湿热内蕴，或孕期不慎感受湿热之邪，湿热与血相搏，流注冲任，蕴结胞中，气血不得下达冲任以养胎，故腰酸腹痛；湿热扰血，故阴道少量流血，淋沥不尽；湿热绵延，故低热起伏；湿热下注，故小便黄赤，大便黏。舌质红，苔黄腻，脉滑数或弦数，均为湿热之征。

治法 清热利湿，补肾安胎。

方药 当归散合寿胎丸去川芎、阿胶加茵陈。

（二）其他治疗

孕康口服液 每次20mL，每日3次，口服。适用于肾气虚证及气血虚弱证。

十二、堕胎、小产

诊断 妊娠28周内，或先出现阴道流血，继而小腹疼痛，或先小腹疼痛，继而阴道流血，且出血量及腹痛逐渐加重；或有羊水溢出，胎儿自然殒堕者。发生在妊娠12周内，诊为堕胎；发生在妊娠12～28周内，诊为小产。西医学中的早期流产、晚期流产，可参照本病辨证治疗。

〈 治疗 〉

（一）分证论治

1.胎堕难留证

主要证候 多由胎漏、胎动不安发展而来。阴道流血增多，色红有块，小腹坠胀疼痛加剧，会阴坠胀，或有羊水溢出；舌质正常或紫暗，舌边尖有瘀点，苔薄，脉滑或涩。

证候分析 孕后因故伤胎，殒胎阻滞，则小腹疼痛；新血不循其经，故阴道流血增多，伴有血块；胎堕而欲下，则会阴坠胀；胎气下迫愈甚，胎膜破损，则羊水外溢；舌紫暗，苔薄，脉滑或涩，乃为胎堕难留、瘀血内阻之象。

治法 祛瘀下胎。

方药 脱花煎加益母草。

2.胎堕不全证

主要证候 胎殒之后，尚有部分组织残留于子宫，阴道流血不止，腹痛阵阵，甚至出血如崩；伴心悸气短，面色苍白，头晕目眩；舌淡紫，苔白，脉沉细无力。

证候分析 胎殒已堕，堕而未尽，瘀阻子宫，新血不得归经，故阴道流血不止，甚则血崩；胎堕不全，子宫留瘀，胞脉受阻，"不通则痛"，故腹痛阵阵；血液亡失，心脏、清窍失养，则心悸气短，头晕；血脉空虚，不得荣润，则面色苍白；舌淡紫，苔白，脉沉细无力，乃为气虚血瘀之象。

治法 益气祛瘀。

方药 脱花煎加人参、益母草、炒蒲黄。

（二）其他治疗

益母草冲剂 每次6g，每日3次，冲服。适用于流产不全者。

十三、妊娠咳嗽

本病与妊娠期母体内环境的特殊改变有关。若妊娠咳嗽剧烈或久咳不已，可损伤胎气，严重者可致堕胎、小产。西医学中妊娠期合并慢性支气管炎、肺炎可参照本病辨证治疗。

诊断 孕前有慢性咳嗽史或孕后有贪凉饮冷史。妊娠期间，咳嗽不已，甚或胸闷气促，不得平卧等。

◇ 治疗

1.阴虚肺燥证

主要证候 妊娠期间，咳嗽不已，干咳无痰或少痰，甚或痰中带血；口燥咽干，手足心热；舌红，苔少，脉细滑数。

证候分析 素体阴虚，孕后阴血下聚冲任养胎，因孕重虚，虚火内生，灼肺伤津，故干咳无痰或少痰，口干咽燥；肺络受损，则痰中带血；阴虚内热，则手足心热。舌红，苔少，脉细数，为阴虚内热之征。

治法 养阴润肺，止咳安胎。

方药 百合固金汤加减。

2.脾虚痰饮证

主要证候 妊娠期间，咳嗽痰多，胸闷气促，甚则喘不得卧；神疲纳呆；舌质淡胖，苔白腻，脉濡滑

证候分析 素体脾虚，孕后气以载胎，脾虚益甚，运化失司，水湿内停，聚而成痰，痰饮犯肺，肺失肃降，故咳嗽痰多，胸闷气促，甚则喘不得卧；脾虚中阳不振，故神疲纳呆。舌质淡胖，苔白腻，脉濡滑，为脾虚痰饮内停之征。

治法 健脾除湿，化痰止咳。

方药 六君子汤加减。

3.痰火犯肺证

主要证候 妊娠期间，咳嗽不已，咳痰不爽，痰液黄稠；面红口干，胸闷烦热；舌质偏红，苔黄腻，脉弦滑而数。

证候分析 素有痰湿，郁久生热化火，加之孕后阴血下聚养胎，阳气偏亢，两因相感，痰火犯肺，灼肺伤津，故咳痰不爽，痰液黄稠；痰火扰心，故胸闷烦热；津液不能上承，故面红口干。舌质偏红，苔黄腻，脉弦滑而数，均为痰火内盛之征。

治法 清热降火，化痰止咳。

方药 清金化痰汤加减。

十四、产后发热

产后发热是指产褥期内，出现发热持续不退，或低热持续，或突然高热寒战，并伴有其他症状者。西医学中的产褥感染、产褥中暑、产褥期上呼吸道感染等可参照本病辨证治疗。

❮ 治疗 ❯

1.感染邪毒证

主要证候 产后发热恶寒，或高热寒战，小腹疼痛拒按，恶露初时量多，继则量少，色紫暗，质如败酱，其气臭秽；心烦不宁，口渴喜饮，小便短赤，大便燥结；舌红，苔黄而干，脉数有力。

证候分析 新产血室正开，百脉俱虚，邪毒乘虚内侵，损及胞宫、胞脉，正邪交争，致令发热恶寒，高热寒战；邪毒与血相搏，结而成瘀，胞脉阻滞，则小腹疼痛拒按，恶露色紫暗；热迫血行则量多，热与血结则量少；热毒熏蒸，故恶露质如败酱，其气臭秽；热扰心神，则心烦不宁；热为阳邪，灼伤津液，

则口渴喜饮，小便短赤，大便燥结。舌红，苔黄而干，脉数有力，为毒热内盛之征。

治法　清热解毒，凉血化瘀。

方药　解毒活血汤加金银花、黄芩。

2.外感证

主要证候　产后恶寒发热；头痛身疼，鼻塞流涕，咳嗽，无汗；舌淡，苔薄白，脉浮紧。

证候分析　产后元气虚弱，卫阳失固，腠理不实，风寒袭表，正邪交争，则恶寒发热，头痛身疼；肺与皮毛相表里，肺气失宣，则鼻塞流涕，咳嗽。无汗，舌淡，苔薄白，脉浮紧，为风寒表实之征。

治法　养血祛风，散寒解表。

方药　荆穗四物汤加紫苏叶。

3.血瘀证

主要证候　产后乍寒乍热，恶露不下，或下亦甚少，色紫暗有块，小腹疼痛拒按；舌紫暗，或有瘀点、瘀斑，苔薄，脉弦涩有力。

证候分析　产后瘀血内阻，营卫不通，阴阳失和，则乍寒乍热；瘀血内停，阻滞胞脉，则恶露不下，或下也甚少，色紫暗有块；胞脉瘀阻不通，则腹痛拒按。舌紫暗，或有瘀点、瘀斑，苔薄，脉弦涩有力，为血瘀之征。

治法　活血祛瘀，和营除热。

方药　生化汤加牡丹皮、丹参、益母草。

4.血虚证

主要证候　产时、产后失血过多，身有微热；头晕眼花，心悸少寐，恶露或多或少，色淡质稀，小腹绵绵作痛，喜按；舌淡红，苔薄白，脉细弱。

证候分析　产后亡血伤津，阴血骤虚，阳无所依，虚阳越浮于外，则身有微热；血虚不能上荣清窍，则头晕眼花；血虚心神失养，则心悸少寐；气随血耗，气虚冲任不固，则恶露量多；血虚冲任不足，则恶露量少；气血虚弱，则恶露色淡质稀；血虚不荣，则小腹绵绵作痛，喜按。舌淡红，苔薄白，脉细弱，为血虚之征。

治法　养血益气，和营退热。

方药　八珍汤加枸杞子、黄芪。

十五、产后腹痛

产后腹痛是指产妇在产褥期，发生与分娩或产褥有关的小腹疼痛。孕妇分娩后，由于子宫的缩复作用，小腹呈阵阵作痛，于产后1～2日出现，持续2～3日自然消失，属生理现象，一般不需治疗。若腹痛阵阵加剧，难以忍受，或腹痛绵绵，疼痛不已，影响产妇的康复，则为病态，应予以治疗。西医学的产后宫缩痛及产褥感染引起的腹痛可参照本病辨证治疗。

诊断　表现为分娩1周以上，小腹疼痛仍不消失，或产后不足1周，但小腹阵发性疼痛加剧，或伴有恶露异常。

◀ 治疗 ▶

（一）分证论治

1.气血两虚证

主要证候　产后小腹隐隐作痛，数日不止，喜按喜揉，恶露量少，色淡红，质稀无块；面色苍白，头晕眼花，心悸怔忡，大便干结；舌质淡，苔薄白，脉细弱。

证候分析　冲为血海，任主胞胎。素体气血不足，因产耗气伤血，冲任血虚，子宫失养，"不通则痛"，或血少气弱，运行无力，血行迟涩，故小腹隐痛，喜揉喜按；营血亏虚，冲任血少，则恶露量少，色淡无块。血虚津亏，肠道失于濡养，故大便干结。面色苍白，头晕眼花，心悸怔忡，舌淡，脉细弱，均为血虚之征。

治法　补血益气，缓急止痛。

方药　肠宁汤加减。

2.瘀滞子宫证

主要证候　产后小腹疼痛，拒按，得热痛缓；恶露量少，涩滞不畅，色紫暗有块，块下痛减；面色青白，或伴胸胁胀痛；舌质紫暗，苔薄，脉沉紧或弦涩。

证候分析　产后百脉空虚，血室正开，寒邪乘虚入侵，寒凝血瘀，或胎盘、胎衣残留，或情志所伤，肝气郁滞，血行不畅，瘀滞冲任，胞脉不通，瘀血停留子宫，故小腹疼痛拒按；血得热则畅行，凝滞稍通，故得热痛减；血行不畅，气滞血瘀，恶露当下不下，故恶露量少，色紫暗有块；涩滞不畅，血块排出则瘀滞缓解，故腹痛暂缓。面色青白，胸胁胀痛，舌质紫暗，苔薄，脉沉紧或弦涩，为气滞血瘀，瘀滞子宫之征。

治法　活血化瘀，温经止痛。

方药　生化汤加乌药、延胡索、川楝子。

3.寒凝血瘀证

主要证候　产后小腹冷痛，得热痛减，不喜揉按；恶露量少，色紫暗有块，面色青白，四肢不温；舌质暗淡，苔白，脉沉紧。

证候分析 产后感寒饮冷，寒邪客于胞中，血为寒凝，气血运行不畅，凝涩不通，故小腹冷痛；血得热则行，凝滞稍通，故得热腹痛暂缓；血凝胞中，故不喜揉按，恶露量少，色紫暗有块；寒凝血瘀，阳气被遏，不能宣达于表，故面色苍白，四肢不温。舌质暗淡，苔白，脉沉紧，为寒凝之征。

治法 温经散寒，化瘀止痛。

方药 少腹逐瘀汤加减。

（二）其他治疗

（1）产泰口服液　每次20mL，每日3次，温开水送服。适用于血虚者。

（2）补血益母颗粒　每次12g，每日2次，开水冲服。适用于血虚夹瘀者。

（3）生化丸　每次9g，每日3次，温开水送服。适用于气滞血瘀者。

十六、产后恶露不绝

诊断 产后血性恶露逾10天仍淋沥不止，或有恶臭味，可伴神疲懒言，气短乏力，小腹空坠，或伴小腹疼痛拒按。出血多时可合并贫血，严重者可致昏厥。西医学中，因产后子宫复旧不全、胎盘胎膜残留、子宫内膜炎所致晚期产后出血及中期妊娠引产、人工流产、药物流产后表现为恶露不尽者，均可参照本病辨证治疗。

◀ 治疗 ▶

（一）分证论治

1.气虚证

主要证候 产后恶露过期不止，量多，色淡红，质稀，无臭味；面色白，精神倦怠，四肢无力，气短懒言，小腹空坠；舌淡，苔薄白，脉缓弱。

证候分析 气虚统摄无权，冲任不固，则恶露过期不止，血量较多；血失气化，则色淡，质稀，无臭味；气虚中阳不振，则精神倦怠，四肢无力，气短懒言；中气不足，则小腹空坠；气虚清阳不升，则面色白。舌淡，苔薄白，脉缓弱，为气虚之征。

治法 益气摄血固冲。

方药 补中益气汤加阿胶、艾叶、海螵蛸。

2.血热证

主要证候 产后恶露过期不止，量较多，色鲜红，质黏稠；口燥咽干，面色潮红；舌红苔少，脉细数无力。

证候分析　产后营阴耗损，虚热内生，或气郁化热，或感热邪，热扰冲任，迫血妄行，故恶露过期不止，量较多；阴虚热灼，则血色鲜红，质稠黏；虚热上浮，故面色潮红；阴液不足，则口燥咽干。舌红，苔少，脉细数无力，为阴虚内热之征。

治法　养阴清热，凉血止血。

方药　保阴煎加煅牡蛎、地榆。

3. 血瘀证

主要证候　产后恶露过期不止，淋沥量少，或突然量多，色暗有块，或伴小腹疼痛拒按，块下痛减；舌紫暗，或有瘀点，苔薄，脉弦涩。

证候分析　瘀血阻滞冲任，新血不得归经，则恶露过期不止，淋沥量少，或突然量多，色暗有块；瘀血内阻，"不通则痛"，故小腹疼痛拒按；块下瘀滞稍通，故使痛减。舌紫暗，脉弦涩，苔薄，为瘀血阻滞之征。

治法　活血化瘀，理血归经。

方药　生化汤加益母草、茜草、三七、蒲黄。

（二）其他治疗

（1）加味生化颗粒　每次1袋（10g），每日3次，温水冲服。适用于血瘀者。

（2）葆宫止血颗粒　每次1袋（15g），每日3次，温水冲服。适用于血热者。

十七、不孕症

女子未避孕，性生活正常，与配偶同居1年而未孕者，称为不孕症。其中从未妊娠者为原发性不孕；曾经有过妊娠者继而未避孕1年以上未孕者为继发性不孕。西医学不孕症女方因素多为排卵障碍、输卵管异常、子宫内膜异位症等，也包括宫颈因素（宫颈狭窄超过5%）。另外还有免疫学不孕。

《治疗》

（一）分证论治

1. 肾气虚证

主要证候　婚久不孕，月经不调或停闭，量多或少，色淡暗质稀；腰酸膝软，头晕耳鸣，精神疲倦，小便清长；舌淡，苔薄白，脉沉细，两尺尤甚。

证候分析　肾气不足，冲任虚衰，不能摄精成孕，而致不孕；冲任不调，血海失司，故月经不调或停闭，量或多或少；肾主骨生髓，腰为肾之府，肾虚则腰酸膝软，精神疲倦；肾开窍于耳，脑为髓海，髓海不足，则头晕耳鸣；气化失常，则小便清长，经色淡暗质稀。舌淡，苔薄白，脉沉细，均为肾气虚之象。

治法　补益肾气，调补冲任。

方药　毓麟珠加减。

2.肾阳虚证

主要证候　婚久不孕，初潮延迟，月经后期，量少，色淡质稀，甚至停闭，带下量多，清稀如水；腰膝酸冷，性欲淡漠，面色晦暗，大便溏薄，小便清长；舌淡，苔白，脉沉迟。

证候分析　肾阳不足，冲任虚寒，胞宫失煦，故婚久不孕；阳虚内寒，天癸迟至，冲任血海空虚，故初潮延迟，月经后期，甚至闭经；阳虚水泛，湿注任带，故带下量多，清稀如水；肾阳虚外府失煦，则腰膝酸冷，火衰则性欲淡漠；火不暖土，脾阳不足，则大便溏薄；膀胱失约，则小便清长；肾阳虚衰，血失温养，脉络拘急，血行不畅，则面色晦暗，经少色淡质稀。舌淡，苔白，脉沉迟，均为肾阳虚之象。

治法　温肾助阳，调补冲任。

方药　温胞饮加减。

3.肾阴虚证

主要证候　婚久不孕，月经先期，量少，色红质稠，甚或闭经，或带下量少，阴中干涩；腰酸膝软，头晕耳鸣，形体消瘦，五心烦热，失眠多梦；舌淡或舌红，少苔，脉细或细数。

证候分析　肾阴亏虚，冲任血海匮乏，胞宫失养，故致不孕；精血不足，则月经量少，甚或闭经；阴虚内热，热迫血行，故月经先期；血少津亏，阴液不充，任带失养，阴窍失濡，故带下量少，阴中干涩；腰为肾之府，肾虚则腰膝酸软；阴虚血少，清窍失荣，血不养心，故头晕耳鸣，失眠多梦；阴虚火旺，故形体消瘦，五心烦热，经色红质稠。舌淡或舌红，少苔，脉细或细数，均为肾阴虚之象。

治法　滋肾养血，调补冲任。

方药　养精种玉汤加减。

4.肝气郁结证

主要证候　婚久不孕，月经周期先后不定，量或多或少，色暗，有血块，经行腹痛，或经前胸胁、乳房胀痛；情志抑郁，或烦躁易怒；舌淡红，苔薄白，脉弦。

证候分析　肝气郁结，疏泄失常，冲任失和，故婚久不孕；气机不畅，血海蓄溢失常，故月经周期先后不定，量或多或少；气郁血滞，则经色暗，有血块；足厥阴肝经循少腹布胁肋，肝失条达，经脉不利，故经前胸胁、乳房胀痛；肝郁气滞，血行不畅，"不通则痛"，故经行腹痛；情志不畅，郁久化火，故情志抑郁，或烦躁易怒。舌淡红，苔薄白，脉弦，均为肝郁之象。

治法 疏肝解郁，理血调经。

方药 开郁种玉汤加减。

5.痰湿内阻证

主要证候 婚久不孕，月经后期，甚或闭经，带下量多，色白质黏；形体肥胖，胸闷呕恶，心悸头晕；舌淡胖，苔白腻，脉滑。

证候分析 素体脾虚，聚湿成痰，或肥胖之体，躯脂满溢，痰湿内盛，壅滞冲任，故婚久不孕；痰阻冲任、胞宫，气机不畅，故月经后期，甚或闭经；湿浊下注，则带下量多，质黏稠；痰浊内阻，饮停心下，清阳不升，则胸闷呕恶，头晕心悸。舌淡胖，苔白腻，脉滑，均为痰湿内停之象。

治法 燥湿化痰，理气调经。

方药 苍附导痰丸加减。

6.瘀滞胞宫证

主要证候 婚久不孕，月经后期，量或多或少，色紫黑，有血块，可伴痛经；平素小腹或少腹疼痛，或肛门坠胀不适；舌质紫暗，边有瘀点，脉弦涩。

证候分析 瘀血内停，冲任阻滞，胞脉不通，故致不孕；冲任气血不畅，血海不能按时满溢，故月经周期延后，量少，色紫黑；瘀阻冲任，血不归经，则月经量多，有血块；血瘀气滞，"不通则痛"，故经行腹痛，或小腹、少腹疼痛，肛门坠胀不适。舌质紫暗，边有瘀点，脉弦涩，均为血瘀之象。

治法 活血化瘀，止痛调经。

方药 少腹逐瘀汤加减。

（二）其他治疗

（1）右归丸 每次1丸，每日3次，口服。适用于肾阳虚证。

（2）逍遥丸 每次9g，每日2次，口服。适用于肝气郁结证。

（3）少腹逐瘀丸 每次1丸，每日2次，口服。适用于瘀滞胞宫证。

十八、癥瘕

癥瘕是指妇女小腹内的结块，伴有或胀，或痛，或满，并常致月经或带下异常，甚至影响生育的疾病。西医学的女性内生殖器官良性肿瘤、盆腔炎性疾病后遗症、子宫内膜异位症、陈旧性宫外孕等可参照本病辨证治疗。

诊断　妇人可有异常子宫出血，如月经量多或经期延长等；或有异常带下；或有小腹胀满，或疼痛，或经期小腹疼痛等。亦有部分患者无明显症状。

治疗

（一）分证论治

1.气滞血瘀证

主要证候　下腹包块质硬，下腹或胀或痛，经期延长，或经量多，经色暗夹血块，经行小腹疼痛；精神抑郁，善太息，胸胁胀闷，乳房胀痛，面色晦暗，肌肤不润；舌质暗，边见瘀点或瘀斑，苔薄白，脉弦涩。

证候分析　气血瘀结，滞于冲任、胞宫、胞脉，积结日久，结为癥块；冲任气血瘀阻，故见经期延长，或经量多，经血色暗夹血块，经行小腹疼痛；精神抑郁，善太息，胸胁胀闷，乳房胀痛，面色晦暗，肌肤不润，舌质暗，边见瘀点或瘀斑，苔薄白，脉弦涩，均为气血瘀阻之象。

治法　行气活血，化瘀消癥。

方药　香棱丸加减。

2.寒凝血瘀证

主要证候　下腹包块质硬，小腹冷痛，喜温，月经后期，量少，经行腹痛，色暗淡，有血块；面色晦暗，形寒肢冷，手足不温；舌质淡暗，边见瘀点或瘀斑，苔白，脉弦紧。

证候分析　寒凝血瘀，结于冲任、胞宫、胞脉，日久聚以成癥。冲任气血运行不畅，故见月经后期，量少，经行腹痛，经色暗淡，有血块；寒邪内盛，郁遏阳气，故面色晦暗，形寒肢冷，手足不温。舌质淡暗，边见瘀点或瘀斑，苔白，脉弦紧，均为寒凝血瘀之象。

治法　温经散寒，祛瘀消癥。

方药　少腹逐瘀汤加减。

3.痰湿瘀结证

主要证候　下腹包块按之不坚，小腹或胀或满，月经后期或闭经，经质黏稠、夹血块；体形肥胖，胸脘痞闷，肢体困倦，带下量多，色白质黏稠；舌暗淡，边见瘀点或瘀斑，苔白腻，脉弦滑或沉滑。

证候分析　痰湿内结，阻于胞宫、胞脉、冲任，积久成块，痰湿内聚，故其包块不坚；痰湿蕴塞，冲任气血运行不畅，故见月经后期或闭经，经质黏稠、夹血块；痰湿下聚，任带失约，故见带下量多，色白质黏稠。舌暗淡，边见瘀点或瘀斑，苔白腻，脉弦滑或沉滑，均为痰湿瘀阻之象。

治法　化痰除湿，活血消癥。

方药 苍附导痰丸合桂枝茯苓丸加减。

4.气虚血瘀证

主要证候 下腹部结块，下腹空坠，月经量多，或经期延长，经色淡红，有血块，经行或经后下腹痛；面色无华，气短懒言，语声低微，倦怠嗜卧，纳少便溏；舌质暗淡，舌边有瘀点或瘀斑，苔薄白，脉细涩。

证候分析 气虚运血无力，瘀血结于冲任、胞宫、胞脉，日久积块成癥。气虚冲任不固，经血失于制约，故见月经量多，或经期延长；气虚不能化血为赤，且血运无力，故见经色淡红，有血块；气虚下陷，故下腹空坠；面色无华，气短懒言，语声低微，倦怠嗜卧，纳少便溏等，均为气虚之象。舌暗淡，边见瘀点瘀斑，脉细涩，均为气虚血瘀之象。

治法 补气活血，化瘀消癥。

方药 四君子汤合桂枝茯苓丸加减。

5.肾虚血瘀证

主要证候 下腹部积块，下腹或胀或痛，月经后期，量或多或少，经色紫暗，有血块，面色晦暗，婚久不孕，腰膝酸软，小便清长，夜尿多；舌质淡暗，边见瘀点或瘀斑，苔白润，脉沉涩。

证候分析 先天肾气不足或房劳多产伤肾，肾虚血瘀，阻于冲任、胞宫、胞脉，日久成癥；肾虚血瘀，冲任不畅，故见月经后期，量或多或少，经色紫暗，有血块；婚久不孕，腰膝酸软，小便清长，夜尿多，均为肾虚之象。舌质淡暗，边见瘀点或瘀斑，苔白润，脉沉涩，为肾虚血瘀之象。

治法 补肾活血，消癥散结。

方药 肾气丸合桂枝茯苓丸加减。

6.湿热瘀阻证

主要证候 下腹积块，小腹或胀或痛，带下量多色黄，月经量多，经期延长，经色暗，有血块，质黏稠，经行小腹疼痛；身热口渴，心烦不宁，大便秘结，小便黄赤；舌暗红，边见瘀点或瘀斑，苔黄腻，脉弦滑数。

证候分析 湿热之邪与瘀血搏结，瘀阻冲任、胞宫、胞脉，日久成癥。湿热下注，损伤带脉，则带下量多色黄；邪热留恋伤津，则身热口渴，心烦，便结；舌暗红，边见瘀点或瘀斑，苔黄腻，脉弦滑数，皆为湿热瘀结之象。

治法 清利湿热，化瘀消癥。

方药 大黄牡丹汤加减。

（二）其他治疗

（1）桂枝茯苓胶囊 每次3粒，每日3次，温开水送服。适用于血瘀证兼有痰湿者。

（2）宫瘤消胶囊　每次3～4粒，每日3次，温开水送服。适用于血瘀证。

（3）大黄䗪虫丸　每次1粒，每日3次，温开水送服。适用于血瘀证。

（4）丹鳖胶囊　每次5粒，每日3次，温开水送服。适用于气滞血瘀证。

第八节　五官科疾病

一、针眼

针眼指胞睑边缘生疖，形如麦粒，伴有红肿热痛，易成脓溃破的眼病。西医学称为睑腺炎、麦粒肿，多因金黄色葡萄球菌感染引起。

诊断

（1）胞睑局部红、肿、热、痛。

（2）胞睑边缘扪及麦粒样硬结，疼痛拒按。

治疗

（一）分证论治

1.风热客睑证

主要证候　胞睑肿胀，痒甚，舌苔薄黄，脉浮数。

证候分析　风热之邪客于胞睑，则胞睑肿胀；风邪作祟，故痒甚；舌脉均为风热外袭之候。

治法　疏风清热，消肿散结。

方药　银翘散加减。

2.热毒壅盛证

主要证候　胞睑局部红肿灼热，硬结渐大，疼痛拒按，或白睛红赤肿胀突出于睑裂；或伴口渴喜饮、便秘溲赤；舌红苔黄，脉数。

证候分析　热毒上攻，故胞睑红、肿、热、痛；热毒深重，故硬结渐大，疼痛拒按，甚至白睛红赤胀突出于睑裂；热灼津液，故口渴喜饮、便秘溲赤；舌脉为热盛之候。

治法　清热解毒，消肿止痛。

方药　仙方活命饮加减。

3.脾虚夹邪证

主要证候　针眼屡发，或针眼红肿不甚，经久难消；或见面色无华，神倦乏力，小儿偏食，纳呆便结；舌淡，苔薄白，脉细数。

证候分析　小儿偏食，脾胃虚弱，或素体虚弱，卫外不固，余邪未清，蕴伏之热邪夹风上扰胞睑，故针眼屡发；正不胜邪，故红肿不甚，经久难消；纳呆、便结为脾胃积食化热之候；面色无华、神倦乏力及舌脉为脾胃虚弱之候。

治法　健脾益气，散结消滞。

方药　托里消毒散加减。

（二）其他治疗

（1）点眼液　患眼滴鱼腥草滴眼液或抗生素滴眼液，每天4～6次。

（2）涂眼药膏　晚上睡前可在患眼涂抗生素眼膏。

（3）湿热敷　冷敷适用于本病初期，硬结未软化时可局部湿热敷以促进血液循环，助炎症消散。

（4）药物敷　如意金黄散外敷，每日1次。

（5）手术治疗　脓已成者应行麦粒肿切开引流排脓术。

二、风热赤眼

风热赤眼系指因外感风热而猝然发病，以白睛红赤、眵多黏稠、痒痛交作为主要特征的眼病，又名暴风客热。类似于西医学中的急性卡他性结膜炎，属急性细菌性结膜炎。

诊断

（1）起病急，双眼同时或先后发病，或有与本病患者的接触史。

（2）患眼羞涩痒痛，灼热流泪，眵多黏稠，白睛及睑内面红赤。

（3）结膜刮片见多形核白细胞增多，有助于诊断。

◀ **治疗** ▶

（一）分证论治

1.风重于热证

主要证候　症见痒涩刺痛，羞明流泪，眵多黏稠，白睛红赤，胞睑微肿；可兼见头痛，鼻塞，恶风；舌质红，苔薄白或微黄，脉浮数。

证候分析　病变初起，风热之邪上犯白睛，风重于热，故见白睛红赤、痒涩多眵等眼症；全身症状及舌脉均为风重于热之候。

治法　疏风清热。

方药 银翘散加减。

2.热重于风证

主要证候 症见目痛较甚，怕热畏光，眵多黄稠，热泪如汤，胞睑红肿，白睛红赤浮肿；可兼见口渴，尿黄，便秘；舌红，苔黄，脉数。

证候分析 外感风热之邪，火邪为甚，故见白睛红赤浮肿、眵多黄稠、热泪如汤等眼症；全身症状及舌脉均为热重于风之候。

治法 清热疏风。

方药 泻肺饮加减。

3.风热并重证

主要证候 症见患眼焮热疼痛，刺痒交作，怕热畏光，泪热眵结，白睛赤肿；兼见头痛鼻塞，恶寒发热，口渴思饮，便秘溲赤；舌红，苔黄，脉数。

证候分析 患者平素内热较重，复感风热之邪，内外合邪，故见患眼焮热疼痛、刺痒交作、白睛赤肿等眼症；全身症状及舌脉均为风热并重之候。

治法 疏风清热，表里双解。

方药 防风通圣散加减。

（二）其他治疗

（1）点眼液 可选用鱼腥草滴眼液；亦可选抗生素滴眼液，睡前可涂抗生素眼膏。

（2）中药熏洗法 可根据证型辨证处方，或选用蒲公英、野菊花、黄连、玄明粉等清热解毒之品，煎水熏洗患眼，每日2～3次。

三、白涩症

白涩症系指白睛不赤不肿，而以自觉眼内干涩不适，甚则视物昏朦为主症的眼病，又名干涩昏花。白涩症主要与西医学的眼干燥症相类似。

诊断

（1）患眼干涩不爽，频频瞬目，或微畏光，甚则视物昏朦。

（2）白睛赤脉隐隐，胞睑内面红赤；或睑弦红赤、增厚；或睑弦有黄白色分泌物堆积；或有黑睛星翳。

❮ **治疗** ❯

（一）分证论治

1.肺阴不足证

主要证候 症见眼干涩不爽，不耐久视，白睛如常或稍有赤脉，黑睛可有细点星翳，反复难愈；可伴口干鼻燥，咽干，便秘；苔薄少津，脉细无力。

证候分析 肺阴不足日久，燥热犯目，目失润养，故见目珠干涩，不耐久视，黑睛星翳；虚火壅滞，故见白睛隐红；其他全身症状及舌脉均为肺阴不足之候。

治法 滋阴润肺。

方药 养阴清肺汤加减。

2.肝经郁热证

主要证候 症见目珠干涩，灼热刺痛，或白睛微红，或黑睛星翳，或不耐久视；口苦咽干，烦躁易怒，或失眠多梦，大便干或小便黄；舌红，苔薄黄或黄厚，脉弦滑数。

证候分析 肝郁化火，津伤血壅，故目珠干涩，灼热刺痛；气郁化火，扰动心神，故烦躁易怒；其他全身症状及舌脉均为肝经郁热之候。

治法 清肝解郁，养血明目。

方药 丹栀逍遥散加减。

3.气阴两虚证

主要证候 目内干涩不爽，目燥乏泽，双目频眨，羞明畏光，白睛隐隐淡红，不耐久视，久视后则诸症加重，甚者视物昏朦，黑睛可有细点星翳，甚者呈丝状，迁延难愈；口干少津，神疲乏力，头晕耳鸣，腰膝酸软；舌淡红，苔薄，脉细或沉细。

证候分析 气阴两虚，目失所养，故见目内干涩不爽，目燥乏泽，甚者视物昏朦；“久视伤血”，故不耐久视，久视后则诸症加重；全身症状及舌脉均为气阴两虚之候。

治法 益气养阴，滋补肝肾。

方药 生脉散合杞菊地黄丸加减。

4.热邪伤阴证

主要证候 患全身性热病后期，或风热赤眼或天行赤眼之后期，眼干涩，畏光，睁眼不适，口干舌燥；舌红少津，苔薄黄，脉细数。

证候分析 热病后期，损伤津液，目失濡养，故见眼干涩，畏光，睁眼不适；口干舌燥，舌红少津，苔薄黄，脉细数，为热邪伤阴之候。

治法 清热养阴。

方药 黄连阿胶汤或知柏地黄汤加减。

（二）其他治疗

（1）点眼液 可滴用人工泪液，如0.1%玻璃酸钠滴眼液、泪然滴眼液等，以缓解眼部干涩；环孢素A滴眼液，以抑制眼表炎症反应。

（2）中药熏洗或湿热敷 中药煎剂雾化熏洗或湿热外敷。

（3）戴眼罩、眼镜 戴硅胶眼罩、湿房眼镜，以减少泪液蒸发。

（4）手术治疗 重度干眼施行泪道栓塞手术，以减少泪液排泄。也可行自体游离颌下腺移植再造泪腺术，以增加泪液分泌。

四、胬肉攀睛

胬肉攀睛指眼眦部长赤膜如肉，其状如昆虫之翼，横贯白睛，攀侵黑睛，甚至遮盖瞳神的眼病。西医称该病为翼状胬肉，一种向角膜表面生长的与结膜相邻的纤维血管样组织，常发生于鼻侧及睑裂区，属结膜变性疾病。

诊断

（1）眦部白睛上生赤膜如肉，略呈三角形，其尖端渐向黑睛攀侵。

（2）胬肉上有丝脉相伴，或粗或细。

◀ **治疗** ▶

（一）分证论治

1.心肺风热证

主要证候 患眼眵泪较多，眦痒羞明，胬肉初生，渐渐长出，攀向黑睛，赤脉密布；舌苔薄黄，脉浮数。

证候分析 外感风热，邪客心肺，经络瘀滞，故见眦痒、羞明多泪、循肉长出、赤脉密布等眼症；舌苔薄黄、脉浮数为心肺风热之候。

治法 祛风清热。

方药 栀子胜奇散加减。

2.阴虚火旺证

主要证候 患眼涩痒间作，胬肉淡红菲薄，时轻时重；心中烦热，口舌干燥；舌红少苔，脉细。

证候分析 虚火上炎，灼烁眼目，故见胬肉淡红菲薄、微有涩痒之眼症；全身症状及舌脉均为阴虚火旺之候。

治法 滋阴降火。

方药 知柏地黄丸加减。

（二）其他治疗

（1）点眼液 可用清热解毒之滴眼液或抗生素滴眼液，并同时选用非甾体类或糖皮质激素类滴眼液，每日各3～4次。

（2）手术治疗　胬肉发展迅速，侵入黑睛，有掩及瞳神趋势者，须进行手术治疗。

五、聚星障

聚星障系指黑睛浅层骤生多个细小星翳，其形或联缀，或团聚，伴有沙涩疼痛、羞明流泪的眼病。本病常在感冒发热后出现，或在劳累后发病。多单眼为患，亦可双眼同时或先后发生，常易复发，缠绵难愈。本病即西医学的病毒性角膜炎，尤以单纯疱疹病毒感染所致最为常见，可见于任何年龄。

诊断
（1）患眼疼痛，畏光流泪。
（2）白睛里层向外隆起紫红色结节，推之不移，疼痛拒按。

《 治疗 》

（一）分证论治

1.风热客目证

主要证候　患眼涩痛，羞明流泪，视物模糊较轻；抱轮微红，黑睛浅层点状星翳，或多或少，或疏散或密聚；常伴发热，头痛鼻塞，口干咽痛；舌质红，苔薄黄，脉浮数。

证候分析　风热之邪初犯于目，病情轻浅，故见黑睛浅层骤生细小星翳、抱轮微红、涩痛羞明流泪、视物模糊；发热头痛、鼻塞咽痛及舌脉表现均为风热外袭之候。

治法　疏风清热，退翳明目。

方药　银翘散加减。

2.肝胆火炽证

主要证候　患眼胞睑红肿，羞涩疼痛，灼热畏光，热泪频流，视物模糊；白睛混赤，黑睛生翳，扩大加深，形如树枝或地图状；或兼头疼胁痛，口苦咽干，烦躁溺赤；舌质红，苔黄，脉弦数。

证候分析　外热入里化火或内有伏火，致肝胆火热炽盛，循经上攻，灼伤黑睛，故见黑睛生翳、扩大加深，呈树枝状或地图状等眼症；肝木反侮肺金，则白睛混赤；胁痛、口苦、烦躁及舌脉均为肝胆火炽之候。

治法　清肝泻火，退翳明目。

方药　龙胆泻肝汤加减。

3.湿热犯目证

主要证候　眼泪热胶黏，视物模糊，抱轮红赤或白睛混赤，黑睛生翳，状若地图，边缘不齐且表面凸凹不平，病情缠绵，反复发作；伴头重胸闷，口黏纳呆，腹满便溏；舌质红，苔黄腻，脉濡数。

证候分析 湿热蕴结，熏蒸黑睛，故见黑睛生翳、状若地图、表面凸凹不平等眼症；湿邪黏滞胶结难解，故病情反复缠绵；头重胸闷、口黏纳呆、腹满便溏及舌脉均为湿热内蕴之候。

治法 清热除湿，退翳明目。

方药 三仁汤加减。

4.阴虚夹风证

主要证候 患眼干涩不适，羞明较轻，视物模糊；抱轮微红，黑睛生翳日久，迁延不愈，或时愈时发；常伴口干咽燥；舌红少津，脉细或细数。

证候分析 素体阴虚，或久病伤阴，阴虚无力抗邪，或时感风邪，正虚邪恋，故见黑睛生翳日久、迁延不愈或时愈时发等眼症；口干咽燥及舌脉表现均为阴虚之候。

治法 滋阴祛风，退翳明目。

方药 加减地黄丸加减。

（二）其他治疗

（1）点眼液　①抗病毒类滴眼液或眼用凝胶。②散瞳类滴眼液或眼用凝胶：如病灶扩大加深，瞳神受累者，用托吡卡胺滴眼液扩瞳。③抗生素类滴眼液：如左氧氟沙星滴眼液、妥布霉素滴眼液。

（2）中药熏眼或湿热敷　可用金银花、野菊花、蒲公英、大青叶、薄荷、紫草、柴胡、秦皮、黄芩等水煎熏眼，或以毛巾浸泡后湿热敷眼部，每日2～3次。

（3）已穿孔的患者，可选择角膜移植手术。

六、绿风内障

绿风内障是指以眼珠变硬，瞳神散大，瞳色淡绿，视力锐减，并伴有恶心呕吐、头目剧痛为主要临床特征的眼病。本病是常见的致盲眼病之一，发病急，病情危重，应及时治疗。多见于40岁以上的中老年人，可双眼先后或同时发病，女性居多，多因情志波动或劳累过度诱发。绿风内障类似于西医学的急性闭角型青光眼的急性发作期。

诊断

（1）发病急骤，视力急降。

（2）头眼胀痛，恶心呕吐，目珠胀硬，眼压明显升高。

（3）抱轮红赤或白睛混赤、肿胀，黑睛雾状水肿。

（4）瞳神中度散大，展缩不灵。

（5）前房极浅，房角部分或全部关闭。

❰ 治疗 ❱

（一）分证论治

1.风火攻目证

主要证候 发病急骤，视力锐减，头痛如劈，目珠胀硬，胞睑红肿，白睛混赤肿胀，黑睛雾状水肿，前房极浅，黄仁晦暗，瞳神中度散大，展缩不灵，房角关闭甚或粘连；多伴有恶心、呕吐等全身症状；舌红苔黄，脉弦数。

证候分析 肝开窍于目，头额部属胆经，肝胆风火相煽交炽，上攻头目，导致目中玄府闭塞，神水瘀积，故头痛如劈、目珠胀硬、黑睛水肿、视力锐减、胞睑红肿、白睛混赤肿胀；风性开泄，火性升散，故瞳神中度散大、展缩不灵；气火上逆，胃气失和，故恶心呕吐；舌红苔黄、脉弦数为肝胆火旺之候。

治法 清热泻火，平肝息风。

方药 绿风羚羊饮加减。

2.气火上逆证

主要证候 眼部症状同风火攻目证，伴有胸闷嗳气，恶心，呕吐，口苦；舌红苔黄，脉弦数。

证候分析 肝郁气滞，故胸闷嗳气；肝郁化火，气火上逆攻目，玄府郁闭，神水瘀积，故致眼胀头痛、眼珠变硬、视物不清；肝郁化火，故口苦、舌红苔黄、脉弦而数。

治法 疏肝解郁，泻火降逆。

方药 丹栀逍遥散合左金丸加减。

3.痰火郁结证

主要证候 眼症同上两证，常伴身热面赤，动辄眩晕、呕吐痰涎；舌红苔黄，脉弦滑。

证候分析 脾湿生痰，郁久则化火生风，风痰夹火上攻头目，致清窍受阻，玄府闭塞，神水潴留，故头目胀痛、目珠坚硬、瞳神散大、视力骤降；痰火内盛，气机失常，故见身热面赤、动辄眩晕、呕吐痰涎；舌红苔黄、脉弦滑为痰火之候。

治法 降火逐痰。

方药 将军定痛丸加减。

（二）其他治疗

1.急救治疗

（1）点眼液　① 缩瞳剂：用1%～2%毛果芸香碱滴眼液，急性发作时每3～5分钟滴1次，共3次；然后每30分钟滴1次，共4次；以后改为每小时滴1次，待眼压下降至正常后改为每日3～4次。② 肾上腺素能受体阻滞剂：可以抑制房水生成，但患有心传导阻滞、窦房结病变、支气管哮喘者忌用。如0.25%～0.5%马来酸噻吗洛尔或盐酸倍他洛尔滴眼液，每日2次。③ 碳酸酐酶抑制剂：如1%布林佐胺滴眼液，每日2～3次，全身副作用较少。④ 糖皮质激素类滴眼液：可用1%醋酸泼尼松龙滴眼液滴眼，每日3次，急性发作时每小时1次。

（2）全身用药　① 高渗脱水剂：可选用甘露醇静脉快速滴注。② 碳酸酐酶抑制剂：能抑制房水分泌，可选用乙酰醋胺或醋甲唑胺口服，注意对磺胺类过敏、肾功能及肾上腺皮质功能严重减退者禁用。

如用药后眼压下降不明显，可行前房穿刺术以降低眼压。

2.手术治疗

待眼压降下来后，择期手术治疗。

七、青风内障

青风内障是指起病隐伏，自觉症状不明显，或时有轻度眼胀及视物昏朦，视野渐窄，终致失明的慢性内障眼病。青风内障类似于西医学的原发性开角型青光眼（急性闭角型青光眼临床前期不在此讨论），正常眼压性青光眼可参考本病治疗。

诊断

（1）眼压＞21mmHg

（2）高眼压时前房角开放。

（3）青光眼性视盘改变和（或）有视网膜神经纤维层缺损。

（4）青光眼性视野缺损。

治疗

（一）分证论治

1.肝郁气滞证

主要证候　时有视物昏朦，目珠微胀，轻度抱轮红赤，或瞳神稍大，眼底视盘杯盘比＞0.6，或两眼视盘杯盘比差值＞0.2；可见视野缺损，眼压偏高；或兼情志不舒，心烦口苦；舌红苔黄，脉弦细。

证候分析　肝郁气滞，日久化火，气火上逆，目中脉络不畅，故头目胀痛、心烦口苦等；舌红苔黄、脉弦细为气郁化火之候。

治法　疏肝解郁，活血利水。

方药　逍遥散加减。

2.痰湿泛目证

主要证候　早期偶有视物昏朦，或瞳神稍大，眼胀时作，目珠逐渐变硬，眼底视盘杯盘比增大，或两眼视盘杯盘比差值＞0.2；严重时视盘苍白，可见视野缺损，甚或呈管状，眼压偏高；可伴头昏眩晕，恶心欲呕；舌淡苔白腻，脉滑。

证候分析　先天禀赋不足或久病耗气伤阳，脾阳失于温养，气机凝滞，水湿运化无力，痰湿犯目，有碍神光发越，故见眼胀时作、目珠逐渐变硬等；头昏眩晕、恶心欲呕及舌脉表现为痰湿之候。

治法　温阳化痰，利水渗湿。

方药　温胆汤合五苓散加减。

3.肝肾亏虚证

主要证候　患病日久，视物不清，瞳神稍大，视野缺损或呈管状，视盘苍白；可伴头晕失眠，腰膝无力，舌淡苔薄，脉细沉无力；或面白肢冷，精神倦怠，舌淡苔白，脉细沉。

证候分析　病至后期，肝肾精血亏虚，目窍失养，故见神光衰微、视盘苍白等；头晕失眠，腰膝无力，舌淡苔薄，脉细沉无力，为精血不足之表现；阴损及阳，则面白肢冷，精神倦怠，舌淡苔白，脉细沉。

治法　补益肝肾，活血明目。

方药　加减驻景丸加减。

（二）其他治疗

（1）降眼压眼药水　参考"绿风内障"，还可选用前列腺素制剂，如拉坦前列素或曲伏前列素滴眼液滴眼，增加房水排出以降低眼压。

（2）视神经保护药物　钙离子阻滞剂、谷氨酸拮抗剂、神经营养因子、抗氧化剂、活血化瘀中药等。

（3）手术治疗。

八、圆翳内障

圆翳内障是指随年龄增长而出现的晶珠逐渐混浊，视力缓慢下降，渐至失明的慢性眼病。此病相当于西医学的年龄相关性白内障，是晶状体老化后的退行性变，也是全球主要致盲眼病之一，其发生与环境、营养、代谢和遗传等多种因素有关。

诊断

（1）年龄在50岁以上，视力渐进性下降；双眼先后或同时发病，发展缓慢。

（2）晶珠有不同部位、不同形态及不同程度的混浊，甚至晶珠全混。

（3）排除引起晶珠混浊的其他眼病和全身性疾病。

治疗

（一）分证论治

1.肝肾亏虚证

主要证候 视物模糊，视力缓降，晶珠混浊；或头昏耳鸣，少寐健忘，腰酸腿软，口干；舌红苔少，脉细。或见耳鸣耳聋，潮热盗汗，虚烦不寐，口咽干痛，小便短黄，大便秘；舌红少津，苔薄黄，脉细弦数。

证候分析 肝肾亏虚，精血不足，晶珠失于充养而渐渐混浊；或阴亏虚火内生，上炎晶珠，故见晶珠渐渐混浊、视力缓降；全身症状及舌脉为肝肾不足之候。

治法 补益肝肾，清热明目。

方药 杞菊地黄丸加减。

2.脾气虚弱证

主要证候 视物模糊，视力缓降，或视近尚明而视远模糊，晶珠混浊；伴面色萎黄，少气懒言，肢体倦怠；舌淡苔白，脉缓弱。

证候分析 脾虚运化失健，水谷精微输布乏力，不能上营晶珠，晶珠失养；或脾虚水湿不运，上犯晶珠，故见晶珠混浊、视力缓降；全身症状及舌脉为脾气虚弱之候。

治法 益气健脾，利水渗湿。

方药 四君子汤加减。

3.肝热上扰证

主要证候 视物不清，视力缓降，晶珠混浊，或有眵泪，目涩胀；时有头昏痛，口苦咽干，便结；舌红苔薄黄，脉弦或弦数。

证候分析 肝热上扰头目，热灼晶珠，故见晶珠混浊、视力缓降等；全身症状及舌脉均为肝热上扰之候。

治法 清热平肝，明目退障。

方药 石决明散加减。

（二）其他治疗

（1）手术治疗　目前，手术治疗仍是各种白内障的主要治疗手段。

（2）滴眼液　如麝珠明目滴眼液、吡诺克辛滴眼液等可能起到缓解作用。

九、络阻暴盲

络阻暴盲系指患眼外观正常，猝然单眼或双眼视力急剧下降，以视衣（视网膜）可见典型的缺血性改变为特征的致盲眼病。本病发病急骤，多为单眼发病，以中老年人多见。此病相当于西医学的视网膜动脉阻塞，因视网膜中央动脉的主干或分支阻塞后，引起其供血区域的视网膜发生急性缺血，导致视功能急剧损害或丧失。

本病为眼科急重症，抢救应尽早、尽快，以通为要，兼顾脏腑之虚实，辅以益气、行气。眼部体征：外眼如常，眼底检查可见视网膜动脉显著变细，甚则呈线状；静脉亦变细，血柱呈节段状或串珠状；视网膜后极部灰白色混浊水肿，黄斑区呈圆形或椭圆形红色，临床称之为"樱桃红斑"。

诊断

（1）突然视力下降或丧失。

（2）视网膜中央动脉阻塞时，视网膜后极部出现灰白色水肿混浊，黄斑呈樱桃红斑。

（3）早期患者荧光素眼底血管造影显示臂-视网膜循环时间或静脉充盈时间迟缓。

◀ 治疗 ▶

（一）分证论治

1.气血瘀阻证

主要证候　眼外观端好，骤然盲无所见，眼底表现符合本病的特征；伴见急躁易怒，胸胁胀满，头痛、眼胀；舌有瘀点，脉弦或涩。

证候分析　肝性失制，忿怒暴悖，气逆血壅，气血滞塞而瘀阻目中脉络，致目中脉络闭阻，故骤然盲无所见；全身症状及舌脉均为气血瘀阻之候。

治法　行气活血，通窍明目。

方药　通窍活血汤加减。

2.痰热上壅证

主要证候　眼部症状及检查符合本病的特征；形体多较胖，头眩而重，胸闷烦躁，食少恶心，口苦痰稠；舌苔黄腻，脉弦滑。

证候分析　过嗜肥甘，聚湿生痰，郁而化热，痰热互结，上壅目中脉络，故骤然盲目；全身症状及舌脉均为痰热上壅之候。

治法　涤痰通络，活血开窍。

方药　涤痰汤加减。

3.肝阳上亢证

主要证候　眼部症状及眼底检查符合本病的特征，目干涩；头痛眼胀或眩晕时作，急躁易怒，面赤烘热，心悸健忘，失眠多梦，口苦咽干；脉弦细或数。

证候分析　久病肝肾阴亏，水不涵木，肝阳失潜，或肝郁气火内生而阴液暗耗，阴不制阳，肝阳亢逆，气血上冲，瘀阻目中脉络，故骤然盲而不见、双目干涩；全身症状及舌脉均为肝阳上亢之候。

治法　滋阴潜阳，活血通络。

方药　天麻钩藤饮加减。

4.气虚血瘀证

主要证候　发病日久，视物昏朦，动脉细而色淡红或呈白色线条状，视网膜水肿，视盘色淡白；或伴短气乏力，面色萎黄，倦怠懒言；舌淡有瘀斑，脉涩或结代。

证候分析　气虚血行乏力，血不充脉，目窍失养，故见视物昏朦、视盘色淡等眼症；全身症状及舌脉均为气虚血瘀之候。

治法　补气养血，化瘀通脉。

方药　补阳还五汤加减。

（二）急救治疗

（1）血管扩张剂　亚硝酸异戊酯0.2mL吸入，每隔1～2小时再吸1次，连用2～3次。舌下含服三硝酸甘油酯片，每次0.3～0.6mg，每日2～3次。球后注射妥拉苏林12.5mg或硫酸阿托品1mg。

（2）血管被动扩张　间歇性按摩眼球、前房穿刺、口服乙酰唑胺，以降低眼压。

（3）吸氧　吸入95%氧及5%二氧化碳混合气体。

十、络瘀暴盲

络瘀暴盲系指因眼底脉络瘀阻，血不循经，溢于络外，导致视力突然下降的眼病。本病多为单眼发病，是导致中老年人视力障碍的常见瞳神疾病。类似于西医学的视网膜中央或分支静脉阻塞。

诊断

（1）中老年发病者常有高血压等病史，单眼突然视力障碍或眼前黑影飘动。

（2）受累部位视网膜静脉扩张迂曲，呈腊肠状。沿视网膜血管走行区域浅层出血为火焰状、斑点状，视网膜水肿、渗出及棉絮状斑。如出血量多而进入玻璃体，则无法看清眼底。

（3）荧光素眼底血管造影对诊断及分型有重要参考价值。

◀ 治疗 ▶

（一）分证论治

1.气滞血瘀证

主要证候　眼外观端好，视力急降，眼底表现符合本病特征；可伴见眼胀头痛，胸胁胀痛，或情志抑郁，食少嗳气；舌红有瘀斑，苔薄白，脉弦或涩等。

证候分析　情志不舒，肝郁气滞，日久化火，迫血妄行，血溢络外，神光遮蔽，故视力急降、眼底出血；全身症状及舌脉均为气滞血瘀之候。

治法　理气解郁，化瘀止血。

方药　血府逐瘀汤加减。

2.阴虚阳亢证

主要证候　眼外观端好，视力急降，眼底表现符合本病特征；兼见头晕耳鸣，面热潮红，头重脚轻，失眠多梦，烦躁易怒，腰膝酸软；舌红少苔，脉弦细。

证候分析　肝肾阴亏，阴不制阳，肝阳上亢，迫血妄行，血溢络外，神光被遏，故见眼底出血、视物模糊等；头晕耳鸣、面热潮红等全身症状及舌脉均为阴虚阳亢之候。

治法　滋阴潜阳。

方药　镇肝息风汤加减。

3.痰瘀互结证

主要证候　眼症同前，或是病程较长，眼底水肿渗出明显，或有黄斑囊样水肿；形体肥胖，兼见头重眩晕，胸闷脘胀；舌苔腻或舌有瘀点，脉弦或滑。

证候分析　痰湿上壅，导致目中脉络不畅，血瘀脉络，血溢络外，故眼底出血；眼底水肿、渗出明显及头重眩晕、胸闷脘胀、舌脉等为痰瘀之候。

治法　化痰除湿，活血通络。

方药　桃红四物汤合温胆汤加减。

（二）其他治法

（1）原发病治疗　如有血管炎症，可结合糖皮质激素治疗。

（2）视网膜激光光凝术及玻璃体切割术　视网膜激光光凝术可减少视网膜水肿，促进出血吸收，预防新生血管的发生。如玻璃体积血经积极治疗仍不能吸收，或经B超检查有机化膜形成，甚或有视网膜脱离者，应考虑行玻璃体切割术。

（3）抗血管内皮生长因子治疗黄斑囊样水肿。

十一、消渴内障

消渴内障系由消渴病引起的内障眼病，消渴病中晚期可引起晶珠混浊、眼底出血、水肿、渗出、血管新生等内眼病变。本病多为双眼先后或同时发病，可对视力造成严重影响。相当于西医学的糖尿病视网膜病。

诊断

（1）有糖尿病病史。

（2）眼底查见视网膜微血管瘤、出血、渗出、水肿、新生血管形成，或发生增生性玻璃体视网膜病变。

（3）荧光素眼底血管造影显示微血管瘤、脉络膜毛细血管无灌注等。

◈ 治疗 ◈

（一）分证论治

1.气阴两虚证

主要证候　视力下降，或眼前有黑影飘动，眼底可见视网膜、黄斑水肿，视网膜渗出、出血等；面色少华，神疲乏力，少气懒言，咽干，自汗，五心烦热；舌淡，脉虚无力。

证候分析　气虚水湿运化乏力，气虚不能摄血，故见视网膜水肿、渗出及出血等；面色萎黄、五心烦热等全身症状及舌脉均为气阴两虚之候。

治法　益气养阴，活血利水。

方药　六味地黄丸合生脉散加减。

2.脾肾两虚证

主要证候　视力下降，或眼前黑影飘动，眼底可见视网膜水肿、棉绒斑、出血；形体消瘦或虚胖，头晕耳鸣，形寒肢冷，面色萎黄或浮肿，阳痿，夜尿频、量多清长或浑如脂膏，严重者尿少而面色白；舌淡胖，脉沉弱。

证候分析　脾肾阳虚，不能温煦形体，阴寒内盛，气机凝滞，不能温化水湿，故见视网膜出现水肿、棉绒斑等；形寒肢冷、夜尿频多等全身症状及舌脉均为脾肾两虚之候。

治法　温阳益气，利水消肿。

方药 加味肾气丸加减。

3.阴虚夹瘀证

主要证候 视力下降，眼前有黑影飘动，眼底可见微血管瘤、出血、渗出等，偶见视网膜新生血管，反复发生大片出血、视网膜增生膜；兼见口渴多饮，心烦失眠，头昏目眩，肢体麻木；舌质暗红有瘀斑，脉细弦或细涩。

证候分析 久病伤阴，肾阴不足，阴虚血燥致瘀血内阻，则脉络不畅，甚至脉络破损，故见视网膜有微血管瘤、出血或新生血管生成等表现；口渴多饮、肢体麻木等全身症状及舌脉均为阴虚夹瘀之候。

治法 滋阴补肾，化瘀通络。

方药 知柏地黄丸合四物汤加减。

4.痰瘀阻滞证

主要证候 视力下降，眼前有黑影飘动，眼底视网膜水肿、渗出，视网膜有新生血管、出血，玻璃体可有灰白增生条索或与视网膜相牵，出现视网膜增生膜；形盛体胖，头身沉重，或伴身体某部位固定刺痛，口唇或肢端紫暗；舌紫有瘀斑，苔厚腻，脉弦滑。

证候分析 痰瘀互结，有形之物阻滞，脉络不利，故见眼底视网膜水肿、渗出，玻璃体灰白增生条索或与视网膜相牵、视网膜增生膜等；全身症状及舌脉均为痰瘀阻滞之候。

治法 健脾燥湿，化痰祛瘀。

方药 温胆汤加减。

（二）其他治疗

（1）治疗原发病，控制血糖。

（2）激光光凝治疗　可根据病情选用局部或全视网膜光凝治疗，其作用是破坏缺氧的视网膜，使其耗氧量减少，避免产生新生血管；同时封闭渗漏的病变血管及微动脉瘤，以减轻视网膜病变的发展。

（3）玻璃体切割手术　主要用于玻璃体积血及机化条索牵拉致视网膜脱离者。

十二、异物入目

异物入目是指沙尘、金属碎屑等细小异物进入眼内，黏附或嵌顿于白睛、黑睛表层睑内面的眼病。相当于西医学中的结膜、角膜异物。

异物黏附于胞睑内面或白睛表面者，碜涩疼痛、流泪等症状相对较轻；若黏附或嵌顿在黑睛表层，则碜涩疼痛、羞明流泪等症状较重。

治疗

辨证论治

邪侵睛伤证

主要证候 异物嵌于黑睛日久或黑睛异物取出术后，患眼羞明流泪，目痛难睁；可见抱轮红赤，黑睛星翳；舌淡红，苔薄，脉浮数。

证候分析 异物损伤黑睛，风热毒邪乘伤侵袭，致黑睛生翳，辨证以黑睛星翳、抱轮红赤为要点。

治法 疏风清热，平肝退翳。

方药 石决明散加减。

其他治疗

以及时清除异物、防止感染为要。

（1）黏附于睑内、白睛表层的异物，可用氯化钠注射液冲洗，或用无菌盐水棉签或棉球粘出；异物在黑睛表层，可滴0.5%～1%地卡因液1～2次后，用无菌棉签粘出，并涂抗生素眼膏或滴眼液，眼垫包封。

（2）嵌于黑睛表层的异物，可采用角膜异物剔除术，须按无菌操作施行。

（3）次日复查，观察有无异物残留，以及创面愈合情况。

十三、近视

近视是指目无不适，视近清楚，视远模糊为特征的眼病。

治疗

（一）分型论治

1.心阳不足证

主要证候 视近清楚，视远模糊，不耐久视；眼底可呈豹纹状改变；或兼见面色不华，神疲乏力；舌质淡，苔薄白，脉细弱。

证候分析 劳瞻竭读，耗损心阳，心阳衰微，致神光不能发越于远处，视远模糊；面色㿠白，畏寒肢冷，心悸神疲，舌质淡脉弱为心阳不足之候。

治法 补心益气，安神定志。

方药 定志丸加减。

2.气血不足证

主要证候 视近清楚，视远模糊，不耐久视；眼底可呈豹纹状改变；或兼见面色不华，神疲乏力；舌质淡，苔薄白，脉细弱。

证候分析　久视耗血，血为气之母，血虚气亦虚，气血不足则神光不能远及，故出现能近怯远；气血不足，视衣失养，可见视网膜呈豹纹状等改变；神疲乏力，不耐久视，面色不华，舌淡，苔薄白，脉细弱为气血不足之候。

治法　补血益气。

方药　当归补血汤加减。

3.肝肾两虚证

主要证候　视近清楚，视远模糊，不耐久视，眼前黑花飘动；可见玻璃体液化混浊，眼底可呈豹纹状改变；或有头晕耳鸣，腰膝酸软，寐差多梦；舌质淡，脉细弱或弦细。

证候分析　肝肾精血亏虚，瞳神失养，神光衰微，光华不能远及，故仅能视近，见眼前黑花渐生等症。头晕耳鸣，腰膝酸软，夜寐多梦，舌质淡，脉细弱或弦细为肝肾两虚之候。

治法　滋补肝肾。

方药　驻景丸加减。

（二）其他治疗

（1）配镜　用凹透镜矫正。配镜的原则是选用使患者获得最佳矫正视力的最低度数镜片。对于外隐斜者应给予完全矫正。

（2）点眼液　可选用0.25%托吡卡胺滴眼液滴眼，每晚临睡前滴眼1次。

（3）中药熏洗或湿热敷　伴目倦者可用内服药渣再次煎水过滤，做中药超声雾化熏眼，每次10～15分钟，每日2～3次。也可用内服药渣热敷眉棱骨，每次10～15分钟，每日1～2次。

（4）针刺疗法　①体针：按眼周局部取穴为主、全身辨证取穴为辅的原则，定期轮换使用穴位。每日针刺1组，10次为1个疗程。②耳针：用王不留行籽等压耳穴或耳区痛点，每日自行按摩3～4次。

（5）推拿治疗：取攒竹、鱼腰、丝竹空、四白、睛明等眼周穴为主，可自我推拿。

（6）手术治疗　屈光手术角膜屈光手术、晶状体屈光手术。

十四、脓耳

脓耳即耳内化脓，是以耳内流脓、鼓膜穿孔、听力下降为主要特征的疾病。脓耳发病外因多为外邪侵袭所致，内因多属肝、胆、脾、肾等脏腑功能失调所致。

诊断　本病主要表现为耳内流白色清稀或黄色黏稠样脓液，量较多，鼓膜穿孔，一侧或双侧听力下降，病程或长或短；可伴有耳痛、发热。耳内流脓后耳痛及发热可减退。

《 治疗 》━━━━━━━━━━━━━━━━━━━━━━━━━━

（一）分证论治

1.外邪侵袭证

主要证候　耳内初次流脓、耳痛、听力下降；鼓膜充血、穿孔或溢脓。兼见恶寒发热、头痛、周身不适、鼻塞、舌苔白或薄黄，脉浮数等。

证候分析　风热之邪侵袭，或风寒入里化热，循经上扰，蒸灼鼓膜，气血瘀滞，故耳痛、鼓膜充血或穿孔、流脓；风热外侵，故恶寒发热；肺失宣降，则鼻塞；舌苔白或薄黄，脉浮数为风热在表之象。

治法　疏风散邪，解毒通窍。

方药　蔓荆子散加减。

2.肝胆湿热证

主要证候　耳内剧痛、流脓色黄黏稠、量多、鼓膜红赤或见鼓膜穿孔。全身可见发热、口苦咽干、小便黄赤、便秘、舌红、苔黄腻、脉弦数。

证候分析　肝胆火热上壅，蒸灼鼓膜，故耳内剧痛，鼓膜红赤或见鼓膜穿孔；邪热炽盛，血败肉腐，则耳内流脓，脓色黄、黏腻。

治法　清利肝胆，通窍利耳。

方药　龙胆泻肝汤加减。

3.脾虚湿困证

主要证候　耳内流脓反复发作，时轻时重，缠绵不愈，流脓量多而清稀无臭味，鼓膜紧张部大穿孔，听力下降多呈传导性耳聋；头晕或头重如裹，倦怠乏力，食少腹胀便溏，舌淡，苔腻，脉濡细或弱。

证候分析　脾失健运，浊阴不降，上壅耳窍，化腐成脓，故耳内流脓日久；湿邪重浊黏滞，故缠绵不愈，流脓量多而清稀；脾虚无热象，故脓无臭味。

治法　健脾祛湿，托毒排脓。

方药　托里消毒散加减。

4.肾元亏损证

主要证候　耳内流脓、日久不愈，脓液秽浊或呈豆腐渣状，伴有恶臭；听力明显减退；鼓膜边缘或松弛部穿孔。全身可见头晕眼花、腰膝酸软、舌质淡红、苔薄白、脉细弱。

证候分析　先天或后天肾元亏损，耳窍失养，正气不足，祛邪无力，故耳内流脓、日久不愈；肾虚骨失所养，邪毒侵蚀，故脓液秽浊或呈豆腐渣状，伴有恶臭。

治法 补肾培元，祛湿化浊。

方药 六味地黄汤加减。

（二）其他疗法

（1）外治法 清除脓液、滴耳、耳内吹药、滴鼻、鼓膜切开排脓、手术治疗。

（2）针灸疗法 体针、灸法、耳穴贴压。

十五、耳鸣耳聋

耳鸣是指患者自觉耳内鸣响而周围环境中并无相应声源为主要特征的疾病；耳聋是指不同程度的听力障碍，轻者听力下降，重者完全不闻外声。耳鸣、耳聋有虚实之分，实者多因外邪、肝火、痰火、瘀血等实邪蒙蔽清窍；虚者多为脾、肾等脏腑虚损、清窍失养所致。

诊断 确诊耳鸣必须符合两个条件：一是有声感，二是没有相应声源。耳聋指患者自觉一侧或双侧听力减退，轻者听音不清，重者完全失听。暴聋者耳聋突然发生，以单侧多见，常伴耳鸣、眩晕等症状；渐聋者听力逐渐减退，可出现在单侧或双侧，外耳道及鼓膜检查一般正常。

《 **治疗** 》────────────────────

（一）分证论治

1.外邪侵袭证

主要证候 耳鸣、耳聋，听力骤然下降，或伴有耳胀闷感，但症状较轻微。可伴有发热恶寒、鼻塞、流涕、咳嗽、头痛，舌质淡红、苔薄，脉浮。

证候分析 风邪外袭，肺经受病，宣降失常，外邪蒙蔽清窍，故耳聋；风邪上犯，经气痞塞，则耳内胀闷、耳鸣。

治法 疏风散邪，宣肺通窍。

方药 银翘散加减。

2.肝火上扰证

主要证候 耳鸣、耳聋时轻时重，多在情志抑郁或恼怒之后加重，伴有胸胁胀痛、口苦咽干、头痛或眩晕、面红目赤、大便干结、小便黄。舌红、苔黄，脉弦数。

证候分析 肝胆互为表里，足少阳胆经入耳中，肝火循经上扰耳窍，则耳聋；情志抑郁或恼怒则肝气郁结，气郁化火，故使耳聋加重。

治法 清肝泄热，开郁通窍。

方药 龙胆泻肝汤加减。

3.痰火郁结证

主要证候 耳内鸣响，听力下降，头重头昏，或见头晕目眩，胸脘满闷，咳嗽痰多，口苦或淡而无味，二便不畅。舌红，苔黄腻，脉滑数。

证候分析 痰火郁结，蒙蔽清窍，故听力减退、耳中胀闷、头重头昏或头晕目眩。

治法 化痰清热，散结通窍。

方药 清气化痰丸加减。

4.气滞血瘀证

主要证候 耳鸣耳聋，听力减退，病程长短不一。全身可无明显其他症状，或有外伤史。舌质暗红或有瘀点，脉细涩。

证候分析 耳为清空之窍，若因情志郁结，气机阻滞，或外伤之后，致瘀血停滞，耳窍经脉痞塞，则听力减退。

治法 活血化瘀，行气通窍。

方药 通窍活血汤加减。

5.肾精亏损证

主要证候 耳内常闻蝉鸣之声，听力逐渐下降，夜间尤甚。头昏眼花，腰膝酸软，虚烦失眠，夜尿频多，发脱齿摇。舌红、少苔，脉细弱或细数。

证候分析 肾开窍于耳，肾精亏损，不能上奉于耳，则听力渐降。

治法 补肾填精，滋阴潜阳。

方药 耳聋左慈丸加减。

6.气血亏虚证

主要证候 耳鸣、耳聋，每遇疲劳之后加重，或见倦怠乏力，声低气怯，面色无华，食欲不振，脘腹胀满，大便溏薄，心悸失眠。舌质淡红，苔薄白，脉细弱。

证候分析 脾失健运，气血生化之源不足，耳窍失养，则听力减退。

治法 健脾益气，养血通窍。

方药 归脾汤加减。

（二）其他治疗

（1）针灸治疗　针刺、耳穴贴压、穴位注射、穴位敷贴。

（2）按摩　鸣天鼓、鼓膜按摩、营治城廓。

十六、鼻渊

鼻渊是指以鼻流浊涕、量多不止为主要特征的疾病。鼻渊的发生，实证多因外邪侵袭，引起肺、脾胃、胆之病变而发病，虚证多因肺、脾脏气虚损，邪气久羁，滞留鼻窍，致病情缠绵难愈。西医学的鼻窦炎症性疾病可参照本病。

诊断　本病主要表现为单侧或双侧鼻流浊涕，且量较多，可流向鼻前孔，也可向后流入咽部，常伴有鼻塞及嗅觉减退，部分患者可伴有明显的头痛，头痛的部位常局限于前额、鼻根部或颌面部、头顶部等，并有一定规律性。病程可长可短。检查：鼻黏膜红肿，尤其以中鼻甲、中鼻道为主；或者呈淡红色，中鼻甲肥大或呈息肉样变，中鼻道、嗅沟、下鼻道或后鼻孔可见脓涕。

◀ 治疗 ▶

（一）分证论治

1.肺经风热证

主要证候　鼻塞，鼻涕量多而白黏或黄稠，嗅觉减退，头痛，鼻黏膜红肿，尤以中鼻甲为甚，中鼻道或嗅沟可见黏性或脓性分泌物。可兼有发热恶寒，咳嗽。舌质红，舌苔薄白，脉浮。

证候分析　风热犯肺或外感风寒，客于肺系，肺气闭郁，郁而化热，邪热循经上壅鼻窍，燔灼黏膜，则鼻甲充血肿大、鼻塞不通、鼻涕增多；邪壅肺系，肺气不利，则嗅觉减退、头痛。

治法　疏风清热，宣肺通窍。

方药　银翘散加减。

2.胆腑郁热证

主要证候　脓涕量多，色黄或黄绿，或有腥臭味，鼻塞，嗅觉减退，头痛剧烈，鼻黏膜红肿胀，中鼻道、嗅沟或鼻底可见有黏性或脓性分泌物潴留，头额、眉棱骨或颌面部可有叩痛或压痛。可兼有烦躁易怒，口苦，咽干，目赤，寐少梦多，小便黄赤等全身症状。舌质红，苔黄或腻，脉弦数。

证候分析　胆腑郁热，循经上犯鼻窍，燔灼气血，熏腐黏膜，故脓涕量多色黄，鼻塞，鼻黏膜红肿，鼻道见脓性分泌物。

治法　清泄胆热，利湿通窍。

方药　龙胆泻肝汤加减。

3.脾胃湿热证

主要证候　鼻涕黄浊而量多，鼻塞重而持续，嗅觉减退，鼻黏膜肿胀，中鼻道、嗅沟或鼻底见有黏性或脓性分泌物，头昏闷或重胀。倦怠乏力，胸脘痞闷，纳呆食少，小便黄赤。舌质红，苔黄腻，脉滑数。

证候分析 脾胃湿热，循经上蒸鼻窍，故鼻涕黄浊量多；湿热内困，壅阻脉络，湿胜则肿，故鼻黏膜肿胀，鼻塞重而持续；湿热上蒸，蒙闭清窍，则头昏闷或重胀。

治法 清热利湿，化浊通窍。

方药 甘露消毒丹加减。

4.肺气虚寒证

主要证候 鼻涕黏白量多，稍遇风冷则鼻塞，嗅觉减退，鼻黏膜淡红肿胀，中鼻甲肥大或息肉样变，中鼻道可见有黏性分泌物。头昏头胀，气短乏力，语声低微，面色苍白，自汗畏风，咳嗽痰多。舌质淡，苔薄白，脉缓弱。

证候分析 肺气虚弱，无力托邪，邪滞鼻窍，则涕多、鼻塞、鼻甲肿大、嗅觉减退；肺卫不固，腠理疏松，故自汗畏风，稍遇风冷则鼻塞加重、鼻涕增多。

治法 温补肺脏，益气通窍。

方药 温肺止流丹加减。

5.脾虚湿困证

主要证候 鼻涕白黏而量多，嗅觉减退，鼻塞较重，鼻黏膜淡红，中鼻甲肥大或息肉样变，中鼻道、嗅沟或鼻底见有黏性或脓性分泌物潴留。食少纳呆，腹胀便溏，脘腹胀满，肢困乏力，面色萎黄，头昏重，或头闷胀。舌淡胖，苔薄白，脉细弱。

证候分析 脾气虚弱，健运失职，湿浊上犯，停聚鼻窍，则鼻塞、涕多、嗅觉减退、鼻甲肿大。

治法 健脾利湿，益气通窍。

方药 参苓白术散加减。

（二）其他治疗

（1）外治法　滴鼻法、熏鼻法、鼻窦穿刺冲洗法、负压置换法。

（2）针灸疗法　体针、灸法、耳针、穴位注射。

十七、鼻衄

鼻衄是指以鼻出血为主要特征的病证。鼻衄可分为虚证和实证两大类。实证者，多因火热气逆、迫血妄行而致；虚证者，多因阴虚火旺或气不摄血而致。

诊断 本病主要表现为单侧或双侧鼻出血，可为间歇反复出血，亦可持续出血。出血量多少不一，轻者仅鼻涕中带血；较重者，渗渗而出或点滴而下；

严重者，血如泉涌，鼻口俱出，甚则昏厥。

‹ 治疗 ›

（一）分证论治

1.肺经风热证

主要证候 鼻中出血，点滴而下，色鲜红，量不甚多，鼻腔干燥、灼热感。多伴有鼻塞涕黄，咳嗽痰少，口干。舌质红，苔薄白而干，脉数或浮数。

证候分析 邪热灼伤鼻窍脉络，则衄血且血色鲜红；热邪在表，故出血量不多，点滴而下；邪热犯肺，耗伤肺津，故鼻腔干燥、灼热感。

治法 疏风清热，凉血止血。

方药 桑菊饮加减。

2.胃热炽盛证

主要证候 鼻中出血，量多，色鲜红或深红，鼻黏膜色深红而干。多伴有口渴引饮，口臭，或齿龈红肿、糜烂出血，大便秘结，小便短赤。舌质红，苔黄厚而干，脉洪数或滑数。

证候分析 胃热炽盛，火热内燔，迫血外溢，故出血量多、色鲜红或深红；热盛伤津，故鼻黏膜干燥、口渴引饮。

治法 清胃泻火，凉血止血。

方药 凉膈散加味。

3.心火亢盛证

主要证候 鼻血外涌，血色鲜红，鼻黏膜红赤。伴有面赤，心烦失眠，身热口渴，口舌生疮，大便秘结，小便黄赤，甚则神昏谵语。舌尖红，苔黄，脉数。

证候分析 心开窍于舌，其华在面，心火上炎，故面赤、口舌生疮；心主血，热迫血妄行，上溢鼻窍，故鼻干燥热而鼻衄。

治法 清心泻火，凉血止血。

方药 泻心汤加减。

4.肝火上炎证

主要证候 鼻衄暴发，量多，血色深红，鼻黏膜色深红。常伴有头痛头晕，口苦咽干，胸胁苦满，面红目赤，烦躁易怒。舌质红，苔黄，脉弦数。

证候分析 肝藏血，肝火上逆，火邪迫血妄行，溢于清道，故鼻衄暴发、量多色深红，鼻黏膜色深红。

治法 清肝泻火，凉血止血。

方药 龙胆泻肝汤加味。

5.阴虚火旺证

主要证候 鼻衄色红，量不多，时作时止，鼻黏膜色淡红而干嫩。伴口干少津，头晕眼花，五心烦热，健忘失眠，腰膝酸软，或颧红盗汗。舌红少苔，脉细数。

证候分析 肝肾阴虚，虚火上炎，伤及血络，故鼻衄时作时止；精血不足，则出血量不多，鼻黏膜色淡红干嫩；虚火上扰心神，则五心烦热、健忘失眠、颧红盗汗；肾阴虚则腰膝酸软；舌红少苔、脉细数为阴虚火旺之象。

治法 滋补肝肾，养血止血。

方药 知柏地黄汤加减。

6.气不摄血证

主要证候 鼻衄常发，渗渗而出，色淡红，量或多或少，鼻黏膜色淡。面色无华，少气懒言，神疲倦怠，纳呆便溏。舌淡苔白，脉缓弱。

证候分析 脾虚气弱，气不摄血，故鼻衄渗渗而出；脾虚气血生化乏源，则血色淡红，缠绵难愈。

治法 健脾益气，摄血止血。

方药 归脾汤加减。

（二）其他治疗

（1）外治法 对于正在鼻出血的患者，要遵照"急则治其标"的原则，立即采用外治法止血。常用的止血方法有：① 冷敷法；② 压迫法；③ 导引法；④ 滴鼻法；⑤ 吹鼻法；⑥ 烧灼法；⑦ 鼻腔填塞法。上述方法治疗无效者，可行手术结扎颈外动脉、上颌动脉或血管栓塞等方法止血。

（2）针灸疗法 体针、耳穴贴压等。

十八、乳蛾

乳蛾是以咽痛或咽部不适感，喉核红肿、表面有黄白脓点为主要特征的疾病。乳蛾分为急乳蛾和慢乳蛾，急乳蛾多因外感或劳倦，风热之邪外袭或肺胃热盛而为病；慢乳蛾多由脏腑虚损、虚火上炎而为病，主要以肺肾阴虚和脾胃虚弱多见。西医学的扁桃体炎可参照本病。

诊断 本病有两种表现形式。一是以咽痛剧烈，吞咽困难，痛连耳窍为主，可伴有高热、头痛、纳差、乏力、便秘等全身症状，小儿可有高热、抽搐、呕吐、昏睡等症。检查可见喉核红肿，表面有黄白色脓点，重者腐脓成片，但不超出喉核范围，且易拭去，颌下多有臖核。此类患者常有过度疲劳、外感病史。二是以咽干痒不适，哽哽不利，或咽痛、低热反复发作为主。检查可见咽部黏膜暗红，喉核色暗红、肥大或萎缩、表面凹凸不平，或有脓栓，或挤压喉核后有白色腐物溢出。此类患者常有急乳蛾反复发作史。

《 治疗 》

（一）分证论治

1.风热外袭证

主要证候 病初起咽喉干燥灼热、疼痛，吞咽时痛甚。喉核红肿，连及喉关，表面或见少量黄白色脓点。伴有发热、微恶寒、头痛、咳嗽、舌质红、苔薄黄，脉浮数。

证候分析 风热邪毒搏结于喉核，气血壅滞，故咽喉干燥灼热、疼痛、喉核红肿；病初起，火热不甚，故喉核表面黄白色腐物不多。

治法 疏风清热，利咽消肿。

方药 疏风清热汤加减。

2.肺胃热盛证

主要证候 咽部疼痛剧烈，连及耳根，吞咽时痛甚；喉核红肿，表面有黄白色脓点，甚者腐脓成片，颌下有臖核。高热，口渴引饮，咳痰黄稠，口臭，腹胀，便秘溲黄。舌红，苔黄厚，脉洪大而数。

证候分析 肺胃热盛，火毒上攻咽喉，故见喉核红肿，咽部疼痛剧烈，连及耳根，吞咽时痛甚；热毒化腐成脓，故喉核表面有黄白色脓点，甚至腐脓成片，颌下有臖核。

治法 泄热解毒，利咽消肿。

方药 清咽利膈汤加减。

3.肺肾阴虚证

主要证候 咽部干燋，微痒微痛，哽哽不利，午后症状加重；喉核肿大或干瘪，表面不平，色暗红，或有细白星点，挤压喉核时，可有黄白色腐物溢出。午后颧红，手足心热，失眠多梦，或干咳痰少而黏，腰膝酸软，耳鸣眼花，大便干。舌红、少苔，脉细数。

证候分析 肺肾阴虚，津不上承，咽喉失养，加之虚火上扰，邪毒留滞，故见咽部干燋，微痒微痛，哽哽不利；阴虚阳盛，虚火上炎，故午后症状加重；虚火灼腐喉核，气血不畅，故见喉核肿大暗红或干瘪，隐窝可有黄白色腐物。

治法 养阴清热，滋养肺肾。

方药 百合固金汤加减。

4.脾胃虚弱证

主要证候 咽干痒不适，异物梗阻感；喉核淡红或暗，肥大或干瘪；易神疲乏力，恶心呕吐，咳嗽痰白，口淡不渴，纳呆便溏。舌质淡，苔白，脉细弱。

证候分析　脾虚清阳不升，喉核失养，故咽部干痒不适；浊阴不降，气机不利，故有异物梗阻感、恶心呕吐，咳嗽痰白；脾虚湿困，可见喉核淡红或暗，肥大或干瘪。

治法　健脾和胃，益气利咽。

方药　六君子汤加减。

5.痰瘀互结证

主要证候　咽干涩不利，或刺痛胀痛，迁延不愈；喉关暗红，喉核肥大质韧，表面凹凸不平；咳嗽痰白，痰黏难咯，胸脘痞闷。舌质暗有瘀点、苔白腻，脉细涩。

证候分析　久病入络，痰瘀互结于喉核，气机不畅，故咽干涩不利、刺痛胀痛、喉关暗红、喉核肥大质韧、表面凹凸不平。

治法　活血化瘀，祛痰利咽。

方药　会厌逐瘀汤合二陈汤加减。

（二）其他治疗

（1）外治法　刺治法、含噙法、含漱法、吹药法、蒸汽吸入、烙治法、啄治法。

（2）针灸按摩　体针、耳针。

十九、喉风

喉风系咽喉肿痛等多种疾患的泛称，是以猝然吸气性呼吸困难为主要特征的咽喉部危急重症。临床上常伴有咽喉肿痛、痰涎壅盛、语言难出、声如拽锯、汤水难下，严重者可发生窒息死亡。本病可发生于任何年龄，由于小儿脏腑娇嫩，喉腔狭小，稍有肿胀即可发生阻塞，故小儿多见。本病多由于风痰凝聚或痰热壅喉所致。

治疗

（一）分证论治

1.风痰凝聚证

主要证候　猝然呼吸困难，痰涎壅盛，喉鸣如锯，声音不扬，吞咽不利；咽喉或会厌明显肿胀甚至如半球状，声门狭窄、开合不利；全身可见恶寒、发热、头痛等，舌淡，苔白，脉浮。

证候分析　风寒痰浊凝聚咽喉，故咽喉憋闷、吞咽不利、声音不扬；风痰上犯，结聚喉头，故见会厌及喉腔黏膜水肿显著、声门开合不利；气道受阻，气息出入不利，则见吸气困难。

治法 祛风散寒，化痰消肿。

方药 六味汤加减。

2.痰火壅结证

主要证候 呼吸困难，嘴息气粗，喉中痰鸣，声如拽锯，声音嘶哑，语言难出，咽喉肿痛，会厌或声门肿胀明显。全身可见憎寒壮热，口干欲饮，大便秘结，小便短赤，或烦躁不安，汗出如雨。舌质红绛，苔黄或腻，脉数或沉微欲绝。

证候分析 痰火壅结于咽喉，故咽喉肿痛、呼吸困难、喘息气粗、痰声如锯、声音嘶哑或语言难出。

治法 泄热解毒，祛痰开窍。

方药 清瘟败毒饮加减。

（二）其他疗法

（1）外治法 蒸汽吸入、中药离子透入、吹药法、含漱法。

（2）针灸疗法 体针、耳针。

（3）气管插管或切开 根据病因及呼吸困难的程度，适时地进行气管插管或切开，及时建立气道，解除呼吸困难，是治疗本病的重要原则。

（4）经气道氧气吸入。

二十、口疮

口疮是指口腔肌膜出现类圆形溃疡并伴灼热疼痛为主要特征的疾病。口疮病机以心、脾、肾失调为主。上焦实热多为心脾积热，下焦阴火乃肾亏阴虚火旺，中焦虚寒多为脾肾阳虚。

‹ **治疗** ›

（一）分证论治

1.心脾积热证

主要证候 口腔肌膜溃疡，周边红肿，灼痛明显，饮食或说话时尤甚，口渴，心烦失眠，大便秘结，小便短黄，舌红，苔黄腻，脉数。

证候分析 五志过极，或过食辛辣炙博，火热内生，或复受外邪，蕴积心脾，火热上蒸于口，导致口舌肉腐而溃。

治法 清心泻脾，消肿止痛。

方药 凉膈散加减。

加减　若兼有口渴、咽喉肿痛者，可加石膏、桔梗、天花粉；若红肿热甚者，可加赤芍、牡丹皮以凉血活血。

2.阴虚火旺证

主要证候　口腔溃疡数量少，周边红肿不甚，疼痛较轻，但此愈彼起，绵延不止。手足心热，失眠多梦，口舌干燥不欲饮。舌红少苔，脉细数。

证候分析　素体阴虚，或久病体虚，肾阴不足，相火无制，上炎口舌，发为口疮；虚火上炎，故口疮量少，红肿，疼痛不甚。

治法　滋阴补肾，降火敛疮。

方药　知柏地黄汤加减。

3.脾肾阳虚证

主要证候　口疮疼痛较轻，色白或暗，周边淡红或不红，久难愈合；倦怠乏力，面色苍白，腰膝或少腹以下冷痛，小便清长，纳呆便溏。舌淡苔白，脉沉迟。

证候分析　脾肾阳虚，寒湿上困口舌，久则成疮溃烂；阳气不足，祛邪无力，故口疮色白或暗，红肿不甚，久难愈合。

治法　温肾健脾，化湿敛疮。

方药　附子理中汤加减。

（二）其他治疗

（1）外用法　含漱法、吹药法、烧灼法。
（2）针灸疗法　体针、艾灸、穴位注射、穴位敷贴。

二十一、牙宣

牙宣是以龈肉萎缩、牙根宣露、牙齿松动、齿龈间渗出脓血为主要特征的疾病。本病以中老年人较为常见。西医学的牙周病、牙龈萎缩等疾病可参考本病进行辨证治疗。

诊断　本病主要表现为牙龈经常渗血或溢脓，遇冷、热酸痛，咀嚼无力，牙齿松动，时有口臭。检查见：牙龈萎缩、红肿，探之易出血，牙齿稀疏，牙根外露，牙结石附着于牙颈部，牙齿与牙龈之间有牙周袋形成，常有脓液自牙周袋溢出。

◀ **治疗** ▶

（一）分证论治

1.胃火上炎证
主要证候　牙龈红肿疼痛，或齿龈间形成脓肿，口臭，喜冷饮，尿黄，便秘。舌红，苔黄厚，脉洪大或滑数。

证候分析　牙床为阳明经脉所循经，胃有积热，循经上炎，故齿龈红肿疼痛；阳明经多气多血，阳明经热盛，津败肉腐成脓，或热伤阳络，故龈齿间有脓血性分泌物渗出。

治法　清胃泻火，消肿止痛。

方药　清胃散加减。

2.肾阴亏虚证

主要证候　牙龈萎缩，龈缘微红肿，牙根宣露，牙齿松动，或有牙周出血溢脓，头晕，咽干，腰酸，手足心热，夜寐不安。舌红、少苔，脉细数。

证候分析　肾阴亏虚，虚火上炎，日久齿龈失养，故见牙龈萎缩、牙根宣露、牙齿松动；肾虚正气不足，余邪留恋，虚火与余邪互结，则有牙周出血溢脓。

治法　滋阴补肾，益精固齿。

方药　六味地黄汤加减。

3.气血不足证

主要证候　牙龈萎缩，色淡白，齿缝龈袋或有微量稀脓渗出，牙根宣露，牙齿松动，咬嚼酸软乏力，刷牙吮吸时牙龈易出血，牙龈遇冷酸痛。面色萎黄，倦怠头晕。舌淡，苔薄白，脉细缓。

证候分析　气血不足，牙龈失养，牙根失托，故见牙龈萎缩、色淡白，牙根宣露，牙齿松动、咬嚼酸软乏力；气血不足，祛邪无力，余邪留恋，邪伤阳络，故见齿缝龈袋或有微量稀脓渗出、牙龈容易出血。

治法　健脾益气，补血养龈。

方药　八珍汤加减。

（二）其他治疗

（1）外治法　洁齿法、含漱法、填塞法、涂抹法、拔牙法。

（2）导引法　叩齿法、咬齿法、揩齿法、叩齿咽津法。

（3）针灸治疗。

第九节　皮肤科疾病

一、热疮

热疮是一种多发于皮肤黏膜交界处的急性疱疹性皮肤疾病，中医又称之为

"火燎疮"。本病好发于唇部、鼻孔周围、面颊以及外生殖器等皮肤黏膜的交界处，其皮损为局限性簇集性小水疱，自觉灼热痒痛。该病有自限性，但容易复发。男女老幼均可以发病，但以成年人多见。相当于西医的单纯疱疹。

诊断　本病多见于成年人，好发于皮肤黏膜交界处，临床症状以簇集水疱为主，自觉瘙痒、灼热，常伴有局部淋巴结肿大，病程约为1～2周，可自愈，但反复发作。

‹ 治疗 ›

（一）分证论治

1.肺胃湿热证

主要证候　多见于热病以后，伴随轻微的周身不适、口渴、烦躁，局部刺痒灼热，轻微疼痛或不痛，在口鼻周边或者外阴、臀部、大腿根部发生簇集小水疱，大便干燥，小便黄赤，舌红、苔白、脉弦滑。

证候分析　内有蕴热，外感时毒，热毒互结郁于肺胃，出现口渴，周身不适，大便干燥，小便黄赤，上蒸头面或下注外阴，故在口鼻周边或外阴、臀部、大腿根部发生簇集水疱；舌红、苔白、脉弦滑为肺胃湿热之候。

治法　清解肺胃湿热。

方药　解毒清热汤加减。

2.湿热蕴结证

主要证候　外阴部出现成簇小水疱，易破溃糜烂，伴渗出，瘙痒疼痛，偶有发热，大便干结，小便黄赤；舌质红，苔黄腻，脉滑数。

证候分析　内有蕴热，外感时毒，湿热蕴结，下注外阴，故见外阴出现簇集水疱，糜烂，渗出；舌质红，苔黄腻，脉滑数为湿热蕴结之候。

治法　清热利湿解毒。

方药　龙胆泻肝汤加减。

（二）其他治疗

亦可用清肺抑火丸、黄连上清丸、牛黄解毒丸；局部外敷软膏。

二、蛇串疮

蛇窜疮是一种皮肤上出现的成片簇集水疱，沿身体的一侧呈带状分布的急性疱疹性皮肤疾病。因皮损分布犹如蛇行，故名蛇串疮。由于大多数患者皮损缠腰而发，故又名缠腰火丹。本病是以簇集水疱，沿一侧神经呈带状分布，伴有明显的神经痛为临床特征。可发生于任何年龄，但以中老年人为多。一年四季都可以发病，但以春秋季节较为多见。通常突然发生，自觉症状明显，愈后不容易复发。相当于西医学的带状疱疹，是由病毒引发的。

诊断 本病常见于中老年人，可因过劳、情绪波动、恶性肿瘤、免疫抑制剂治疗或器官移植等诱发，典型皮损多为绿豆大小的水疱，簇集成群，常单侧呈带状分布，自觉疼痛明显，部分患者有难以忍受的疼痛，或皮损消退后仍遗留神经痛。

‹ 治疗 ›

（一）分证论治

1.热盛证

主要证候 皮损颜色鲜红，疱壁紧张，灼热疼痛，自觉口苦咽干，口渴，烦躁易怒，食欲欠佳。小便短赤，大便干，舌红，苔薄黄或黄腻，脉弦数。

证候分析 湿热火毒蕴蒸肌肤，故见皮损颜色鲜红，疱壁紧张，灼热疼痛；舌红，苔薄黄或黄腻，脉弦数为热盛之候。

治法 清热利湿止痛。

方药 龙胆泻肝汤加减。

2.气滞血瘀证

主要证候 皮损消退后局部疼痛不止，舌质暗，苔薄白，脉弦细。

证候分析 经脉瘀阻不通，气血运行不畅，以致皮损消退后局部疼痛不止；舌质暗，苔薄白，脉弦细为气滞血瘀之候。

治法 活血化瘀，行气止痛，清解余毒。

方药 活血散瘀汤加减。

（二）其他治疗

（1）水疱明显者，可用季德胜蛇药片1盒，混匀水调或用麻油调敷。

（2）后遗神经痛者，可用黑色拔膏棍热帖。

三、水痘

水痘是因为感染水痘-带状疱疹病毒而引起的一种传染性病毒性皮肤疾病，病毒是通过患者的飞沫或直接接触传播，具有很强的传染性，可引起流行。本病以皮肤、黏膜分批出现斑疹、丘疹、水疱、结痂，分布呈向心性，伴有发热、头痛、全身酸痛等上呼吸道感染的全身症状。任何年龄都可以发病，高发于6～9岁，多流行于冬春季节。西医的病名也为水痘。

诊断 本病多见于儿童，成人也可发生，好发于冬春季，发病前多有与水痘或带状疱疹患者的接触史，典型皮损表现为大量的粟粒至绿豆大小水疱，周边红晕，呈向心性分布，头皮、口腔黏膜都可累及。常伴有不同程度的发热、倦怠等类似感冒症状。

〈 治疗 〉

（一）分证论治

1.风热夹湿证

主要证候 发热流涕，身起红色斑丘疹，继而称为水疱。呈向心性分布。舌淡红，苔薄白，脉滑数。

证候分析 时邪风毒由口鼻而入，蕴郁于肺卫，而见发热流涕，病邪深入，与内湿相搏，郁蒸于肌肤，故见水疱；舌淡红，苔薄白，脉滑数为风热夹湿之候。

治法 清热透表，解毒除湿。

方药 桑菊饮加减。

2.湿热毒盛证

主要证候 水疱多而大，基底鲜红，疱液混浊或形成脓疱，脓痂；伴有发热，面赤，心烦不宁，尿黄，大便干结，舌质红，苔黄腻，脉滑数。

证候分析 时邪热毒由表入里，郁积肺经和脾经，致使湿热毒盛乃生，故见水疱基底鲜红，疱液混浊，毒热化火，见发热，面赤，心烦不宁；舌质红，苔黄腻，脉滑数。

治法 清气凉营，解毒化湿。

方药 清瘟败毒饮加减。

（二）局部治疗

可用如意金黄散外敷，一天2～3次。

四、黄水疮

黄水疮是一种常见的传染性、化脓性皮肤疾病，临床以脓疱、脓痂、自觉瘙痒为特征，因为脓疱破溃后滋流黄水而得名。夏秋季多见，小儿易患此病，多发于暴露部位，有接触传染及自体接种特点，易造成小范围流行，相当于西医的脓疱疮。

诊断 本病多见于夏秋季节，好发于儿童。皮疹好发于颜面、口周、鼻孔周围及四肢暴露部位，接触传染，有自身接种的特点。典型皮损为米粒至黄豆大小脓疱，周围绕以轻度红晕，有半月状的积脓现象，易破溃，破后糜烂，形成蜜黄色脓痂，自觉不同程度的瘙痒，可伴有附近淋巴结肿大。

（一）分证论治

1.肺胃湿热，外感毒邪证

主要证候 脓疱周围有炎性的红晕，破后结黄痂，严重者伴有发热、口渴、大便干结、小便黄，舌质红，苔黄或白，脉滑数。

证候分析 湿热之邪，侵袭肺卫，郁于皮肤，故见脓疱周围有红晕，破后结黄痂，肺卫有热，脾胃有湿，可见发热，大便干结，小便黄；舌质红，苔黄或白，脉滑数为肺胃湿热，外感毒邪之候。

治法 清热解毒利湿。

方药 解毒清热汤加减。

2.脾虚湿蕴证

主要证候 脓疱稀疏，颜色白或者淡黄，糜烂面淡红色，伴有进食减少，面白无华，大便溏泄，舌质淡，苔薄白，脉细。

证候分析 小儿机体虚弱，湿热毒邪久稽，可导致脾胃失运，故见疱液稀疏，进食减少，面白无华，大便溏泄；舌质淡，苔薄白，脉细为脾虚湿蕴之候。

治法 健脾渗湿。

方药 参苓白术散加减。

（二）其他治疗

痂皮厚者，外用化毒散软膏；渗出多者可选用马齿苋水剂、龙胆草水剂湿敷。

五、疖

疖是发生在皮肤浅表的根浅而形小的急性化脓性皮肤病，以色红、灼热、疼痛，突起根浅，肿势局限，范围约为3cm，出脓即愈为特征。男女老少均可患此病，相当于西医的疖与疖病。

诊断 本病是以毛囊及其所属皮脂腺受累为主的炎症性皮肤病，常表现为以毛囊为中心的红色浸润性结节，伴红肿热痛。单个者称为疖，反复多发者称为疖病。

〈 治疗 〉

（一）分证论治

1.热毒蕴结证

主要证候 初起红肿疼痛明显，重者可恶寒、发热、口干、尿黄。舌质微红，苔薄黄，脉数。

证候分析　常见于气实火盛的患者，外感毒热之邪，郁于肌肤，故见红色结节，自觉红肿热痛；舌质微红，苔薄黄，脉数为热毒蕴结之候。

治法　清热解毒，除湿止痒。

方药　解毒清热汤加减。

2.体虚毒恋证

主要证候　疖肿常此愈彼起，不断发生，或散发全身各处，疖肿较大，易变成有头疽；常伴有口渴唇燥；舌红，苔薄，脉细数。

证候分析　体质虚弱或有某些慢性病患者，由阴虚内热染毒所致，故见疖肿此愈彼起，常伴有口渴唇燥；舌红，苔薄，脉细数为体虚毒恋之候。

治法　益气养阴，扶正解毒。

方药　益胃汤加减。

（二）其他治疗

可用如意金黄散外敷。

六、鹅掌风与脚湿气

鹅掌风与脚湿气是指皮肤癣菌侵犯掌跖、指（趾）间表皮，所引起的前部真菌感染性疾病。本病常常夏季起病或者加重，初起常为一侧，日久则侵犯对侧，缠绵难愈为临床特征，成人比儿童多见。鹅掌风相当于西医的手癣，脚湿气相当于西医的足癣。

诊断　患者多居住环境湿热，长期水湿浸渍，使用公共拖鞋、毛巾等。单侧先发逐渐传染至对侧，或手足相互传染，多表现为"两足一手"。典型临床表现为深在性的小水疱、浸渍、糜烂、干燥、脱屑等，伴不同程度的瘙痒。皮损真菌检查或培养阳性。

◀ **治疗** ▶

（一）分证论治

一般不必内服药，若有继发感染者，可服清热利湿解毒的汤剂，如解毒清热汤。

（二）局部治疗

可用苍肤水剂或马齿苋水剂浸泡湿敷，外用抗真菌药物。

七、疥疮

疥疮是一种由疥虫寄生在人体皮肤所引起的接触传染性皮肤病,俗称"虫疥""癞疥""干疤疥"等。西医也称本病为疥疮。

诊断 本病常有明确的接触传染史,集体或家庭生活的环境中有类似的患者,皮损多在皮肤薄弱部位,尤其指缝、前臂、腹部、脐周、外阴等出现特征性的皮损,瘙痒剧烈,遇热或者夜间尤甚。典型的皮损可以在隧道中找到疥螨或虫卵。

◁ 治疗 ▷

(一) 辨证方药

一般不需内服汤剂。

(二) 局部治疗

首选硫磺软膏外用,临床上的常用浓度为5%～20%,儿童可使用5%～10%,成人可用10%～20%。合适的涂药方法为先用温水和肥皂全身沐浴后,开始涂抹药物,先涂好发部位,脖子以下至脚趾缝全身都要涂到,一天两次,连续3天,第4天洗澡换衣,所有的衣物被套开水洗烫消毒,为1个疗程。一般治疗1～2个疗程,停药后观察1周左右,如无新的皮损出现,无明显瘙痒,此为临床治愈。

八、湿疮

湿疮是一种由多种内外因素所引起的有明显渗出倾向的皮肤炎症性皮肤病,因为皮损有渗出倾向,故名湿疹。本病的发病率很高,以多形性皮损、易于渗出、对称分布、自觉瘙痒、反复发作、易成慢性为临床特征。可发生在任何年龄,无明显的季节性,但冬夏季节常常反复,以先天禀赋不耐者居多。相当于西医的湿疹。

诊断 湿疮的皮损多对称分布,呈多样性,有渗出倾向,自觉瘙痒,反复发作。

◁ 治疗 ▷

(一) 分证论治

1.湿热浸淫证
主要证候 发病迅速,皮损灼热潮红,剧烈瘙痒,渗出明显,伴身热,心烦，口渴，大便干结，小便短赤，舌红，苔薄白或黄腻，脉滑数。

证候分析　素体禀赋不耐，饮食不节伤及脾胃，湿热内生，外感风湿热邪，故见发病迅速，皮损灼热潮红，渗出明显，伴身热，心烦；舌红，苔薄白或黄腻，脉滑数为湿热浸淫之候。

治法　清热利湿止痒。

方药　龙胆泻肝汤加减。

2.脾虚湿蕴证

主要证候　发病缓慢，皮损潮红，瘙痒明显，搔抓后糜烂渗出，可见鳞屑；伴有神疲，腹胀便溏，舌质淡红，苔白或腻，脉弦缓。

证候分析　素体禀赋不耐，脾为湿困，肌肤失养，故见发病缓慢，皮损潮红，瘙痒明显，搔抓后糜烂渗出，伴有神疲乏力，腹胀便溏；舌质淡红，苔白或腻，脉弦缓为脾虚湿蕴之候。

治法　健脾利湿止痒。

方药　除湿胃苓汤加减。

3.血虚风燥证

主要证候　病程日久，皮损颜色暗红或色素沉着，剧烈瘙痒，或皮肤粗糙及肥厚，伴口干不欲饮，纳差腹胀，舌质淡红，苔白，脉细弦。

证候分析　湿热蕴久，耗伤阴血，故见皮肤粗糙肥厚，剧烈瘙痒；舌质淡，苔白，脉沉缓或滑为血虚风燥之候。

治法　养血润肤止痒。

方药　当归饮子加减。

（二）局部治疗

（1）红斑丘疹没有渗出者，可外扑止痒粉、六一散、松花粉。

（2）糜烂渗出者，可以马齿苋水剂、龙葵水剂湿敷，然后以植物油调祛湿散或新三妙散外用。

（3）慢性湿疹皮损肥厚者，可用普连软膏外涂。

九、瘾疹

瘾疹是一种以皮肤突然出现红斑、风团为特点的皮肤病，可发生于任何年龄，四季均可发生，一般女性患者多于男性。相当于西医中的荨麻疹。

诊断　本病的主要症状是红斑、风团、发无定处，时起时消，消退后不留痕迹，伴有剧烈瘙痒，严重时可出现胸闷、呼吸困难、腹痛、腹泻等全身症状。

治疗

（一）分证论治

1.风热证

主要证候 风团颜色鲜红，皮温稍高，自觉瘙痒，遇热加剧，得冷则缓，或伴有发热恶风，舌质红，苔薄黄，脉浮数。

证候分析 素体禀赋不耐，卫外不固，风热外袭肌表，故见风团颜色鲜红，皮温稍高，瘙痒明显，伴发热恶风；舌质红，苔薄黄，脉浮数为风热之候。

治法 疏风清热止痒。

方药 消风散加减。

2.风热夹湿证

主要证候 急性起病，风团呈鲜红色，泛发全身，遇热加重，剧烈瘙痒，伴有黏膜水肿，伴发热、心烦、口渴、大便干结等症，舌红，苔黄，脉滑数有力。

证候分析 外感毒热，病势急进，热毒炽盛，泛溢肌肤，故见急性起病，风团色鲜红，泛发全身，瘙痒剧烈，伴黏膜水肿，发热；舌红，苔黄，脉滑数有力为风热夹湿之候。

治法 疏风清热，除湿止痒。

方药 麻黄连翘赤小豆汤加减。

3.血虚风燥证

主要证候 病程日久，反复发作，午后或夜间加重，伴心烦易怒，口干、手足心热，正常肤色或淡红色风团，舌淡苔薄，脉沉细。

证候分析 素体体弱，病久耗伤气血，故见病情反复，风团呈正常肤色或淡红色；舌淡，苔薄，脉沉细为血虚风燥之候。

治法 养血润肤止痒。

方药 四物四色汤加减。

（二）其他治疗

（1）中药敷脐疗法 蝉蜕、细辛、防风等份，磨粉敷脐，每日一次。

（2）刺络放血疗法 一般用于急性荨麻疹，可于耳尖、大椎、血海、风池等穴位放血，每日选1～2个穴位放血，可持续3～5日。

（3）自血疗法 适用于自体血清实验（ASST）阳性者，抽取自身全血2～4mL，注入双侧足三里或环跳穴，每周1次，4次为一个疗程。

十、粉刺

粉刺为发生于面部、胸背部的毛囊皮脂腺的慢性炎症性皮肤疾病。临床表现以粉刺、丘疹、脓疱、结节、囊肿为主，常伴有皮脂溢出。多见于青春期男女，相当于西医的寻常痤疮。

《 治疗 》

（一）分证论治

1.肺经风热证

主要证候 皮损呈多形性，可见粉刺、丘疹、丘脓疱疹、红色结节等，常伴有皮肤潮红，瘙痒，多食，口臭，喜冷饮，大便干结。舌苔白或腻，脉弦滑。

证候分析 素体阳热偏盛，肺经蕴热，复感风邪，熏蒸面部，故见粉刺、丘疹、脓疱、结节，口臭，喜冷饮，大便干结；舌苔白或腻，脉弦滑为肺经风热之候。

治法 疏风清肺。

方药 枇杷清肺饮加减。

2.痰湿瘀滞证

主要证候 皮损颜色暗红，以结节、脓肿、囊肿、瘢痕为主，可见窦道，经久难愈，伴纳呆腹胀，舌质暗，苔黄腻，脉弦滑。

证候分析 脾失运化，湿浊内停，郁久化热，炼液成痰，湿热瘀痰凝滞肌肤，故见皮损颜色暗红，以结节、脓肿、囊肿、瘢痕为主，伴纳呆腹胀；舌质暗，苔黄腻，脉弦滑为痰湿瘀滞之候。

治法 除湿化痰，活血散结。

方药 二陈汤合桃红四物汤加减。

（二）局部治疗

（1）颠倒散外洗。

（2）皂角30g，透骨草30g，水煎外洗。

十一、油风

油风是一种头发突然发生斑片状脱落的皮肤病，因头发脱落之处头皮光亮得名。相当于西医的斑秃。

诊断 头发突然成片脱落，头皮皮肤光滑，进展期拉发实验阳性，重者可发生为全秃、普秃。

(一) 分证论治

1.肝肾阴虚证

主要证候 头发突然脱落，呈圆形或椭圆形，严重时毛发全部脱落，伴有头晕、目眩、耳鸣、五心烦热、腰膝酸软、盗汗遗精、夜寐不安等症状，舌质淡红，苔薄，脉弦细。

证候分析 肝肾亏虚，阴血不足，风邪乘虚而入，风盛血燥，发失所养，故见头发突然脱落，伴有头晕、目眩、五心烦热等；舌质淡红，苔薄，脉弦细为肝肾阴虚之候。

治法 滋补肝肾，养血祛风。

方药 七宝美髯丹加减。

2.气滞血瘀证

主要证候 病程较长，头发脱落前可有头痛或胸胁疼痛等症，伴夜寐不安，舌质暗红，有瘀点瘀斑，苔薄白，脉沉细。

证候分析 情志内伤，气机不畅，气滞血瘀致毛发失荣，故见病程较长，头发脱落，伴有胸胁部疼痛；舌质暗红，有瘀点瘀斑，苔薄白，脉沉细为气滞血瘀之候。

治法 通窍活血，祛瘀生发。

方药 通窍活血汤加减。

(二) 局部治疗

（1）生发灵外涂。

（2）鲜姜块外擦。

（3）梅花针敲打，一天2～3次。

十二、黧黑斑

黧黑斑是一种面部皮肤出现局限性淡褐色或黄褐色色素沉着的皮肤病，以皮损对称分布，形态不一，无自觉症状，日晒后加重为主要临床特征，俗称"肝斑""妊娠斑"。男女均可发生，以女性多见，相当于西医的黄褐斑。

诊断 本病多发于女性，多于产后加重，皮损为面部对称分布淡褐色或深褐色色素沉着，颧部最为多见，前额、双颊、下颌其次，大小不等，形状不规则，表面光滑无鳞屑。多于夏季加深，冬季减轻。

《 治疗 》

（一）分证论治

1.肝郁气滞证

主要证候 颜面有对称分布的褐色斑片，性情急躁易怒，胸胁胀痛，妇女常有月经不调，舌苔薄白，脉弦。

证候分析 情志不畅，肝郁气滞，郁而化热，熏蒸面部，灼伤阴血，故见面部黄褐色斑片，性情急躁易怒，胸胁胀痛；舌苔薄白，脉弦为肝郁气滞之候。

治法 疏肝解郁，滋补肾阴。

方药 逍遥散合六味地黄丸加减。

2.肾阴不足证

主要证候 斑色黧黑，面色晦暗，伴有头晕耳鸣，腰膝酸软，失眠健忘，五心烦热，舌红少苔，脉弦细。

证候分析 肾阴不足，虚火上炎，肌肤失养，故见斑色黧黑，面色晦暗，伴有头晕耳鸣，失眠健忘，腰膝酸软；舌红少苔，脉弦细为肾阴不足之候。

治法 滋养肾阴，化瘀退斑。

方药 六味地黄丸加减。

（二）局部治疗

中药面膜疗法 珍珠粉、白及、白芷、白芥子、白附子、紫草、当归、红花、芦荟、绿豆粉、冬瓜仁研细末加石膏粉，温水调敷；30分钟后清除，注意保护眼鼻。

第十节 骨伤科疾病

一、肱骨外科颈骨折

肱骨外科颈位于解剖颈下2～3cm，相当于大、小结节下缘与肱骨干的交界处，又为疏松骨质和致密骨质交界处，常易发生骨折。紧靠肱骨外科颈内侧有腋神经向后进入三角肌内，臂丛神经、腋动静脉通过腋窝，严重移位骨折时可合并神经血管损伤。多因跌倒时手掌或肘部先着地，传达暴力所引起，若上臂在外展位则为外展型骨折，若上臂在内收位则为内收型骨折。以老年人较多，亦可发生于儿童与成人。

诊断 有明显的外伤史。伤后局部疼痛、肿胀、功能障碍，有压痛和纵轴叩击痛，腋前皱褶处可见瘀斑。肩关节正位、穿胸侧位（或外展侧位）X线片可确定骨折类型及移位情况。有时正位片显示骨折并无明显移位，但在侧位片上却可看到有明显的成角畸形。如因疼痛而上肢不能上举者，可采用经胸投射法拍片。

‹ 治疗 ›

（一）分期论治

初期宜活血祛瘀，消肿止痛，内服可选用和营止痛汤、活血止痛汤、肢伤一方加减，外敷消瘀止痛药膏、双柏散；老年患者则因其气血虚弱，血不荣筋，易致肌肉萎缩，关节不利，故在中后期宜养气血，壮筋骨，补肝肾，还应加用舒筋活络、通利关节的药物，内服可选用接骨丹、生血补髓汤或肢伤三方加减，外敷接骨续筋膏和接骨膏等。解除固定后可选用海桐皮汤、骨科外洗一方、骨科外洗二方熏洗。

（二）其他治疗

（1）无移位骨折　一般采用保守治疗，如三角巾悬吊等。1～2周肿胀消退，疼痛缓解后即开始功能锻炼。

（2）有移位骨折　外展型骨折不必复位，三角巾悬吊或石膏固定。内收型骨折，手法复位后外展位固定。粉碎骨折如移位不大也可保守治疗。对骨折移位明显，手法复位困难或有软组织嵌入时，可选择手术切开复位及内固定。

（三）具体操作方法

1.整复方法

患者坐位或卧位，一助手用布带绕过腋窝向上提拉，屈肘90°，前臂中立位，另一助手握其肘部，沿肱骨纵轴方向牵拉，纠正缩短移位，然后根据不同类型再采用不同的复位方法。

（1）外展型骨折　术者双手握骨折部，两拇指按于骨折近端的外侧，其他各指抱骨折远端的内侧向外捺正，助手同时在牵拉下内收其上臂即可复位。

（2）内收型骨折　术者两拇指压住骨折部向内推，其他四指使远端外展，助手在牵引下将上臂外展即可复位。如成角畸形过大，还可继续将上臂上举过头顶；此时术者立于患者前外侧，用两拇指推挤远端，其他四指挤按成角突出处，如有骨擦感，断端相互抵触，则表示成角畸形矫正。对合并肩关节脱位者，有些可先整复骨折，然后用手法推送肱骨头；亦可先持续牵引，使肩盂间隙加大，纳入肱骨头，然后整复骨折。

2.固定方法

（1）长夹板三块，下达肘部，上端超过肩部，夹板上端可钻小孔系以布带结，以便做超关节固定。短夹板一块，由腋窝下达肱骨内上髁以上，夹板的一端用棉花包裹，呈蘑菇头样，即成蘑菇头样大头垫夹板。

（2）在助手维持牵引下，将棉垫3～4个放于骨折部的周围，短夹板放在内侧，若内收型骨折，大头垫应放在肱骨内上髁的上部；若外展型骨折，大头垫应顶住腋窝部，并在成角突起处放一平垫，三块长夹板分别放在上臂前、后、外侧，用三条横带将夹板捆紧，然后用长布带绕过对侧腋下用棉花垫好打结。

（3）对移位明显的内收型骨折，除夹板固定外，尚可配合皮肤牵引3周，肩关节置于外展前屈位，其角度视移位程度而定。

二、桡骨远端骨折

桡骨远端骨折是桡骨远端3cm以内的骨折，在临床上比较常见。桡骨远端与腕骨（舟状骨与月骨）形成关节面，其背侧边缘长于掌侧，故关节面向掌侧倾斜为10°～15°；桡骨远端外侧的茎突较其内侧长1～1.5cm，故其关节面还向尺侧倾斜20°～25°。这些关系在骨折时常被破坏，在整复时应尽可能恢复正常解剖。老人、青壮年、儿童均可发生。

诊断　有外伤史，多为间接暴力所致。根据受伤姿势和骨折移位的不同，可分为伸直型（Colles骨折）和屈曲型（Smith骨折）两种。跌倒时腕关节呈背伸位，手掌先着地，可造成伸直型骨折；伸直型骨折远段向背侧和桡侧移位，桡骨远段关节面改向背侧倾斜，向尺侧倾斜减少或完全消失，甚至形成相反的倾斜。跌倒时腕关节呈掌屈位，手背先着地，可造成屈曲型骨折；屈曲型骨折远段向桡侧和掌侧移位，此类骨折较少见。伤后局部肿胀、疼痛、手腕功能部分或完全丧失。伸直型骨折伤后有腕部肿胀，并出现"餐叉"畸形；屈曲型骨折由于骨折远端向掌侧及尺侧移位，腕关节畸形不显著。无移位或不完全骨折时，肿胀多不明显，仅觉得局部疼痛和压痛，可有环状压痛和纵轴压痛，腕和指运动不便，握力减弱，须注意与腕部组织扭伤鉴别。腕关节X线正侧位片，可明确骨折类型和移位方向。

《治疗》

（一）分期论治

儿童骨折早期治则是活血祛瘀，消肿止痛，中后期内服药可减免。中年骨折按三期辨证用药：早期治疗以"活血化瘀，消肿止痛"为主，选用具有理伤消肿功效的方药加减内服；中期治疗以"和营生新，接骨续筋"为主，选用具有续筋接骨功效的方药加减内服；后期治疗及老人骨折着重"养气血、壮筋骨、补肝肾"。解除固定后，均应用中药熏洗以舒筋活络，通利关节。

（二）其他治疗

（1）无移位骨折　可用小夹板（掌、背两侧）或石膏外固定2～3周。

（2）有移位骨折　先行手法复位，复位完毕后用短臂石膏托，腕关节略掌屈与尺偏。如肿胀消退明显，可更换功能位石膏托。

（3）复位后位置不良或不稳定的年轻患者，或骨折涉及关节且难以复位时，可手术切开内固定或应用骨外固定器治疗。

（4）对陈旧性骨折畸形愈合者影响前臂旋转活动者，考虑手术治疗。

（三）具体操作方法

1.整复方法

患者坐位，老年人则平卧为佳，肘部屈曲90°，前臂中立位。整复骨折线未进入关节、骨折段完整的伸直型骨折时，一助手把住上臂，术者两拇指并列置于远端背侧，其他四指置于其腕部，扣紧大小鱼际肌，先顺势拔伸2～3分钟，待重叠移位完全纠正后，将远段旋前并利用牵引力，骤然猛抖，同时迅速尺偏掌屈，使之复位；若仍未完全整复，则由两助手维持牵引，术者用两拇指迫使骨折远段尺偏掌屈，即可达到解剖对位。

2.固定方法

伸直型骨折先在骨折远端背侧和近端掌侧分别放一平垫，然后放上夹板，夹板上端达前臂中、上1/3，桡、背侧夹板下端应超过腕关节，限制手腕的桡偏和背伸活动，扎上三条布带，最后将前臂悬挂胸前，保持固定4～5周。固定期间积极做指间关节、掌指关节屈伸锻炼及肩肘部活动。解除固定后，做腕关节屈伸和前臂旋转锻炼。

三、股骨颈骨折

股骨颈骨折是50岁以上老年人最常见的骨折，尤以女性或骨质疏松者多见。致残和病死率较高，严重危害老年人生活质量。股骨颈部细小，处于疏松骨质和致密骨质交界处，负重量大，老年人因肝肾不足，筋骨衰弱，骨质疏松，有时仅受较轻微的旋转外力便可引起骨折。典型受伤姿势是平地滑倒、髋关节旋转内收，臀部先着地。中青年股骨颈骨折常由较大暴力引起。由于局部血供因素，常可导致骨不连接或股骨头缺血性坏死等并发症。

股骨颈、头和髋臼构成髋关节。股骨头呈球形，朝向上、内、前方，股骨颈和股骨干之间形成一个内倾角，或称颈干角。正常值在110°～140°之间，大于正常值为髋外翻，小于正常值为髋内翻。股骨颈的中轴线与股骨两髁中点间的连线形成一个角度，叫前倾角或扭转角，初生儿约为20°～40°，随年龄增长逐渐减少，成年人约为12°～15°。在治疗股骨颈及粗隆间骨折时，必须注意保持这两个角度（尤其是颈干角），否则会遗留髋关节畸形，影响髋关节的功能。股骨颈骨折按其部位之不同，可分为头下部、中央部和基底部骨折。股骨颈的骨折线越高，越易破坏颈部的血液供应，因而骨折不愈合、股骨头缺血性坏死和创伤性关节炎的发生率就越高。

诊断　伤后有髋部疼痛，有时疼痛沿大腿内侧向膝部放射。腹股沟中点附近有压痛和纵轴叩击痛。伤后即不能站立行走，髋关节功能丧失，但部分嵌插骨折仍可能站立或跛行，检查时应加以注意。有移位骨折，患肢呈外旋、缩短畸形，髋、膝关节轻度屈曲。摄髋关节正侧位照片可明确骨折部位、类型和移位情况，对决定治疗及估计预后均有帮助。如早期X线片阴性，而临床症状明显，怀疑有骨折可能，应卧床休息，穿防旋鞋制动，相隔2～3周后再次摄片，以排除骨折。

治疗

（一）分期论治

无移位骨折或嵌插骨折若初期瘀肿不甚，可按骨折三期辨证施治。提前使用补肝肾、壮筋骨药物。老年患者出现并发症要细心观察，不能麻痹大意。用药时应按病情的标本轻重缓急，分析矛盾的主次；强调整体观念。对老年患者把保存生命放在首位。

（二）其他治疗

1.无移位或外展嵌顿型骨折　如条件允许，可行简单内固定治疗稳定性骨折端，减少再移位可能，亦便于护理，减少并发症。如无条件，可采用患肢外展位皮肤牵引或穿防旋鞋（丁字鞋）保持患肢于外展、旋转中立位。鼓励半卧位、股四头肌舒缩活动。

2.有移位骨折　明确诊断后，检查和调节全身状况，除外手术禁忌，择期手术。手术治疗方案应根据患者具体情况，包括年龄、体质、骨骼密度、内科疾病、外伤持续时间、骨折移位程度和经济情况以及手术的医师经验与条件选择。

3.功能锻炼　卧床期间应加强全身锻炼，鼓励患者每天做气功或深呼吸，主动按胸咳嗽排痰，给臀部垫气圈或泡沫海绵垫，预防发生长期卧床并发症；同时应积极进行患肢股四头肌舒缩活动、踝关节和足趾屈伸功能锻炼，以防止肌肉萎缩、关节僵直的发生。无移位骨折三个月后可扶拐步行锻炼，一般不宜负重太早，应根据X线照片显示骨折愈合情况，考虑患肢逐步负重锻炼。

四、骨折病用药

初期

1.活血止痛汤

治法 活血化瘀，通经止痛。

方药 当归12g，川芎6g，乳香6g，苏木5g，红花5g，没药6g，土鳖虫3g，三七3g，赤芍9g，陈皮5g，积雪草6g，紫荆藤9g，水煎服，目前临床上常去紫荆藤。

2.和营止痛汤

治法 活血止痛，祛瘀生新。

方药 赤芍9g，当归尾9g，川芎6g，苏木6g，陈皮6g，桃仁6g，续断12g，乌药9g，乳香6g，没药6g，木通6g，甘草6g，水煎服。

3.肢伤一方

治法 行气活血，祛瘀止痛。

方药 当归12g，赤芍12g，桃仁10g，红花6g，黄柏10g，防风10g，木通10g，甘草6g，生地黄12g，乳香5g，水煎服。

4.消瘀止痛膏

治法 活血祛瘀，消肿止痛。

方药 木瓜60g，栀子30g，大黄150g，蒲公英60g，土鳖虫30g，乳香30g，没药30g，共为细末，饴糖或凡士林调敷。

5.双柏膏（散）

治法 活血解毒，消肿止痛。

方药 侧柏叶2份，黄柏1份，大黄2份，薄荷1份，泽兰1份，共研细末，做散剂备用，用时以水、蜜糖煮热调成厚糊状外敷患处。亦可加入少量米酒调敷，或用凡士林调煮成膏外敷。

中期

1.新伤续断汤

治法 活血祛瘀，止痛接骨。

方药 当归尾12g，土鳖虫6g，乳香3g，没药3g，丹参6g，自然铜（醋煅）12g，骨碎补12g，泽兰叶6g，延胡索6g，苏木10g，续断10g，桑枝12g，桃仁6钱，水煎服。

2.续骨活血汤

治法 祛瘀止血，活血续骨。

方药 当归尾12g，赤芍10g，白芍10g，生地黄15g，红花6g，土鳖虫6g，骨碎补12g，煅自然铜10g，续断12g，积雪草10g，乳香6g，没药6g，水煎服。

3.肢伤二方

治法 祛瘀生新，舒筋活络。

方药 当归12g，赤芍12g，续断12g，威灵仙12g，生薏苡仁30g，桑寄生30g，骨碎补12g，五加皮12g，水煎服。

4.接骨续筋药膏

治法 接骨续筋。

方药 自然铜3份，荆芥3份，防风3份，五加皮3份，大皂角3份，茜草根3份，续断3份，羌活3份，乳香2份，没药2份，骨碎补2份，接骨木2份，红花2份，赤芍2份，土鳖虫2份，白及4份，血竭4份，硼砂4份，螃蟹末4份，共为细末，饴糖或蜂蜜调煮外敷。

5.接骨膏

治法 接骨，活血、止血。

方药 五加皮2份，地龙2份，乳香1份，没药1份，土鳖虫1份，骨碎补1份，白及1份，共为细末，蜂蜜或白酒调成厚糊状敷。亦可用凡士林调煮成膏外敷。

后期

1.六味地黄汤（丸）

治法 滋水降火。

方药 熟地黄25g，山药12g，茯苓10g，泽泻10g，山茱萸12g，牡丹皮10g，水煎服，日一剂。做丸，将药研末，蜜丸，每服10g，日3次。

2.接骨丹

治法 活血止痛接骨。

方药 当归尾12g，乳香30g，没药30g，自然铜30g，骨碎补30g，桃仁30g，大黄30g，雄黄30g，白及30g，血竭15g，土鳖虫15g，三七15g，红花15g，儿茶15g，麝香15g，朱砂6g，冰片6g，共为细末。每服2～3g，每日服2次。

3.生血补髓汤

治法 调理气血，舒筋活络。

方药 生地黄12g，芍药9g，川芎6g，黄芪9g，杜仲9g，五加皮9g，牛膝

9g，红花5g，当归9g，续断9g，水煎服，日1剂。

4.肢伤三方

治法　补益气血，促进骨合。

方药　当归12g，白芍12g，续断12g，骨碎补12g，威灵仙12g，川木瓜12g，天花粉12g，黄芪15g，熟地黄15g，自然铜10g，土鳖虫10g，水煎服。

5.坚骨壮筋膏

治法　强壮筋骨。

方药　第一组：骨碎补90g，续断90g，马钱子60g，白及60g，硼砂60g，生草乌60g，生川乌60g，牛膝60g，苏木60g，杜仲60g，伸筋草60g，透骨草60g，羌活30g，独活30g，麻黄30g，五加皮30g，皂角子30g，红花30g，泽兰叶30g，虎骨24g，香油5000g，黄丹2500g。

第二组：血竭30g，冰片15g，丁香30g，肉桂60g，白芷30g，甘松60g，细辛60g，乳香30g，没药30g，麝香1.5g。

第一组药，熬成膏药后温烊摊贴；第二组药，共研为细末，临贴时撒于药面。

6.海桐皮汤

治法　活络止痛。

方药　海桐皮6g，透骨草6g，乳香6g，没药6g，当归5g，川椒10g，川芎3g，红花3g，威灵仙3g，甘草3g，防风3g，白芷2g，共为细末，布袋装，煎水熏洗患处。亦可内服。

7.骨科外洗一方

治法　活血通络，舒筋止痛。

方药　宽筋藤30g，钩藤30g，忍冬藤30g，王不留行30g，刘寄奴15g，防风15g，大黄15g，荆芥10g，煎水熏洗。

8.骨科外洗二方

治法　活血通络，祛风止痛。

方药　桂枝15g，威灵仙15g，防风15g，五加皮15g，细辛10g，荆芥10g，没药10g，煎水熏洗，肢体可直接浸泡，躯干可用毛巾湿热敷擦。但注意防止水温过高引起烫伤。

五、颈椎病

颈椎椎间盘组织退行性改变及其继发病理改变（颈椎骨质增生、颈项韧带钙化、颈椎间盘萎缩退化等）累及周围组织结构（神经根、脊髓、椎动脉、交感神经等），并出现相应临床表现者为颈椎病。本病多见于40岁以上中壮年患者，长期低头工作者较易发生。第5～6颈椎及第6～7颈椎之间关节活动度较大，因而发病率较其余颈椎关节为高。根据不同组织结构受累而出现的不同临床表现，可将颈椎病分为颈型、神经根型、脊髓型、椎动脉型、交感神经型、食道压迫型及混合型。

诊断　多数无明显外伤史，但少数因外伤而诱发。很多患者渐渐感到一侧肩、臂、手的麻木疼痛，或以麻木为主，或以疼痛为主，颈部后伸、咳嗽，甚至增加腹压时疼痛可加重。部分患者可有头晕、耳鸣、耳痛和握力减弱及肌肉萎缩，颈部活动受限、僵硬。必要时拍摄正侧位或侧位过伸、过屈位X线片，以观察病变部位。仅有影像学表现异常，而无临床症状者，不应诊断为颈椎病。

（1）颈型　主诉头、颈、肩疼痛等异常感觉，并伴有相应的压痛点；X线片上颈椎显示曲度改变或椎间关节不稳等表现；除外颈部其他疾患（落枕、肩周炎、风湿性肌纤维组织炎等）。

（2）神经根型　具有典型的神经根性症状（麻木、疼痛），且范围与颈脊神经所支配的区域相一致：当颈5～6椎间病变时，刺激颈6神经根引起患侧拇指或拇、示指感觉减退；当颈6～7椎间病变时，则刺激颈7神经根而引起示、中指感觉减退；除外颈椎外病变（胸廓出口综合征、网球肘、腕管综合征、肩周炎等）所致以上肢疼痛为主的疾患。牵拉试验及压头试验阳性（牵拉试验：检查者一手扶患者头的患侧，另一手握患侧上肢，将其外展90°，两手做反方向牵拉，若有放射痛或麻木则为阳性。压头试验：患者坐位，颈后伸、偏向患侧，检查者以左手托其下颌，右手从头顶逐渐下压，若出现颈部痛或放射性痛则为阳性）。

（3）脊髓型　临床上出现颈脊髓损害的表现；影像学证实存在脊髓压迫；除外肌萎缩性脊髓侧索硬化症、脊髓损伤、继发性粘连性蛛网膜炎等。

（4）椎动脉型　曾有猝倒发作、并伴有颈性眩晕；X线片显示节段性不稳定或钩椎关节骨质增生；多伴有交感症状；除外眼源性、耳源性眩晕、基底动脉供血不足等。

（5）交感神经型　临床表现为头晕、眼花、耳鸣、手麻、心动过速、心前区疼痛等一系列症状，X线片显示失稳或退行性改变，椎动脉造影阴性。

（6）食管压迫型　颈椎椎体前鸟嘴样增生压迫食管引起吞咽困难等。

《 治疗 》

（一）分证论治

1.寒湿痹阻证

主要证候　以颈、肩、上肢窜痛麻木为主要症状。伴有颈部僵硬，活动不利；或头部有沉重感，头痛牵涉至上背痛，肌肤冷湿，畏寒喜热。舌淡苔薄白，脉弦紧。

证候分析 患者或平素体虚，阳气不足，卫外不固，腠理空虚，复外感寒邪、湿邪，痹阻经脉、肌肉，而致营卫行涩，经络不通，气血运行不利，发生疼痛、麻木、活动欠利。舌淡苔薄白，脉弦紧为寒湿痹阻之征。

治法 祛寒除湿，通络止痛。

方药 羌活胜湿汤加减。

2.脾肾亏虚证

主要证候 颈项酸软胀痛，肢体肌肉萎缩，四肢乏力，甚至功能活动障碍。舌淡或有齿痕，或舌干红少苔，脉沉细而弱或虚而无力。

证候分析 患者素体自虚，先天肾精亏虚，不足以濡养经脉；后天脾气化生不足，气血生化乏源，血不上荣，经脉失养而发生疼痛，活动不利；舌淡或有齿痕，或舌干红少苔，脉细弱、虚而无力为肝肾不足之征。

治法 补肾健脾，强筋健骨。

方药 黄芪桂枝五物汤加减。

3.气血两虚证

主要证候 以发作性眩晕、头痛、目眩，转动头颈即发眩晕或猝倒为主要症状。面色㿠白，心悸气短，身软乏力，纳差；舌淡红或淡胖，边有齿痕，苔薄白而润，脉沉细无力。

证候分析 患者素体自虚，气血生化不足，复又外感寒邪、湿邪痹阻经脉，气血运行不畅，而致关节、筋脉、肌肉失养；舌淡红苔薄白而润，脉沉细无力为气血两虚之征。

治法 益气养血，疏通经络。

方药 归脾汤加减。

4.痰瘀阻络证

主要证候 颈肩部、上肢刺痛，痛势缠绵不休，按之尤甚，痛处固定，夜间加重，伴有肢体麻木、头晕。舌质暗，舌体有少许瘀点，舌边有齿痕，苔白腻或白滑，脉弦。

证候分析 邪痹经脉，络道阻滞，气血津液输布失司，血滞为瘀，津停为痰，瘀阻经脉，而致关节疼痛，屈伸不利；舌质暗，舌体有少许瘀点，苔白腻或白滑，脉弦为痰瘀阻络之征。

治法 祛湿化痰，通络止痛。

方药 颈舒汤合二陈汤加减。

（二）其他治疗

（1）理筋手法　是治疗颈椎病的主要治法，能使部分患者较快缓解症状。患者正坐，术者立于背后，左手扶住患者额部，右手以拇、中指轮换点压痛点及天柱、风池等穴。继用右手拇指、示指在患侧做由上而下的按摩，重复进行几次。治疗时手法应稍重，但切忌粗暴。

（2）牵引疗法　可做坐位牵引或卧位牵引。牵引姿势以头部略向前倾为宜，牵引重量2～5千克，每次牵引时间约30分钟，每日1～2次。枕颌牵引可以缓解肌肉痉挛，扩大椎间隙，流畅气血，缓解症状，且很少有不适。牵引重量的大小、时间的长短等，可以根据患者的反应而灵活掌握。

（3）练功疗法　颈椎病患者需要适当休息，但不能绝对化。需积极地进行功能活动，以调整颈椎和周围软组织的关系，缓解脊髓及神经根的病理刺激，改善血液循环，松弛痉挛肌肉，增强肌力和颈椎的稳定性，缓解颈椎病的症状。

在颈椎病的急性发作期应以静为主，动为辅；在慢性期以动为主，做颈前屈、后仰、左右旋转及左右侧屈等活动，各作3～5次。但椎动脉型颈椎病患者不宜做颈部的旋转运动。此外，还可做体操、打太极拳、练八段锦等运动。

（4）针灸或穴位封闭　依经络选穴位，也可选痛点阿是穴，定位后，每穴注射当归或丹参注射液0.2～0.5mL。常用穴有颈夹脊穴、风池、曲池、合谷、大椎及肩部穴位等。

六、腰椎间盘突出症

腰椎间盘突出症是指腰椎间盘退行性改变、纤维环破裂后，其髓核连同残存的纤维环和覆盖其上的后纵韧带向椎管内突出，压迫邻近的脊神经根或脊髓所产生的临床症候群。好发于20～40岁的青壮年，男多于女。椎间盘突出症之所以易于发生在腰部，是由于腰椎的负重量及活动度较胸椎为大，尤以腰4～5及腰5至骶1之间，是全身应力的中点，负重及活动度更大，故最易引起腰椎间盘突出症。突向椎管内的髓核或纤维环裂片，若未压迫神经根时只有后纵韧带受刺激，而以腰痛为主。若突破后纵韧带而压迫神经根时，则以腿痛为主。

诊断　大多数腰椎间盘突出症患者，根据临床症状或体征即可做出正确的诊断。主要的症状和体征是：

（1）多有不同程度的腰部外伤史。腰痛和一侧下肢放射痛是该病的主要症状，放射至小腿或足部，直腿抬高试验阳性；放射痛沿坐骨神经传导，直达小腿外侧、足背或足趾。如为L3、L4间隙突出，因L4神经根受压迫，产生向大腿前方的放射痛。一切使脑脊液压力增高的动作，如咳嗽、喷嚏和排便等，都可加重腰痛和放射痛。活动时疼痛加剧，休息后减轻。多数患者采用侧卧位，并屈曲患肢；个别严重病例在各种体位均疼痛，只能屈膝跪在床上以缓解症状。

（2）在受累椎间盘对应棘间韧带侧方有明显的压痛点。

（3）神经损害症状。L4神经根受压时，可有膝反射减退或消失，小腿内侧感觉减退；L5神经根受压时，小腿前外侧足背感觉减退，伸踇及第2趾肌力常有减退；S1神经根受压时，小腿外后及足外侧感觉减退，第3至第5趾肌力减退，跟腱反射减退或消失。神经压迫症状严重者患肢可有肌肉萎缩。

（4）脊柱侧凸畸形。主要弯曲在下腰部，前屈时更为明显。侧凸的方向取决于突出髓核与神经根的关系：如突出位于神经根的前方，躯干一般向患侧弯。例如，髓核突出位于神经根内前方，脊柱向患侧弯曲，如向健侧弯曲则疼痛加剧。

（5）脊柱活动受限。髓核突出压迫神经根，使腰肌呈保护性紧张，可发生于单侧或双侧。由于腰肌紧张，腰椎生理性前凸消失，脊柱前屈后伸活动受限制，前屈或后伸时可出现向一侧下肢的放射痛。侧弯受限往往只有一侧，据此可与腰椎结核或肿瘤鉴别。

《 治疗 》

（一）分证论治

1.肾阳亏虚证

主要证候 年老或久病气衰神疲，筋转跟痛，腰酸肢重，行动困难，遇劳更甚，卧则减轻；少腹拘急，畏寒肢冷，面色㿠白，或面目下肢浮肿，气短语怯，精神萎靡，腰膝软弱，阳痿遗精，或阳衰无子；或饮食减少，大便不实，或小便自遗，舌淡苔白，脉沉而迟。

证候分析 腰为肾之府，肾主骨髓，充养腰部。若肾精亏虚，腰脊失养，则见腰腿疼痛，酸重无力，缠绵日久，时重时轻。肾阳不振，阳失温煦，故见畏寒肢冷，面色㿠白等。

治法 温补肾阳，填精益髓。

方药 右归丸加减。

2.风寒湿困证

主要证候 腰腿痛有定处，重着而痛，肢重步艰，转侧不利，静卧痛不减，遇风、寒、湿邪腰腿痛加重，自觉肢端冷痹，得温热减轻，多有下肢麻木刺痛感。舌淡苔白腻，脉沉紧。

证候分析 肾气本虚，风寒湿三邪气杂至，寒湿留着腰部，寒主收引，湿性凝滞，故腰腿重着，转侧不利。苔白腻，脉沉紧均为寒湿留着之象。

治法　祛风散寒利湿，温经通络止痛。

方药　羌活胜湿汤加减。

3.气滞血瘀证

主要证候　常与跌、扑、闪、失或撞击腰伤有关，腰腿痛急剧发病，腰腿刺痛，痛有定处，拒按，日轻夜重。腰部板硬，强制体位，俯仰转侧不利，咳嗽或活动后加重，抬腿困难，异常腰形，舌质紫红或舌边瘀斑，脉涩。

证候分析　因闪腰岔气、跌仆损伤或过度屈曲而致腰部气机滞涩，瘀血壅聚腰部经络，故见腰部剧痛，走窜作胀，不能屈伸；舌紫红或舌边瘀斑，脉弦涩为气滞血瘀之征。

治法　活血祛瘀，行气止痛。

方药　血府逐瘀汤加减。

（二）其他治疗

腰椎间盘突出症的治疗方法较多，症状轻者可做理筋、药物、针灸等治疗，症状重者可做麻醉推拿、骨盆牵引等治疗。

（1）针灸治疗　取阿是穴、环跳、殷门、阳陵泉、承山、悬钟等，用泻法，隔日一次。冬日可用温针灸法。

（2）牵引治疗　腰椎牵引可使腰椎间隙增大，造成椎间盘内的负压，加之后纵韧带的紧张，有利于突出的髓核部分还纳或改变其与神经根的关系。牵引重量及牵引时间可结合患者感受而调节。

（3）固定和功能锻炼　急性期患者应严格卧床3周。按摩推拿前后亦应卧床休息，推拿后一般卧床2周，使损伤组织修复。症状基本消失后，可在腰围保护下起床活动。疼痛减轻后，应开始锻炼腰背肌以巩固疗效。

七、肩周炎

肩关节周围炎（简称肩周炎）的病名较多。例如因睡眠时肩部受凉引起而称"漏肩风"或"露肩风"；因肩部活动明显受限，形同冻结而称"冻结肩"；因该病多发于50岁以上患者而称"五十肩"。它是肩周肌肉、肌腱、韧带和关节囊等软组织的慢性炎症和退行性病变，逐渐形成关节内外粘连，出现疼痛和关节活动受限。好发于50岁左右的女性，有自愈倾向。少数患者可因外伤而诱发，如肱骨外科颈骨折、肩关节脱位，上肢骨折若固定时间太长，或在固定期间不注意肩关节功能锻炼亦可发生。风寒湿邪侵袭、劳损为其外因，气血虚弱、血不荣筋为其内因。

诊断　主要症状是逐渐加剧的肩部疼痛，伴有肩部功能活动障碍和僵硬，不同程度地影响日常生活和工作。肩部并不肿胀，肩前、后、外侧均可有压痛，外展功能受限，被动继续外展时，肩部随之高耸。此时一手触摸住肩胛骨下角，一手将患肩继续外展时，可感到肩胛骨随之向外上转动，说明肩关节已有粘连。

重型患者肩臂肌肉萎缩，尤以三角肌为明显；疼痛较重，夜间尤甚；外展及内旋、外旋均有严重限制，部分患者可因上肢血液循环障碍出现手部肿胀、发凉。病程一般在一年以内，较长者可达1～2年。部分肩周炎患者可自行痊愈，但时间长、痛苦大，功能恢复不全，积极地治疗可缩短病程，加速痊愈。

X线检查可有骨质疏松征象，有时肩峰下有钙化影。肩关节造影见关节囊挛缩，下部皱褶消失等改变。

＜ 治疗 ＞

本病以保守治疗为主。因肩关节周围炎病程长、疗效慢，因此要鼓励患者树立信心，配合治疗，加强练功活动，增进疗效。

(一) 分证论治

1.风寒湿阻证

主要证候　肩部串痛，疼痛较轻，病程较短，疼痛局限于肩部，多为钝痛或隐痛，或有麻木感，不影响上肢活动。局部发凉，畏风恶寒，或肩部有沉重感，复感风寒之邪痛增，得温或抚摩则痛减。舌质淡，苔薄白或腻，脉弦滑或弦紧。多为肩周炎早期。

证候分析　体虚之人，肌肤卫阳不固，复因汗出当风，风寒趁虚袭于肌肤经络，痹阻于肩部，使肩部气血运行不利；不通则痛，故见肩部疼痛，局部发凉。因病程短，风寒仅袭肌表，故其痛较轻。苔白脉浮或紧，均为寒邪在肌表之征。

治法　祛风散寒，通络宣痹。

方药　三痹汤加减。

2.瘀滞证

主要证候　外伤筋络，瘀血留著，或久病肩痛，局部疼痛剧烈，呈针刺样，拒按，痛有定处；或按之有硬结，皮色紫暗。肩关节活动受限，动则痛甚。舌质暗或有瘀斑，苔白或薄黄，脉弦或细涩。

证候分析　外伤致局部经络损伤，气血逆乱；或久病入络，血脉瘀阻，故见局部疼痛剧烈，呈针刺样且有定处，拒按，或肿胀。皮色紫暗，舌质紫暗，脉弦涩均为血瘀之征。

治法　活血化瘀，行气止痛。

方药　活络效灵丹合桃红四物汤加减。

3.气血亏虚证

主要证候 肩部酸痛日久，肢体软弱无力、肌肤不泽、肌肉萎缩，关节活动受限，劳累后疼痛加重；伴头晕目眩，气短懒言，心悸失眠，神疲乏力。舌质淡，苔少或白，脉细弱无力。

证候分析 久病体弱，气血亏虚，外邪乘虚侵袭，闭阻经络，肩部筋脉失于荣养，故见肩酸痛麻木、肢软乏力、肌肤不泽、肌肉萎缩、神疲乏力。舌淡，脉细弱无力均为气血亏虚之征。

治法 补气养血，舒筋通络。

方药 秦桂四物汤加减。

加减 寒甚加羌活、独活、附子；湿甚加薏苡仁、海桐皮；筋缩不利加木瓜、鸡血藤、忍冬藤；痛甚加全蝎。

（二）其他治疗

急性期上肢悬吊以减少疼痛，可服用非甾体类抗炎药物；还可于臂丛麻醉下行肩关节手法松解术，术后加强功能锻炼。

（1）理筋手法 患者正坐，术者用右手的拇、示、中三指对握三角肌束，做垂直于肌纤维走行方向的拨动5～6次，再拨动痛点附近的冈上肌、胸肌各5～6次，然后按摩肩前、肩后及肩外侧。继之，术者左手扶住肩部，右手握患手，做牵拉、抖动和旋转活动。最后帮助患肢做外展、内收、前屈、后伸等动作。施行以上手法时会引起不同程度的疼痛，要注意用力适度，以患者能忍受为宜。隔日治疗一次，10次为一疗程。

（2）针灸治疗 取穴有肩髃、肩髎、肩外俞、巨骨、曲池等，并可以痛点为俞，即阿是穴，用泻法，结合艾灸，每日或隔日一次。

（3）功能锻炼 鼓励患者做肩外展、前屈、后伸、旋后等动作。如做"手拉滑车""蝎子爬墙"等动作，当手指达到所能摸到的高度后，在墙上做好标记，一周对照一次，可以衡量肩外展的进展情况，增强患者练功的信心。

（4）封闭疗法 强的松龙局部注射有抑制炎性反应，减少粘连的作用。一般用强的松龙25～50mg加1%普鲁卡因10mL，每周1次，3次为1疗程。

第六章

针灸与推拿

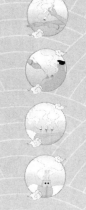

第一节　经络

经络学说，是阐述人体经络的概念、经络系统的组成、循行分布、生理功能、病机变化及其与脏腑、形体官窍、气血相互关系的基础理论，是中医学理论体系的重要组成部分。经络学说，不仅是针灸、推拿等学科的理论基础，而且对临床各科都有着重要的指导作用。

经络，是经脉和络脉的总称，是人体运行全身气血、联络脏腑、沟通内外、贯穿上下的径路。经脉是经络系统中的主干，全身气血运行的主要通道。络脉，是从经脉中分出而遍布全身的分支，有别络、浮络、孙络之分。经脉多以纵行为主，循行于较深的部位，有一定的循行路径；络脉纵横交错，网络全身，深浅部位皆有分布。

经脉与络脉相互衔接，遍布全身，将人体五脏六腑、四肢百骸等连接成统一的有机整体，并通过经络之气调节全身各部的功能，运行气血，协调阴阳，从而保持机体的协调平衡。

《黄帝内经》总结归纳了以前对"脉"的有关认识，构筑了经络学说体系的基本框架，是经络学说形成的标志。

《难经》首创"奇经八脉"，丰富了经络学说的内容。

《针灸甲乙经》是中医学第一部针灸学专著，在经络学说的发展及针灸疗法的应用中，起到承先启后、继往开来的重大作用。

经络系统由经脉、络脉和连属于体表的十二经筋、十二皮部组成，其中经脉包括十二经脉、奇经八脉、十二经别，络脉包括十五络脉和难以计数的浮络、孙络等。

一、十二经脉

十二经脉是经络系统的主体，是手三阴经、手三阳经、足三阳经、足三阴经的总称，又称为"正经"。

（一）十二经脉的名称

十二经脉的名称是根据手足、阴阳、脏腑来命名的。首先用手、足将十二经脉分为手六经和足六经。根据中医理论，内属阴，外属阳，脏属阴，腑属阳，因此属于五脏和心包、分布于四肢内侧的经脉为阴经，属于六腑、分布于四肢外侧的经脉为阳经。根据阴阳消长的规律，阴阳又分为三阴（太阴、厥阴、少阴）三阳（阳明、少阳、太阳）。

十二经脉与脏腑有联属的关系，根据经脉联属的脏腑进一步命名，如联属于肺脏的为肺经，联属于大肠腑的为大肠经。根据上述命名规律，十二经脉的名称即为手太阴肺经、手阳明大肠经、足阳明胃经、足太阴脾经、手少阴心经、手太阳小肠经、足太阳膀胱经、足少阴肾经、手厥阴心包经、手少阳三焦经、足少阳胆经、足厥阴肝经。

（二）十二经脉在体表的分布规律

十二经脉左右对称地分布于人体体表的头面、躯干和四肢。正立姿势、两臂自然下垂、掌心向内、拇指向前为标准体位。

十二经脉中六条阳经分布于四肢外侧和头面、躯干，其中上肢外侧的是手三阳经，下肢外侧的是足三阳经，其分布规律是阳明在前、少阳在中（侧）、太阳在后。

六条阴经分布于四肢内侧和胸腹，其中上肢内侧是手三阴经，下肢内侧是足三阴经。手三阴经的分布规律是太阴在前、厥阴在中、少阴在后。足三阴经在内踝上8寸以下分布规律是厥阴在前、太阴在中、少阴在后，在内踝上8寸以上，太阴交出厥阴之前，分布规律为太阴在前、厥阴在中、少阴在后。

（三）十二经脉表里属络关系

十二经脉在体内与脏腑相联属，脏腑有表里相合的关系，十二经脉之阴经和阳经亦有明确的脏腑属络和表里关系。其中阴经属脏络腑主里，阳经属腑络脏主表。如手太阴肺经属肺络大肠，手阳明大肠经属大肠络肺，足阳明胃经属胃络脾，足太阴脾经属脾络胃，手少阴心经属心络小肠，手太阳小肠经属小肠络心，足太阳膀胱经属膀胱络肾，足少阴肾经属肾络膀胱，手厥阴心包经属心包络三焦，手少阳三焦经属三焦络心包，足少阳胆经属胆络肝，足厥阴肝经属肝络胆。

十二经脉之间存在着表里配对关系。如《素问·血志形气》所载："足太阳与少阴为表里，少阳与厥阴为表里，阳明与太阴为表里，是为足阴阳也。手太阳与少阴为表里，少阳与心主为表里，阳明与太阴为表里，是为手之阴阳也。"互为表里的经脉在生理上有密切联系，病变时会相互影响，治疗时可相互为用。

（四）十二经脉循行走向与交接规律

十二经脉循行走向的规律：手三阴经从胸走手，手三阳经从手走头，足三阳经从头走足，足三阴经从足走腹（胸）。

十二经脉相互交接的规律：① 相表里的阴经与阳经在四肢末端交接，如手太阴肺经与手阳明大肠经交接于食指端；② 同名的阳经与阳经在头面部交接，如手阳明大肠经与足阳明胃经交接于鼻旁；③ 相互衔接的阴经与阴经在胸中交接，如足太阴脾经与手少阴心经交接于心中。

（五）十二经脉气血流注规律

十二经脉气血流注顺序有一定规律。中焦受纳、腐熟水谷，化生水谷精微而生气血，所以十二经脉气血源于中焦。气血的运行，有赖于肺气的输送，因此十二经脉气血流注从手太阴肺经开始，由肺经逐经相传，形成周而复始、如环无端的流注系统，将气血周流全身，营养和维持各组织器官的功能活动。

流注次序：气血流注始于手太阴肺经，然后交手阳明大肠经，再交足阳明胃经、足太阴脾经，继交手少阴心经、手太阳小肠经、足太阳膀胱经、足少阴肾经、手厥阴心包经、手少阳三焦经、足少阳胆经、足厥阴肝经，自肝经上注肺，再返回至肺经，重新再循环，周而复始。

（六）十二经脉与脏腑器官的联络

十二经脉除了与属络的脏腑有特定联系外，还与其循行分布部位的其他脏腑或组织器官有着密切的联络（表6-1）。临床上辨证分经，循经取穴，多以此为依据。

表6-1　十二经脉与脏腑器官的联络

经脉名称	属络的脏腑	联络的器官
手太阴肺经	起于中焦，属肺，络大肠，还循胃口	喉咙
手阳明大肠经	属大肠，络肺	入下齿中，夹口、鼻

经脉名称	属络的脏腑	联络的器官
足阳明胃经	属胃，络脾	起于鼻，入上齿，环口夹唇，循喉咙
足太阴脾经	属脾，络胃，流注心中	夹咽，连舌本，散舌下
手少阴心经	属心，络小肠，上肺	夹咽，系目系
手太阳小肠经	属小肠，络心，抵胃	循咽，至目锐眦，入耳中，抵鼻，至目内眦
足太阳膀胱经	属膀胱，络肾	起于目内眦，至耳上角，入络脑
足少阴肾经	属肾，络膀胱，上贯肝，入肺中，络心	循喉咙，夹舌本
手厥阴心包经	属心包，络三焦	
手少阳三焦经	属三焦，络心包	系耳后，出耳上角，入耳中，至目锐眦
足少阳胆经	属胆，络肝	起于目锐眦，下耳后，入耳中，出耳前
足厥阴肝经	属肝，络胆，夹胃，注肺	过阴器，连目系，环唇内

二、奇经八脉

(一) 奇经八脉的命名与特点

奇经八脉指督脉、任脉、冲脉、带脉、阴维脉、阳维脉、阴跷脉、阳跷脉八条，因与十二经脉不同而别道奇行，故称为奇经八脉。

奇经之"奇"含义有二。一指它们与十二正经不同，既不直属脏腑，除任、督外又无专属穴位和表里配合关系，且"别道奇行"。二指单数，偶之对，因奇经没有表里配合关系。

(二) 奇经八脉的作用与临床意义

奇经八脉交错地循行分布于十二经之间，具有以下作用（表6-2）：

表6-2　奇经八脉循行分布和功能

奇经八脉	循行分布概况	功能
任脉	腹、胸、颏下正中	总任六阴经，调节全身阴经经气，故称"阴脉之海"
督脉	腰、背、头面正中	总督六阳经，调节全身阳经经气，故称"阳脉之海"
冲脉	与足少阴经并行，环绕口唇，且与任、督、足阳明经等有联系	涵蓄十二经气血，故称"十二经之海"，又称"血海"
带脉	起于胁下，环腰一周，状如束带	约束纵行躯干的诸条经脉
阴维脉	起于小腿内侧，并足太阴、厥阴上行，至咽喉合于任脉	维系全身阴经
阳维脉	起于足跗外侧，并足少阳经上行，至项后会于督脉	维系全身阳经
阴跷脉	起于足跟内侧，伴足少阴等经上行，至目内眦与阳跷脉会合	调节下肢运动，司寤寐
阳跷脉	起于足跟外侧，伴足太阳等经上行，至目内眦与阴跷脉会合	调节下肢运动，司寤寐

1.统率、主导作用

奇经八脉将部位相近、功能相似的经脉联系起来，达到统率有关经脉气血、协调阴阳的作用。督脉之"督"有总督之意。督脉督领诸阳经，统摄全身阳气和真元，为"阳脉之海"。任脉之"任"有妊养之意。任脉妊养诸阴经，总调全身阴气和精血，为"阴脉之海"。冲脉之"冲"为要冲之意。冲脉与足阳明、足少阴等经关系密切，故有"十二经脉之海"和"血海"之称，具有涵蓄十二经气血的作用。督、任、冲脉皆起于胞中，同出会阴，称为"一源三歧"。带脉之"带"指腰带。带脉起于胁下，绕行腰间一周，有约束纵行躯干部的诸条经脉的作用。维脉之"维"，有维系、主持之意。阳维脉主一身之表，阴维脉主一身之里，具有维系一身阴经和阳经的作用。跷脉之"跷"有足跟、矫捷之意。阴阳跷脉主肢体两侧的阴阳，调节下肢运动与寤寐。

2.沟通、联络作用

奇经八脉在循行分布过程中，与其他各经相互交会沟通，加强了十二经脉之间的相互联系。如手足三阳经共会督脉于大椎，任脉关元、中极穴为足三阴经之交会穴，冲脉加强了足阳明与足少阴经之间的联系，带脉横绕腰腹，联系着纵行于躯干的各条经脉等。

3.蓄积、渗灌的调节作用

奇经八脉纵横交错循行于十二经脉之间，当十二经脉和脏腑之气旺盛时，奇经加以储蓄；当十二经脉生理功能需要时，奇经又能渗灌和供应。

奇经八脉中的任脉和督脉，各有其所属的腧穴，故与十二经相提并论合称"十四经"，其他六条奇经则没有专门的腧穴。

奇经八脉理论是经络理论的重要内容之一。在临床实践中，不论是对诊断辨证，还是针灸治疗选穴配方，以及中医辨证治疗，都有重要指导意义。八脉交会穴、灵龟八法和飞腾八法，都是这一理论的具体运用。

三、十二经别

十二经别是十二经脉别行深入体腔的支脉。由于经别均由十二经脉分出，故其名称也依十二经脉而定，即有手三阴、手三阳经别和足三阴、足三阳经别。

（一）十二经别的特点和分布概况

十二经别的循行分布具有离、入、出、合的特点，多从四肢肘膝关节附近正经别出（离），经过躯干深入体腔与相关的脏腑联系（入），再浅出体表上行头项部（出），在头项部，阳经经别合于本经的经脉，阴经经别合于其相表里的阳经经脉（合），由此十二经别按阴阳表里关系会合成六组，称为"六合"。

足太阳、足少阴经别从腘部分出，入走肾与膀胱，上出于项，合于足太阳膀胱经；足少阳、足厥阴经别从下肢分出，行至毛际，入走肝胆，上系于目，合于足少阳胆经；足阳明、足太阴经别从髀部分出，入走脾胃，上出鼻頞，合于足阳明胃经；手太阳、手少阴经别从腋部分出，入走心与小肠，上出目内眦，合于手太阳小肠经；手少阳、手厥阴经别分别从所属正经分出，进入胸中，入走三焦，上出耳后，合于手少阳三焦经；手阳明、手太阴经别从所属正经分出，入走肺与大肠，上出缺盆，合于手阳明大肠经。

（二）十二经别的作用与临床意义

十二经别有加强表里两经联系的作用。阴经经别多走向阳经经别，并与之会合，从而使十二经脉表里两经之间增加了联系。

十二经别有加强经脉与脏腑联系的作用，经别进入体腔以后，大多数循行于该经脉所属脏腑，特别是阳经经别全部联系到其本经有关的脏和腑，使体内脏腑的配合以及表里两经在内行部分的联系更加密切，也为临床常用的表里配穴法提供了理论依据。

十二经别有加强十二经脉与头部联系的作用，不仅阳经经别到达头部，阴经经别也合于头面。由于经别加强了十二经脉与头面的联系，从而突出了头面部经脉和穴位的重要性及其主治作用，也为手足三阴经中部分穴位能够治疗头面和五官疾病，以及近代发展起来的头针、面针、耳针等奠定了理论基础。

经别还弥补了十二经脉分布的不足，并加强了各经与心的联系。十二经脉脉气所没有分布到的某些部位和脏器，通过经别联系起来，密切了人体各部分之间的关系。经别无所属穴位和病证，但由于其循行补充了十二经脉的不足，从而扩大了经穴的主治范围。如十二经脉中足阳明胃经没有联系到心脏，手少阴心经也没有循行到胃腑，而足阳明经别的循行是属于胃，散络于脾，又上通于心，沟通了心与胃之间的联系，从而为中医和胃气以安心神的治法提供了理论依据。足太阳膀胱经的承山穴能够治疗肛肠疾患，也是因为其经别"别入于肛"。

四、十五络脉

十二经脉和任脉、督脉各自别出一络，加上脾之大络，总计15条，称为十五络脉，分别以其所别出处的腧穴命名。

（一）十五络脉分布概况

十二经脉别络在四肢肘膝关节以下本经络穴分出后，均走向其相表里的经脉；任脉的别络，从胸骨剑突下鸠尾分出后，散布于腹部；督脉的别络，从尾骨下长强分出后，散布于头部，并走向背部两侧的足太阳经；脾的大络，出于腋下大包穴，散布于胸胁部。全身络脉中，十五络脉较大，络脉中浮行于浅表部位的称为"浮络"，络脉最细小的分支称为"孙络"，遍布全身，难以计数。

（二）十五络脉的作用与临床意义

四肢部的十二经别络有沟通表里两经，加强十二经脉表里两经之间联系的作用。其中阴经络脉走向阳经，阳经络脉走向阴经，阴阳经的络脉相互交通连接。

十五络脉为大络，有统展全身浮络、血络、孙络以渗灌血液、营养周身、贯通营卫的作用。根据络脉的分布特点，可以使十二经脉气血由线状流行逐渐扩展为网状弥散。十二经的络穴部位，即是各经络脉脉气的汇聚点和枢纽；任络、督络和脾之大络，沟通了腹、背和身侧的经气，输布气血以濡养全身。孙络、浮络纵横交错，网络周身，行于外者为"阳络"，行于内者为"阴络"，内而脏腑，外而五官九窍、四肢百骸，无处不到，输布气血以濡养全身。循行于经脉中的营卫气血，正是过络脉中布散全身的浮络、孙络而温养、濡润全身，维持人体正常生理功能的。

络脉理论是经络理论的重要组成部分，对中医临床特别是针灸临床有重要的指导意义。如根据络脉病候和络脉沟通表里两经的特点，可以选用络穴治疗络脉的虚实病证和表里两经的病变。络脉理论还用于诊察疾病，如诊察络脉颜色的变化，可测知脏腑经脉有关方面的病变；指导针刺放血，可治疗相应疾病，如刺络拔罐以放出少许血液，可祛除络脉中的瘀积，达到通畅气血、治疗疾病的目的。

五、十二经筋

十二经筋是十二经脉之气结、聚、散、络于筋肉关节的体系，是附属十二经脉的筋肉系统。十二经筋皆隶属于十二经脉，并随所辖经脉而命名。

（一）十二经筋分布概况和特点

十二经筋的循行分布，与其所辖经脉体表通路基本一致，其循行走向均从四肢末端走向头身，行于体表，不入内脏。其分布是成片的，有结、聚、散、络的特点。结聚部位多在关节及肌肉丰厚处，并与邻近的他经相联结。其中足三阳经筋起于足趾，循股外上行结于顽（面部）；足三阴经筋起于足趾，循股内上行结于阴器（腹部）；手三阳经筋起于手指，循臑外上行结于角（头部）；手三阴经筋起于手指，循臑内上行结于贲（胸部）。前阴是宗筋所聚，足三阴与足阳明经筋都在该处聚合。散，主要在胸腹。络，足厥阴肝经除结于阴器外，还能总络诸筋。此外，经筋还有刚（阳）筋、柔（阴）筋之分。刚筋分布于项背和四肢外侧，以手足阳经经筋为主；柔筋分布于胸腹和四肢内侧，以手足阴经经筋为主。

（二）十二经筋的作用与临床意义

经筋的作用主要是约束骨骼，利于关节屈伸活动，以保持人体正常的运动功能。"

经筋为病，多有转筋、筋痛、弛纵等表现，针灸治疗多局部取穴，且多用燔针劫刺。如《灵枢·经筋》云："治在燔针劫刺，以知为数，以痛为输。"

六、十二皮部

十二皮部是十二经脉功能活动反映于体表的部位，也是络脉之气在皮肤所散布的部位。

(一) 十二皮部分布概况

十二皮部的分布区域，是以十二经脉体表的分布范围为依据的，是十二经脉在皮肤上分属的部位。

(二) 十二皮部的作用与临床意义

十二皮部居于人体最外层，与经络气血相通，是络脉之气（卫气）散布之处，所以是机体的卫外屏障，有保卫机体、抗御外邪和反映病证的作用。

皮部理论临床应用广泛，包括针灸在内的各种外治法离不开皮部理论的指导，中医临床诊断辨证上也常以皮部理论为依据。在针灸临床中，腧穴定位和刺法的操作，都离不开皮部，特别是各种灸法、挑刺、拔罐、穴位敷贴及近代兴起的各种皮肤针法等、与皮部的关系都十分密切。

第二节　腧穴

一、手太阴肺经

【经脉循行】手太阴肺经，起于中焦，向下联络大肠，再返回沿胃上口，穿过横膈，入属于肺。从肺系（气管喉咙部）向外横行至腋窝下，沿上臂内侧下行，循行于手少阴与手厥阴经之前，下至肘中，沿着前臂内侧桡骨尺侧缘下行，经寸口动脉搏动处，行至大鱼际，再沿大鱼际桡侧缘循行直达拇指末端。其支脉，从手腕后分出，沿着示指桡侧直达示指末端（图6-1）。

【主要病候】咳嗽，气喘，少气不足以息，咯血，伤风，胸部胀满，咽喉肿痛，缺盆部和手臂内侧前缘痛，肩背部寒冷、疼痛等。

【主治概要】

（1）肺系病证　咳嗽，气喘，咽喉肿痛，咯血，胸痛等。

（2）经脉循行部位的其他病证　肩背痛，肘臂挛痛，手腕痛等。

【本经腧穴】

1.中府

定位　在胸部，横平第1肋间隙，锁骨下窝外侧，前正中线旁开6寸。

主治　①咳嗽、气喘、胸痛等胸肺病证；②肩背痛。

操作　向外斜刺或平刺0.5～0.8寸，不可向内下深刺，以免伤及肺脏，引起气胸。

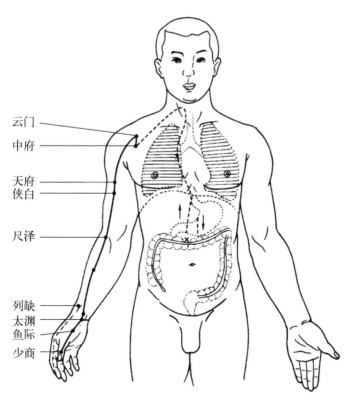

图6-1　手太阴肺经

云门
中府
天府
侠白
尺泽
列缺
太渊
鱼际
少商

2.尺泽

定位　在肘区，肘横纹上，肱二头肌腱桡侧缘凹陷中。

主治　① 咳嗽、气喘、咯血、咽喉肿痛等肺系实热病证；② 肘臂挛痛；③ 急性吐泻、中暑、小儿惊风等急症。

操作　直刺0.8～1.2寸，或点刺出血。

3.孔最

定位　在前臂前区，腕掌侧远端横纹上7寸，尺泽与太渊连线上。

主治　① 鼻红咯血、咳嗽、气喘、咽喉肿痛等肺系病证；② 肘臂挛痛。

操作　直刺0.5～1寸。

4.列缺

定位　在前臂，腕掌侧远端横纹上1.5寸，拇短伸肌腱和拇长展肌腱之间，拇长展肌腱沟的凹陷中。

简便取穴法：两手虎口自然平直交叉，一手示指按在另一手桡骨茎突上，指尖下凹陷中是穴。

主治 ① 咳嗽、气喘、咽喉肿痛等肺系病证；② 偏正头痛、齿痛、项强痛、口眼歪斜等头面部病证；③ 手腕痛。

操作 向上斜刺0.5～0.8寸。

5.太渊

定位 在腕前区，桡骨茎突与舟状骨之间，拇长展肌腱尺侧凹陷中。

主治 ① 咳嗽、气喘等肺系病证；② 无脉症；③ 腕臂痛。

操作 避开桡动脉，直刺0.3～0.5寸。

6.鱼际

定位 在手外侧，第1掌骨桡侧中点赤白肉际处。

主治 ① 咳嗽、咯血、咽干、咽喉肿痛、失音等肺系实热病证；② 掌中热；③ 小儿疳积。

操作 直刺0.5～0.8寸，治小儿疳积可用割治法。

7.少商

定位 在手指，拇指末节桡侧，指甲根角侧上方0.1寸。

主治 ① 咽喉肿痛、鼻衄、高热等肺系实热病证；② 昏迷、癫狂等急症。

操作 浅刺0.1寸，或点刺出血。

二、手阳明大肠经

【经脉循行】手阳明大肠经，起于示指之尖端（桡侧），沿示指桡侧，经过第1、2掌骨之间，上行至腕后两筋之间，沿前臂外侧前缘，至肘部外侧，再沿上臂外侧前缘上行到肩部，经肩峰前，向上循行至背部，与诸阳经交会于大椎穴，再向前行进入缺盆，络于肺，下行穿过横膈，属于大肠。其支脉，从缺盆部上行至颈部，经面颊进入下齿之中，又返回经口角到上口唇，交会于人中（水沟穴），左脉右行，右脉左行，止于对侧鼻孔旁（图6-2）。

【主要病候】腹痛，肠鸣，泄泻，便秘，痢疾，咽喉肿痛，齿病，鼻流清涕或出血，本经循行部位疼痛、热肿或寒冷等。

【主治概要】

（1）头面五官病　目病，齿痛，咽喉肿痛，鼻衄，口眼歪斜，耳聋等。

（2）热病、神志病　热病昏迷，眩晕，癫狂等。

（3）肠腑病证　腹胀，腹痛，肠鸣，泄泻等。

（4）经脉循行部位的其他病证　手臂酸痛，半身不遂，手臂麻木等。

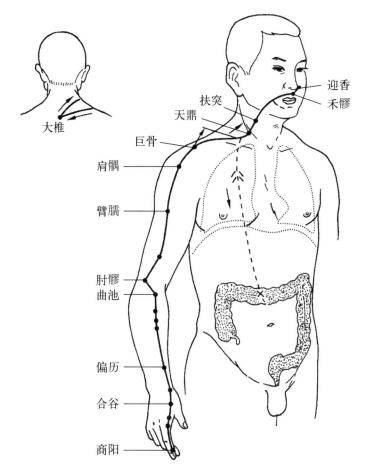

图6-2　手阳明大肠经

【本经腧穴】

1.商阳

定位　在手指，示指末节桡侧，指甲根角侧上方0.1寸。

主治　① 齿痛、咽喉肿痛等五官病；② 热病、昏迷等热证、急症。

操作　浅刺0.1寸，或点刺出血。

2.合谷

定位　在手背，第2掌骨桡侧的中点处。

简便取穴法：以一手的拇指指间关节横纹，放在另一手拇、示指之间的指蹼缘上，当拇指尖下是穴。

　主治　① 头痛、目赤肿痛、齿痛、鼻衄、口眼歪斜、耳聋等头面五官病证；② 发热恶寒等外感病证；③ 热病无汗或多汗；④ 痛经、闭经、滞产等妇产科病证；⑤各种痛证，为牙拔除术、甲状腺手术等五官及颈部手术针麻常用穴。

操作 直刺0.5～1寸，针刺时手呈半握拳状。孕妇不宜针。

3.阳溪

定位 在腕区，腕背侧远端横纹桡侧，桡骨茎突远端，解剖学"鼻烟窝"凹陷中。

主治 ①头痛、目赤肿痛、耳聋等头面五官病证；②手腕痛

操作 直刺或斜刺0.5～0.8寸

4.偏历

定位 在前臂，腕背侧远端横纹上3寸，阳溪与曲池连线上。

主治 ①耳鸣，鼻衄；②手臂酸痛；③腹部胀满；④水肿。

操作 直刺或斜刺0.5～0.8寸。

5.手三里

定位 在前臂，肘横纹下2寸，阳溪与曲池连线上。

主治 ①手臂无力，上肢不遂；②腹痛，腹泻；③齿痛，颊肿。

操作 直刺1～1.5寸。

6.曲池

定位 在肘区，在尺泽与肱骨外上髁连线中点凹陷处。

主治 ①手臂痹痛，上肢不遂；②热病；③眩晕；④腹痛、吐泻等肠胃病证；⑤咽喉肿痛、齿痛、目赤肿痛等五官热性病证；⑥瘾疹、湿疹、瘰疬等皮外科病证；⑦癫狂。

操作 直刺1～1.5寸。

7.臂臑

定位 在臂部，曲池上7寸，三角肌前缘处。

主治 ①肩臂疼痛不遂、颈项拘挛等痹证；②瘰疬；③目疾。

操作 直刺或向上斜刺0.8～1.5寸。

8.肩髃

定位 在三角肌区，肩峰外侧缘前端与肱骨大结节两骨间凹陷中。

简便取穴法：屈臂外展，肩峰外侧缘呈现前后两个凹陷，前下方的凹陷即是本穴。

主治 ①肩臂挛痛，上肢不遂；②瘾疹。

操作 直刺或向下斜刺0.8～1.5寸。肩周炎宜向肩关节方向直刺，上肢不遂宜向三角肌方向斜刺。

9.扶突

定位 在胸锁乳突肌区，横平喉结，胸锁乳突肌前、后缘中间。

主治 ① 咽喉肿痛、暴喑、吞咽困难等咽喉病证；② 瘿气，瘰疬；③ 呃逆；④ 咳嗽，气喘；⑤ 颈部手术针麻用穴。

操作 直刺0.5～0.8寸。注意避开颈动脉，不可过深。一般不用电针，以免引起迷走神经中枢反应。

10.迎香

定位 在面部，鼻翼外缘中点旁，鼻唇沟中。

主治 ① 鼻塞、鼽衄等鼻病；② 口歪、面痒等口面部病证；③ 胆道蛔虫病。

操作 略向内上方斜刺或平刺0.3～0.5寸。

三、足阳明胃经

【**经脉循行**】足阳明胃经，起于鼻旁，上行鼻根，与足太阳经脉相交会，再沿鼻的外侧下行，入上齿龈中，返回环绕口唇，入下唇交会于承浆穴；再向后沿下颌下缘，至大迎穴处，再沿下颌角至颊车穴，上行到耳前，过足少阳经的上关穴处，沿发际至额颅部。其支脉，从大迎前下走颈动脉部（人迎），沿喉咙入缺盆，下横膈，入属于胃，联络于脾。其直行的经脉，从缺盆沿乳房内侧下行，经脐旁到下腹部的气冲部；一支脉从胃口分出，沿腹内下行，至气冲部与直行经脉相会合。由此经髀关、伏兔穴下行，至膝关节中。再沿胫骨外侧前缘下行，经足背到第2足趾外侧端（厉兑穴）；一支脉从膝下3寸处分出，下行到中趾外侧端；一支脉从足背分出，沿足大趾内侧直行到末端（图6-3）。

【**主要病候**】肠鸣，腹胀，水肿，胃痛，呕吐或消谷善饥，口渴，咽喉肿痛，鼻衄，热病，癫狂，胸及膝髌等本经循行部位疼痛等症。

【**主治概要**】

（1）胃肠病　食欲不振，胃痛，呕吐，噎膈，腹胀，泄泻，痢疾，便秘等。

（2）头面五官病　目赤痛痒，目翳，眼睑瞤动，鼻衄，齿痛，耳病。

（3）神志病　癫狂。

（4）热病　热病汗出。

（5）经脉循行部位的其他病证　下肢痿痹，转筋，腰膝冷痛、半身不遂。

【**本经腧穴**】

1.承泣

定位 在面部，眼球与眶下缘之间，目正视，瞳孔直下。

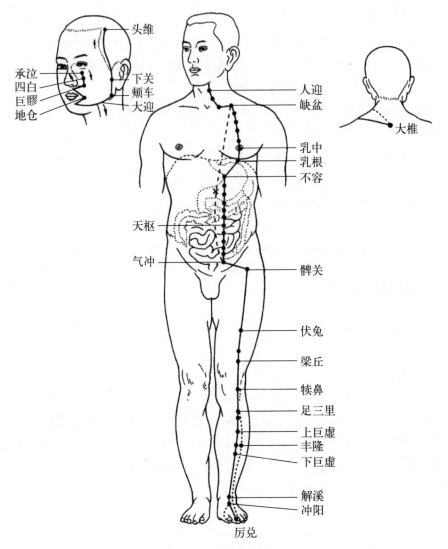

图6-3 足阳明胃经

主治 ① 眼睑眴动、迎风流泪、夜盲、近视等目疾；② 口眼㖞斜，面肌痉挛。

操作 以左手拇指向上轻推眼球，紧靠眶缘缓慢直刺0.5～1.5寸，不宜提插捻转，以防刺破血管引起血肿。出针时按压针孔片刻，以防出血。

2.四白

定位 在面部，眶下孔处。

主治 ① 目赤痛痒、眼睑眴动、目翳等眼部病证；② 口眼㖞斜、面痛、面肌痉挛等面部病证；③ 头痛，眩晕。

操作　直刺或微向上斜刺0.3～0.5寸，不可深刺，以免伤及眼球，不可过度提插捻转。

3.地仓

定位　在面部，口角旁开0.4寸。

主治　口角歪斜、流涎、面痛、齿痛等局部病证。

操作　斜刺或平刺0.5～0.8寸。可向颊车穴透刺。

4.颊车

定位　在面部，下颌角前上方一横指（中指），闭口咬紧牙时咬肌隆起，放松时按之有凹陷处。

主治　齿痛、牙关不利、颊肿、口角歪斜等局部病证。

操作　直刺0.3～0.5寸，或平刺0.5～1寸。可向地仓穴透刺。

5.下关

定位　在面部，颧弓下缘中央与下颌切迹之间凹陷中。

主治　① 牙关不利、面痛、齿痛、口眼歪斜等面口病证；② 耳聋、耳鸣、聤耳等耳疾。

操作　直刺0.5～1寸。留针时不可做张口动作，以免弯针、折针。

6.头维

定位　在头部，额角发际直上0.5寸，头正中线旁开4.5寸。

主治　头痛、目眩、口痛等头目病证。

操作　平刺0.5～1寸。

7.人迎

定位　在颈部，横平喉结，胸锁乳突肌前缘，颈总动脉搏动处。

主治　① 瘿气，瘰疬；② 咽喉肿痛；③ 高血压；④ 气喘。

操作　避开颈总动脉，直刺0.3～0.8寸。

8.梁门

定位　在上腹部，脐中上4寸，前正中线旁开2寸。

主治　腹胀、纳少、胃痛、呕吐等胃疾。

操作　直刺0.8～1.2寸。过饱者禁针，肝大者右侧慎针或禁针，不宜做大幅度提插。

9.天枢

定位　在腹部，横平脐中，前正中线旁开2寸。

主治　① 腹痛、腹胀、便秘、腹泻、痢疾等胃肠病证；② 月经不调、痛经等妇科病证。

操作 直刺1～1.5寸。

10.水道

定位 在下腹部，脐中下3寸，前正中线旁开2寸。

主治 ① 小腹胀满；② 小便不利等水液输布排泄失常性疾患；③ 疝气；④ 痛经、不孕等妇科疾患。

操作 直刺1～1.5寸。

11.归来

定位 在下腹部，脐中下4寸，前正中线旁开2寸。

主治 ① 小腹痛，疝气；② 月经不调、带下、阴挺等妇科疾患。

操作 直刺1～1.5寸。

12.伏兔

定位 在股前区，髌底上6寸，髂前上棘与髌底外侧端的连线上。

主治 ① 下肢痿痹、腰痛、膝冷等腰及下肢病证；② 疝气；③ 脚气。

操作 点刺1～2寸。

13.梁丘

定位 在股前区，髌底上2寸，股外侧肌与股直肌肌腱之间。

主治 ① 急性胃痛；② 膝肿痛、下肢不遂等下肢病证；③ 乳痈、乳痛等乳疾。

操作 直刺1～1.5寸。

14.足三里

定位 在小腿外侧，犊鼻下3寸，胫骨前嵴外1横指处，犊鼻与解溪连线上。

主治 ① 胃痛、呕吐、噎膈、腹胀、腹泻、痢疾、便秘等胃肠病证；② 下肢痿痹；③ 癫狂等神志病；④ 乳痈、肠痈等外科疾患；⑤ 虚劳诸证，为强壮保健要穴。

操作 直刺1～2寸。强壮保健常用温灸法。

15.上巨虚

定位 在小腿外侧，犊鼻下6寸，犊鼻与解溪连线上。

主治 ① 肠鸣、腹痛、腹泻、便秘、肠痈、痢疾等胃肠病证；② 下肢痿痹。

操作 直刺1～2寸。

16.条口

定位 在小腿外侧，犊鼻下8寸，犊鼻与解溪连线上。

主治　① 下肢痿痹，转筋；② 肩臂痛；③ 脘腹疼痛。

操作　直刺 1 ～ 1.5 寸。

17.下巨虚

定位　在小腿外侧，犊鼻下9寸，犊鼻与解溪连线上。

主治　① 腹泻、痢疾、小腹痛等胃肠病证；② 下肢痿痹；③ 乳痈。

操作　直刺 1 ～ 1.5 寸。

18.丰隆

定位　在小腿外侧，外踝尖上8寸，胫骨前肌外缘；条口外侧一横指处。

主治　① 头痛，眩晕；② 癫狂；③ 咳嗽、痰多等痰饮病证；④ 下肢痿痹；⑤ 腹胀，便秘。

操作　直刺 1 ～ 1.5 寸。

19.解溪

定位　在踝区，踝关节前面中央凹陷中，踇长伸肌腱与趾长伸肌腱之间。

主治　① 下肢痿痹、踝关节病、足下垂等下肢、踝关节疾患；② 头痛，眩晕；③ 癫狂；④ 腹胀，便秘。

操作　直刺0.5 ～ 1寸。

20.内庭

定位　在足背，第2、3趾间，趾蹼缘后方赤白肉际处。

主治　① 齿病、咽喉肿痛、鼻衄等五官热性病证；② 热病；③ 吐酸、腹泻、痢疾、便秘等胃肠病证；④ 足背肿痛，跖趾关节痛。

操作　直刺或斜刺0.5 ～ 0.8寸。

21.厉兑

定位　在足趾，第2趾末节外侧，趾甲根角侧后方0.1寸。

主治　① 鼻衄、齿痛、咽喉肿痛等实热性五官病证；② 热病；③ 多梦、癫狂等神志病。

操作　浅刺0.1寸，或点刺出血。

四、足太阴脾经

【经脉循行】足太阴脾经，起于足大趾末端，沿着大趾内侧赤白肉际，经过大趾本节后的第1跖趾关节后面，上行至内踝前面，再沿小腿内侧胫骨后缘上行，至内踝上8寸处交于足厥阴经之前，再沿膝股部内侧前缘上行，进入腹部，属脾，联络胃；再经过横膈上行，夹咽部两旁，连系舌根，分散于舌下。其支脉，从胃上膈，注心中（图6-4）。

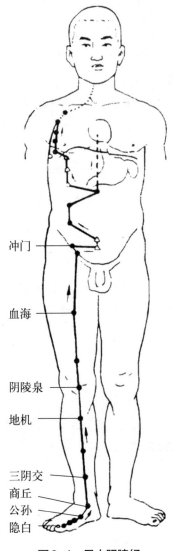

图6-4　足太阴脾经

【主要病候】胃脘痛，呕吐，嗳气，腹胀，便溏，黄疸，身重无力，舌根强痛，下肢内侧肿胀，厥冷等症。

【主治概要】

（1）脾胃病　胃痛，呕吐，腹痛，泄泻，便秘等。

（2）妇科病　月经过多，崩漏等。

（3）前阴病　阴挺，不孕，遗精，阳痿等。

（4）经脉循行部位的其他病证　下肢痿痹，胸胁痛等。

【本经腧穴】

1.隐白

定位　在足趾，大趾末节内侧，趾甲根角侧后方0.1寸。

主治　① 月经过多、崩漏等妇科病；② 便血、尿血等慢性出血证；③ 癫狂，多梦；④ 惊风；⑤ 腹满，暴泻。

操作　浅刺0.1寸。

2.太白

定位　在跖区，第1跖趾关节近端赤白肉际凹陷中。

主治　① 肠鸣、腹胀、腹泻、胃痛、便秘等脾胃病证；② 体重节痛。

操作　直刺0.5～0.8寸。

3.公孙

定位　在跖区，第1跖骨底的前下缘赤白肉际处。

主治　① 胃痛、呕吐、腹痛、腹泻、痢疾等脾胃肠腑病证；② 心烦、失眠、狂证等神志病证；③ 逆气里急、气上冲心（奔豚气）等冲脉病证。

操作　直刺0.6～1.2寸。

4.三阴交

定位　在小腿内侧，内踝尖上3寸，胫骨内侧缘后际。

主治　① 肠鸣、腹胀、腹泻等脾胃虚弱诸证；② 月经不调、带下、阴挺、不孕、滞产等妇产科病证；③ 遗精、阳痿、遗尿等生殖泌尿系统疾患；④ 心悸，失眠，高血压；⑤ 下肢痿痹；⑥ 阴虚诸证。

操作 直刺1～1.5寸。孕妇禁针。

5.地机

定位 在小腿内侧，阴陵泉下3寸，胫骨内侧缘后际。

主治 ① 痛经、崩漏、月经不调等妇科病；② 腹痛、腹泻等肠胃病证；③ 疝气；④ 小便不利、水肿等脾不运化水湿病证。

操作 直刺1～1.5寸。

6.阴陵泉

定位 在小腿内侧，胫骨内侧髁下缘与胫骨内侧缘之间的凹陷中。

主治 ① 腹胀，腹泻，水肿，黄疸；② 小便不利，遗尿，尿失禁；③ 阴部痛，痛经，遗精；④ 膝痛。

操作 直刺1～2寸。治疗膝痛可向阳陵泉或委中方向透刺。

7.血海

定位 在股前区，髌底内侧端上2寸，股内侧肌隆起处。

主治 ① 月经不调、痛经、闭经等妇科病；② 瘾疹、湿疹、丹毒等血热性皮肤病；③ 膝股内侧痛。

操作 直刺1～1.5寸。

8.大横

定位 在腹部，脐中旁开4寸。

主治 腹痛、腹泻、便秘等脾胃病证。

操作 直刺1～2寸。

9.大包

定位 在胸外侧区，第6肋间隙，在腋中线上。

主治 ① 气喘；② 胸胁痛；③ 全身疼痛；④ 四肢无力。

操作 斜刺或向后平刺0.5～0.8寸；

五、手少阴心经

【经脉循行】手少阴心经，起于心中，出属心系（心与其他脏器相连的组织）；下行经过横膈，联络小肠。其支脉，从心系向上，夹着食道上行，连于目系（眼球连接于脑的组织）。其直行经脉，从心系上行到肺部，再向外下到达腋窝部，沿着上臂内侧后缘，行于手太阴经和手厥阴经的后面，到达肘窝；再沿前臂内侧后缘，至掌后豌豆骨部，进入掌内，止于小指桡侧末端（图6-5）。

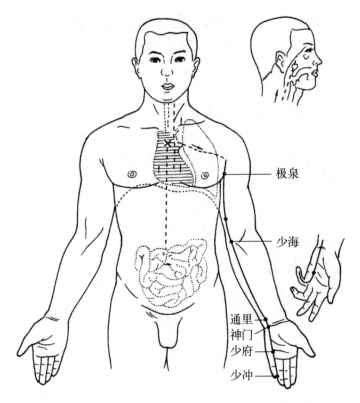

极泉

少海

通里
神门
少府
少冲

图6-5　手少阴心经

【主要病候】心痛，咽干，口渴，目黄，胁痛，上臂内侧痛，手心发热等症。

【主治概要】

（1）心、胸、神志病　心痛，心悸，癫狂痫等。

（2）经脉循行部位的其他病证　肩臂疼痛，胁肋疼痛，腕臂痛等。

【本经腧穴】

1.极泉

定位　在腋区，腋窝中央，腋动脉搏动处。

主治　①心痛、心悸等心系病证；②肩臂疼痛、胁肋疼痛、臂丛神经损伤等痛证；③瘰疬；④腋臭；⑤上肢痿痹；⑥上肢针刺麻醉用穴。

操作　避开腋动脉，直刺或斜刺0.3～0.5寸。

2.少海

定位　在肘前区，横平肘横纹，肱骨内上髁前缘。

主治　①心痛、癔症等心病、神志病；②肘臂挛痛，臂麻手颤；③头项痛，腋胁部痛；④瘰疬。

操作　直刺0.5～1寸。

3.通里

定位　在前臂前区，腕掌侧远端横纹上1寸，尺侧腕屈肌腱的桡侧缘。

主治　① 心悸、怔忡等心系病证；② 舌强不语，暴喑；③ 腕臂痛。

操作　直刺0.3～0.5寸。不宜深刺，以免伤及血管和神经。

4.阴郄

定位　在前臂前区，腕掌侧远端横纹上0.5寸，尺侧腕屈肌腱的桡侧缘。

主治　① 心痛、惊悸等心系病证；② 骨蒸盗汗；③ 吐血，衄血。

操作　直刺0.3～0.5寸。不宜深刺，以免伤及血管和神经。

5.神门

定位　在腕前区，腕掌侧远端横纹尺侧端，尺侧腕屈肌腱的桡侧缘。

主治　① 心痛、心烦、惊悸、怔忡、健忘、失眠、痴呆、癫狂痫等心与神志病证；② 高血压；③ 胸胁痛。

操作　直刺0.3～0.5寸。

6.少府

定位　在手掌，横平第5掌指关节近端，第4、5掌骨之间。

主治　① 心悸、胸痛等心胸病；② 阴痒，阴痛；③ 痈疡；④ 小指挛痛。

操作　直刺0.3～0.5寸。

7.少冲

定位在手指，小指末节桡侧，指甲根角侧上方0.1寸。

主治　① 心悸、心痛、癫狂、昏迷等心与神志病证；② 热病；③ 胸胁痛。

操作　浅刺0.1寸，或点刺出血。

六、手太阳小肠经

【经脉循行】手太阳小肠经，起于手小指尺侧端，沿着手尺侧至腕部，出于尺骨头，直上沿着前臂外侧后缘，经尺骨鹰嘴与肱骨内上髁之间，沿上臂外侧后缘，到达肩关节，绕行肩胛部，交会于大椎，向下进入缺盆部，联络心，沿着食管，经过横膈，到达胃部，属小肠。其支脉，从缺盆分出，沿着颈部，上达面颊，到目外眦，向后进入耳中。另一支脉，从颊部分出，上行目眶下，抵于鼻旁，至目内眦，斜行络于颧骨部（图6-6）。

【主要病候】少腹痛，腰脊痛引睾丸，耳聋，目黄，颊肿，咽喉肿痛，肩臂外侧后缘痛等症。

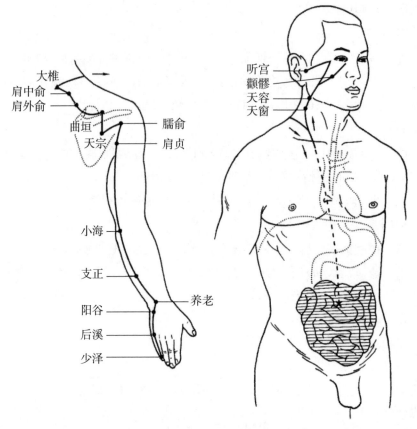

图6-6　手太阳小肠经

【主治概要】

（1）头面五官病　头痛，目翳，咽喉肿痛等。

（2）热病、神志病　昏迷，发热，疟疾等。

（3）经脉循行部位的其他病证　项背强痛，腰背痛，手指及肘臂挛痛等。

【本经腧穴】

1.少泽

定位　在手指，小指末节尺侧，指甲根角侧上方0.1寸。

主治　① 乳痈、乳少等乳疾；② 昏迷、热病等急症、热证；③ 头痛、目翳、咽喉肿痛等头面五官病证。

操作　浅刺0.1寸，或点刺出血。孕妇慎用。

2.后溪

定位　在手内侧，第5掌指关节尺侧近端赤白肉际凹陷中。

主治　① 头项强痛、腰背痛、手指及肘臂挛痛等痛证；② 耳聋，目赤；③ 癫狂病；④ 疟疾。

操作 直刺0.5～1寸。治疗手指挛痛可透刺合谷穴。

3.腕骨

定位 在腕区，第5掌骨底与三角骨之间的赤白肉际凹陷中。

主治 ① 指挛腕痛，头项强痛；② 目翳；③ 黄疸；④ 热病，疟疾。

操作 直刺0.3～0.5寸。

4.养老

定位 在前臂后区，腕背横纹上1寸，尺骨头桡侧凹陷中。

主治 ① 目视不明；② 肩、背、肘、臂酸痛。

操作 直刺或斜刺0.5～0.8寸。强身保健可用温和灸。

5.支正

定位 在前臂后区，腕背侧远端横纹上5寸，尺骨尺侧与尺侧腕屈肌之间。

主治 ① 头痛，项强，肘臂酸痛；② 热病；③ 癫狂；④ 疣症。

操作 直刺或斜刺0.5～0.8寸。

6.小海

定位 在肘后区，尺骨鹰嘴与肱骨内上髁之间凹陷中。

主治 ① 肘臂疼痛，麻木；② 癫痫。

操作 直刺0.3～0.5寸。

7.肩贞

定位 在肩胛区，肩关节后下方，腋后纹头直上1寸。

主治 ① 肩臂疼痛，上肢不遂；② 瘰疬。

操作 直刺1～1.5寸。不宜向胸侧深刺。

8.天宗

定位 在肩胛区，肩胛冈中点与肩胛骨下角连线上1/3与下2/3交点凹陷中。

主治 ① 肩胛疼痛、肩背部损伤等局部病证；② 气喘。

操作 直刺或斜刺0.5～1寸。遇到阻力不可强行进针。

9.颧髎

定位 在面部，颧骨下缘，目外眦直下凹陷中。

主治 口眼歪斜、眼睑润动、齿痛、面痛等。

操作 直刺0.3～0.5寸，斜刺或平刺0.5～1寸。

10.听宫

定位 在面部，耳屏正中与下颌骨髁突之间的凹陷中。

主治 ① 耳鸣、耳聋、聤耳等耳疾；② 齿痛。

操作 张口，直刺1～1.5寸。留针时要保持一定的张口姿势

七、足太阳膀胱经

【经脉循行】足太阳膀胱经，起始于内眼角。向上过额部，与督脉交会于头顶。其支脉，从头顶分出到耳上角。其直行经脉，从头顶入颅内络脑，再浅出沿枕项部下行，沿肩胛内侧脊柱两旁下行到达腰部，进入脊旁肌肉，入内络于肾，属于膀胱。一支脉从腰中分出，向下夹脊旁，通过臀部，进入腘窝中；一支脉从左右肩胛内侧分别下行，穿过脊旁肌肉，经过髋关节部，沿大腿外侧后缘下行，会合于腘窝内，向下通过腓肠肌，出外踝的后方，沿第5跖骨粗隆，至小趾的外侧末端（图6-7）。

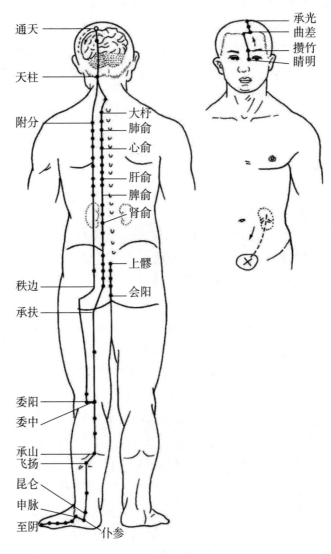

图6-7 足太阳膀胱经

【主要病候】 小便不通，遗尿，癫狂，目痛，鼻塞多涕等，头痛以及项、背、腰、臀部及下肢后侧本经循行部位疼痛。

【主治概要】

（1）脏腑病证　十二脏腑及其相关组织器官病证。

（2）神志病　癫、狂、痫等。

（3）头面五官病　头痛、鼻塞、鼻衄等。

（4）经脉循行部位的其他病证　项、背、腰、下肢病证等。

【本经腧穴】

1. 睛明

定位　在面部，目内眦内上方眶内侧壁凹陷中。

主治　① 目赤肿痛、流泪、视物不明、目眩、近视、夜盲、色盲、眼干燥症等目疾；② 急性腰扭伤，坐骨神经痛；③ 心悸，怔忡。

操作　嘱患者闭目，医者押手轻推眼球向外侧固定，刺手缓慢进针，紧靠眶缘直刺0.5～1寸。遇到阻力时，不宜强行进针，应改变进针方向或退针。不捻转，不提插（或只轻微地捻转和提插）。出针后按压针孔片刻，以防出血。针具宜细，消毒宜严。禁直接灸。

2. 攒竹

定位　在面部，眉头凹陷中，额切迹处。

主治　① 头痛，眉棱骨痛；② 眼睑瞤动、眼睑下垂、口眼歪斜、目视不明、流泪、目赤肿痛等目疾；③ 呃逆。

操作　可向眉中或向眼眶内缘平刺或斜刺0.3～0.5寸，或直刺0.2～0.3寸。禁直接灸。

3. 天柱

定位　在颈后区，横平第2颈椎棘突上际，斜方肌外缘凹陷中。

主治　① 后头痛、项强、肩背腰痛；② 鼻塞；③ 目痛；④ 癫狂痫；⑤ 热病。

操作　直刺或斜刺0.5～0.8寸，不可向内上方深刺，以免伤及延髓。

4. 大杼

定位　在脊柱区，第1胸椎棘突下，后正中线旁开1.5寸。

主治　① 咳嗽，发热；② 项强，肩背痛。

操作　斜刺0.5～0.8寸。本经背部诸穴，不宜深刺，以免伤及内部重要脏器。

5. 风门

定位　在脊柱区，第2胸椎棘突下，后正中线旁开1.5寸。

主治 ① 感冒、咳嗽、发热、头痛等外感病证；② 项强，胸背痛。

操作 斜刺0.5～0.8寸。热证宜点刺放血。

6.肺俞

定位 在脊柱区，第3胸椎棘突下，后正中线旁开1.5寸。

主治 ① 咳嗽、气喘、咯血等肺系病证；② 骨蒸潮热、盗汗等阴虚病证；③ 瘙痒、瘾疹等皮肤病。

操作 斜刺0.5～0.8寸。热证宜点刺放血。

7.心俞

定位 在脊柱区，第5胸椎棘突下，后正中线旁开1.5寸。

主治 ① 心痛、惊悸、失眠、健忘、癫痫等心与神志病证；② 咳嗽、咯血等肺系病证；③ 盗汗，遗精。

操作 斜刺0.5～0.8寸。

8.膈俞

定位 在脊柱区，第7胸椎棘突下，后正中线旁开1.5寸。

主治 ① 血瘀诸证；② 呕吐、呃逆、气喘、吐血等上逆之证；③ 瘾疹，皮肤瘙痒；④ 贫血；⑤ 潮热，盗汗。

操作 斜刺0.5～0.8寸。

9.肝俞

定位 在脊柱区，第9胸椎棘突下，后正中线旁开1.5寸。

主治 ① 胁痛、黄疸等肝胆病证；② 目赤、目视不明、目眩、夜盲、迎风流泪等目疾；③ 癫狂痫；④ 脊背痛。

操作 斜刺0.5～0.8寸。

10.胆俞

定位 在脊柱区，第10胸椎棘突，后正中线旁开1.5寸。

主治 ① 黄疸、口苦、胁痛等肝胆病证；② 肺痨，潮热。

操作 斜刺0.5～0.8寸。

11.脾俞

定位 在脊柱区，第11胸椎棘突下，后正中线旁开1.5寸。

主治 ① 腹胀、纳呆、呕吐、腹泻、痢疾、便血、水肿等脾胃肠腑病证；② 多食善饥，身体消瘦；③ 背痛。

操作 斜刺0.5～0.8寸。

12.胃俞

定位 在脊柱区，第12胸椎棘突下，后正中线旁开1.5寸。

主治　① 胃脘痛、呕吐、腹胀、肠鸣等胃肠病证；② 多食善饥、身体消瘦。

操作　斜刺0.5～0.8寸。

13.三焦俞

定位　在脊柱区，第1腰椎棘突下，后正中线旁开1.5寸。

主治　① 肠鸣、腹胀、呕吐、腹泻、痢疾等脾胃肠腑病证；② 小便不利、水肿等三焦气化不利病证；③ 腰背强痛。

操作　直刺0.5～1寸。

14.肾俞

定位　在脊柱区，第2腰椎棘突下，后正中线旁开1.5寸。

主治　① 头晕、耳鸣、耳聋、腰酸痛等肾虚病证；② 遗尿、遗精、阳痿、早泄、不育等泌尿生殖系统疾患；③ 月经不调、带下、不孕等妇科病证；④ 消渴。

操作　直刺0.5～1寸。

15.大肠俞

定位　在脊柱区，第4腰椎棘突下，后正中线旁开1.5寸。

主治　① 腰腿痛；② 腹胀、腹泻、便秘等胃肠病证。

操作　直刺0.8～1.2寸。

16.小肠俞

定位　在骶区，横平第1骶后孔，骶正中嵴旁开1.5寸。

主治　① 遗精、遗尿、尿血、尿痛、带下等泌尿生殖系统疾患；② 腹泻、痢疾；③ 疝气；④ 腰骶痛。

操作　直刺或斜刺0.8～1.2寸。

17.膀胱俞

定位　在骶区，横平第2骶后孔，骶正中嵴旁开1.5寸。

主治　① 小便不利、遗尿等膀胱气化功能失调病证；② 腹泻，便秘；③ 腰脊强痛。

操作　直刺或斜刺0.8～1.2寸。

18.次髎

定位　在骶区，正对第2骶后孔中。

主治　① 月经不调、痛经、带下等妇科病证；② 小便不利、遗精、阳痿等；③ 疝气；④ 腰骶痛，下肢痿痹。

操作　直刺1～1.5寸。

19.承扶

定位　在股后区，臀沟的中点。

主治　① 腰、骶、臀、股部疼痛；② 痔疾。

操作　直刺1～2寸。

20.委阳

定位　在膝部，腘横纹上，股二头肌腱的内侧缘。

主治　① 腹满，小便不利；② 腰脊强痛，腿足挛痛。

操作　直刺1～1.5寸。

21.委中

定位　在膝后区，腘横纹中点。

主治　① 腰背痛、下肢痿痹等腰及下肢病证；② 腹痛、急性吐泻等急症；③ 瘾疹，丹毒；④ 小便不利，遗尿。

操作　直刺1～1.5寸，或用三棱针点刺腘静脉出血。针刺不宜过快、过强、过深，以免损伤血管和神经。

22.膏肓

定位　在脊柱区，第4胸椎棘突下，后正中线旁开3寸。

主治　① 咳嗽、气喘、肺痨等肺系虚损病证；② 健忘、遗精、盗汗、羸瘦等虚劳诸证；③ 肩胛痛。

操作　斜刺0.5～0.8寸。此穴多用灸法，每次7～15壮，或温灸15～30分钟。

23.志室

定位　在腰区，第2腰椎棘突下，后正中线旁开3寸。

主治　① 遗精、阳痿等肾虚病证；② 小便不利，水肿；③ 腰脊强痛。

操作　斜刺0.5～0.8寸。

24.秩边

定位　在骶区，横平第4骶后孔，骶正中嵴旁开3寸。

主治　① 腰骶痛、下肢痿痹等腰及下肢病证；② 小便不利，癃闭；③ 便秘、痔疾；④ 阴痛。

操作　直刺1.5～2寸。

25.承山

定位　在小腿后区，腓肠肌两肌腹与肌腱交角处。

主治　① 腰腿拘急、疼痛；② 痔疾，便秘；③ 腹痛，疝气。

操作　直刺1～2寸，不宜做过强的刺激，以免引起腓肠肌痉挛。

26.飞扬

定位 在小腿后区，昆仑直上7寸，腓肠肌外下缘与跟腱移行处。

主治 ① 腰腿疼痛；② 头痛，目眩；③ 鼻塞，鼻衄；④ 痔疾。

操作 直刺1 ～ 1.5寸。

27.昆仑

定位 在踝区，外踝尖与跟腱之间的凹陷中。

主治 ① 后头痛，项强，目眩；② 腰骶疼痛，足踝肿痛；③ 癫痫；④ 滞产。

操作 直刺0.5 ～ 0.8寸。孕妇禁用，经期慎用。

28.申脉

定位 在踝区，外踝尖直下，外踝下缘与跟骨之间凹陷中。

主治 ① 头痛，眩晕；② 失眠、癫狂痫等神志病证；③ 腰腿酸痛。

操作 直刺0.3 ～ 0.5寸。

29.束骨

定位 在跖区，第5跖趾关节的近端，赤白肉际处。

主治 ① 头痛、项强、目眩等头部疾患；② 腰腿痛；③ 癫狂。

操作 直刺0.3 ～ 0.5寸。

30.至阴

定位 在足趾，足小趾末节外侧，趾甲根角侧后方0.1寸。

主治 ① 胎位不正，滞产；② 头痛，目痛；③ 鼻塞，鼻衄。

操作 浅刺0.1寸。胎位不正用灸法。

八、足少阴肾经

【经脉循行】足少阴肾经，起于足小趾下，斜走足心，行舟骨粗隆下，经内踝的后方，向下进入足跟中，沿小腿内侧上行，经腘窝内侧，沿大腿内侧后缘上行，贯脊柱，属于肾，络于膀胱。其直行支脉，从肾脏向上经过肝、膈，进入肺脏，沿着喉咙，夹舌根旁；另一支脉，从肺分出，联络心，流注于胸中（图6-8）。

【主要病候】咯血，气喘，舌干，咽喉肿痛，水肿，大便秘结，泄泻，腰痛，脊股内后侧痛，痿弱无力，足心热等症。

【主治概要】

（1）头和五官病证 头痛，目眩，咽喉肿痛，齿痛，耳聋，耳鸣等。

（2）妇科病，前阴病 月经不调，遗精，阳痿，小便频数等。

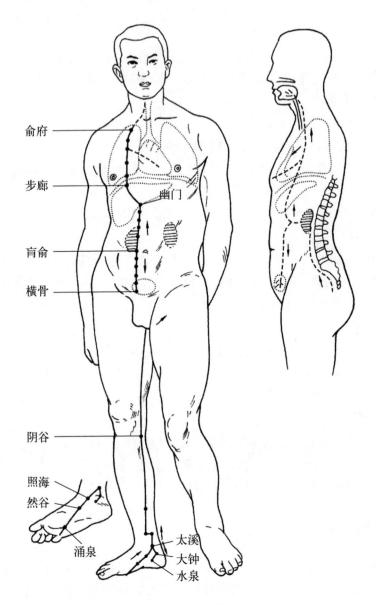

图6-8　足少阴肾经

（3）经脉循行部位的其他病证　下肢厥冷，内踝肿痛等。

【本经腧穴】

1.涌泉

定位　在足底，屈足卷趾时足心最凹陷中；约当足底第2、3趾蹼缘与足跟连线的前1/3与后2/3交点凹陷中。

主治　① 昏厥、中暑、小儿惊风、癫狂痫等急症及神志病证；② 头痛，头晕，目眩，失眠；③ 咯血、咽喉肿痛、喉痹、失音等肺系病证；④ 大便难，小便不利；⑤ 奔豚气；⑥ 足心热。

操作　直刺0.5～1寸，针刺时要防止刺伤足底动脉弓。临床常用灸法或药物敷贴。

2.然谷

定位　在足内侧，足舟骨粗隆下方，赤白肉际处。

主治　① 月经不调、阴挺、阴痒、白浊等妇科病证；② 遗精、阳痿、小便不利等泌尿生殖系统疾患；③ 咯血，咽喉肿痛；④ 消渴；⑤ 下肢痿痹，足跗痛；⑥ 小儿脐风，口噤；⑦ 腹泻。

操作　直刺0.5～1寸。

3.太溪

定位　在足踝区，内踝尖与跟腱之间凹陷中。

主治　① 头痛、目眩、失眠、健忘、遗精、阳痿等肾虚证；② 咽喉肿痛、齿痛、耳鸣、耳聋等阴虚性五官病证；③ 咳嗽、气喘、咯血、胸痛等肺系疾患；④ 消渴，小便频数，便秘；⑤ 月经不调；⑥ 腰脊痛，下肢厥冷，内踝肿痛。

操作　直刺0.5～1寸。

4.大钟

定位　在跟区，内踝后下方，跟骨上缘，跟腱附着部前缘凹陷中。

主治　① 痴呆；② 癃闭，遗尿，便秘；③ 月经不调；④ 咯血，气喘；⑤ 腰脊强痛，足跟痛。

操作　直刺0.3～0.5寸。

5.照海

定位　在踝区，内踝尖下1寸，内踝下缘边际凹陷中。

主治　① 失眠、癫痫等神志病证；② 咽喉干痛、目赤肿痛等五官热性病证；③ 月经不调、痛经、带下、阴挺等妇科病证；④ 小便频数，癃闭。

操作　直刺0.5～0.8寸。

6.复溜

定位　在小腿内侧，内踝尖上2寸，跟腱的前缘。

主治　① 水肿、汗证（无汗或多汗）等津液输布失调病证；② 腹胀、腹泻、肠鸣等胃肠病证；③ 腰脊强痛，下肢痿痹。

操作　直刺0.5～1寸。

7.阴谷

定位　在膝后区，腘横纹上，半腱肌肌腱外侧缘。

主治 ① 癫狂；② 阳痿、小便不利、月经不调、崩漏等泌尿生殖系统疾患；③ 膝股内侧痛。

操作 直刺1～1.5寸。

8.大赫

定位 在下腹部，脐中下4寸，前正中线旁开0.5寸。

主治 ① 遗精，阳痿；② 阴挺、带下、月经不调等妇科病证；③ 泄泻，痢疾。

操作 直刺1～1.5寸。

9.肓俞

定位 在腹部，脐中旁开0.5寸。

主治 ① 腹痛绕脐，腹胀、腹泻、便秘等胃肠病证；② 疝气；③ 月经不调。

操作 直刺1～1.5寸。

九、手厥阴心包经

【经脉循行】手厥阴心包经，起于胸中，浅出属心包络，向下经过横膈自胸至腹依次联络上、中、下三焦。其支脉，从胸部向外侧循行，至腋下3寸处，再向上抵达腋部，沿上臂内侧下行于手太阴、手少阴经之间，进入肘中，再向下到前臂，沿两筋之间，进入掌中，循行至中指的末端。一支脉从掌中分出，沿无名指到指端（图6-9）。

【主要病候】心痛，胸闷，心悸，心烦，癫狂，腋肿，肘臂挛急，掌心发热等症。

【主治概要】

（1）心胸、神志病　心痛，心悸，心烦，胸闷，癫狂痫等。

（2）胃腑病证　胃痛，呕吐等。

（3）经脉循行部位的其他病证　上臂内侧痛，肘、臂、腕挛痛，掌中热等。

【本经腧穴】

1.天池

定位 在胸部，第4肋间隙，前正中线旁开5寸。

主治 ① 咳嗽、痰多、胸闷、气喘、胸痛等心肺病证；② 腋肿，乳痈，乳少；③ 瘰疬。

操作 斜刺或平刺0.3～0.5寸，不可深刺，以免伤及心、肺。

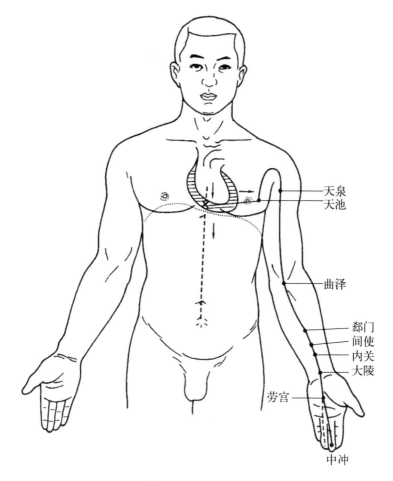

图6-9 手厥阴心包经

2.曲泽

定位 在肘前区，肘横纹上，肱二头肌腱的尺侧缘凹陷中。

主治 ① 心痛、心悸、善惊等心系病证；② 胃痛、呕血、呕吐等胃腑病证；③ 暑热病；④ 肘臂挛痛，上肢颤动。

操作 直刺1～1.5寸；或点刺出血。

3.郄门

定位 在前臂前区，腕掌侧远端横纹上5寸，掌长肌腱与桡侧腕屈肌腱之间。

主治 ① 急性心痛、心悸、心烦、胸痛等心胸病证；② 咯血、呕血、衄血等热性出血证；③ 疔疮；④ 癫痫。

操作 直刺0.5～1寸。

4.间使

定位　在前臂前区，腕掌侧远端横纹上3寸，掌长肌腱与桡侧腕屈肌腱之间。

主治　① 心痛、心悸等心系病证；② 胃痛、呕吐等胃腑病证；③ 热病，疟疾；④ 癫狂痫；⑤ 腋肿，肘、臂、腕挛痛。

操作　直刺0.5～1寸。

5.内关

定位　在前臂前区，腕掌侧远端横纹上2寸，掌长肌腱与桡侧腕屈肌腱之间。

主治　① 心痛、胸闷、心动过速或过缓等心系病证；② 胃痛、呕吐、呃逆等胃腑病证；③ 中风，偏瘫，眩晕，偏头痛；④ 失眠、郁证、癫狂痫等神志病证；⑤ 肘、臂、腕挛痛。

操作　直刺0.5～1寸。

6.大陵

定位　在腕前区，腕掌侧远端横纹中，掌长肌腱与桡侧腕屈肌腱之间。

主治　① 心痛，心悸，胸胁满痛；② 胃痛、呕吐、口臭等胃腑病证；③ 喜笑悲恐、癫狂痫等神志疾患；④ 臂、手挛痛。

操作　直刺0.3～0.5寸。

7.劳宫

定位　在掌区，横平第3掌指关节近端，第2、3掌骨之间偏于第3掌骨。

简便取穴法：握拳，中指尖下是穴。

主治　① 中风昏迷、中暑等急症；② 心痛、烦闷、癫狂痫等心与神志病证；③ 口疮，口臭；④ 鹅掌风。

操作　直刺0.3～0.5寸。

8.中冲

定位　在手指，中指末端最高点。

主治　① 中风昏迷、舌强不语、中暑、昏厥、小儿惊风等急症；② 热病，舌下肿痛；③ 小儿夜啼。

操作　浅刺0.1寸；或点刺出血。

十、手少阳三焦经

【经脉循行】手少阳三焦经，起于无名指尺侧末端，向上经小指与无名指之间、手腕背侧，上达前臂外侧，沿桡骨和尺骨之间，过肘尖，沿上臂外侧上行至肩部，交出足少阳经之后，进入缺盆部，分布于胸中，散络于心包，向下通过横膈，从胸至腹，依次属上、中、下三焦。其支脉、从胸中分出，进入缺盆部，上行经颈项旁，经耳后直上出于耳上方，再下行至面颊部，到达眼眶下部。另一支脉，从耳后分出，进入耳中，再浅出到耳前，经上关、面颊到目外眦（图6-10）。

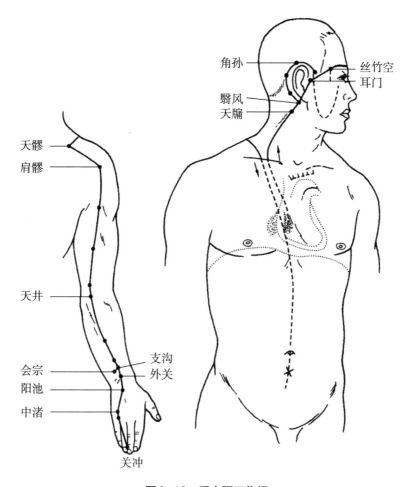

图6-10　手少阳三焦经

【主要病候】腹胀，水肿，遗尿，小便不利，耳聋，耳鸣，咽喉肿痛，目赤肿痛，颊肿，耳后、肩、臂、肘外侧疼痛等症。

【主治概要】

（1）头面五官病　头、目、耳、颊、咽喉病等。

（2）热病　热病汗出。

（3）经脉循行部位的其他病证　胸胁痛，肩臂外侧痛，上肢挛急、麻木、不遂等。

【本经腧穴】

1.关冲

定位 在手指，第4指末节尺侧，指甲根角侧上方0.1寸。

主治 ① 头痛、目赤、耳鸣、耳聋、喉痹、舌强等头面五官病证；② 热病，中暑。

操作 浅刺0.1寸，或点刺出血。

2.中渚

定位 在手背，第4、5掌骨间，第4掌指关节近端凹陷中。

主治 ① 头痛、目赤、耳鸣、耳聋、喉痹等头面五官病证；② 热病，疟疾；③ 肩背肘臂酸痛，手指不能屈伸。

操作 直刺0.3～0.5寸。

3.阳池

定位 在腕后区，腕背侧远端横纹上，指伸肌腱的尺侧缘凹陷中。

主治 ① 目赤肿痛、耳聋、喉痹等五官病证；② 消渴，口干；③ 腕痛，肩臂痛。

操作 直刺0.3～0.5寸。

4.外关

定位 在前臂后区，腕背侧远端横纹上2寸，尺骨与桡骨间隙中点。

主治 ① 热病；② 头痛、目赤肿痛、耳鸣、耳聋等头面五官病证；③ 瘰疬；④ 胁肋痛；⑤ 上肢痿痹不遂。

操作 直刺0.5～1寸。

5.支沟

定位 在前臂后区，腕背侧远端横纹上3寸，尺骨与桡骨间隙中点。

主治 ① 耳聋，耳鸣，暴喑；② 胁肋痛；③ 便秘；④ 瘰疬；⑤ 热病。

操作 直刺0.5～1寸。

6.肩髎

定位 在三角肌区，肩峰角与肱骨大结节两骨间凹陷中。

主治 臂痛、肩重不能举。

操作 向肩关节直刺1～1.5寸。

7.翳风

定位 在颈部，耳垂后方，乳突下端前方凹陷中。

主治 ① 耳鸣、耳聋等耳疾；② 口眼歪斜、面痛、牙关紧闭、颊肿等面、口病证；③ 瘰疬。

操作 直刺0.5～1寸。

8. 角孙

定位 在头部，耳尖正对发际处。

主治 ① 头痛，项强；② 痄腮，齿痛；③ 目翳，目赤肿痛。

操作 平刺0.3～0.5寸。

9. 耳门

定位 在耳区，耳屏上切迹与下颌骨髁突之间的凹陷中。

主治 ① 耳鸣、耳聋、聤耳等耳疾；② 齿痛，颈颌痛。

操作 微张口，直刺0.5～1寸。

10. 丝竹空

定位 在面部，眉梢凹陷中。注：瞳子髎直上。

主治 ① 癫痫；② 头痛、目眩、目赤肿痛、眼睑瞤动等头目病证；③ 齿痛。

操作 平刺0.3～0.5寸。

十一、足少阳胆经

【经脉循行】足少阳胆经，起于目外眦，上行额角部，下行至耳后，沿颈项部至肩上，下入缺盆。耳部分支，从耳后进入耳中，出走耳前到目外眦后方。外眦部支脉，从目外眦下走大迎，会合于手少阳经到达目眶下，行经颊车，由颈部下行，与前脉在缺盆部会合，再向下进入胸中，穿过横膈，络肝，属胆，再沿胁肋内下行至腹股沟动脉部，绕外阴部毛际横行入髋关节部。其直行经脉，从缺盆下行，经腋部、侧胸部、胁肋部，再下行与前脉会合于髋关节部。再向下沿着大腿外侧、膝外缘下行经腓骨之前，至外踝前，沿足背部，进入第4趾外侧。足背部分支，从足背上分出，沿第1、2跖骨间，出于大趾端，穿过趾甲，出趾背毫毛部（图6-11）。

【主要病候】口苦，目眩，疟疾，头痛，颔痛，目外眦痛，缺盆部肿痛，腋下肿，胸、胁、股及下肢外侧痛，足外侧痛，足外侧发热等症。

【主治概要】

（1）头面五官病　侧头、目、耳、咽喉病等。

（2）肝胆病　黄疸、口苦、胁痛等。

（3）热病、神志病　发热、癫狂等。

（4）经脉循行部位的其他病证　下肢痹痛、麻木、不遂等。

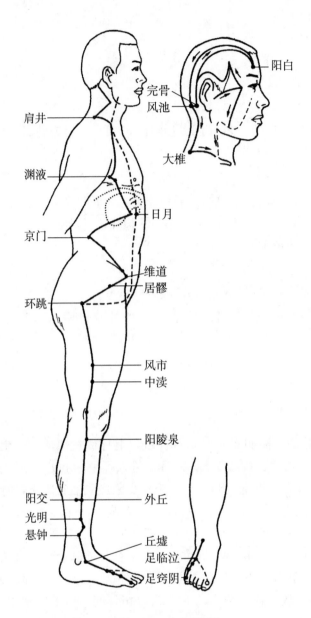

图6-11 足少阳胆经

【本经腧穴】

1. 瞳子髎

定位 在面部，目外眦外侧0.5寸凹陷中。

主治 ① 头痛；② 目赤肿痛、羞明流泪、目翳等目疾。

操作 平刺0.3～0.5寸；或用三棱针点刺出血。

2. 听会

定位　在面部，耳屏间切迹与下颌骨髁突之间的凹陷中。

主治　① 耳鸣、耳聋、聤耳等耳疾；② 齿痛、面痛、口眼歪斜等面口病证。

操作　微张口，直刺0.5～0.8寸。

3. 率谷

定位　在头部，耳尖直上入发际1.5寸。

主治　① 偏头痛，眩晕；② 小儿急、慢惊风。

操作　平刺0.5～0.8寸。

4. 完骨

定位　在头部，耳后乳突的后下方凹陷中。

主治　① 癫痫；② 头痛、颈项强痛、喉痹、颊肿、齿痛、口歪等头项五官病证；③ 中风。

操作　平刺0.5～0.8寸。

5. 阳白

定位　在头部，眉上1寸，瞳孔直上。

主治　① 前头痛；② 眼睑下垂，口眼歪斜；③ 目赤肿痛、视物模糊、眼睑瞤动等目疾。

操作　平刺0.5～0.8寸。

6. 头临泣

定位　在头部，前发际上0.5寸瞳孔直上。

主治　① 头痛；② 目痛、目眩、流泪、目翳等目疾；③ 鼻塞，鼻渊；④ 小儿惊痫。

操作　平刺0.5～0.8寸。

7. 风池

定位　在颈后区，枕骨之下，胸锁乳突肌上端与斜方肌上端之间的凹陷中。注：项部枕骨下两侧，横平风府，胸锁乳突肌与斜方肌之间凹陷中。

主治　① 中风、癫痫、头痛、眩晕、耳鸣、耳聋等内风所致的病证；② 感冒、鼻塞、衄衄、目赤肿痛、口眼歪斜等外风所致的病证；③ 颈项强痛。

操作　针尖微下，向鼻尖斜刺0.8～1.2寸；或平刺透风府穴。深部中间为延髓，必须严格掌握针刺的角度与深度。

8. 肩井

定位　在肩胛区，第7颈椎棘突与肩峰最外侧点连线的中点。

主治 ① 颈项强痛，肩背疼痛，上肢不遂；② 滞产、乳痈、乳汁不下、乳癖等妇产科及乳房疾患；③ 瘰疬。

操作 直刺0.3～0.5寸。内有肺尖，不可深刺；孕妇禁针。

9.日月

定位 在胸部，第7肋间隙中，前正中线旁开4寸。

主治 ① 黄疸、胁肋疼痛等肝胆病证；② 呕吐、吞酸、呃逆等肝胆犯胃病证。

操作 斜刺或平刺0.5～0.8寸，不可深刺，以免伤及脏器。

10.带脉

定位 在侧腹部，第11肋骨游离端垂线与脐水平线的交点上。

主治 ① 月经不调、闭经、赤白带下等妇科病；② 疝气；③ 腰痛，胁痛。

操作 直刺1～1.5寸。

11.环跳

定位 在臀区，股骨大转子最凸点与骶管裂孔连线的外1/3与内2/3交点处。

主治 腰胯疼痛、下肢痿痹、半身不遂等腰腿疾患。

操作 直刺2～3寸。

12.风市

定位 在股部，髌底上7寸：直立垂手，掌心贴于大腿时，中指尖所指凹陷中，髂胫束后缘。

主治 ① 下肢痿痹、麻木及半身不遂等下肢疾患；② 遍身瘙痒，脚气。

操作 直刺1～1.5寸。

13.阳陵泉

定位 在小腿外侧，腓骨头前下方凹陷中。

主治 ① 黄疸、胁痛、口苦、呕吐、吞酸等肝胆犯胃病证；② 膝肿痛、下肢痿痹及麻木等下肢、膝关节疾患；③ 小儿惊风；④ 肩痛。

操作 直刺1～1.5寸。

14.光明

定位 在小腿外侧，外踝尖上5寸，腓骨前缘。

主治 ① 目痛、夜盲、近视、目花等目疾；② 胸乳胀痛，乳少；③ 下肢痿痹。

操作 直刺1～1.5寸。

15.悬钟

定位 在小腿外侧，外踝尖上3寸，腓骨前缘。

主治 ① 痴呆、中风等髓海不足疾患；② 颈项强痛，胸胁满痛，下肢痿痹。

操作 直刺0.5～0.8寸。

16.丘墟

定位 在踝区，外踝的前下方，趾长伸肌腱的外侧凹陷中。

主治 ① 目赤肿痛、目翳等目疾；② 颈项痛、腋下肿、胸胁痛、外踝肿痛等痛证；③ 足内翻，足下垂。

操作 直刺0.5～0.8寸。

17.足临泣

定位 在足背，第4、5跖骨底结合部的前方，第5趾长伸肌腱外侧凹陷中。

主治 ① 偏头痛、目赤肿痛、胁肋疼痛、足跗疼痛等痛证；② 月经不调，乳少，乳痈；③ 疟疾；④ 瘰疬。

操作 直刺0.3～0.5寸。

18.侠溪

定位 在足背，第4、5趾间，趾蹼缘后方赤白肉际处。

主治 ① 惊悸；② 头痛、眩晕、颊肿、耳鸣、耳聋、目赤肿痛等头面五官病证；③ 胁肋疼痛、膝股痛、足跗肿痛等痛证；④ 乳痈；⑤ 热病。

操作 直刺0.3～0.5寸。

19.足窍阴

定位 在足趾，第4趾末节外侧，趾甲根角侧后方0.1寸。

主治 ① 头痛、目赤肿痛、耳鸣、耳聋、喉痹等头面五官病证；② 胸胁痛，足跗肿痛；③ 不寐；④ 热病。

操作 浅刺0.1～0.2寸；或点刺出血。

十二、足厥阴肝经

【经脉循行】足厥阴肝经，起于足大趾背毫毛部，沿足背经内踝前上行，至内踝上8寸处交于足太阴经之后，上经腘窝内缘、大腿内侧，上入阴毛中，环绕阴器；再上行抵达小腹，夹胃，属于肝，络于胆；再上行通过横膈，分布于胁肋部；继续上行经喉咙的后面，上入鼻咽部，连目系，上出额部，与督脉在巅顶部交会。其支脉，从目系下循面颊，环绕唇内。另一支脉，从肝部分出，穿过横膈，注于肺（图6-12）。

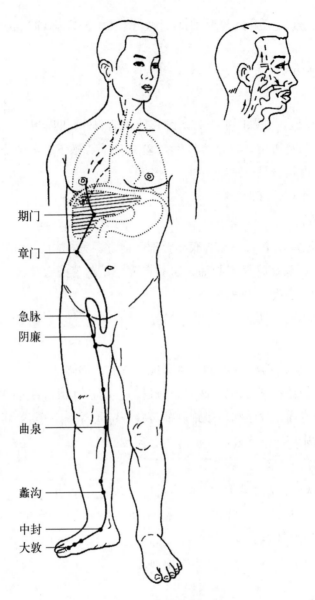

期门

章门

急脉

阴廉

曲泉

蠡沟

中封

大敦

图6-12　足厥阴肝经

【主要病候】

腰痛，胸满，呃逆，遗尿，小便不利，疝气，少腹肿等症。

【主治概要】

（1）肝胆病　黄疸，胸胁胀痛，呕逆及肝风内动所致的中风、头痛、眩晕、惊风等。

（2）妇科病、前阴病　月经不调、痛经、崩漏、带下、遗尿、小便不利等。

（3）经脉循行部位的其他病证　下肢痹痛、麻木、不遂等。

【本经腧穴】

1. 大敦

定位　在足趾，大趾末节外侧，趾甲根角侧后方0.1寸。

主治　① 疝气，少腹痛；② 遗尿、癃闭、五淋、尿血等前阴病；③ 月经不调、崩漏、阴挺等妇科病；④ 癫痫。

操作　浅刺0.1～0.2寸；或点刺出血。

2. 行间

定位　在足背，第1、2趾间，趾蹼缘后方赤白肉际处。

主治　① 中风、癫痫、头痛、目眩、目赤肿痛等肝经风热病证；② 月经不调、痛经、闭经、崩漏、带下等妇科病；③ 阴中痛、疝气；④ 遗尿、癃闭、五淋等泌尿系病证；⑤ 胸胁满痛。

操作　直刺0.5～0.8寸。

3. 太冲

定位　在足背，第1、2跖骨间，跖骨底结合部前方凹陷中，或触及动脉搏动。

主治　① 中风、癫狂痫、小儿惊风、头痛、眩晕、耳鸣、目赤肿痛、口歪、咽痛等肝经风热病证；② 月经不调、痛经、闭经、崩漏、带下、滞产等妇产科病证；③ 黄疸、胁痛、口苦、腹胀、呕逆等肝胃病证；④ 癃闭、遗尿；⑤ 下肢痿痹，足跗肿痛。

操作　直刺0.5～1寸。

4. 蠡沟

定位　在小腿内侧，内踝尖上5寸，胫骨内侧面的中央。

主治　① 月经不调、赤白带下、阴挺、阴痒等妇科病证；② 小便不利；③ 疝气，睾丸肿痛；④ 足胫疼痛。

操作　平刺0.5～0.8寸。

5. 曲泉

定位　在膝部，腘横纹内侧端，半腱肌肌腱内缘凹陷中。

主治　① 月经不调、痛经、带下、阴挺、阴痒、产后腹痛、腹中包块等妇科病；② 遗精，阳痿，疝气；③ 小便不利；④ 膝髌肿痛，下肢痿痹。

操作　直刺1～1.5寸。

6. 章门

定位　在侧腹部，在第11肋游离端的下际。

【主治】① 腹痛、腹胀、肠鸣、腹泻、呕吐等脾胃病证；② 胁痛、黄疸、痞块等肝胆病证。

操作　直刺0.8～1寸。

7. 期门

定位　在胸部，第6肋间隙，前正中线旁开4寸。

主治　① 胸胁胀痛、呕吐、吞酸、呃逆、腹胀、腹泻等肝胃病证；② 郁证，奔豚气；③ 乳痈。

操作　斜刺或平刺0.5～0.8寸，不可深刺，以免伤及内脏。

十三、督脉

【经脉循行】督脉，起于小腹内，下行于会阴部，向后从尾骨端上行脊柱的内部，上达项后风府，进入脑内，上行至巅顶，沿前额下行鼻柱，止于上唇系带处。

【主要病候】脊柱强痛，角弓反张等症。

【主治概要】

（1）脏腑病　五脏六腑相关病证。

（2）神志病，热病　失眠，健忘，癫痫，昏迷，发热，中暑，惊厥等。

（3）头面五官病　头痛，眩晕，口、齿、鼻、目等疾患。

（4）经脉循行部位的其他病证　头项、脊背、腰骶疼痛，下肢痿痹等。

【本经腧穴】

1. 长强

定位　在会阴区，尾骨下方，尾骨端与肛门连线的中点处。

主治　① 腹泻、痢疾、便血、便秘、痔疮、脱肛等肠腑病证；② 癫狂痫；③ 腰脊和尾骶部疼痛。

操作　紧靠尾骨前面斜刺0.8～1寸。不宜直刺，以免伤及直肠。

2. 腰阳关

定位　在脊柱区，第4腰椎棘突下凹陷中，后正中线上。

主治　① 腰骶疼痛，下肢痿痹；② 月经不调、赤白带下等妇科病证；③ 遗精、阳痿等男科病证。

操作　直刺或向上斜刺0.5～1寸。多用灸法。

3. 命门

定位　在脊柱区，第2腰椎棘突下凹陷中，后正中线上。

主治　① 腰脊强痛，下肢痿痹；② 月经不调、赤白带下、痛经、闭经、不孕等妇科病证；③ 遗精、阳痿、精冷不育、小便频数等男子肾阳不足病证；④ 小腹冷痛，腹泻。

操作 直刺或向上斜刺0.5～1寸。多用灸法。

4.至阳

定位 在脊柱区，第7胸椎棘突下凹陷中，后正中线上。

主治 ① 黄疸、胸胁胀满等肝胆病证；② 咳嗽，气喘；③ 腰背疼痛，脊强。

操作 向上斜刺0.5～1寸。

5.身柱

定位 在脊柱区，第3胸椎棘突下凹陷中，后正中线上。

主治 ① 身热、头痛、咳嗽、气喘等外感病证；② 惊厥、癫狂痫等神志病；③ 腰脊强痛；④ 疔疮发背。

操作 向上斜刺0.5～1寸。

6.大椎

定位 在脊柱区，第7颈椎棘突下凹陷中，后正中线上。

主治 ① 热病、疟疾、恶寒发热、咳嗽、气喘等外感病证；② 骨蒸潮热；③ 癫狂痫、小儿惊风等神志病；④ 项强，脊痛；⑤ 风疹，痤疮。

操作 向上斜刺0.5～1寸。

7.哑门

定位 在颈后区，第2颈椎棘突上际凹陷中，后正中线上。

主治 ① 暴喑，舌缓不语；② 癫狂痫、癔症等神志病；③ 头痛，颈项强痛。

操作 正坐位，头微前倾，项部放松，向下颌方向缓慢刺入0.5～1寸；不可向上深刺，以免刺入枕骨大孔，伤及延髓。

8.风府

定位 在颈后区，枕外隆凸直下，两侧斜方肌之间凹陷中。

主治 ① 中风、癫狂痫、癔症等内风为患的神志病证；② 头痛、眩晕、颈项强痛、咽喉肿痛、失音、目痛、鼻衄等头颈、五官病证。

操作 正坐位，头微前倾，项部放松，向下颌方向缓慢刺入0.5～1寸；不可向上深刺，以免刺入枕骨大孔，伤及延髓。

9.百会

定位 在头部，前发际正中直上5寸。

主治 ① 痴呆、中风、失语、瘫痪、失眠、健忘、癫狂痫病证、癔症等神志病；② 头痛，眩晕，耳鸣；③ 脱肛、阴挺、胃下垂、肾下垂等气失固摄而致的下陷性病证。

操作　平刺0.5～0.8寸；升阳举陷可用灸法。

10.上星

定位　在头部，前发际正中直上1寸。

主治　① 鼻渊、鼻衄、头痛、目痛等头面部病；② 热病，疟疾；③ 癫狂。

操作　平刺0.5～0.8寸。

11.神庭

定位　在头部，前发际正中直上0.5寸。

主治　① 癫狂痫、失眠、惊悸等神志病；② 头痛、目眩、目赤、目翳、鼻渊、鼻衄等头面五官病。

操作　平刺0.5～0.8寸。

12.素髎

定位　在面部，鼻尖的正中央。

主治　① 昏迷、惊厥、新生儿窒息、休克、呼吸衰竭等急危重症；② 鼻渊、鼻衄等鼻病。

操作　向上斜刺0.3～0.5寸；或点刺出血。

13.水沟

定位　在面部，人中沟的上1/3与中1/3交点处。

主治　① 昏迷、晕厥、中风、中暑、休克、呼吸衰竭等急危重症，为急救要穴之一；② 癔症、癫狂痫、急慢惊风等神志病；③ 鼻塞、鼻衄、面肿、口歪、齿痛、牙关紧闭等面鼻口部病证；④ 闪挫腰痛。

操作　向上斜刺0.3～0.5寸，强刺激，或指甲掐按。

14.印堂

定位　在头部，两眉毛内侧端中间的凹陷中。

主治　① 痴呆、痫证、失眠、健忘等神志病证；② 头痛，眩晕；③ 鼻衄，鼻渊；④ 小儿惊风，产后血晕，子痫。

操作　提捏局部皮肤，平刺0.3～0.5寸；或用三棱针点刺出血。

十四、任脉

【经脉循行】任脉，起于小腹内，下出于会阴部，向前上行于阴毛部，循腹沿前正中线上行，经关元等穴至咽喉，再上行环绕口唇，经面部进入目眶下，联系于目。

【主要病候】疝气、带下、腹中结块等症。

【主治概要】

（1）脏腑病　腹部、胸部相关内脏病。

（2）妇科病、前阴病　月经不调，痛经，崩漏，带下，遗精，阳痿，小便不利，遗尿等。

（3）颈及面口病　瘿气，梅核气，咽喉肿痛，暴喑，口歪，齿痛等。

（4）神志病　癫痫，失眠等。

（5）虚证　部分腧穴有强壮作用，主治虚劳、虚脱等证。

【本经腧穴】

1.中极

定位　在下腹部，脐中下4寸，前正中线上。

主治　① 遗尿、小便不利、癃闭等前阴病；② 遗精、阳痿、不育等男科病证；③ 月经不调、崩漏、阴挺、阴痒、不孕、产后恶露不尽、带下等妇科病。

操作　直刺1～1.5寸，需排尿后进行针刺；孕妇慎用。

2.关元

定位　在下腹部，脐中下3寸，前正中线上。

主治　① 中风脱证、虚劳冷惫、羸瘦无力等元气虚损病证；② 少腹疼痛，疝气；③ 腹泻、痢疾、脱肛、便血等肠腑病证；④ 五淋、尿血、尿闭、尿频等前阴病；⑤ 遗精、阳痿、早泄、白浊等男科病；⑥ 月经不调、痛经、闭经、崩漏、带下、阴挺、恶露不尽、胞衣不下等妇科病；⑦ 保健灸常用穴。

操作　直刺1～1.5寸，需排尿后进行针刺；多用灸法。孕妇慎用。

3.气海

定位　在下腹部，脐中下1.5寸，前正中线上。

主治　① 虚脱、形体羸瘦、脏气衰惫、乏力等气虚病证；② 水谷不化、绕脐疼痛、腹泻、痢疾、便秘等肠腑病证；③ 小便不利、遗尿等前阴病证；④ 遗精，阳痿；⑤ 疝气，少腹痛；⑥ 月经不调、痛经、闭经、崩漏、带下、阴挺、产后恶露不尽、胞衣不下等妇科病；⑦ 保健灸常用穴。

操作　直刺1～1.5寸；多用灸法。孕妇慎用。

4.神阙

定位　在脐区，脐中央。

主治　① 虚脱、中风脱证等元阳暴脱；② 腹痛、腹胀、腹泻、痢疾、便秘、脱肛等肠腑病证；③ 水肿，小便不利；④ 保健灸常用穴。

操作　一般不针，多用艾条灸或艾炷隔盐灸法。

5.下脘

定位 在上腹部，脐中上2寸，前正中线上。

主治 ① 腹痛、腹胀、腹泻、呕吐、完谷不化、小儿疳积等脾胃病证；② 痞块。

操作 直刺1～1.5寸。

6.建里

定位 在上腹部，脐中上3寸，前正中线上。

主治 ① 胃痛、呕吐、食欲不振、腹胀、腹痛等脾胃病证；② 水肿。

操作 直刺1～1.5寸。

7.中脘

定位 在上腹部，脐中上4寸，前正中线上。

主治 ① 胃痛、腹胀、纳呆、呕吐、吞酸、呃逆、小儿疳积等脾胃病证；② 黄疸；③ 癫狂，脏躁。

操作 直刺1～1.5寸。

8.上脘

定位 在上腹部，脐中上5寸，前正中线上。

主治 ① 胃痛、呕吐、呃逆、腹胀等胃腑病证；② 癫痫。

操作 直刺1～1.5寸。

9.膻中

定位 在胸部，横平第4肋间隙，前正中线上。

主治 ① 咳嗽、气喘、胸闷、心痛、噎膈、呃逆等胸中气机不畅病证；② 产后乳少、乳痈、乳癖等胸乳病证。

操作 平刺0.3～0.5寸。

10.天突

定位 在颈前区，胸骨上窝中央，前正中线上。

主治 ① 咳嗽、哮喘、胸痛、咽喉肿痛、暴喑等肺系病证；② 瘿气、梅核气、噎膈等气机不畅病证。

操作 先直刺0.2～0.3寸，然后将针尖向下，紧靠胸骨柄后方刺入1～1.5寸。必须严格掌握针刺的角度和深度，以防刺伤肺和有关动、静脉。

11.廉泉

定位 在颈前区，喉结上方，舌骨上缘凹陷中，前正中线上。

主治 中风失语、暴喑、吞咽困难、舌缓流涎、舌下肿痛、口舌生疮、喉痹等咽喉口舌病证。

操作　向舌根斜刺0.5～0.8寸。

12.承浆

定位　在面部，颏唇沟的正中凹陷处。

主治　① 口歪、齿龈肿痛、流涎等口部病证；② 暴喑；③ 癫狂。

操作　斜刺0.3～0.5寸。

十五、冲脉及其交会腧穴

【经脉循行】冲脉，起于小腹内，下出于会阴部，向上行于脊柱内；其外行者经气冲与足少阴经交会，沿腹部两侧上行，至胸中而散，继而上达咽喉，环绕口唇。

【主要病候】月经失调、不孕等妇科病证及腹痛里急、气逆上冲等。

【交会腧穴】会阴、阴交（任脉），气冲（足阳明胃经），横骨、大赫、气穴、四满、中注、肓俞、商曲、石关、阴都、腹通谷、幽门（足少阴肾经）。

十六、带脉及其交会腧穴

【经脉循行】带脉，起于季胁部的下面，斜向下行至带脉、五枢、维道穴，横行绕身一周。

【主要病候】月经不调、赤白带下等妇科经带病证，腹满、腹腰拘急疼痛、痿证等。

【交会腧穴】带脉、五枢、维道（足少阳胆经）。

十七、阴维脉及其交会腧穴

【经脉循行】阴维脉，起于小腿内侧，沿大腿内侧上行至腹部，与足太阴经相合，过胸部，与任脉会于颈部。

【主要病候】心痛，胃痛，胸腹痛，郁证，胁满等。

【交会腧穴】筑宾（足少阴肾经），府舍、大横、腹哀（足太阴脾经），期门（足厥阴肝经），天突、廉泉（任脉）。

十八、阳维脉及其交会腧穴

【经脉循行】阳维脉，起于足跟外侧，向上经过外踝，沿足少阳经上行至髋关节部，经胁肋后侧，从腋后上肩，至前额，再到项后，合于督脉。

【主要病候】恶寒发热等外感病，头痛、目眩、腰痛等。

【交会腧穴】金门（足太阳膀胱经），阳交（足少阳胆经），臑俞（手太阳小肠经），天髎（手少阳三焦经），肩井（足少阳胆经），头维（足阳明胃经），本神、阳白、头临泣、目窗、正营、承灵、脑空、风池（足少阳胆经），风府、哑门（督脉）。

十九、阴跷脉及其交会腧穴

【经脉循行】阴跷脉，起于足舟骨的后方，上行内踝的上面，沿小腿、大腿的内侧直上，经过阴部，向上沿胸部内侧，进入锁骨上窝，上行人迎的上面，过颧部，至目内眦，与足太阳膀胱经和阳跷脉相会合。

【主要病候】多寐、癃闭及肢体筋脉出现阳缓阴急的病证。

【交会腧穴】照海、交信（足少阴肾经），睛明（足太阳膀胱经）。

二十、阳跷脉及其交会腧穴

【经脉循行】阳跷脉，起于足跟外侧，经外踝上行腓骨后缘，沿股部外侧和胁后上肩，过颈部上夹口角。进入目内眦，与阴跷脉相会合，再沿足太阳膀胱经上额，与足少阳经合于风池。

【主要病候】目痛、不寐及肢体筋脉出现阴缓阳急的病证。

【交会腧穴】申脉、仆参、跗阳（足太阳膀胱经），居髎（足少阳胆经），臑俞（手太阳小肠经），肩髃、巨骨（手阳明大肠经），天髎（手少阳三焦经），地仓、巨髎、承泣（足阳明胃经），睛明（足太阳膀胱经）。

第三节　刺灸法

一、毫针刺法

毫针刺法是指运用不同的毫针针具，通过一定的手法，刺激人体特定部位（腧穴），以防治疾病的方法。毫针刺法是古今针灸临床中运用最多、手法最丰富、应用最广泛的针灸治疗方法。

（一）毫针刺法的练习

针刺练习，包括对指力和手法的锻炼。良好的指力是施行针刺手法的基础，熟练的手法是针刺治病获效的保证。通过经常练习，使指力充足、手法熟练后，则在针刺时可以做到进针时快而不痛，行针时各种手法运用自如。反之，若指力不足，手法生疏，则在施术时难以控制针体，进针困难，患者痛感明显，行针时动作不协调，影响针刺治疗效果。因此，初学者必须勤练指力和手法。针刺的练习，一般分指力练习、手法练习和手感练习。

1.指力练习

指力练习主要在纸垫上进行。用松软的纸张，折叠成长约8cm，宽约5cm，厚2～3cm的纸垫，用线呈"井"字形扎紧，做成纸垫。练习时，押手平执纸垫，刺手拇、示指或拇、示、中三指持针柄，使针身垂直于纸垫，然后捻动针柄，并逐渐加力，将针刺入纸垫内。待针穿透纸垫后，再捻转退针，另换一处，反复练习。练习初期，可选用1～1.5寸、24～30号的毫针，待有了一定指力后，可再改用其他型号的毫针。

2.手法练习

手法练习主要在棉团上进行。将棉花塞入白色布袋，或用棉线或毛线缠绕后外包白布，做成直径6～7cm的圆球，即可练习。因棉团松软，可以练习提插、捻转、进针、出针等各种毫针操作手法。持针方法同指力练习。做提插练习时，将针刺入棉团，在原处做上提下插的动作，要求深浅适宜，幅度均匀，针身垂直，动作连贯。在此基础上，可将提插与捻转动作配合练习，要求提插幅度上下一致、捻转角度来回一致、操作频率快慢一致，逐步达到动作协调、运用自如的程度。

3.手感练习

将瓦楞纸剪制成10cm×10cm大小，厚2～3cm，松紧适度的纸垫，押手平执纸垫，刺手持针，持针方法同指力练习。进针时，应聚精会神，仔细体会针下感觉，由于瓦楞纸厚薄不匀，故每针下去，针下或感觉空松无物，或感觉紧涩坚韧。练习日久，不仅可增强指力，更可以提高对针下感觉的敏锐觉察能力。在此基础上，可在自身或他人穴位上试针，并体会手感。

（二）毫针的选择

临床实践中，应根据患者的性别、年龄、胖瘦、体质强弱、病情虚实、病变部位深浅，以及拟选腧穴所在部位，选择长短、粗细适宜的毫针，如男性患者、体壮、形胖、病变部位较深者，可选较粗、稍长的毫针；反之，若女性患者、体弱、形瘦，且病变部位较浅者，就应选用稍短、较细的毫针。此外，若拟选腧穴的所在部位皮薄肉少，针刺宜浅，宜选短而细的毫针；若所选腧穴处于皮厚肉多的部位，针刺较深，则宜选用针身稍长、稍粗的毫针。所选毫针的针身应稍长于腧穴应该针至的深度，且有部分露于皮肤之外。如应刺入1寸时，可选用1.5～2寸的毫针。总之，选择毫针应适宜，否则，难以取得满意的治疗效果。

（三）毫针基本操作技术

1.进针法

进针法指将毫针刺入腧穴的操作方法。在进行针刺操作时，一般是双手协同，紧密配合。临床上一般以右手持针操作，以拇、示、中指夹持针柄，其状如持毛笔，将针刺入穴位，故称右手为"刺手"；左手爪切按压所刺部位或辅助固定针身，故称为"押手"。

2.针刺的方向、角度和深度

在针刺操作过程中，掌握正确的针刺方向、角度和深度，既是确保腧穴深层次定位正确性的基础，也是增强针感、提高疗效、防止意外的关键。同一腧穴，由于针刺的方向、角度、深度的不同，所产生针感的强弱、感传方向和治疗效果常有明显差异。针刺的方向、角度和深度，应根据针刺腧穴所在位置、患者体质、病情需要和针刺手法等实际，灵活运用。

（四）行针手法

行针亦称运针，是指毫针刺入穴位后，为使患者产生针刺感应，或进一步调整针感的强弱，以及使针感向某一方向扩散、传导而采取的操作方法。行针手法包括基本手法和辅助手法两类。

1.基本手法

行针的基本手法包括提插法和捻转法；临床施术时这两者既可单独应用，又可配合使用。

【提插法】是指将毫针刺入腧穴一定深度后，施以上提下插的操作手法。将针向上引退为提，将针向下刺入为插。如此反复运针做上下纵向运动，就构成了提插法。提插幅度的大小、层次的变化、频率的快慢和操作时间的长短，应根据患者的体质、病情、腧穴部位和针刺目的等灵活掌握。使用提插法时的指力一定要均匀一致，幅度不宜过大，一般以3～5分为宜，频率不宜过快，每分钟60次左右，保持针身垂直，不改变针刺方向、角度。

【捻转法】是指将毫针刺入腧穴一定深度后，施以向前向后捻转动作，使针在腧穴内来回旋转的行针手法。捻转角度的大小、频率的快慢、时间的长短等，需根据患者的体质、病情、腧穴部位和针刺目的等灵活掌握。使用捻转法时，指力要均匀，角度要适当，捻转角度一般在180°～360°，不能单向捻针，以免针体被肌纤维缠绕，引起局部疼痛或滞针而使出针困难。

2.辅助手法

行针的辅助手法是行针基本手法的补充，是以促使得气和加强针刺感应为目的的操作手法。临床常用的行针辅助手法有以下6种：

【循法】是指针刺后在留针过程中，医者用手指顺着经脉的循行路径，在针刺腧穴的上下部位轻柔循按的方法。此法能推动气血运行，激发经气，促使针后得气。

【弹法】是指针刺后在留针过程中，医者以手指轻弹针尾或针柄，使针体微微振动的方法。此法有催气、行气、加强针感的作用。

【刮法】是指毫针刺入一定深度后，以拇指或示指的指腹抵住针尾，用示指或中指或拇指指甲，由下而上或由上而下频频刮动针柄的方法。本法在针刺不得气时用之可激发经气，如已得气者可以加强针感的传导和扩散。

【摇法】是指毫针刺入一定深度后，医者手持针柄，将针轻轻摇动的方法。其法有二：一是直立针身而摇，以加强得气的感应；二是卧倒针身而摇，使经气向一定方向传导。

【飞法】毫针刺入一定深度后，医者用刺手拇、示指执持针柄，细细捻搓数次，然后张开两指，一搓一放，反复数次，状如飞鸟展翅，故称飞法。本法具有催气、行气、增强针感的作用。

【震颤法】是指毫针刺入一定深度后，医者刺手持针柄，用小幅度、快频率的提插、捻转手法，使针身轻微震颤的方法。本法可促使针下得气，增强针刺感应。

毫针行针手法以提插、捻转为基本操作方法，根据临证情况，选用相应的辅助手法。刮法、弹法可应用于不宜施行大角度捻转的腧穴；飞法可应用于某些肌肉丰厚部位的腧穴；摇法、震颤法可用于部位较为浅表的腧穴。通过各种行针手法的运用，促使针后气至或加强针刺感应，以起到疏通经络、调和气血、防治疾病的作用。

（五）得气

1.得气的概念

得气，古称"气至"，近又称"针感"，是指毫针刺入腧穴一定深度后，施以一定的行针手法，使针刺部位获得经气感应。针下是否得气，可以从患者对针刺的感觉和医者刺手指下的感觉两个方面分析判断。当针刺得气时，患者自觉针刺部位有酸、麻、胀、重等反应，有时出现热、凉、痒、痛、抽搐、蚁行等反应，有时出现沿着一定的方向和部位传导、扩散等现象。医者的刺手则能体会到针下沉紧、涩滞或针体颤动等反应。若针刺后未得气，患者则无任何特殊感觉或反应。医者刺手亦感觉到针下空松、虚滑。《标幽赋》中所说的"轻滑慢而未来，沉涩紧而至……气之至也，如鱼吞钩饵之浮沉；气未至也，如闲处幽堂之深邃"，是对得气与否的形象描述。

2.得气的意义

得气与否以及得气迟速，是能否获得针刺疗效的关键。临床上一般是得气迅速时，起效较快；得气迟缓时，起效较慢；若不得气时，则疗效较差。

得气是施行补泻手法的基础和前提。只有在得气的基础上施行补泻手法，才可能取得预期的效果。得气与否以及得气迟速，还可协助判断病情轻重和预后。除去人体禀赋因素，一般来说，得气速者，病情较为轻浅，预后较佳；得气慢甚至久久不能得气者，病情较重，预后欠佳。

3.影响得气的因素

影响得气的因素主要包括医者、患者和环境因素三个方面，腧穴定位不准，针刺角度有误、深浅失度，或手法运用不当等，均可影响得气的产生。患者体质虚弱、病久体虚、正气虚惫，以致经气不足，或因其他病因，感觉迟钝、丧失，则不易得气。气候寒冷、阴雨潮湿，不易得气；气候温暖、天气晴朗，较易得气。

（六）留针与出针

1.留针

毫针刺入腧穴并施行手法后，将针留置于腧穴内，称为留针。留针的目的是加强针刺的作用和便于继续行针施术。一般留针时间为15～30分钟。留针期间若不再施行任何手法，称为静留针；若施行一定的行气和补泻手法，称为动留针。在临床实践中，留针与否及留针时间长短应根据患者具体病情而定，不可一概而论。

2.出针

出针又称起针、退针。在施行针刺手法或留针达到针刺治疗目的后，即可出针。出针的方法，一般是以押手持无菌干棉球轻轻按压于针刺部位，刺手持针做小幅度捻转，并随势将针缓慢提至皮下（不可用力过猛），静留片刻，然后出针。

出针后，除特殊需要外，都要用无菌干棉球轻压针孔片刻，以防出血，也可减轻疼痛。当针退出后，要仔细查看针孔是否出血，询问针刺部位有无不适感，核对针数有无遗漏，还应注意患者有无晕针延迟现象。

二、灸法

灸，灼烧的意思。灸法主要是指借灸火的热力和药物的作用，对腧穴或病变部位进行烧灼、温熨，达到防治疾病目的的一种方法。《医学入门·针灸》指出："药之不及，针之不到，必须灸。"说明灸法在临床上具有重要作用，常与针刺合用，相互补充，相辅相成。

（一）灸法的作用

【温经散寒】灸火的温和热力具有温通经络、祛散寒邪的功用。灸法更适合治疗寒性病证。临床上常用于治疗寒凝血滞、经络痹阻所引起的寒湿痹痛、痛经、闭经、胃脘痛、腹痛、泄泻、痢疾等病证。

【扶阳固脱】灸法具有扶助阳气、举陷固脱的功能。阳气下陷或欲脱之危证，可用灸法。临床上多用于治疗脱证和中气不足、阳气下陷而引起的遗尿、脱肛、阴挺、崩漏、带下、久泻等病证。

【消瘀散结】灸法具有行气活血、消瘀散结的作用。气为血帅，血随气行，气得温则行，气行则血亦行。灸能使气机通调，营卫和畅，故瘀结自散。所以，临床常用于治疗气血凝滞之疾，如乳痈初起、瘰疬、瘿瘤等病证。

【防病保健】灸法可以激发人体正气，增强抗病能力。未病施灸有防病保健、益寿延年的作用，古人称之为"逆灸"，今人称之为"保健灸"。

【引热外行】艾火的温热能使皮肤腠理开放，毛窍通畅，使热有去路，从而引热外行。临床上可用灸法治疗疖肿、带状疱疹、丹毒、甲沟炎等某些实热病证。对阴虚发热，也可使用灸法，但要注意施灸量不宜过大。如选用膏肓、四花穴等治疗骨蒸潮热、虚痨咳喘。

（二）灸法的种类

1.艾灸法

【艾炷法】用手工或器具将艾绒制成的圆锥状物，称为艾炷。将艾炷置于穴位或病变部位上，点燃施灸的方法称为艾炷灸。每燃1个艾炷，称为灸1壮。

【艾条灸】以艾绒为主要成分卷成的圆柱形长条称为艾条。点燃艾条施灸的方法称为艾条灸。

2.非艾灸法

【灯火灸】又称灯草灸、油捻灸，是民间沿用已久的简便灸法。用灯心草一根，以麻油浸之，燃着后对准穴位或患处，迅速点灸皮肤，一触即起，接触皮肤时会伴有"叭"的爆焠声，如无爆焠声可重复一次，注意燃火前用软棉纸吸去灯心草上的浮油，以防止点火后油滴烫伤皮肤。灸后皮肤出现黄褐色斑点或斑块，偶尔会起小疱。

【天灸】是将一些具有刺激性的药物涂敷于穴位或患处，使局部充血、起疱，犹如灸疮，故名天灸，又称药物灸、发疱灸。常用中药有白芥子、细辛、大蒜、斑蝥等。

（三）灸感

灸感是指施灸时患者的自我感觉。由于灸法主要是靠灸火直接或间接地在体表施以适当的温热刺激来达到治病和保健的作用，除瘢痕灸外，一般以患者感觉灸处局部皮肤及皮下温热或有灼痛为主，温热刺激可直达深部，经久不消，或可出现循经感传现象。

第四节　推拿手法

一、推拿手法的基本知识

"手法"是指用手或肢体的其他部分，按照各种特定的技巧和规范化的动作，以力的形式作用于体表的特定部位或穴位，以达到防病治病、强身健体和延年益寿目的的一种治疗方法，属中医外治疗法范畴。

（一）手法的基本技术要求

凡具有松解和温通作用的手法，要求做到"持久、有力、均匀、柔和、深透"的基本技术要求；凡具有整复作用的手法，要求做到"稳、准、巧、快"的技术要求。手法的学习不仅要掌握要领，深刻领会技术要求，还要刻苦练习，才能达到运用自如、心手合一的境界。

（二）推拿介质

手法操作过程中，在推拿部位的皮肤上配合使用膏剂、油剂、水剂或粉剂等，以保护皮肤，减少手法对皮肤的摩擦损伤，可通过透皮吸收，发挥药物的治疗作用，或者通过手法加介质产生的温热效应，发挥协同作用，增强疗效。

介质的剂型通常有汁剂、乳剂、水剂、粉剂、油剂、膏剂等。一般来说，① 病属表证，多选用解表剂，如葱姜汁、薄荷汁等；② 若病属寒证，可以选用具有温热散寒作用的介质，如葱姜汁、冬青膏等；③ 病属热证，宜选用具有清凉退热作用的介质，如凉水、酒精等；④ 虚证，可以选用具有滋补作用的介质，如含有人参等滋补成分的药酒等；⑤ 血瘀证，则宜选用活血化瘀类药剂，如红花油、云南白药酊等；其他证型可选用一些中性介质，如滑石粉、爽身粉等。

（三）推拿临床常用的体位

患者常采用仰卧位、俯卧位、侧卧位、端坐位、俯坐位等体位，根据治疗部位的不同选择不同的治疗体位。

二、成人推拿手法

（一）一指禅推法

以拇指着力，通过前臂的主动摆动，带动腕部的往返摆动，使所产生的力通过拇指持续地作用于治疗部位，称为一指禅推法。

操作

拇指自然伸直，余指的掌指关节和指间关节自然屈曲，以拇指端或罗纹面或偏锋着力于治疗部位，沉肩、垂肘、悬腕、掌虚、指实，前臂摆动，带动腕关节有节律地内、外摆动，使所产生的功力通过拇指，持续地作用于治疗部位。手法频率为120～160次/分。

（1）一指禅指端推法　以拇指指端着力，前臂摆动，带动腕关节及拇指掌指、指间关节做如上所述的联合动作。

（2）一指禅罗纹面推法　以拇指罗纹面着力于治疗部位，做如上所述的联合动作。本法以拇指罗纹面着力于治疗部位，其余四指附着于肢体的另一侧，通过腕关节的摆动和拇指罗纹面的左右推揉，使产生的力持续作用于治疗部位。

（3）一指禅偏锋推法　以拇指偏锋部着力于治疗部位，做如上所述的联合动作。操作时拇指伸直并内收，腕关节微屈或自然伸直，腕部摆动幅度较小，紧推慢移。

（4）跪推法　以拇指指间关节的背侧着力于治疗部位，通过腕关节的摆动，使产生的力持续作用于治疗部位。

【要领】

（1）沉肩　肩关节放松，肩部自然下沉，不要耸肩用力，不要外展。

（2）垂肘　肘部自然下垂。肘关节不要向外支起，低于腕关节，亦不宜过度夹紧内收。

（3）悬腕　腕关节自然屈曲，使拇指垂直于治疗部位。

（4）掌虚　手握成空拳，四指及掌部均应放松（如握鸡蛋）。

（5）指实　着力部位要吸定在治疗部位上。

（6）紧推慢移　紧推是指腕部的摆动频率较快，可达120～160次/分；慢移是指拇指在治疗部位上移动的速度要慢，指下不可出现滑动或摩擦。

（7）蓄力于掌，发力于指　本法产生的力应从掌而发，通过手指作用于患者的体表。

【作用及应用】

一指禅推法具有健脾和胃、宽胸理气、镇静安神、舒筋通络等作用。可治疗胃脘痛、冠心病、头痛、面瘫、颈椎病、关节炎等病症。指端一指禅推法接触面最小，易于施力，刺激相对较强。罗纹面一指禅推法接触面相对较大，刺激亦相对较平和，以上两者多用于躯干部、四肢部的经络腧穴。偏锋一指禅推法接触面小而窄，轻快柔和，多用于颜面部。跪推法接触面亦小，刺激却刚劲有力，多用于腹部。

（二）滚法

以手背部小指侧着力，通过前臂的旋转和腕关节的屈伸运动，使着力部在治疗部位持续不断地来回滚动，称为滚法。

操作

沉肩、垂肘，以小指掌指关节背侧为吸定点，手背部第4～5掌骨基底部背侧着力于治疗部位，肘关节微屈并放松，腕关节放松，通过前臂主动推旋，带动腕关节屈伸的复合运动，使产生的力持续作用于治疗部位。手法频率为120～160次/分。

【要领】

（1）肩关节宜放松下垂，屈肘成140°，上臂中段距胸壁约一拳远，松腕，示、中、无名指和小指的掌指关节屈曲幅度逐渐增加，其中无名指与小指应达到90°。

（2）操作过程中，腕关节屈伸幅度应达到120°，即前滚至极限时屈腕约80°，回滚至极限时伸腕约40°，使手背部1/2的面积（尺侧）依次接触治疗部位。

（3）滚法对体表应产生轻重交替的滚动刺激，前滚和回滚时着力轻重之比为3∶1，即"滚三回一"。

（4）操作时不宜拖动、碾动、跳动和摆动。拖动是由于吸点不牢而形成拖擦；碾动是由于吸点位置错误后，将滚动的中心点移到了小鱼际处，且手法操作频率过慢而形成碾压；跳动是由于前滚时推旋力过大，回滚时回旋力过小而形成跳弹；摆动则是腕关节屈伸幅度过小所致。

（5）滚法在移动操作时，移动的速度不宜过快。即在滚动的频率不变的情况下，于所施部位上缓慢移动。

【作用及应用】

滚法具有缓解肌肉痉挛、消除疲劳等作用。多用于治疗腰肌劳损、腰椎间盘突出症、颈椎病、肩周炎、半身不遂等病症。主要适用于颈、肩、腰、背及四肢肌肉丰厚处。

（三）擦法

用指、掌贴附于体表施术部位，做较快速的往返直线运动，使之摩擦生热，称为擦法。擦法包括掌擦法、大鱼际擦法和小鱼际擦法。

操作

以手掌的全掌、大鱼际、尺侧小鱼际着力于治疗部位，腕关节伸直，使前臂与手掌相平。以肘或肩关节为支点，前臂或上臂做主动运动，使手的着力部分在体表做适度均匀的直线往返快速擦动。

（1）掌擦法　用掌着力于施治部位，做上述往返直线快速擦动。

（2）大鱼际擦法　用大鱼际着力于施治部位，做上述往返直线快速擦动。

（3）小鱼际擦法　用手的小鱼际侧着力于施治部位，做上述往返直线快速擦动。

【要领】

（1）着力部分要紧贴体表，压力适中。

（2）沿直线往返操作，不可歪斜。

（3）往返的距离应尽量拉长，动作要连续不断。

（4）速度要均匀且快，不可擦破皮肤。

（5）治疗部位应充分暴露，涂适量润滑剂，如冬青膏、按摩乳等，以保护皮肤。

（6）透热为度，以热达深层组织为度。

（7）本法多用在最后。擦法操作完毕，不可再于所擦之处使用其他手法，以免擦伤皮肤。

（8）术者要注意呼吸自然，不要憋气。

（9）要注意保持室内温暖，防止患者着凉。

【作用及应用】

擦法具有温经散寒的作用，治疗寒性疾病。作用于胸腹部能宽胸理气、止咳平喘、健脾和胃，治疗咳嗽、胸闷气喘、胃脘痛等病症。作用于背腰部能温肾壮阳、行气活血，治疗小腹冷痛、不孕不育、阳痿早泄等病症。作用于肢体能舒筋通络、消肿止痛，治疗外伤肿痛等病症。掌擦法接触面积大，产热低且慢，主要适用于腰骶、四肢部；大鱼际擦法接触面积小，产热较快，主要用于上肢及颈肩部；小鱼际擦法接触面积小，产热高且快，主要用于腰骶、肩背及四肢部。

（四）推法

以指、掌、肘着力于治疗部位上，做单方向直线推动，称推法。推法分为指推法、掌推法和肘推法三种。

操作

1.指推法

指推法包括拇指端推法、拇指平推法和三指推法。

（1）拇指端推法　以拇指端着力于治疗部位，其余四指置于对侧或相应的位置以固定，腕关节略屈。拇指做短距离、单方向直线推动。

（2）拇指平推法　以拇指罗纹面着力于治疗部位，其余四指置于其前外方以助力，腕关节略屈。拇指向其示指方向做短距离、单方向直线推动。

（3）三指推法　示、中、无名指自然并拢，以指端部着力于治疗部位，腕关节略屈。前臂施力，通过腕关节及掌部使示、中及无名指三指做单方向直线推动。

2.掌推法

掌着力于治疗部位，腕关节略背伸，使掌部做单方向直线推动。

3.肘推法

屈肘，以肘部着力于治疗部位，以肩关节为支点，上臂施力，做缓慢的单方向直线推动。

【要领】

（1）着力部要紧贴体表，压力平稳适中，做到轻而不浮，重而不滞。

（2）要单方向直线推进，速度宜缓慢、均匀。

（3）应按经络走行、气血运行，以及肌纤维的方向推动。

（4）非两手同时在身体两侧做推法时，应单手推。

【作用及应用】

推法有通经活血、化瘀消肿、祛风散寒、通便消积的作用。治疗腰腿痛、风湿痹痛、感觉迟钝、头痛失眠、腹胀便秘等病症。指推法接触面小，推动距离短，适用于面部、项部、手部和足部；掌推法接触面大，推动距离长，多用于背腰部、胸腹部及四肢部。肘推法多用于背部脊柱两侧及下肢后侧。

【注意事项】

（1）在做推法时压力应适中，方向要正确。

（2）为防止推破皮肤，可使用凡士林、冬青膏、滑石粉等润滑剂。

（3）拇指端推法与拇指平推法推动的距离宜短，其他推法则推动的距离宜长。

（五）拿法

以拇指和其余手指相对用力，提捏或揉捏肌肤，称为拿法，即"捏而提之谓之拿"。可单手操作，亦可双手同时操作。拿法可柔可刚，但临床所用以"刚"为多；刺激量较大时，每次每个部位所拿时间不宜过长。

操作

以拇指指腹与其余四指指腹对合呈钳形，施以夹力，逐渐将捏住的肌肤收紧、提起放松，有节律地捏拿治疗部位。以拇指和示、中两指对合用力为三指拿法，拇指和其余四指对合用力为五指拿法。

【要领】

（1）手掌空虚，指腹贴紧治疗部位，拇指指间关节与其他四指指间关节相对用力。

（2）动作要有连贯性。

（3）用力由轻到重，不可突然用力。

（4）操作时应注意以指面着力，忌以指端着力。

【作用及应用】

拿法有舒筋活血、缓解肌肉痉挛、通调气血、发汗解表、开窍醒脑等作用。用于治疗颈椎病、肩周炎、恶寒头痛等病症。适用于颈、肩及四肢部，也是保健的常用手法。

（六）按法

以指或掌着力于体表，逐渐用力下压，称为按法。按法刺激强而舒适，常与揉法结合运用，组成"按揉"复合手法。分为指按法和掌按法两种。

操作

（1）指按法　以拇指端或罗纹面着力，其余四指张开置于相应位置以支撑助力，拇指垂直向下按压，可双拇指重叠按压。

（2）掌按法　以单手或双手掌面置于治疗部位，以肩关节为支点，利用身体上半部的重量，通过上臂、前臂传至手掌部，垂直向下按压。

【要领】

（1）用力由轻渐重，稳而持续，使刺激充分达到深层组织。用力由轻到重，按而留之，再由重到轻。

（2）在治疗部位上垂直下压，操作应缓慢且有节律性。

（3）着力部位要紧贴体表，不可移动。

（4）不可突施暴力。

（5）指按法，接触面积较小，刺激较强，常在按后施以揉法，有"按一揉三"之说，即重按一下，轻揉三下，形成有规律的按后即揉的连续手法操作。

（6）掌按法，应以肩关节为支点。当肩关节形成支点后，身体上半部的重量很容易通过上肢传到手掌部，使操作者不易疲劳，用力沉稳着实。

（7）作用于背部时，不可在吸气过程中按压，以免造成损伤，同时应使患者俯卧于平坦、柔软的床上，患者的胸前不要有硬物（如扣子），以免损伤。

【作用及应用】

按法具有放松肌肉、开通闭塞、活血止痛等作用。治疗腰痛、颈椎病、肩周炎、肢体酸痛麻木、偏瘫、头痛、胃脘痛等病症。指按法适用于全身各部，尤以经络、穴位常用；掌按法适用于背腰部、下肢后侧及胸部等面积较大而又较为平坦的部位。

（七）摩法

用指或掌在患者体表做环形而有节律的轻抚摩动，称为摩法。分为指摩法、掌摩法两种。古代应用摩法还常配以药膏，以加强手法的治疗效果，称为"膏摩"。

操作

（1）指摩法　示指、中指、无名指与小指并拢，指掌自然伸直，腕关节略屈，以四指面附着于治疗部位，做环形而有节律的抚摩。

（2）掌摩法　手掌自然伸直，腕关节略背伸，将手掌平置于治疗部位上，使手掌随腕关节连同前臂做环旋摩动。

【要领】

（1）上肢及腕掌要放松，轻放于治疗部位。

（2）前臂带动腕及着力部位做环旋活动。

（3）动作要缓和协调。

（4）用力宜轻不宜重，速度宜缓不宜急。

（5）指摩法，操作时腕关节应保持一定的紧张度，掌摩法则腕部放松。

（6）指摩法，作用于颜面、眼周时常使用按摩乳、磨砂膏，以保护皮肤。

【作用及应用】

摩法有和中理气、消积导滞、温肾壮阳、行气活血、散瘀消肿等作用。常用于治疗脘腹疼痛、食积胀满、泄泻、便秘、遗精、阳痿、外伤肿痛等病症。也常用于保健推拿。指摩法适用于颈项、面部、四肢等部位；掌摩法多适用于腹部。

（八）揉法

以手掌大鱼际或掌根、手指罗纹面等部位着力，吸定于体表治疗部位上，带动皮肤、皮下组织一起，做轻柔和缓的环旋动作，称为揉法。揉法是众多推拿流派常用手法之一，分为掌揉法、鱼际揉法、指揉法、前臂揉法和肘揉法等。

操作

（1）指揉法　用手指着力于治疗部位，做轻柔和缓的环旋活动，亦可二指、三指揉。

（2）掌揉法　用掌着力于治疗部位，做轻柔和缓的环旋活动。一般单掌操作，亦可双掌重叠，着力于治疗部位用力按揉。

（3）鱼际揉法　用大鱼际或小鱼际着力于治疗部位，做轻柔缓和的环旋活动。

（4）掌根揉法　用掌根着力于治疗部位，做轻柔和缓的环旋活动。

（5）前臂揉法　用前臂的尺侧着力于治疗部位，用力做环旋揉动或左右揉动。

（6）肘揉法　用肘部着力于治疗部位，用力做环旋揉动或左右揉动。

【要领】

（1）应以肢体的近端带动远端做小幅度的环旋揉动，如用前臂带动腕、掌做掌揉法。

（2）着力部位要吸定于治疗部位，并带动深层组织，不能在体表有摩擦运动。

（3）揉动的幅度要适中，不宜过大或过小。

【作用及应用】

揉法具有宽胸理气、消积导滞、活血祛瘀、消肿止痛等作用；治疗脘腹痛、胸闷胁痛、腹泻、便秘、背腰痛，以及外伤所致的红肿疼痛等多种病症。指揉法接触面小，力弱，适用于穴位；大鱼际揉法因其腕部的旋动、摆动，适用于腹部、面部及四肢等部位；前臂揉、掌根揉、肘揉法面积较大，多用于背、腰、臀等部位。

（九）摇法

使关节做被动的环转运动，称为摇法。分为颈项部、腰部、肩部、肘部、腕部、髋部、膝部和踝部等摇法。

操作

1.颈项部摇法

患者取坐位，颈部放松。医师站在患者的背后或侧后方，一手扶住患者的后枕部，另一手托住患者下颌，做缓慢的环旋摇动，并使颈项部摇动的范围逐渐加大。亦可用肘夹住患者的下颌，另一手托住患者的后枕部，做缓慢的环旋摇动。

2.腰部摇法

（1）患者坐于床上。助手双手按压患者的大腿以固定。医师站于患者背后，双手从腋下穿过抱住患者，然后环旋摇动患者的腰部，并使腰部摇动的范围逐渐加大。

（2）患者站立，弯腰扶住床边。医师站在患者的侧后方，一手扶住患者的腹部，另一手扶住患者的腰部，两手相对用力，环旋摇动患者的腰部，并使腰部摇动的范围逐渐加大。

（3）患者取仰卧位，双腿自然伸直并拢，屈膝屈髋，医师一手前臂按患者膝关节下方，另一手握住足踝部，双手协同用力，带动腰部做顺时针或逆时针方向的环转运动。

（4）患者取俯卧位，两下肢并拢自然伸直，医师一手托起双下肢，另一手按压患者腰部，双臂协调用力，带动腰部做顺时针或逆时针方向的环转运动。

3.肩部摇法（以右肩为例）

（1）患者取坐位，肩部放松。医师面对右肩侧立，一手扶住右肩，一手托住右肘部，使患者的前臂搭在医师的前臂上。在外展体位下，按顺时针或逆时针方向使右肩关节做适度的缓慢摇动8～10次。

（2）医师站在患者的右后方，左手扶按患者的右肩，右手握住患者的右腕部或右肘，环旋摇动患者的肩关节。

（3）医师站在患者的右后方，左手扶住患者的左肩，右手虎口经患者的腋下握住患者右前臂下段的桡侧，依次做前下→前上→后上→后下的摇动，亦可做水平方向的摇动。

（4）医师站在患者的右后方，左手置于患者的右肩后，右手从患者的腋下绕过置于患者的右肩前，患者的右上肢搭在医师的右侧肘窝中，医师左右手与右臂协同用力摇动患者的肩关节，并使其摇动的范围逐渐加大。

4.肘部摇法

医师一手托住患者的肘关节，拇指按于肱骨外上髁处，另一手握住患者的腕部，旋前或旋后摇动患者的前臂。

5.腕部摇法

医师一手握住患肢前臂下段，另一手五指与患者的五指交叉扣住，环旋摇动腕关节。

6.髋部摇法

患者取仰卧位，两下肢伸直。医师站在患侧，一手扶患侧膝部，另一手扶踝。先使膝关节屈曲，同时使患侧髋关节外展、外旋至最大限度，再使髋、膝关节极度屈曲。然后使髋关节极度内收、内旋，最后伸直患侧下肢。

7.膝部摇法

患者取仰卧位，医师站在其患侧，一手扶膝，另一手托踝，环旋摇动膝关节。或患者取俯卧位，医师站在其侧方，一手扶患者大腿后侧，另一手扶其足跟部或小腿下段，环旋摇动患者的膝关节，并使膝部摇动的范围逐渐加大。

8.踝部摇法

患者仰卧位。医师一手托患者的足跟部，另一手握患者的足前部，环旋摇动踝关节，并使其摇动的范围逐渐加大。

【要领】

（1）摇动时速度宜慢不宜快，以免引起患者受伤不适。

（2）摇动幅度在生理活动范围内进行，不宜过大，仅在受限区域内摇动即可。

（3）摇动过程中应使患者关节充分活动。

【作用及应用】

本法可增加关节活动范围，用于治疗关节软组织损伤引起的活动受限，如颈椎病、腰椎间盘突出症、肩关节炎等。

（十）搓法

以双手夹持肢体或以单手、双手着力于治疗部位，做快速的交替运动或往返运动，称为搓法。包括夹搓法和推搓法两种。

操作

（1）夹搓法　以双手掌面夹住治疗部位，嘱患者肢体放松，前臂与上臂部施力，带动双手做相反方向的快速搓动，同时沿治疗部位缓慢地上下往返移动。

（2）推搓法　以单手或双手掌面着力于治疗部位，前臂施力，做较快速的推去拉回的搓动。

【要领】

（1）双手用力要对称。

（2）搓动要快，移动要慢，紧搓慢移。

【作用及应用】

搓法具有舒筋通络、调和气血、疏肝理气的作用。治疗肢体酸痛、筋脉不利及胸胁胀痛、满闷等病症。夹搓法适用于上肢、下肢及胸胁两侧等部位，推搓法适用于背腰部及下肢后侧。

（十一）点法

医师以指端或关节突起部点按治疗部位，称之为点法。主要包括指端点法、屈指点法、肘点法。亦可借助器械进行操作，如用点穴棒。

操作

（1）拇指端点法　以拇指端着力于治疗部位，进行持续点按。

（2）屈拇指点法　拇指屈曲，以拇指指间关节桡侧或背侧着力于治疗部位，拇指端可抵于示指中节桡侧缘以助力，进行持续点按。

（3）屈示指点法　示指屈曲，其他手指相握，以示指近侧指间关节突起部着力于治疗部位，进行持续点按。

（4）肘点法　屈肘，以肘部着力于治疗部位，进行持续点按。

（5）点穴棒点法　以点穴棒着力于治疗部位，进行持续点按。点穴棒材料有木质、牛角、金属等，其着力端比较圆钝，点按时没有刺痛。

【要领】

（1）取穴要准，着力部位吸定，要由轻到重、平稳持续地施力，使刺激力量充分传到机体组织深部，不可突施暴力。

（2）无论何种点法，手指都应用力保持一定姿势，避免在点的过程中出现手指过伸或过屈，造成损伤。

（3）点法后宜用揉法放松局部，以避免气血积聚或点法所施部位的局部软组织损伤。

【作用及应用】

点法有通经活络、调理气机的作用。多用于止痛、急救、调理脏腑的功能。拇指端点法与屈指点法适用于面部、四肢、胸腹部、背部。

（十二）拨法

以拇指、手掌或肘深按于治疗部位，进行单向或往返的移动，称为拨法，又称"拨络法""指拨法""弹拨法"等。拨法力量沉实，拨动有力，临床有"以痛为输，不痛用力"之说。

操作

（1）拇指拨法　以拇指罗纹面按于治疗部位，以上肢带动拇指，垂直于肌腱、肌腹、条索往返用力推动。也可以两手拇指重叠进行操作。

（2）掌指拨法　以一手拇指指腹置于施治部位，另一手手掌置于该拇指之上，以掌发力，以拇指着力，垂直于肌腱、肌腹、条索做往返推动。

（3）肘拨法　以肘部着力于治疗部位，垂直于肌腹往返用力推动。

【要领】

（1）先按后拨，用力由轻渐重。

（2）拨动时应垂直于肌腱、肌腹、条索。

（3）以上肢带动着力部位，掌指关节及指间关节不动。

（4）做拇指拨法时，拇指应做对掌运动。

【作用及应用】

拨法有缓解肌肉痉挛、松解粘连等作用。治疗颈椎病、肩周炎、腰背筋膜炎、梨状肌损伤综合征等病症。

（十三）扳法

扳动关节使其做被动的旋转或屈伸、收展等称为扳法。

操作

1.颈部扳法

（1）颈椎旋转定位扳法　以棘突向右偏为例。患者取坐位，颈项部放松。医师站其右后方，以左手拇指顶住偏歪棘突的右侧，先使患者头部前屈民，至要扳动椎骨的棘突开始运动时，再使患者头向左侧屈，面部向右旋转至最大限度，然后医师用右手托住患者下颌，待患者放松后，做一个有控制的、稍增大幅度的、瞬间的旋转扳动。同时，左手拇指向左推按偏歪的棘突，此时常可听到"喀"的弹响声。

（2）颈部侧扳法　以头向左侧屈受限为例。医师站在患者的右侧，右肘压住患者右肩，左手置于其头侧（左耳上方）。逐步使患者头左侧屈至最大限度，然后瞬间用力，加大侧屈5°～10°，随即松手。

（3）颈部斜扳法　患者取坐位，颈项部放松，头略前倾或中立位，医师站其侧后方。一手扶按头顶后部，另一手扶托其下颌部，手协同动作，使其头部向侧方旋转，当旋转至有阻力时，随即以"巧力寸劲"做一个有控制的、稍增大幅度的、瞬间的旋转扳动，常可听到"喀"的弹响声动。

2.胸背部扳法

（1）胸椎对抗复位法　患者取坐位，两手十指交叉扣住并抱于枕后部。医师站其后方，以一侧膝关节抵住其背部病变处，两手分别握扶其两肘部。先嘱患者做前俯后仰运动，并配合深呼吸，即前俯时呼气、后仰时吸气。如此活动数遍后，待患者身体后仰至最大限度时，随即以"巧力寸劲"将其两肘部向后方做一个有控制的、稍增大幅度的、瞬间的拉动，与此同时膝部向前顶抵，常可听到"喀"的弹响声。

（2）扩胸牵引扳法　患者坐位，两手交叉扣住并抱于枕后部。医师站于患者后方，用一侧膝关节顶住偏歪的棘突，两手臂自其两腋下伸入，并握住其两前臂下段。医师膝关节向前顶，两前臂及手向后上方提拉，至最大限度时，做一有控制的、稍增大幅度的、瞬间的快速扳动，常可听到"喀"的弹响声。

（3）胸椎后伸扳肩法　以棘突向左偏为例。患者取俯卧位，医师站在其左侧，以右手掌根顶住偏歪棘突的左侧，左手置于右肩前，两手相对用力，使背部后伸并且旋转至最大限度时，两手瞬间用力扳动，常可听到"喀"的弹响声。

（4）胸部提抖法　患者坐位，两手交叉扣住置于颈后。医师站在患者身后，胸部顶住患者背部，两上肢从上臂之前绕至颈后，并且交叉扣住置于患者两手背侧，先环旋摇动患者，待患者放松后，医师两上肢迅速向后上方提拉，同时医师胸部向前顶，常可听到"喀"的弹响声。

3.腰部扳法

（1）腰部斜扳法　患者取侧卧位，患侧下肢在上，屈髋屈膝，健侧下肢在下，自然伸直。医师站在患者腹侧，以一肘或手抵住其肩前部，另一肘或手抵于臀部。医师两肘或两手协调施力，先做数次腰部小幅度的旋转活动，使其腰部放松，然后相对用力并逐渐加大患者腰部的旋转角度，至最大限度时，瞬间用力，加大旋转的角度，常可听到"喀"的弹响声。

（2）腰椎定位旋转扳法　以棘突向右偏为例。患者坐位，右手置于颈后。一助手固定患者的大腿部，医师坐在患者右后方，左手拇指置于偏歪棘突的右侧，右手从患者右上臂之前绕至前臂之后，并且置于患者颈后。先使患者腰部前屈至所要扳动的椎骨棘突，开始运动时，再使患者腰部左侧屈并且右旋至最大限度（以上3个动作在腰部旋转过程中同时进行）后，做一个有控制的、稍增大幅度的、瞬间的旋转扳动，同时左手拇指向左推按偏歪的棘突，常可听到"喀"的弹响声。

（3）直腰旋转扳法　以腰部向左旋转受限为例。患者坐位，两下肢分开，与肩同宽，腰部放松。医师站在患者的右前方，用两腿夹住患者的右膝部以固定，左手置于患者的左肩前，右手置于患者的右肩后。医师两手协调用力，使患者腰部左旋至最大限度后，瞬间用力，做加大患者腰部左旋角度的扳动。常可听到"喀"的弹响声。

（4）腰部后伸扳法　患者俯卧位，两下肢并拢。医师一手按压于患者腰部，另一手臂托住其两膝关节上方，并缓缓上抬，使患者腰部后伸；当后伸至最大限度时，两手瞬间用力，做一个增大幅度的下按腰部与上抬下肢的相反方向的用力扳动。

4.肩关节扳法

（1）肩关节前屈扳法　以右侧受限为例。患者取坐位，右侧肩关节前屈30°～50°。医师在患者肩前外侧以两手从前后方向将其患肩固定，患者右上臂置于医师右前臂上。医师手臂部协调施力，将其患臂缓缓上抬，至肩关节前屈至有阻力时，以"巧力寸劲"，做一稍增大幅度的快速扳动。在扳动之前，亦可使其肩关节小幅度前屈数次或进行小范围的环转摇动数次，以使其肩关节尽量放松。

（2）肩关节外展扳法　以右侧受限为例。患者取坐位。医师站于右侧，呈半蹲位，将患者右侧肘关节上部置于右侧肩上，以两手从前后方向将患肩固定。然后医师缓缓立起，使其肩关节外展，至有阻力时，略停片刻，然后双手与身体及肩部协同施力，以"巧力寸劲"，在肩关节外展位做一个稍增大幅度的快速扳动。

（3）肩关节内收扳法　以右侧为例。患者取坐位，右侧上肢屈肘置于胸前，手搭扶于左侧肩部。医师站其后，以右手扶按于患者右肩部以固定，左手握于其肘部并缓慢向对侧胸前上托，至有阻力时，以"巧力寸劲"，做一稍增大幅度的快速扳动。

（4）肩关节内旋扳法　以右侧为例。患者坐位，右手与前臂置于腰部后侧。医师站其右侧后方，以右手扶按患肩以固定，左手握住其腕部将前臂沿其腰背部缓缓上抬，使其肩关节逐渐内旋，至有阻力时，以"巧力寸劲"，做一快速、有控制地上抬其前臂动作，以加大肩关节旋转角度。

5.肘关节扳法

医师坐于右侧，以左手托握其肘关节上部，右手握住其前臂远端，先使肘关节做缓慢的屈伸运动，如肘关节屈曲受限，将肘关节置于屈曲位，缓慢施加压力，使其进一步屈曲，当遇到明显阻力时，两手协调用力，以右手施加一个快速的使肘关节屈曲的压力，以"巧力寸劲"，做一小幅度的、快速的扳动。如为肘关节伸直受限，则反方向施法。

【要领】

（1）定位要准，用力要稳、要轻巧。

（2）要顺应、符合关节的生理功能和运动规律。要把握好各关节的结构特征、活动范围、活动方向及其特点。

（3）扳法所施之力须为"巧力寸劲"。所谓"巧力"指手法的技巧力，是与蛮力相对而言；所谓"寸劲"指短促之力。即所施之力较快，但能够充分地控制扳动幅度，作用得快，结束得快，做到中病即止。

（4）操作时要分阶段进行。扳法操作，首先要使关节放松，可使关节做小范围的活动或结合摇法而使关节逐渐放松；其次，要将关节极度地伸展或屈曲、旋转，在保持这一位置的基础上，再实施扳法。

（5）要把握好扳法的发力时机。如发力时机过早，关节还有松弛的运动余地，则未尽其法；如发力时机过迟，关节在极度伸展或屈曲、旋转的状态下停留时间过长，易使松弛的关节变得紧张，而不易操作。

（6）用力要适当。若用力过小，则达不到治疗效果，用力过大，则易致不良反应，甚至损伤。

（7）不可逾越关节运动的生理范围，超越关节生理活动范围的扳动容易使关节自身及附着于关节的肌肉、韧带等软组织受到损伤。

【作用及应用】

扳法具有滑利关节、整复错位、松解粘连、缓解肌肉痉挛的作用。治疗颈椎病、腰椎间盘突出症、脊柱小关节紊乱、肩周炎、四肢关节外伤后功能障碍等病症。颈部扳法可调整颈椎椎间关节的紊乱，治疗颈椎病、落枕、寰枢椎半脱位，以及颈部扭伤致椎间关节紊乱症。胸部扳法可治疗胸椎椎间关节和肋椎关节的紊乱，治疗胸胁屏伤，对因胸椎椎间关节紊乱导致的消化系统及心血管疾病也有很好的治疗作用。腰部扳法可纠正腰椎椎间关节紊乱，治疗腰椎间盘突出症、各种急慢性损伤导致的腰椎椎间关节紊乱等。肩关节扳法有助于增加肩关节的运动范围，治疗肩周炎。肘关节扳法有助于增加肘关节的运动范围，治疗肘关节功能障碍。

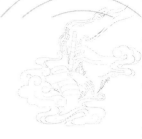

参考文献

[1] 郑洪新.中医基础理论[M].4版.北京：中国中医药出版社，2016：80-192.

[2] 陈可冀，马晓昌.关于传统血瘀证的现代分类[J].中国中西医结合杂志，2000，20（7）：487.

[3] 钟赣生，杨柏灿.中药学（新世纪第五版）[M].北京：中国中医药出版社，2021.

[4] 国家药典委员会.中华人民共和国药典[M].2020年版.北京：中国医药科技出版社，2020.

[5] 李时珍.本草纲目[M].北京：北京联合出版公司，2017.

[6] 高学敏，钟赣生.中医药学高级丛书·中药学（上下）[M].2版.北京：人民卫生出版社，2013.

[7] 马继兴.中医古籍整理丛书重刊：神农本草经辑注[M].北京：人民卫生出版社，2013.

[8] 李冀，连建伟.方剂学[M].10版.北京：中国中医药出版社，2016.

[9] 马融，许华.中医儿科学[M].4版.北京：人民卫生出版社，2015.

[10] 刘蓬.中医耳鼻咽喉科学[M].4版.北京：中国中医药出版社，2016.

[11] 谈勇.中医妇科学[M].4版.北京：中国中医药出版社，2016.

[12] 黄桂成，王拥军.中医骨伤科学[M].5版.北京：中国中医药出版社，2021.

[13] 冷向阳，马勇.中医正骨学[M].2版.北京：中国中医药出版社，2021.